编 委 会

顾　问　吴文俊　王志珍　谷超豪　朱清时
主　编　侯建国
编　委　（按姓氏笔画为序）

王　水　　史济怀　　叶向东　　朱长飞
伍小平　　刘　兢　　刘有成　　何多慧
吴　奇　　张家铝　　张裕恒　　李曙光
杜善义　　杨培东　　辛厚文　　陈　颙
陈　霖　　陈初升　　陈国良　　陈晓剑
郑永飞　　周又元　　林　间　　范维澄
侯建国　　俞书勤　　俞昌旋　　姚　新
施蕴渝　　胡友秋　　骆利群　　徐克尊
徐冠水　　徐善驾　　翁征宇　　郭光灿
钱逸泰　　龚　昇　　龚惠兴　　童秉纲
舒其望　　韩肇元　　窦贤康

当代科学技术基础理论与前沿问题研究丛书

中国科学技术大学
校友文库

五味子活性成分及化学合成

Bioactive Ingredient of Schisandra Chinensis and Their Syntheses

常俊标 著
宋传君

中国科学技术大学出版社

内 容 简 介

本书共分 5 章,第 1 章对五味子植物中各种活性成分,包括多糖、三萜和木脂素等进行了简单的介绍,对三萜类化合物的结构类型、生物合成途径、木脂素类化合物的结构特点以及与其密切相关的新木脂素、伪木脂素、木质素的概念和它们之间的联系与区别进行了说明,并对五味子化学成分的分离方法进行了概括。接下来以其中最主要的成分木脂素作为重点,分 4 个章节对其分类和命名、生物合成途径、利用波谱进行的结构鉴定以及化学合成进行了详细的论述。

本书尽量做到基础性、概括性和实用性并重,既可作为相关专业高年级本科生以及研究生的教学参考书,又可供天然产物化学、药物化学及有机合成化学等方面的科研人员参考。

图书在版编目(CIP)数据

五味子活性成分及化学合成/常俊标,宋传君著. —合肥:中国科学技术大学出版社,2012.1

(当代科学技术基础理论与前沿问题研究丛书:中国科学技术大学校友文库)

"十二五"国家重点图书出版规划项目

ISBN 978-7-312-02930-1

Ⅰ.五… Ⅱ.①常…②宋… Ⅲ.五味子—生物活性—中药化学成分—化学合成 Ⅳ.R282.71

中国版本图书馆 CIP 数据核字(2011)第 205445 号

出版发行	中国科学技术大学出版社
	地址 安徽省合肥市金寨路 96 号,230026
	网址 http://press.ustc.edu.cn
印刷	合肥晓星印刷有限责任公司
经销	全国新华书店
开本	710 mm×1000 mm 1/16
印张	17.5
字数	287 千
版次	2012 年 1 月第 1 版
印次	2012 年 1 月第 1 次印刷
定价	58.00 元

总　　序

大学最重要的功能是向社会输送人才,培养高质量人才是高等教育发展的核心任务。大学对于一个国家、民族乃至世界的重要性和贡献度,很大程度上是通过毕业生在社会各领域所取得的成就来体现的。

中国科学技术大学建校只有短短的五十余年,之所以迅速成为享有较高国际声誉的著名大学,主要就是因为她培养出了一大批德才兼备的优秀毕业生。他们志向高远、基础扎实、综合素质高、创新能力强,在国内外科技、经济、教育等领域做出了杰出的贡献,为中国科大赢得了"科技英才的摇篮"的美誉。

2008年9月,胡锦涛总书记为中国科大建校五十周年发来贺信,对我校办学成绩赞誉有加,明确指出:半个世纪以来,中国科学技术大学依托中国科学院,按照全院办校、所系结合的方针,弘扬红专并进、理实交融的校风,努力推进教学和科研工作的改革创新,为党和国家培养了一大批科技人才,取得了一系列具有世界先进水平的原创性科技成果,为推动我国科教事业发展和社会主义现代化建设做出了重要贡献。

为反映中国科大五十年来的人才培养成果,展示我校毕业生在科技前沿的研究中所取得的最新进展,学校在建校五十周年之际,决定编辑出版《中国科学技术大学校友文库》50种。选题及书稿经过多轮严格的评审和论证,入选书稿学术水平高,被列入"十一五"国家重点图书出版规划。

入选作者中,有北京初创时期的第一代学生,也有意气风发的少年班毕业生;有"两院"院士,也有中组部"千人计划"引进人才;有海内外科研院所、大专院校的教授,也有金融、IT行业的英才;有默默奉献、矢志报国的科技将军,也有在国际前沿奋力拼搏的科研将才;有"文革"后留美学者中第一位担任美国大学系主任的青年教授,也有首批获得新中国博士学位的中年学者……在母校五十周年华诞之际,他们通过著书立说的独特方式,向母校献礼,其深情厚谊,令人感佩!

《文库》于2008年9月纪念建校五十周年之际陆续出版,现已出书53部,在学术界产生了很好的反响。其中,《北京谱仪Ⅱ:正负电子物理》获得中国出版政府奖;中国物理学会每年面向海内外遴选10部"值得推荐的物理学新书",2009年和2010年,《文库》先后有3部专著入选;新闻出版总署总结"'十一五'国家重点图书出版规划"科技类出版成果时,重点表彰了《文库》的2部著作;新华书店总店《新华书目报》也以一本书一个整版的篇幅,多期访谈《文库》作者。此外,尚有十数种图书分别获得中国大学出版社协会、安徽省人民政府、华东地区大学出版社研究会等政府和行业协会的奖励。

这套发端于五十周年校庆之际的文库,能在两年的时间内形成现在的规模,并取得这样的成绩,凝聚了广大校友的智慧和对母校的感情。学校决定,将《中国科学技术大学校友文库》作为广大校友集中发表创新成果的平台,长期出版。此外,国家新闻出版总署已将该选题继续列为"十二五"国家重点图书出版规划,希望出版社认真做好编辑出版工作,打造我国高水平科技著作的品牌。

成绩属于过去,辉煌仍待新创。中国科大的创办与发展,首要目标就是围绕国家战略需求,培养造就世界一流科学家和科技领军人才。五十年来,我们一直遵循这一目标定位,积极探索科教紧密结合、培养创新拔尖人才的成功之路,取得了令人瞩目的成就,也受到社会各界的肯定。在未来的发展中,我们依然要牢牢把握"育人是大学第一要务"的宗旨,在坚守优良传统的基础上,不断改革创新,进一步提高教育教学质量,努力践行严济慈老校长提出的"创寰宇学府,育天下英才"的使命。

是为序。

中国科学技术大学校长
中国科学院院士
第三世界科学院院士
2010年12月

序　一

郑州大学常俊标教授等写了《五味子活性成分及化学合成》著作,我乐为其作序。

五味子的应用历史。五味子古代称菋,菋就是五味子,此为汉初学者所著《尔雅》对菋的解释。东汉晚期成书的首部药书《神农本草经》谓五味子还有会及和玄及等名。成书于东汉末期张仲景《伤寒杂病论》所用名方"小青龙汤"等方剂则直接称其为五味子。为什么有五味子这一名称呢？唐《新修本草》解释为"皮肉甘酸,核中辛苦,都有咸味"。宋代苏颂所著《图经本草》也称"其味酸、咸、苦、辛、甘,味全者真也"。这样解释五味子较为合理。但2010版《中华人民共和国药典》一部称五味子仅具"酸、甘"二味,原因不明。五味子的药用功能以明代李时珍所编《本草纲目》叙述最为详细,所治病症甚多(可参阅《本草纲目》),但仍以滋补为主。所有药书都说五味子"无毒",由此我觉得除作药品研究开发外,还可作饮品研究。

五味子的原植物。《图经本草》认为"今有数种,大抵相近",《图经本草》中的原植物是由政府命令各州县呈送标本,据以绘图,所绘三图中有两图与现用华中五味子相近。五味子原属广义木兰科,现已独立成五味子科(Schisandraceae),此科包括南五味子属和五味子属两属,五味子属(*Schisandra*)有十二种均作药用。五味子作药用中药有两种,即五味子[*Schisandra chinensis*(Turcz.) Baill],统称北五味子,分布于东北及华北;另一种为华中五味子(*Schisandra sphenanthera* Rehd. Et Wils),多种本草书籍所说五味子似应为本种,分布于河南、陕西、甘肃、安徽、浙江、江西、湖南、湖北、四川、贵州和云南等省。我个人认为此二种均应收载。

五味子活性新发现。20世纪70年代中期民间发现五味子可降低肝炎患者血液转氨酶作用,中国医科院药物所陈延镛等和中科院上海药物所刘嘉森等几乎同时进行了活性成分研究,中国医科院药物研究所谢晶曦教授则将活性成分结构进行简化,成功地合成联苯双酯(Bifendate),活性更好,合成步数不多,并收入药典。这给我们一个重要启示,一个活性成分既可以全合成,也可从研究药物出发进行简化合成,因简化合成的是新化合物,如有较好活性,还可以有专利保护。

近年来昆明植物所孙汉董教授在五味子科三萜等成分研究方面发现了很多新奇骨架,常俊标教授在活性成分合成方面做了大量工作,这是本书的重点。

周俊

中国科学院院士
中国科学院昆明植物研究所研究员
2011年5月

序　二

五味子为五味子科(Schisandraceae)五味子属多年生缠绕性藤本植物,唐代的《新修本草》(又名《唐本草》)载"五味皮肉甘酸,核中辛苦,都有咸味",辛甘酸苦咸五味皆备,故而得名。古医书又称五味子为山花椒、莱、荎蕏(《尔雅》)、玄及(《吴普本草》)、会及(《别录》)、五梅子等,在中医中药中,其功效为滋补强壮、镇静安神,药用价值极高。最早被秦汉时代的《神农本草经》列为上品。明代李时珍在《本草纲目》中说:"酸咸入肝而补肾,辛苦入心而补肺,甘入中宫益脾胃。"

五味子在我国分布广泛,古书中的记载颇多。一千三百多年前,由苏敬等编撰的《唐本草》中即有五味子"出蒲州及蓝田山中"的记载;宋代《图经本草》记述五味子"陕西州郡尤多";《本草衍义》云:"五味子,今华州之西至秦州皆有之";明代《兴安州志》说:"五味子,兴安有之"。按现代植物分类学和中医药临床用药之观点,五味子有南北之分,南五味子主要是指产于黄河和长江领域一带,如河南、山西、湖南、湖北、江西、四川等地的华中五味子(*Schisandra sphenanthera* Rehd. Et Wils)的成熟果实;北五味子是指主产于辽宁、吉林、黑龙江、河北等地的五味子[*Schisandra chinensis* (Turcz.) Baill]的果实,即历代本草列为上品和《中国药典》等传统使用的正品。李时珍谓"五味今有南北之分,南产者色红,北产者色黑,入滋补药必用北产者乃良。",说明从其在中医药的疗效上看,北五味子的药用价值高于南五味子。北五味子除我国外,在俄罗斯远东部分,以及朝鲜半岛和日本也有分布。

五味子的活性成分主要包括木脂素、多糖以及挥发油和三萜类等化合物。20 世纪 70 年代，我国科技工作者根据临床上五味子能改善慢性肝炎病人的肝功能异常，为此对其活性成分进行了深入研究，并经与药效、药理研究等密切配合，分离得到了五味子甲素、乙素和我国首先分离发现的五味子丙素等二十多种联苯环辛二烯类木脂素。中国医学科学院药物研究所谢晶曦教授在进行五味子丙素全合成和结构修饰研究中，研发了联苯双酯抗肝炎新药，该药于 1980 年正式通过国家鉴定，并被收入中国药典。

近年来，郑州大学常俊标教授及其团队在五味子木脂素的简化物、同系物的合成及生物活性等方面进行了广泛而深入的研究工作，成就卓著，并在此基础之上编撰成书。该专著内容十分丰富，不仅展示了五味子属植物中已经见诸报道的各类活性成分的化学结构式，且作者结合自身的研究工作，详尽地介绍了联苯环辛二烯木脂素活性物质的全合成方法及经验，其中许多内容是不可多得的第一手资料。本专著对从事药物化学和天然产物化学的科技工作者以及相关的大学生、研究生们提供了参考资料。该专著的出版将对我国在以联苯环辛二烯类为主的木脂素类化学方面的研究水平的提升和发展以及其开发和应用方面起到促进和推动作用。故我乐以兹为序，并向各位读者推荐！

中国科学院院士
中国科学院昆明植物研究所研究员
2011 年 10 月

前 言

五味子为五味子科多年生落叶植物,因果实具有甘、酸、辛、苦、咸五味而得名。我国是世界上五味子植物资源最丰富的国家,我国五味子植物主要分布在黑龙江、吉林、辽宁、河北、华南、华北、湖南、湖北、江西、四川等地,且大部分有药用价值。五味子植物多以果实入药,具有敛肺生津、止咳化痰、益胃养心、收敛固涩、滋补强壮等功效,据《本草纲目》中记载,五味子具有"补元气之不足,收耗散之气","壮水镇阳"之功效。

五味子中含有多糖、三萜和木脂素等多种有效成分。本书首先对五味子植物中各种活性成分进行了简单的介绍,然后以其中最主要的成分木脂素作为重点,分4个章节对其分类和命名、生物合成途径、利用波谱的结构鉴定以及化学合成进行了详细的论述。其中,新木脂素和伪木脂素不是我们研究的重点,所以在本书中没有作详细讨论,只在概述部分对它们与木脂素在结构上的相同与不同之处作了介绍。

在本书的编写过程中主要从化合物的化学结构方面进行考虑,而不局限于其分布,因此在分类和命名一章有少部分不是从五味子植物中分离出的木脂素天然产物在本书中也一并列出,并对其来源加以说明。为了使本书的内容更为紧凑,五味子活性成分的药用价值部分没有作为章节单独列出,而是穿插于分类和命名中。木脂素化合物种类繁多、结构复杂,波谱特征并无太大的规律性,因此在结构鉴定一章除我们重点研究的二苯并环辛二烯木脂素外,没有作过多的总结与讨论,而主要以具体化合物为实例对各种方法与手段进行说明,如圆二色谱的运用等。化学合成一章是我们着墨的重点,但我们没有也不可能将所有化合物的合成一一列出,而是以不同的合成策略为主线,以某一具体化合物为代表,将不同的合成方法进行归纳与总结。如果涉及人名反应,则进行简单的说明,力求做到使不同专业背景的读者都能够方便的进行阅读。

  本书撰写的整个过程都是在中国医学科学院药物研究所谢晶曦教授的敦促与鼓励下进行的。初稿完成后,又承蒙谢教授进行了详细的审阅并提出了许多宝贵的意见,在此基础之上加以修改和完善,才得以最后定稿。潘振良博士、武杰博士、王强博士以及刘艳、赵鹏、石帅、崔艳梅、刘辉、李文嘉、洪美玲、葛召朋、孙丽、杨庆华、蒋清伟、沈振华、赵晶、樊芳芳、李长伟、黄刚、张月腾、刘元元、董静静等学生也为本书的最终出版做了大量的资料搜集与文字编辑工作,在这里一并对他们表示感谢。

  本书的编写尽量做到基础性、概括性和实用性并重,使之既可作为相关专业高年级本科生以及研究生的教学参考书,又可供天然产物化学、药物化学及有机合成化学等方面的科研人员参考。由于编者水平有限,书中的错误与不妥之处在所难免,欢迎广大读者不吝批评指教。

作 者
2011 年于郑州

目　次

总序 ·· (ⅰ)
序一 ·· (ⅲ)
序二 ·· (ⅴ)
前言 ·· (ⅶ)
第1章　五味子活性成分概述 ································ (1)
　1.1　概述 ·· (1)
　1.2　五味子活性成分的提取方法 ···························· (9)
　附录　新木脂素、伪木脂素和木质素 ······················· (11)
第2章　木脂素的分类和命名 ································ (14)
　2.1　非环木脂素 ··· (15)
　2.2　芳基萘木脂素 ·· (47)
　2.3　二苯并环辛二烯木脂素 ································ (61)
　2.4　二芳基环丁烷木脂素 ··································· (77)
　2.5　其他木脂素 ··· (80)
　2.6　小结 ··· (81)
第3章　木脂素天然产物的生物合成途径 ··················· (82)
第4章　木脂素化合物的结构鉴定 ··························· (87)
　4.1　紫外(UV)吸收光谱 ····································· (87)
　4.2　红外(IR)光谱 ··· (91)
　4.3　旋光谱(ORD)和圆二色谱(CD) ······················· (95)

 4.4 质谱（MS） …………………………………………………（100）
 4.5 核磁共振（NMR）波谱 ……………………………………（121）

第 5 章 木脂素的化学合成 ………………………………………（163）
 5.1 二苄基丁烷和二苄基丁内酯木脂素的合成 ………………（163）
 5.2 取代四氢呋喃木脂素的合成 ………………………………（175）
 5.3 双骈四氢呋喃木脂素的合成 ………………………………（183）
 5.4 芳基萘木脂素化合物的合成 ………………………………（192）
 5.5 二苯并环辛二烯类木脂素化合物的合成 …………………（206）
 5.6 二芳基环丁烷木脂素的合成 ………………………………（228）

中文名词索引 …………………………………………………………（231）
英文名词索引 …………………………………………………………（238）
作者索引 ………………………………………………………………（246）
常用缩写对照表 ………………………………………………………（248）
参考文献 ………………………………………………………………（251）

第1章 五味子活性成分概述*

1.1 概 述

五味子(*Schisandra chinensis*)为五味子科多年生落叶植物,因果实具有甘、酸、辛、苦、咸五味而得名,包括两个属:五味子属(*Schisandra* Michx.)和南五味子属(*Kadsura* Kaempf. ex Juss)。该科植物为木质藤本,共约60种,间断分布于亚洲东南部和北美东南部。我国是世界上五味子科植物资源最丰富的国家,有28种之多,且我国五味子科植物大部分均有药用价值,到目前已发现有19种可供药用。五味子植物多以果实入药,具有敛肺生津、止咳化痰、益胃养心、收敛固涩、滋补强壮等功效,是我国中医应用最广泛的滋补中药之一。据《本草纲目》中记载,五味子具有"补元气之不足,收耗散之气","壮水镇阳"之功效。

五味子中含有多糖、三萜(triterpene)和木脂素(lignan)等多种有效成分。其中三萜类化合物目前分离得到的有100多种,且结构复杂多样、新颖独特,根据A环是否开环以及三萜各环的碳原子数将骨架分为5种类型:即6/6/6/5或6/6/5/6型环菠萝蜜烷三萜(A环闭环)(图1.1);6/6/5或者6/5/6型环菠萝蜜烷三萜(A环开环)(图1.2);7/6/6/5或7/7/6/5型三萜(图1.3);7/7/5/6型三萜内酯(图1.4);类三萜内酯(图1.5)。

---

* 参见文献[1]~[32]。

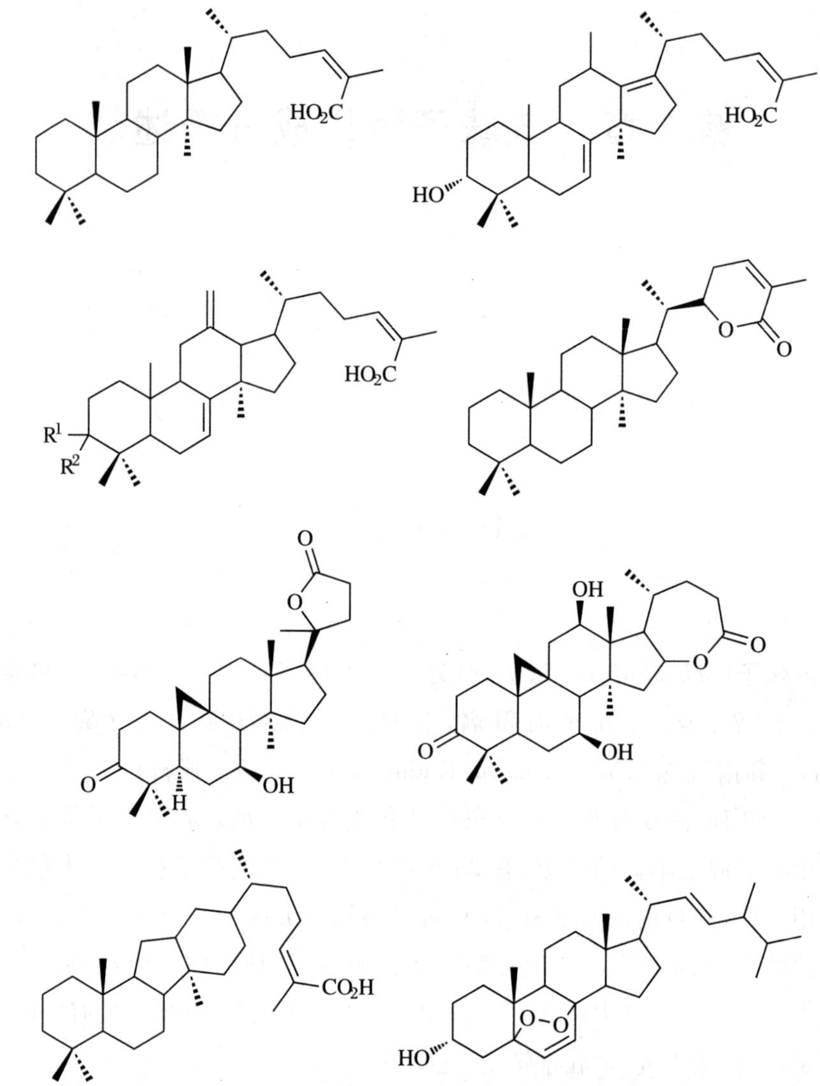

图 1.1 五味子科植物中环菠萝蜜烷型三萜(A 环闭环)的结构

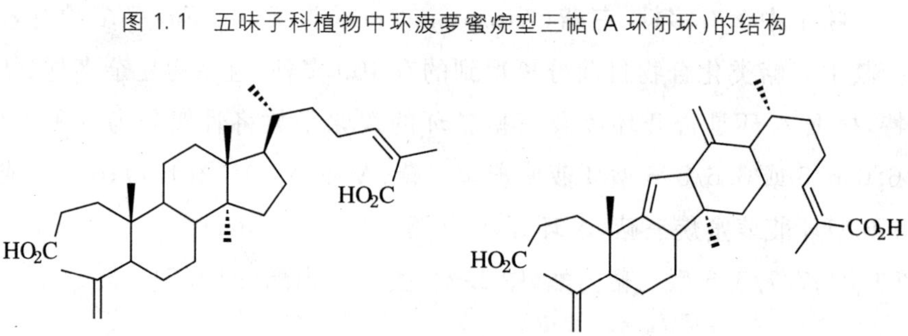

图 1.2 五味子科植物中环菠萝蜜烷型三萜(A 环开环)的结构

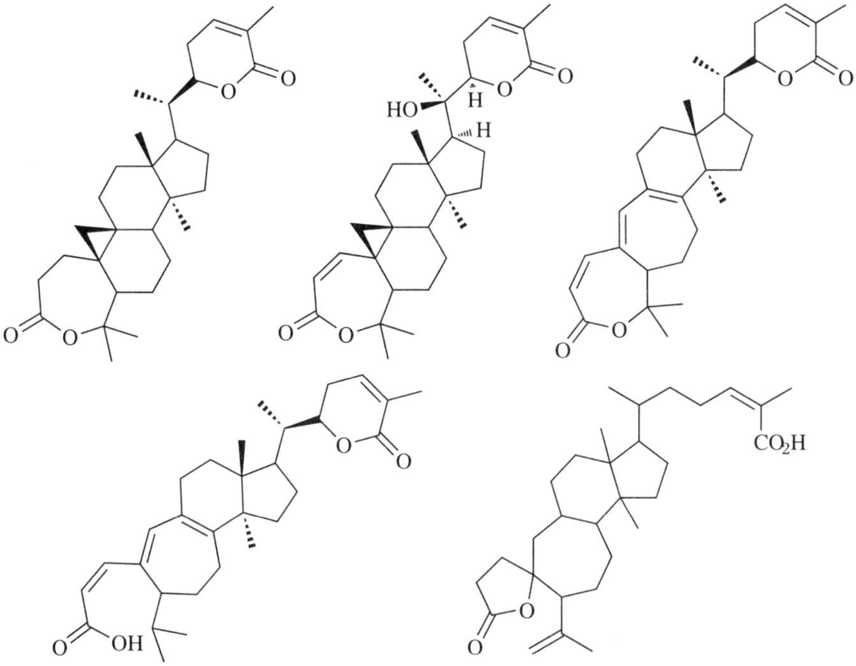

图 1.3 五味子科植物中 7/6/6/5 或者 7/7/6/5 型三萜的结构

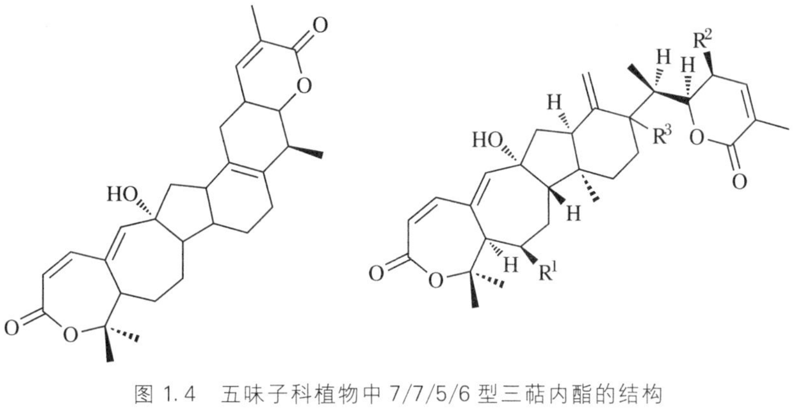

图 1.4 五味子科植物中 7/7/5/6 型三萜内酯的结构

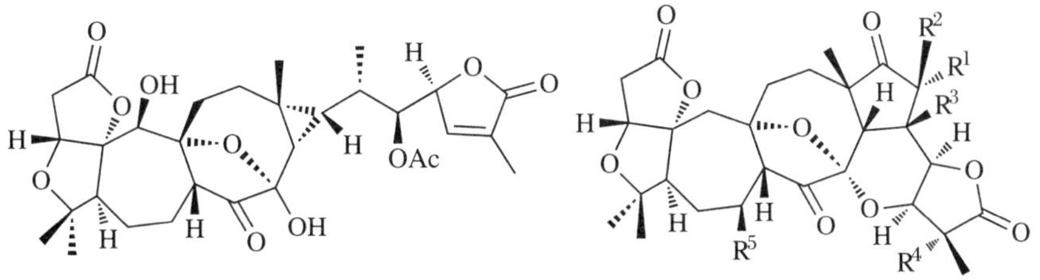

图 1.5 五味子科植物中类三萜内酯的结构

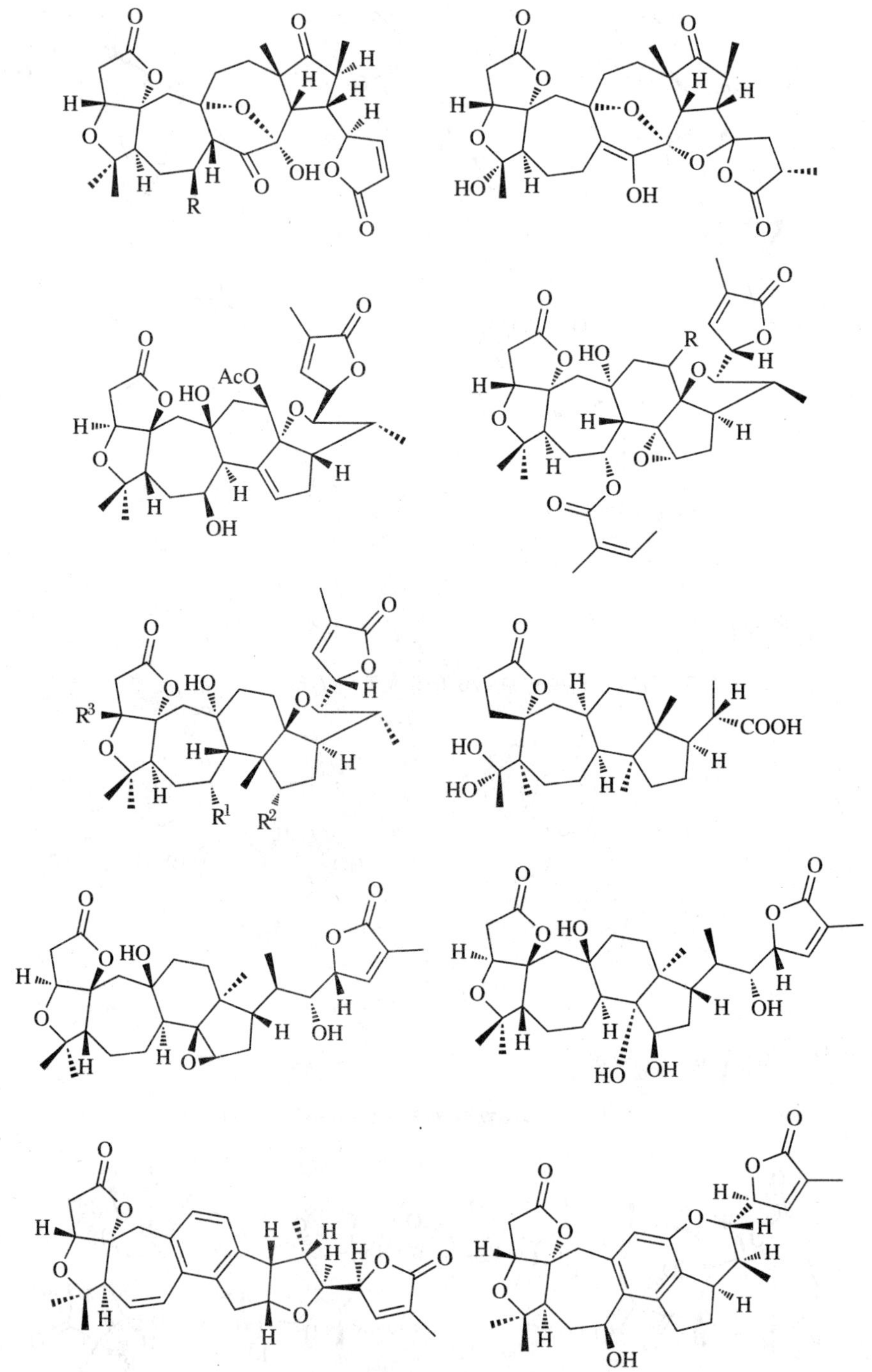

图 1.5 五味子科植物中类三萜内酯的结构(续)

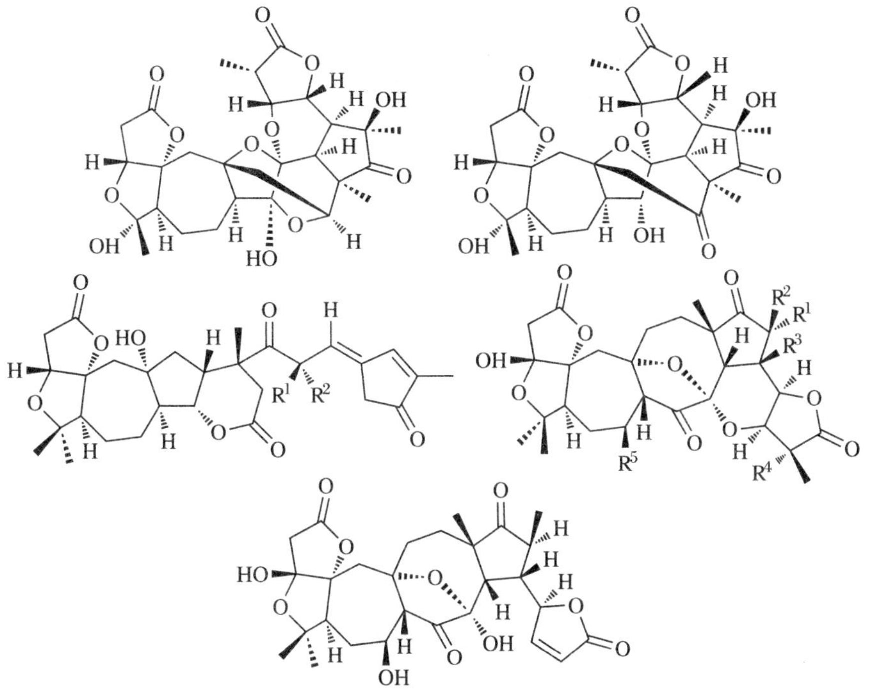

图 1.5　五味子科植物中类三萜内酯的结构(续)

　　三萜类成分在五味子科植物中的分布显示了一定的规律性：绝大多数三萜类成分从五味子科药用植物的藤茎中分离得到，而在果实中分布很少，比如只在华中五味子的果实中发现了两个三萜化合物，而羊毛甾烷型四环三萜在五味子属和南五味子属均有分布。从生源途径上来说，羊毛甾烷型四环三萜是其他几类三萜的生物合成前体，取代基团多为当归酸酯侧链或六元内酯环，一些化合物则在 A 环 3,4 开环而形成二酸或内酯酸。7/6/6/5，7/7/6/5 型两大类三萜是四环三萜中较 6/6/6/5 三萜更进化的成分，此两类内酯大多数存在于南五味子属。7/7/5/6 型三萜内酯是从 7/7/6/5 型三萜内酯衍化而来的，属较进化的化学成分，目前这类成分只在南五味子植物中发现。五味子科植物中各类三萜成分之间的演化关系如图 1.6 所示。

　　木脂素是五味子科植物中的主要生物活性成分，最早是从树脂提取物中分离得到，因而得名。木脂素类化合物结构类型多、立体化学复杂，具有保肝、抗肿瘤、抗艾滋病等多种生物活性，本书将作重点介绍。需要指出的一点是，除五味子中所含有的木脂素活性成分外，本书还对其他种植物中所分离得到的木脂素化合物一并加以介绍，撰写过程中重点考虑化合物的结

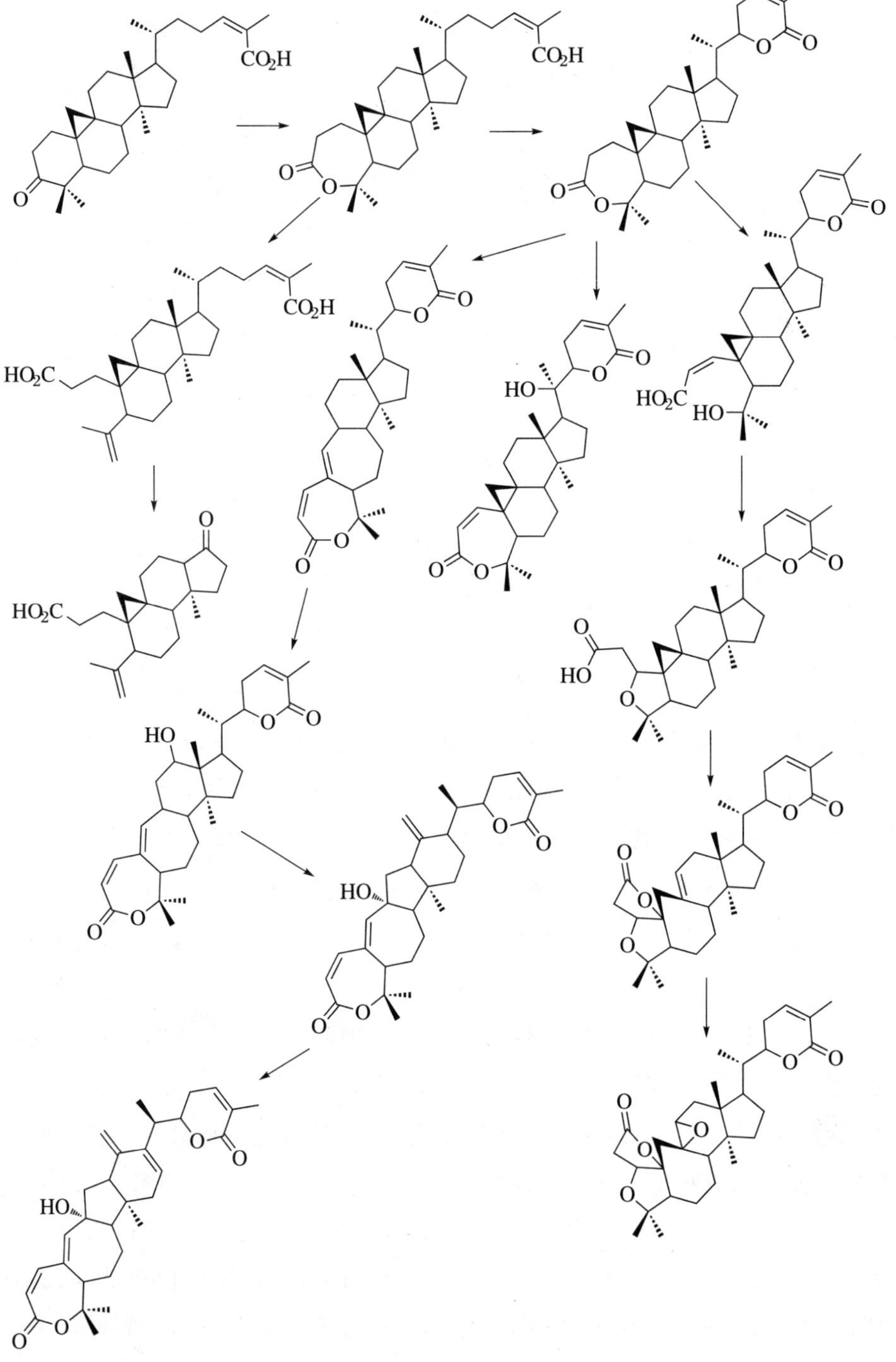

图 1.6　五味子科植物中各类三萜成分之间的演化关系

构,而不局限于其生源分布。

木脂素的概念最早是由 R. D. Haworth 提出来的,用来指两分子苯丙烷(phenylpropanoid)通过侧链的中心碳原子相连而构成的二聚体。之后,McCredie 等提出将木脂素的概念扩展为由两分子对羟基苯基丙烯(p-hydroxyphenylpropene)结构单元氧化偶合(oxidative coupling)而得的小分子天然产物,Gottlieb 更是将木脂素定义为肉桂醇(cinnamyl alcohol)或/和肉桂酸(cinnamic acid)的二聚体。然而 Haworth 最初的定义被更加广泛地接受并于 2000 年由国际纯粹与应用化学联合会(International Union of Pure and Applied Chemistry,IUPAC)所推荐使用。如图 1.7 所示的(−)-愈创木脂酸(guaiaretic acid) 1 是目前所分离出的结构最简单的木脂素之一,属于二苄基丁烷(dibenzylbutane)类木脂素(关于木脂素的分类在下面的章节将作详细介绍),如图所示的虚线将通过侧链中心碳原子相连的两个苯丙烷结构单元分隔开。铁杉脂素(conidendrin) 2 属于芳基四氢萘(aryltetralin)类木脂素,与愈创木脂酸 1 相比,它的结构更为复杂,表现在:1) 组成该化合物的两个苯丙烷衍生物结构单元侧链的端碳处于更高且互不相同的氧化水平(oxidation level),其中一个侧链端碳为醇氧化水平,另一个侧链端碳为羧酸氧化水平;2) 除侧链中心碳原子外,该化合物还通过其他原子相连,其中,一个苯丙烷侧链的 α-碳与另一个苯丙烷结构单元的芳环直接相连而形成六元环,且侧链端碳通过形成内酯键以氧原子相连。

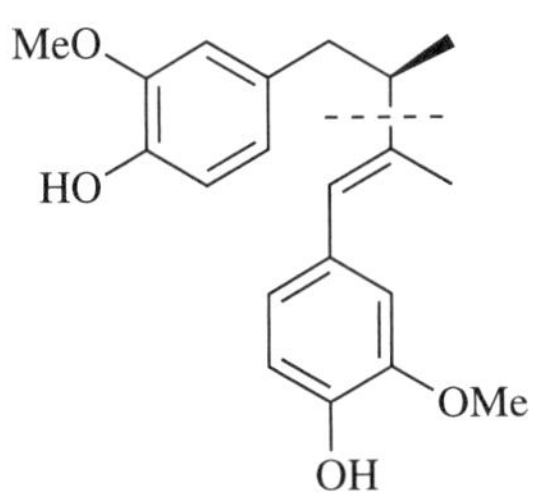

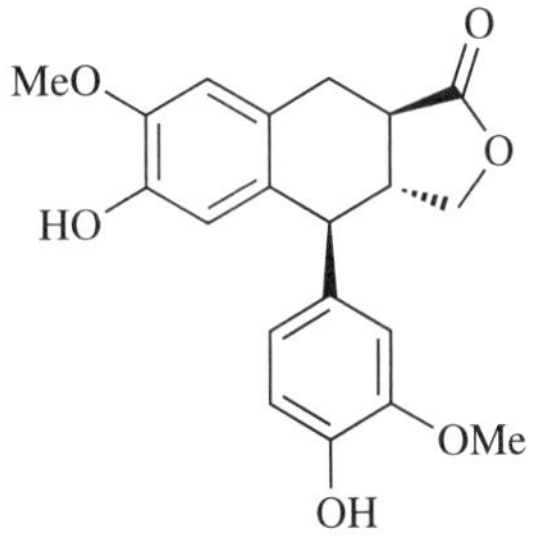

图 1.7 愈创木脂酸 1 和铁杉脂素 2

木脂素的另一个结构特点是其苯环上特别是侧链的对位都含有氧取代基且多以羟基或甲氧基的形式存在,二氧代或三氧代苯环中相邻的两个氧原子有时也会以亚甲基相连。3-甲氧基-4-羟基苯基、3,4-二甲氧基苯基、3,4-亚甲二氧基苯基、3,5-二甲氧基-4-羟基苯基和3,4,5-三甲氧基苯基是芳环最普遍的存在形式(图1.8)。也有的木脂素分子中含有4-羟基苯基和3,4-二羟基苯基结构单元,但为数较少。

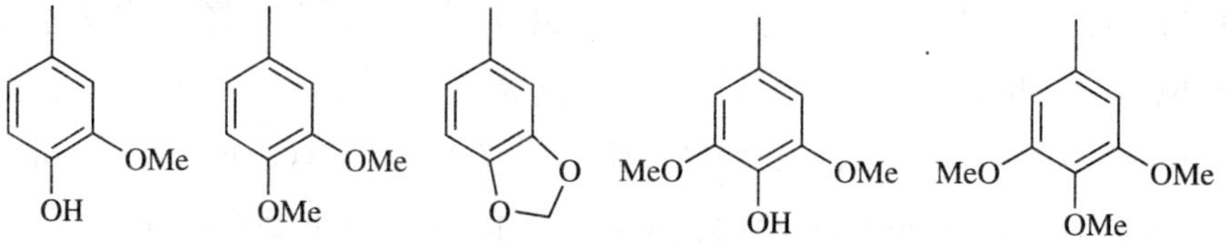

图1.8 木脂素芳环的主要骨架结构

如图1.9所示的化合物3~5是为数不多的含有单氧代苯环的木脂素,目前尚没有发现含非氧代苯环的例子。其中化合物5除了侧链中心碳原子外,还通过两个α碳原子形成四氢呋喃环而以氧原子相连。

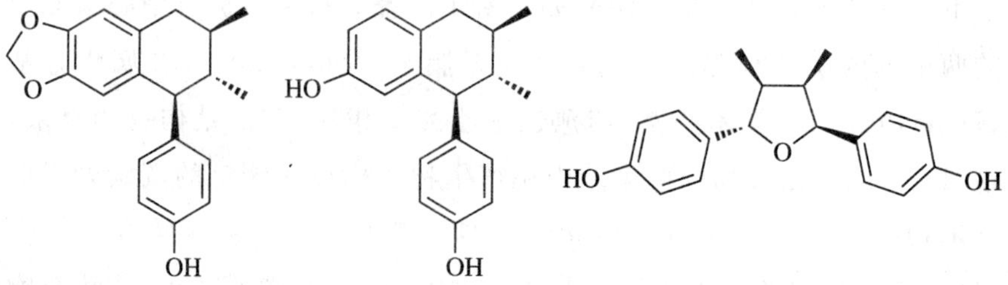

图1.9 含单氧代苯环的木脂素

木脂素化合物除了结构上的多样性外,其对映体组成也有非常大的差别。天然存在的木脂素类化合物有的只含有其中一种对映异构体,有的以不同对映体组成的混合物的形式存在,甚至有些木脂素还以外消旋体的形式而存在。

木脂素类化合物具有非常重要的生物活性,如鬼臼等多种植物中所含的鬼臼毒素(podophyllotoxin) 6 及其衍生物具有抗肿瘤的活性(图1.10);而从我国所富含的五味子植物中所分离出的(-)-五味子丙素(wuweizisu C) 7 具有良好的抗肝炎病毒和抗HIV活性。

富含木脂素类化合物的植物在民间有着相当长的医用历史,如上述鬼臼属植物在美洲被用于治疗毒蛇咬伤,《中华人民共和国药典》所收载的五味子和华中五味子的果实具有滋补强壮、宁心安神、止咳化痰的功效,在民间五味子属其他种的果实多用来作为五味子的代用品,主要用来治疗肺虚久咳、失眠多梦、自汗盗汗等症。同时,由于木脂素类化合物所表现出的良好的生物活性,其化学合成与结构修饰受到越来越多的重视。如鬼臼毒素 6 虽然本身具有良好的抗肿瘤活性,但由于其毒性大,因此没有能够获得临床应用,而其半合成类似物足叶乙甙(etoposide) 8 和替尼泊甙(teniposide) 9 目前已发展成临床效果非常好的抗癌药物。

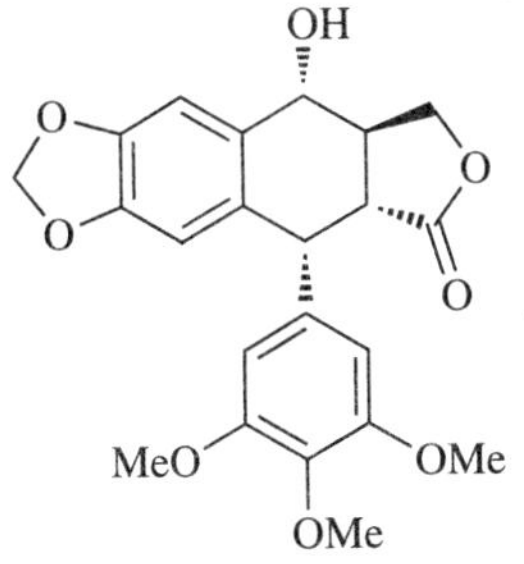

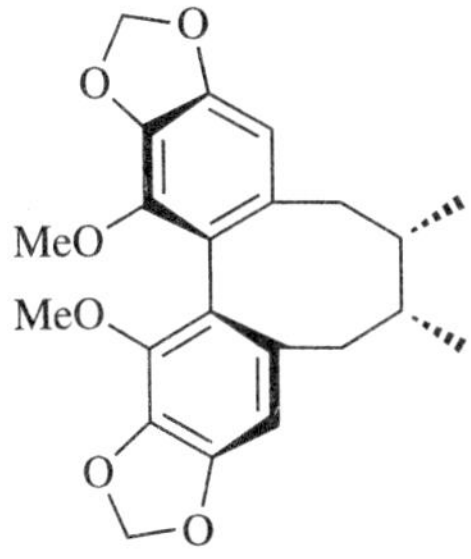

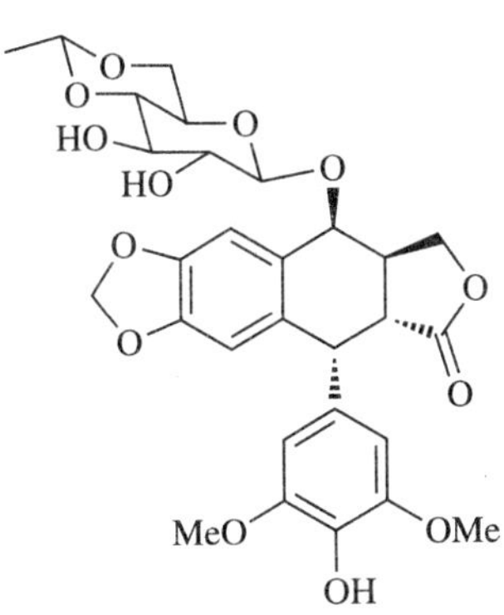

图 1.10　鬼臼毒素及其衍生物

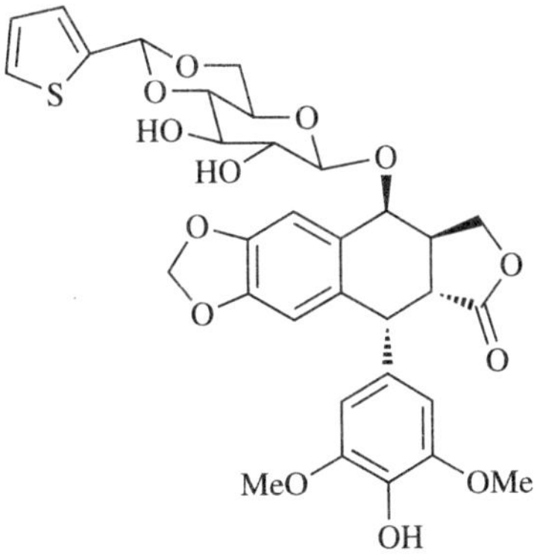

1.2　五味子活性成分的提取方法

五味子活性成分的提取方法主要有溶剂提取法、超高压提取法、超临界 CO_2 萃取法、微波提取法、法多索溶剂提取法以及高速逆流色谱技术提取等。

1. 溶剂提取法[33]

溶剂提取法是根据植物中各种成分在溶剂中的溶解性质，选用对有效成分溶解度大，对不需要溶出成分溶解度小的溶剂，而将有效成分从药材组织内溶解出来的方法。常用浸渍法、渗漉法、煎煮法、回流法及连续回流提取法等。

2. 超高压提取法[34,35]

超高压提取法（ultra-high pressure extraction technique，UHPE）是在常温或较低温度（通常低于100 ℃）的条件下，对原料液迅速施加100～1000 MPa的流体静压力，保压一定时间，溶剂在超高压作用下迅速渗透到固体原料内部，有效成分溶解在溶剂中，并在短时间内达到溶解平衡，然后迅速卸压，在超高渗透压差下，有效成分迅速扩散到组织周围的提取溶剂中，同时在超高压作用下，植物细胞的细胞壁、细胞膜以及细胞内液泡等结构发生变化，细胞内溶物和提取溶剂充分接触，从而达到快速、高效的提取目的。

3. 超临界CO_2萃取法[36,37]

超临界流体萃取技术（supercritical fluid extraction technique，SCFE）是以超临界流体（SCF）为溶剂，可应用于多种液态或固态混合物中待分离组分的萃取。因为CO_2具有无毒、不易燃易爆、价廉、临界压力和温度较低、易于安全地从混合物中分离出来等优点，所以CO_2是植物有效成分提取与分离过程中最常用的一种超临界流体。

4. 微波提取法[38]

微波提取技术（microwave extraction technique，MWE）应用于提取天然植物中的有效成分始于20世纪90年代，是微波和传统溶剂提取法相结合，利用微波能来提高萃取率的一项新技术。

5. 法多索溶剂提取法[39]

法多索溶剂是一类新的溶剂系统，主要由1,1,1,2-四氯乙烷组成，具有不破坏臭氧层、无环境污染、耗能低且能在常温使用等优点。

6. 高速逆流色谱技术[40,41]

高速逆流色谱技术（high-speed counter-current chromatography technique，HSCCC）是一种不用任何固态载体或支撑体的液—液分配色谱技术，目前已成功地开发出分析型、生产型两大类高速逆流色谱仪，可分别用于中药有效成分的分离制备和定量分析。

附录　新木脂素、伪木脂素和木质素

新木脂素(neolignan)、伪木脂素(norlignan)以及木质素(lignin)无论是在结构上,还是在生物合成上都是和木脂素密切相关的,但它们之间又有着严格的区别,应加以区分。特别是新木脂素和伪木脂素,虽然从五味子植物中分离得到了非常多的这两类天然产物,但由于它们不是我们所研究的重点,所以不在本书的涉及范围之内。但为了避免引起概念上的混淆,本书仅作简单介绍,读者如感兴趣可参阅相关文献。

新木脂素的概念最早是由 Gottlieb 提出来的,统指不以两个侧链中心碳原子相连的类苯基丙烷二聚体。目前所分离出的新木脂素的种类非常多,如图 1.11 所示的化合物 10～20 每个都代表其中的一类。需要注意的一点是,很多文献并没有严格区分木脂素与新木脂素的概念,有许多按传统定义属于木脂素的化合物在有些文献里都被叫做新木脂素。

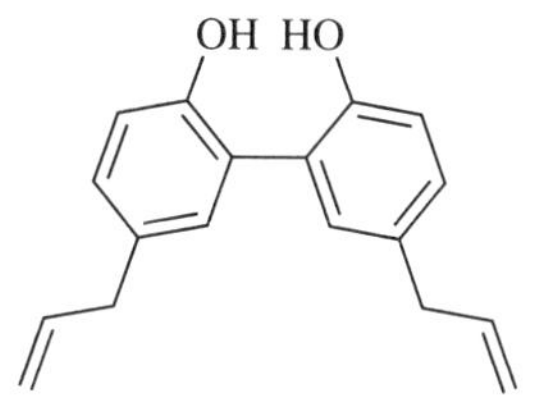

10

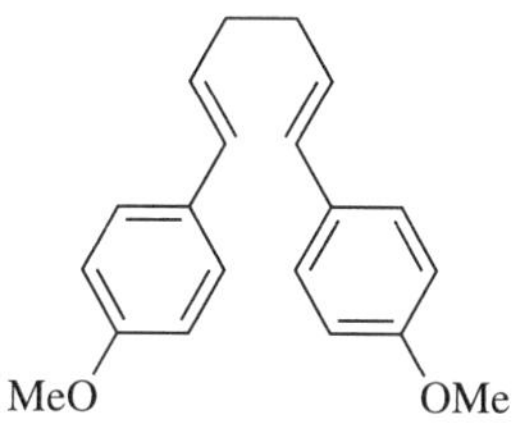

11

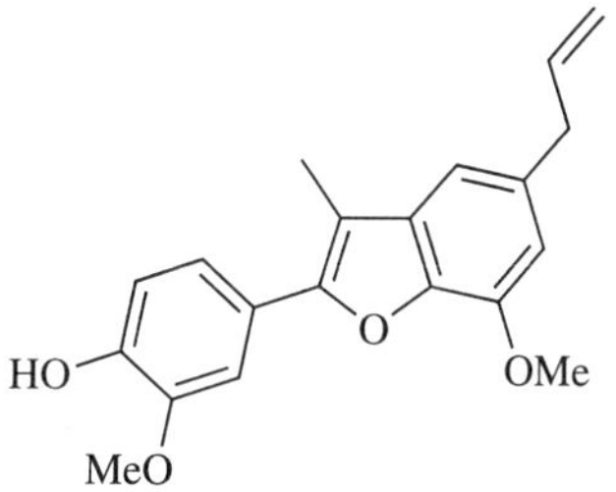

12

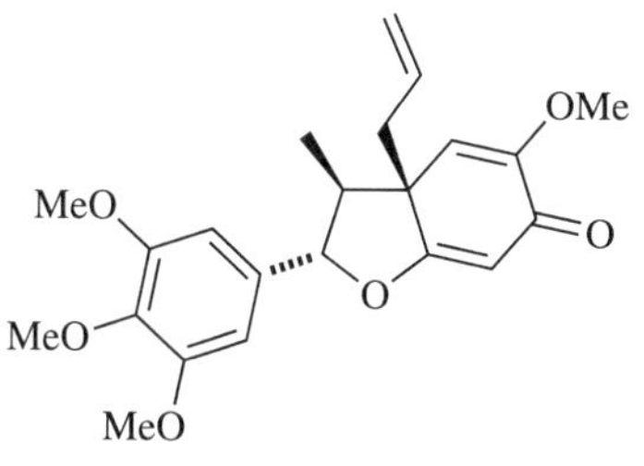

13

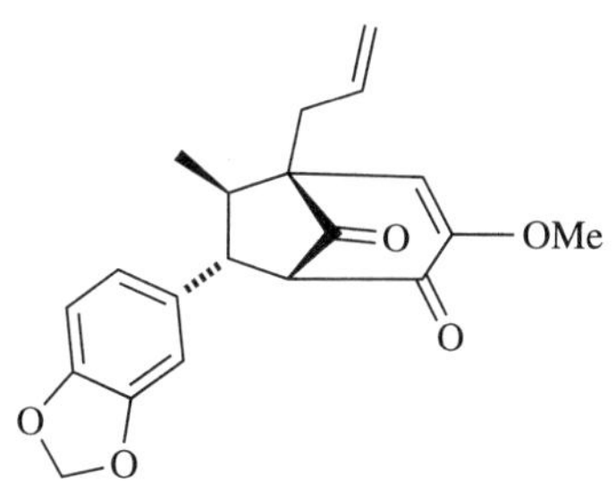

14

图 1.11　新木脂素

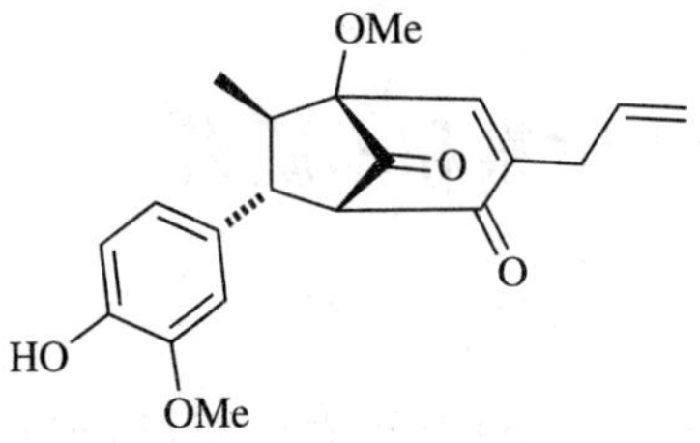

图 1.11 新木脂素(续)

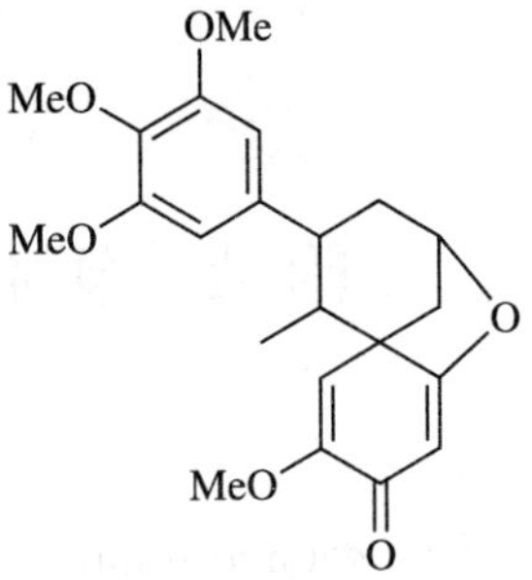

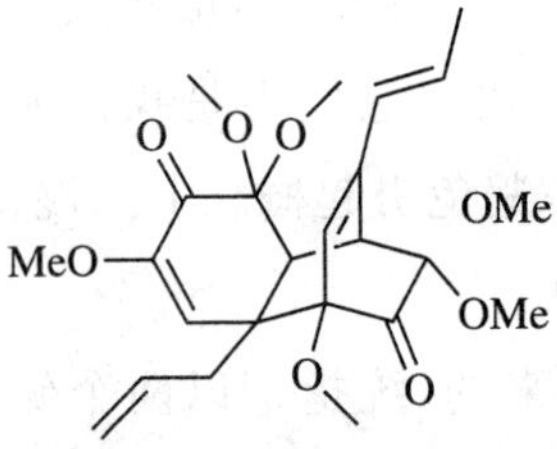

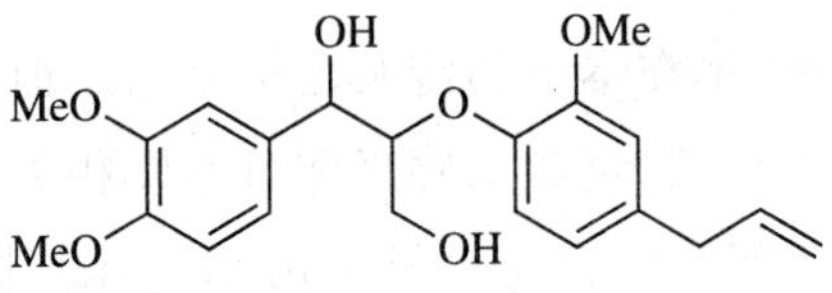

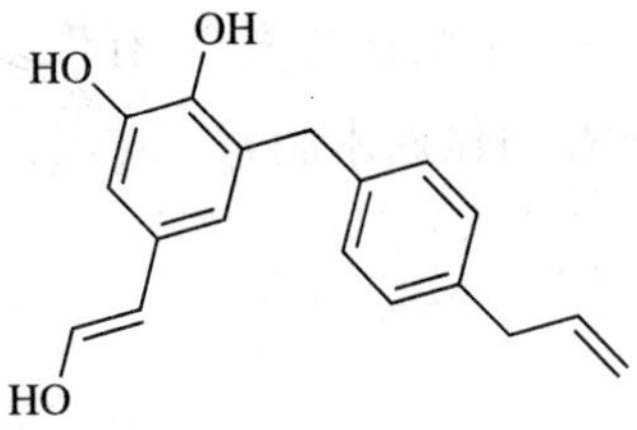

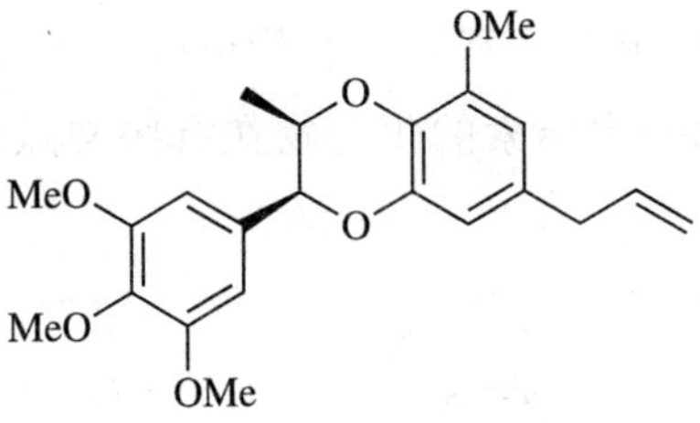

伪木脂素指含有 1,3-二芳基戊烷结构单元的化合物,如图 1.12 所示的化合物 21~24 都是非常典型的例子。

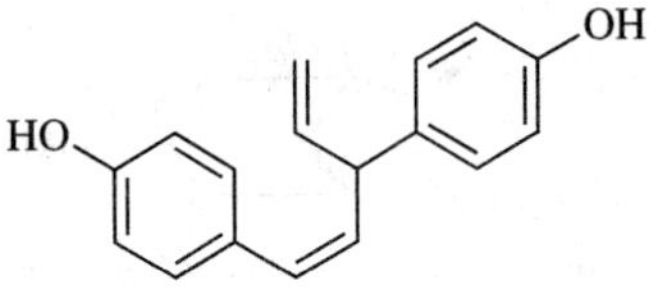

图 1.12 伪木脂素

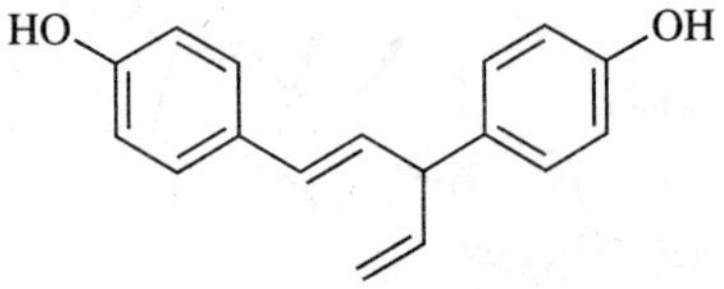

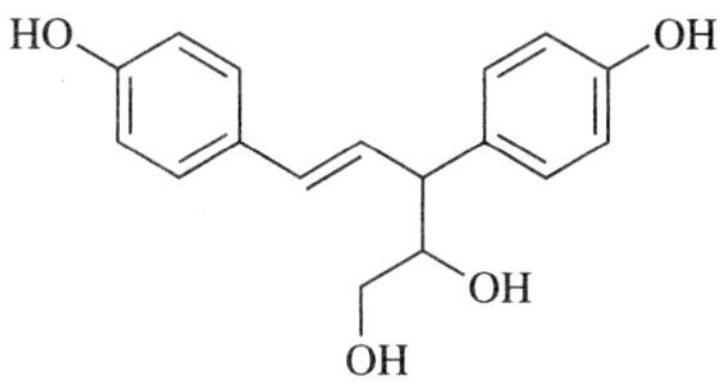

23

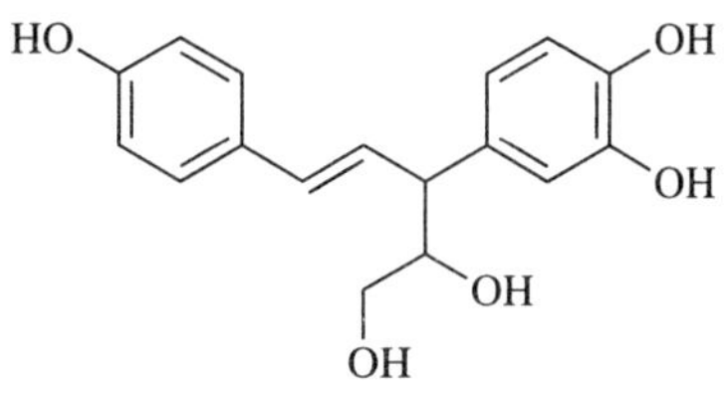

24

图 1.12　伪木脂素(续)

木质素与木脂素不同,其定义为:一种广泛存在于植物体中的无定形的、分子结构中含有氧代苯丙醇或其衍生物结构单元的芳香性高聚物,它们的分子量一般都在一万以上。在木本植物中木质素占 25%,是世界上第二丰富的有机物(第一为纤维素),是构成植物细胞壁的主要成分之一,具有使细胞相连的作用。

第2章 木脂素的分类和命名

如图2.1所示,木脂素类天然产物基本骨架结构 C—C 键主要有四种连接方式,可据此将其分为非环木脂素(acyclic lignan) 25、芳基萘木脂素(arylnaphthalene lignan) 26、二苯并环辛二烯木脂素(dibenzocyclooctadiene) 27 和二芳基环丁烷木脂素(diarylcyclobutane lignan) 28 四大类。在结构命名编号中,其中一个苯丙烷单元的芳环部分从丙基取代基位置开始编号为1~6,丙基部分从芳环取代位置依次编号为7~9;另一个苯丙烷单元的编号相应的为1′~9′,其他详细规则请参阅参考文献[42],

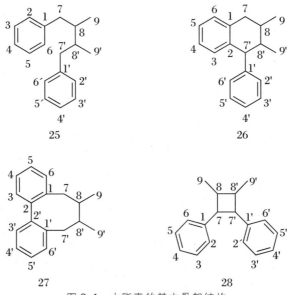

图2.1 木脂素的基本骨架结构

本书不再统一介绍。根据此结构命名编号系统,非环木脂素除C8—C8′键外,没有其他的C—C键相连;芳基萘木脂素除C8—C8′键外,还通过C2—C7′键相连;二苯并环辛二烯木脂素除C8—C8′键外,还通过C2—C2′键相连;二芳基环丁烷木脂素除C8—C8′键外,还通过C7—C7′键相连。

正如本书前面所提到的那样,木脂素类天然产物的侧链处于不同的氧化水平,如果将侧链氧原子及其连接方式同时考虑在内,则上述几大基本类型又可细分为几个亚类,下面将分别加以介绍。需要说明的一点是,尽管系统命名能够使化合物的名称更加规范和统一,但是因为木脂素类天然产物的系统命名大多都比较复杂,因此在实际应用中往往都使用其俗名。本书在涉及具体化合物的时候,也以使用其俗名为主。与其他天然产物一样,木脂素类化合物的俗名主要来源于首次报道相关化合物时,作者所给予的非系统命名的名称。

2.1 非环木脂素

非环木脂素除C8—C8′键外,并没有其他C—C键相连,包括二苄基丁烷(dibenzylbutane)、取代四氢呋喃(substituted tetrahydrofuran)、二苄基丁内酯(dibenzylbutyrolactone)以及双骈四氢呋喃(furofuran)木脂素几个亚类。

2.1.1 二苄基丁烷(dibenzylbutane)木脂素

二苄基丁烷木脂素两个苯丙烷结构单元除C8—C8′键外,没有其他任何键相连。目前所分离出的部分二苄基丁烷木脂素天然产物如图2.2、图2.3所示。

图2.2所示是侧链不含氧原子的二苄基丁烷木脂素。其中,(−)-愈创木脂酸1以及化合物29~39含有相同的芳基取代基团;而化合物40~50的两个芳基取代基是不相同的。这些化合物大都表现出了一定的生物

活性,例如从 *prolieria chilensis* 中提取的内消旋-二氢愈创木脂酸 (*meso*-dihydroguaiaretic acid) 31曾经被用做食品抗氧剂,但后来因为会引起肾囊肿而被禁止使用;从 *Larrea tridentata* 中分离出的化合物 40～43 具有抗 HIV 活性;从五味子的果实中分离出的 pregomisin 35 表现出血小板激活因子拮抗剂的活性;machilin A 33 具有抗癌活性。其他化合物包括 conocarpol 29,内消旋-去甲二氢愈创木脂酸 (nordihydroguaiaretic acid) 30,内消旋-二甲基二氢愈创木脂酸 (*meso*-dimethyldihydroguaiaretic acid) 32,内消旋-5,5′-二甲氧基二氢愈创木脂酸 34,(-)-去甲二氢愈创木脂酸 36,(-)-二氢愈创木脂酸 37,(-)-austrobailignan-5 38,anolignan B 39,安五脂素 (anwulignan) 44,(-)-单去甲二氢愈创木脂酸 [(-)-demethyldihydroguaiaretic acid] 45,(-)-austrobailignan-6 46,(-)-saururenin 47,saururin 48,anolignan A 49 和 termilignan 50。其中,从菲律宾樟树的树干中分离出来的 anolignan B 39 和 anolignan A 49 以及从 *Terminalia bellerica* 的果皮中分离出来 termilignan 50 的分子中都含有共轭双键结构单元。termilignan 50 是 anolignan A 49 的单甲酯,具有抗 HIV-1、抗疟疾以及抗菌活性。

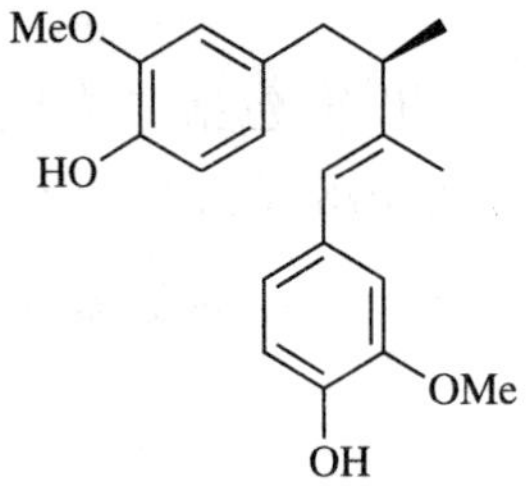

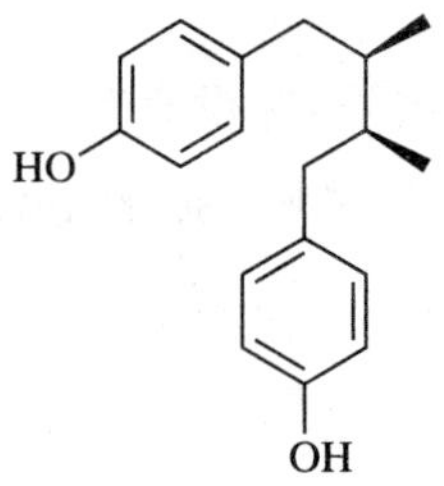

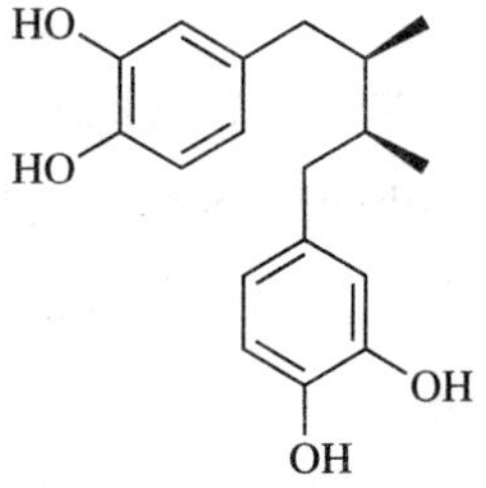

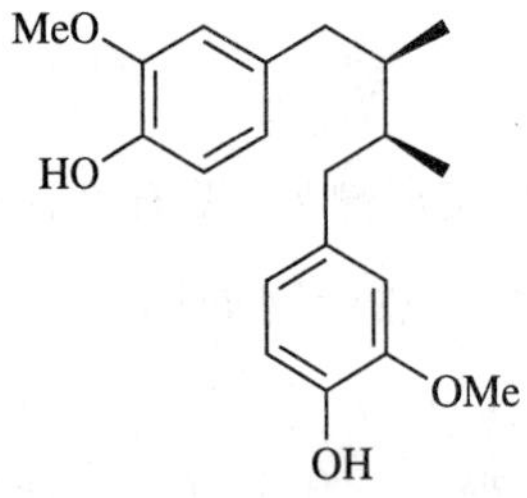

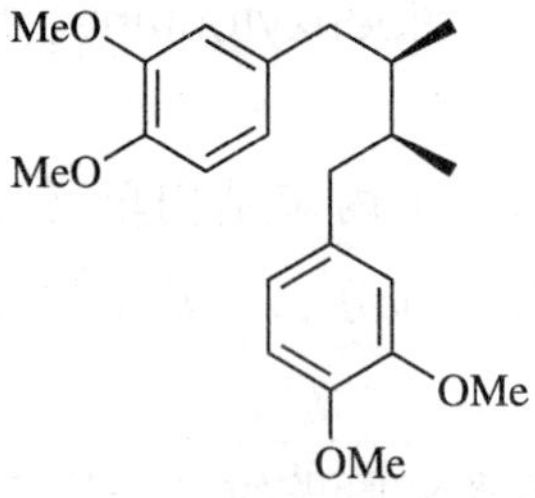

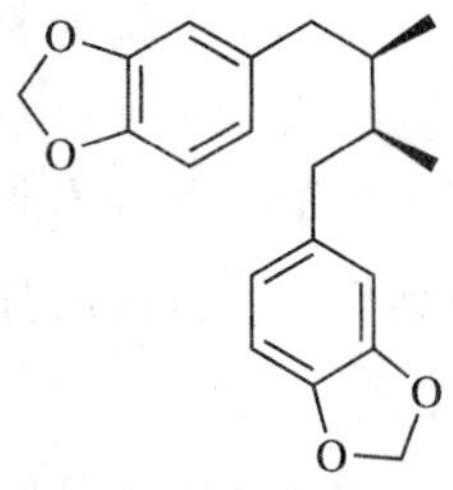

图 2.2 侧链不含氧原子的二苄基丁烷木脂素

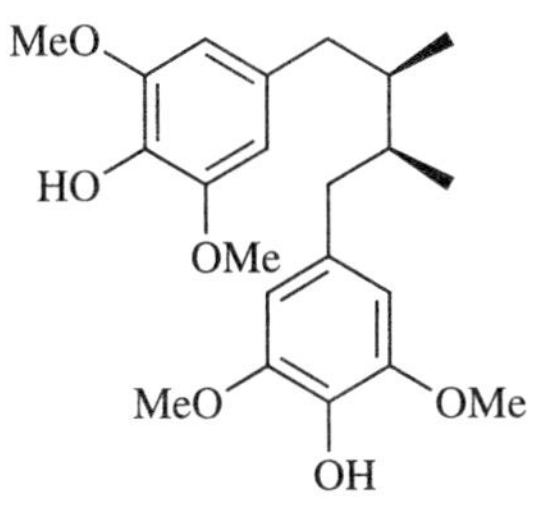

34

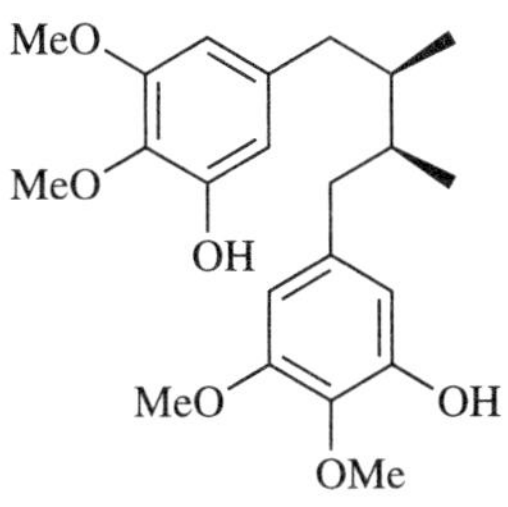

35

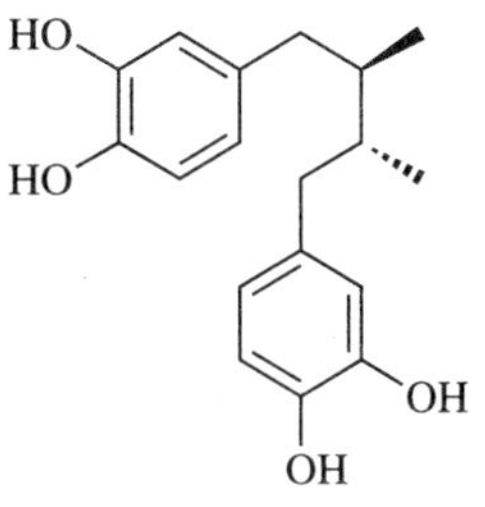

36

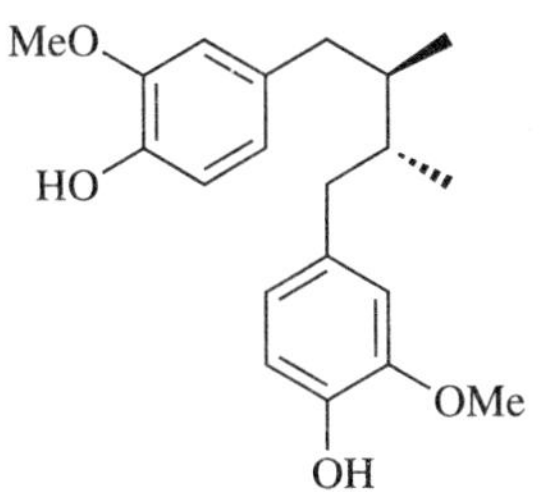

37

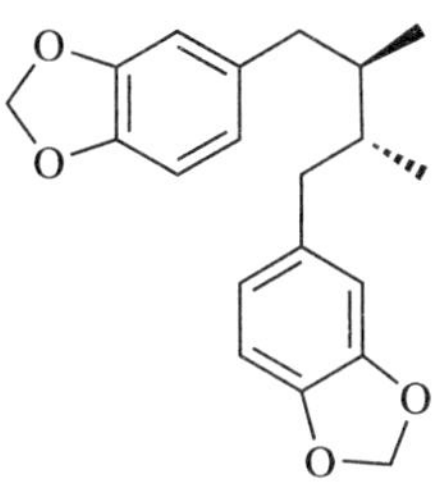

38

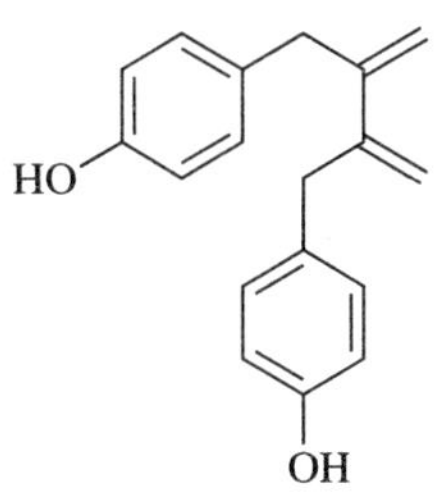

39

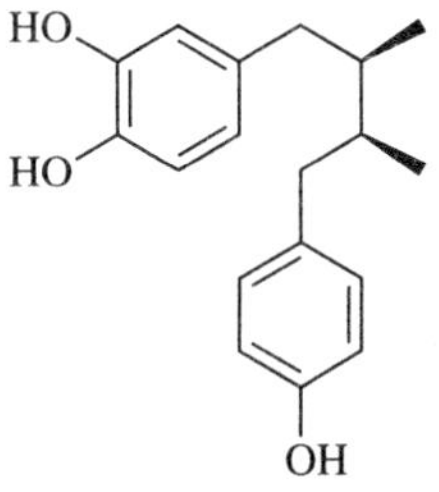

40

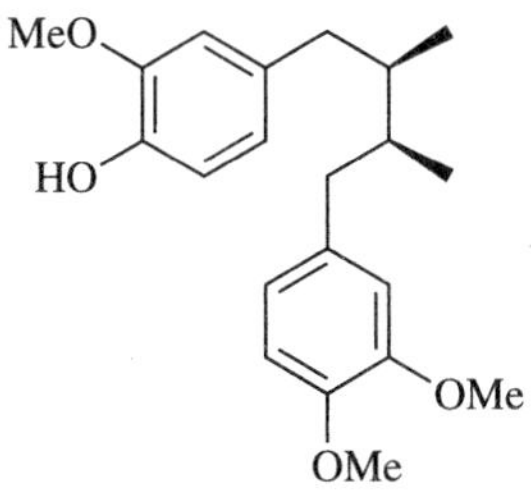

41

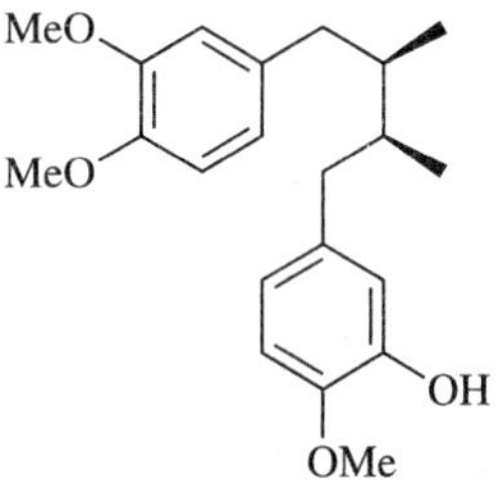

42

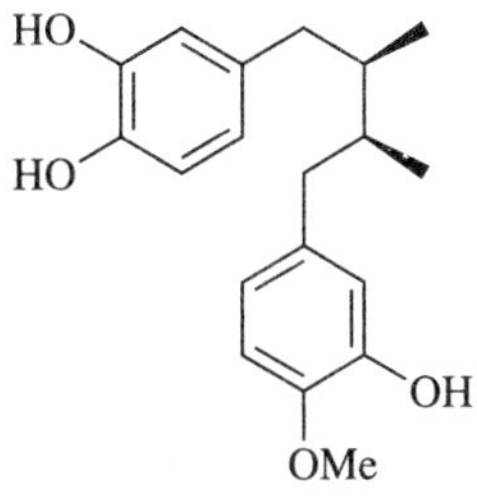

43

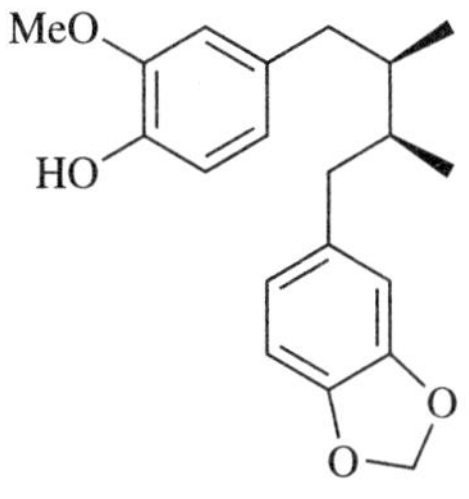

44

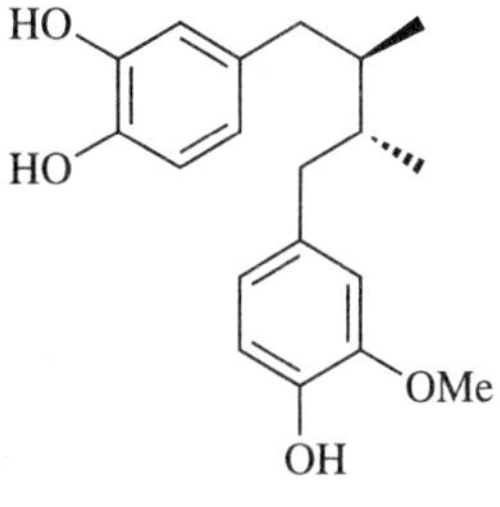

45

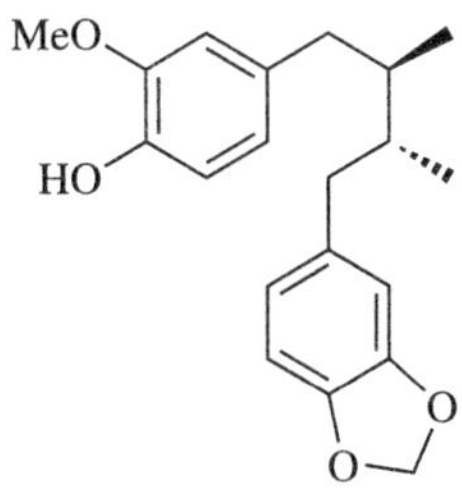

46

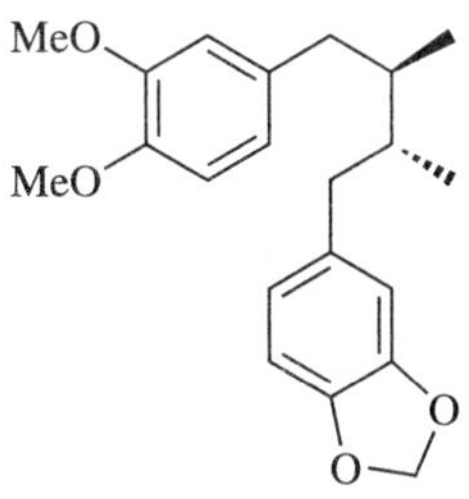

47

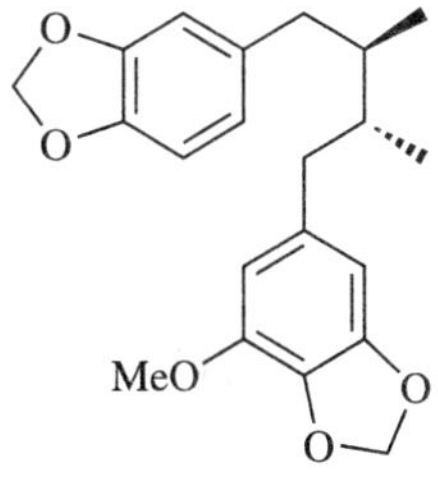

48

图 2.2　侧链不含氧原子的二苄基丁烷木脂素(续)

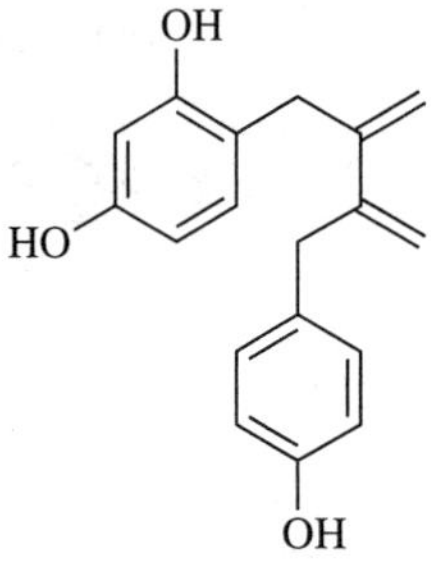

图 2.2　侧链不含氧原子的二苄基丁烷木脂素(续)

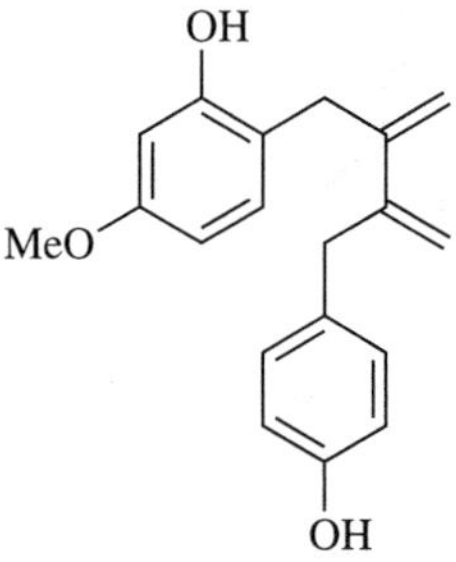

图 2.3 所示为侧链氧代二苄基丁烷类木脂素天然产物,包括 oleiferin A 51 及其异构体 52, oleiferin B 53 及其异构体 54, oleiferin C 57, oleiferin D 82, myristargenol A 55, myristargenol B 56, 4,4′-二甲基-7′-羟基-二氢愈创木脂酸 58, 4,4′-二氧甲基-7′-氧代二氢愈创木脂酸 79, (−)-开环异落叶松脂醇(secoisolariciresinol) 60, (−)-3,3′-去甲氧基开环异落叶松脂醇 59, 5,5′-二甲氧基开环异落叶松脂醇 62, 4′-氧甲基-3-氧去甲基开环异落叶松脂醇 65, 3-氧去甲基开环异落叶松脂醇 69, 4′-氧甲基开环异落叶松脂醇 70, (−)-二氢荜澄茄素(dihydrocubebin) 61, 肠二醇(enterodiol) 63, (−)-dihydroclusine 66, dihydrotrichostin 67, (−)-四氢荜澄茄脂酮 (tetrahydrocubebinone) 68, (+)-demethyl secolintetralin 71, (+)-叶下珠脂素(phyllanthin) 72, linnanthin 73, nirphyllin 74, (+)-niranthin 75, (+)-desmethylenedioxyniranthin 76, thannilignan 77, 4′-O-methyl-7-oxo-austrobailignan-6 78, saururinone 80, 4′-O-methyl-7, 7′-dioxoaustrobailignan-6 85, cinnamophilin 84, jatrodien 87, phebalarin 88, heliobuphthalmin 91, dehydroheliobuphthalmin 89, 2-hydroxyheliobupthalmin 92, rhinacanthin E 90, rhinacanthin F 93, canabisin G 94 和 zuihonin D 95 等。其中,myristargenol A 55 的结构是通过其二乙酸酯的 X 射线衍射来确立的,但其绝对构型并没有被确定。正如我们在前面所提到的,木脂素类天然产物的对映体组成有非常大的差别。以开环异落叶松脂醇 60 为例,从连翘属植物中分离出的该化合物是左旋的,从叶下珠属植物中分离出的该化合物是右旋的,而从牛蒡中所分离出的该化合物是非光学纯的,以右旋为主,其 e.e. 值为 81%。

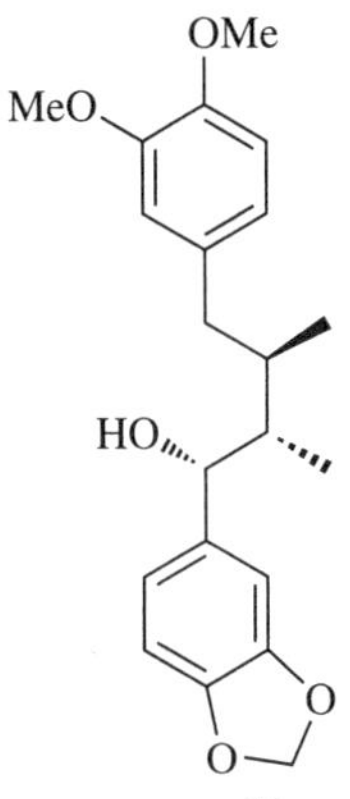

第 2 章 木脂素的分类和命名

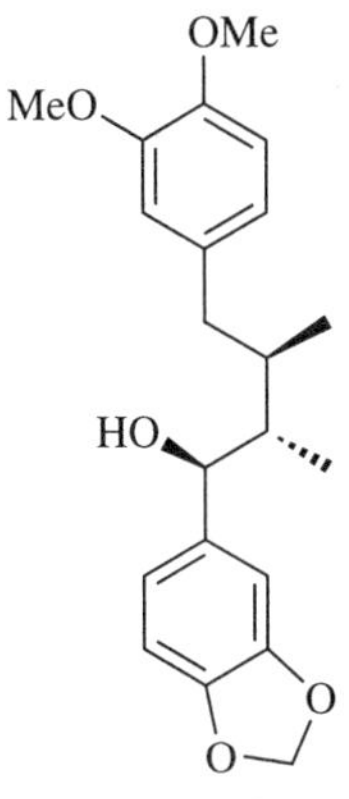

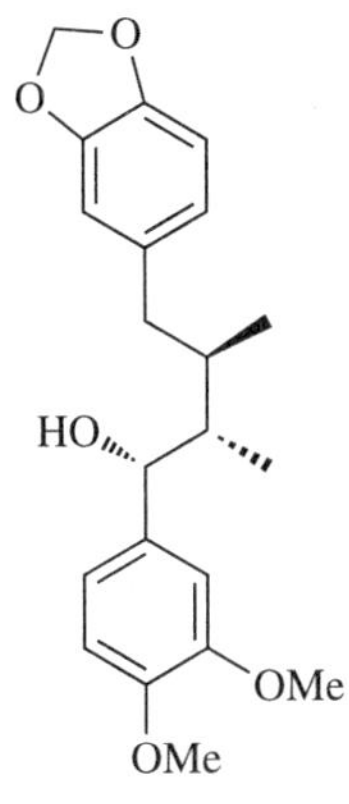

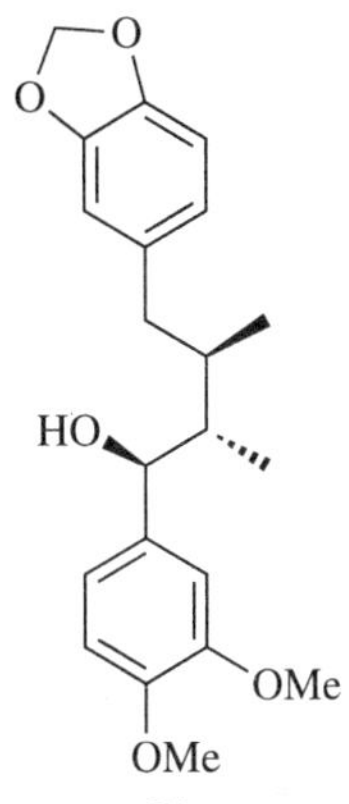

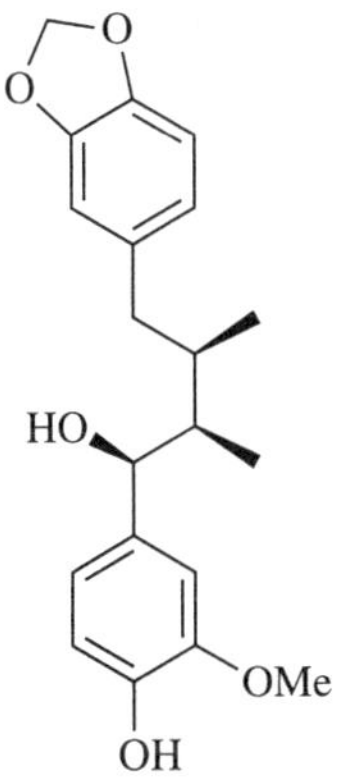

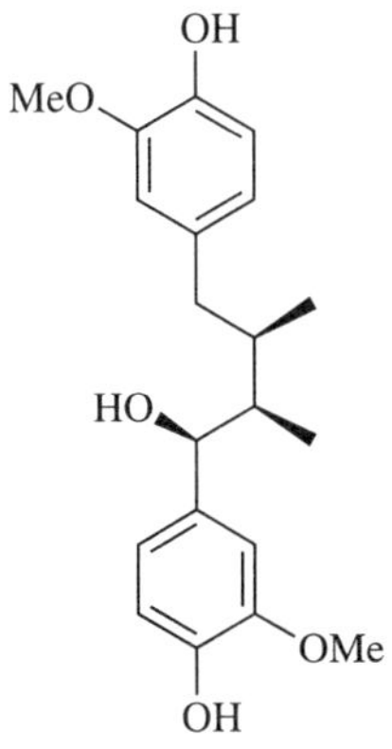

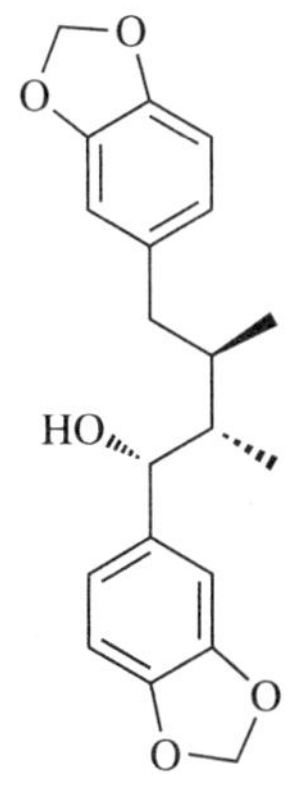

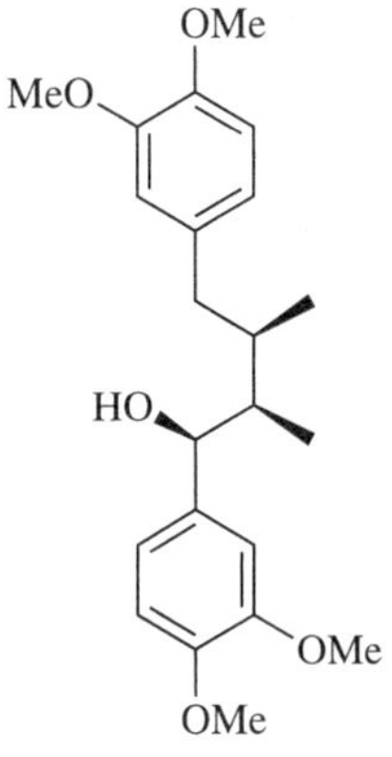

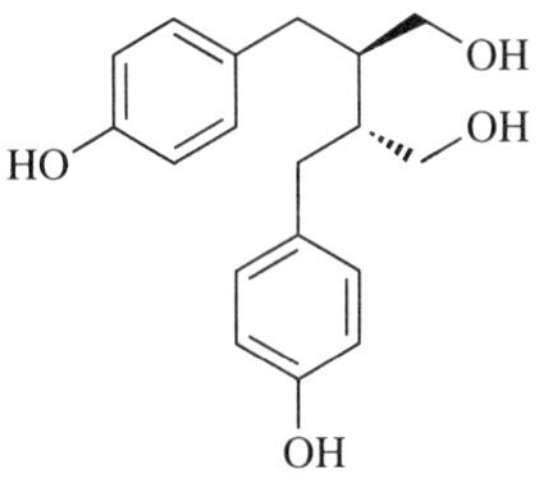

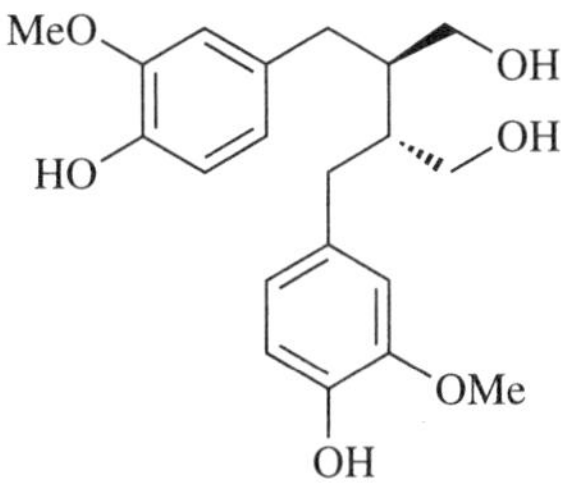

图 2.3 侧链氧代二苄基丁烷木脂素

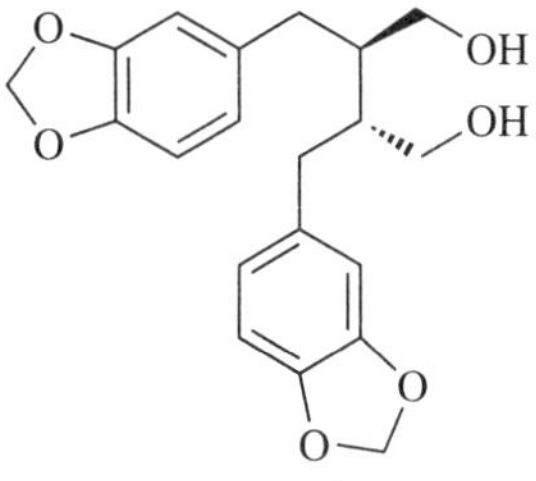

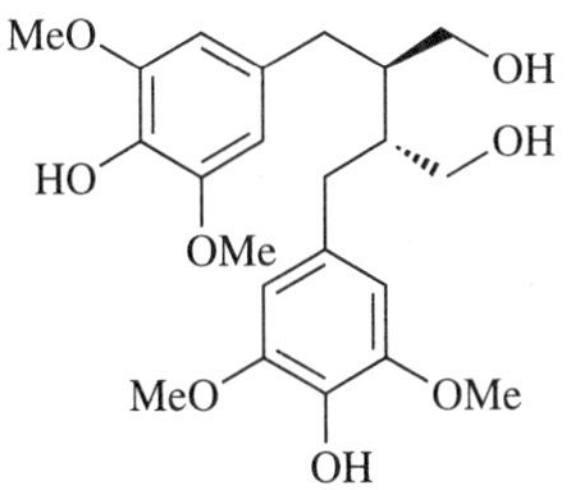

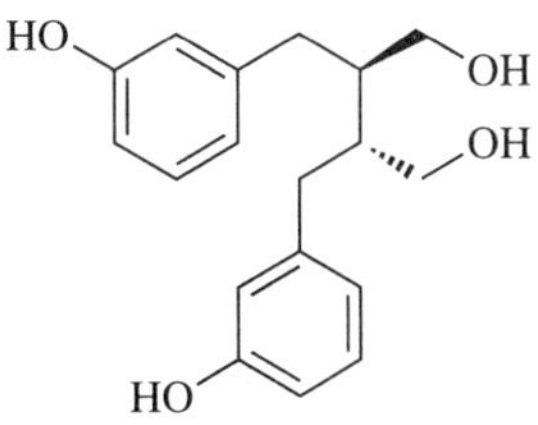

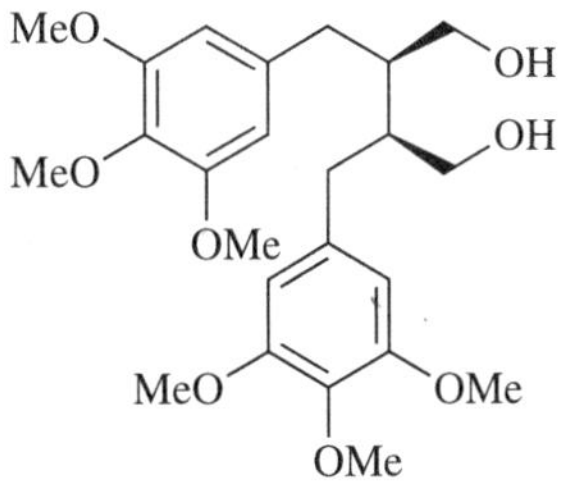

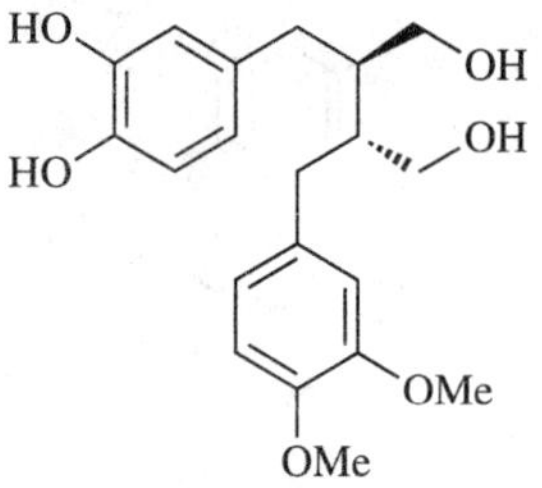

图 2.3 侧链氧代二苄基丁烷木脂素(续)

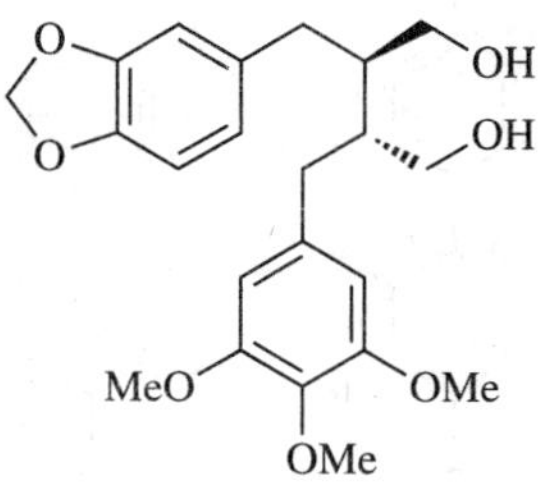

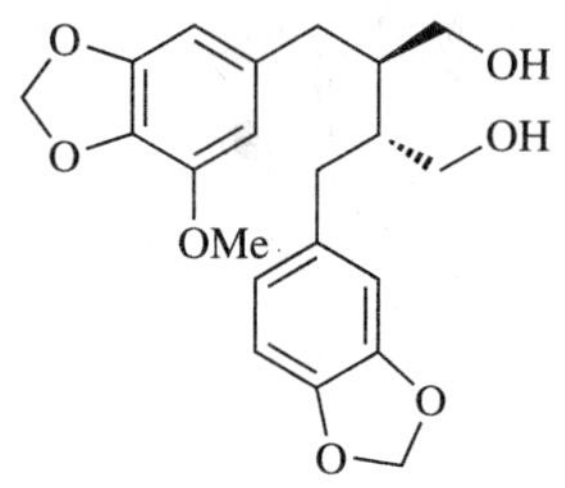

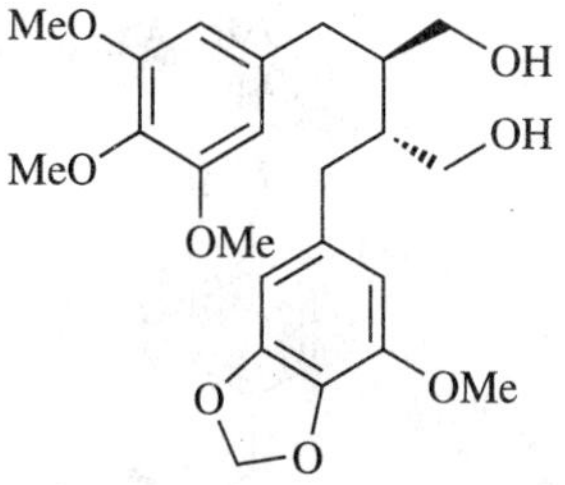

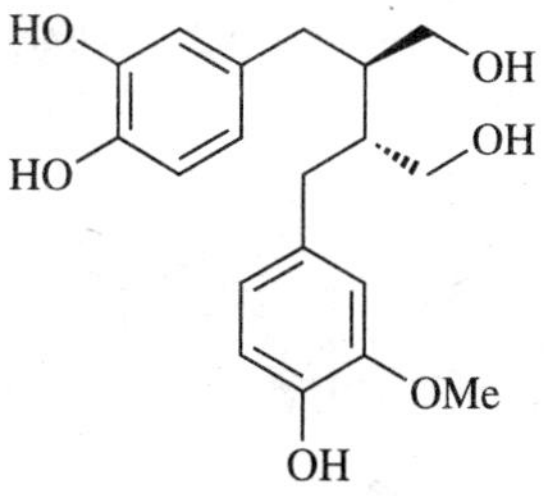

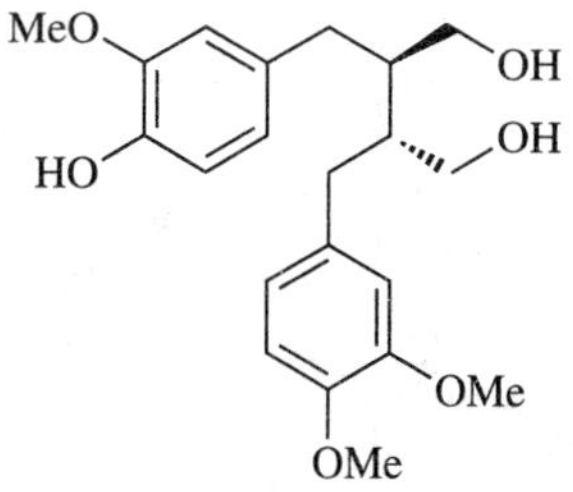

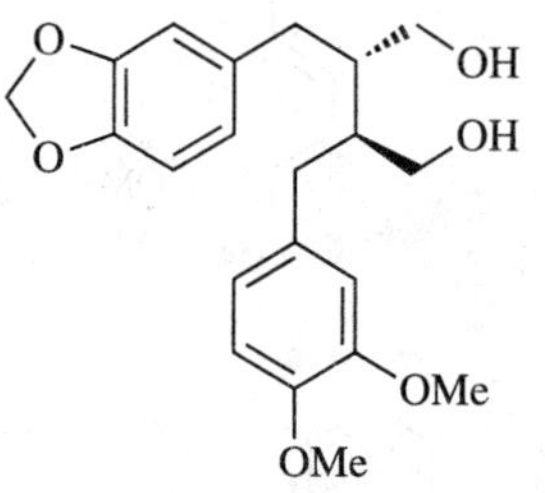

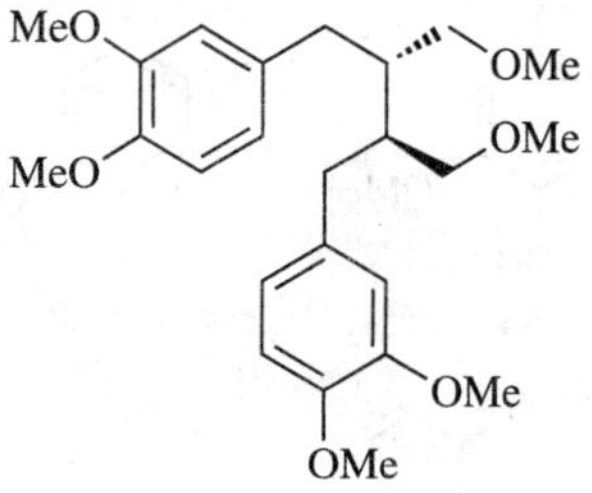

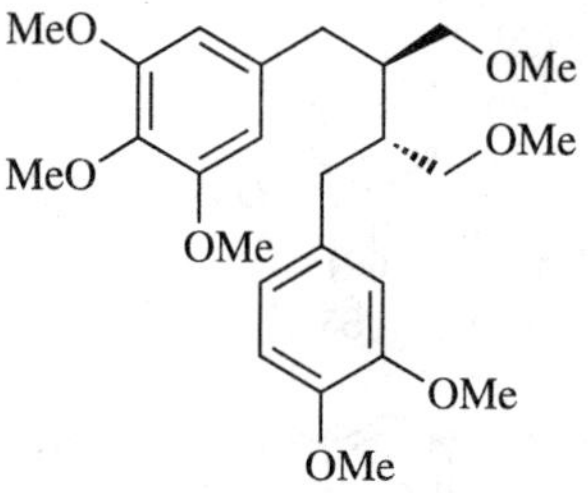

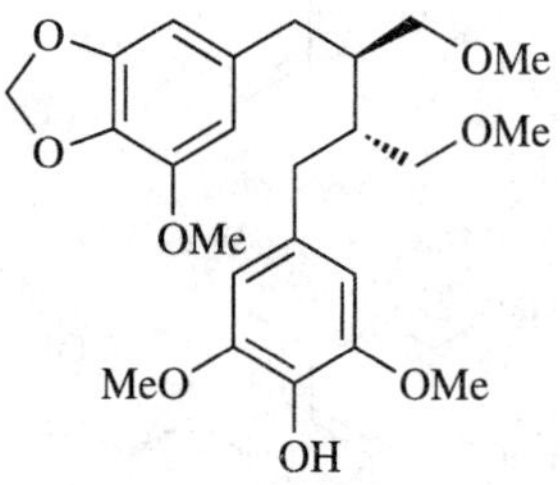

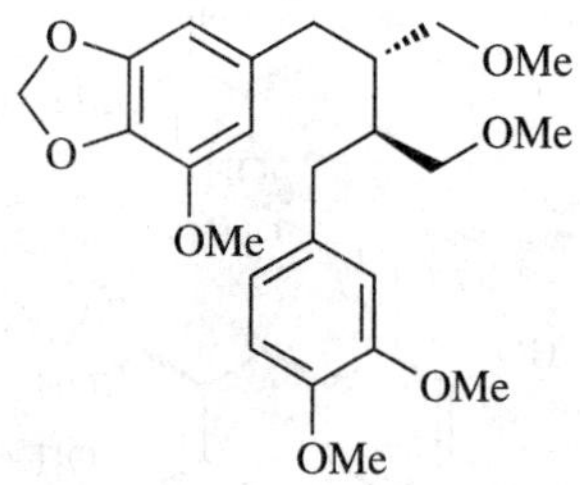

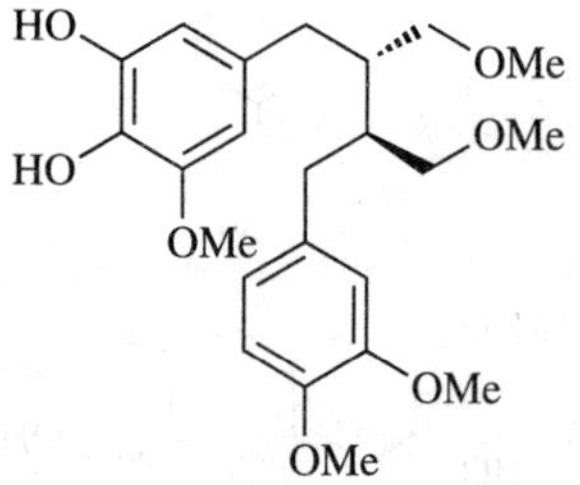

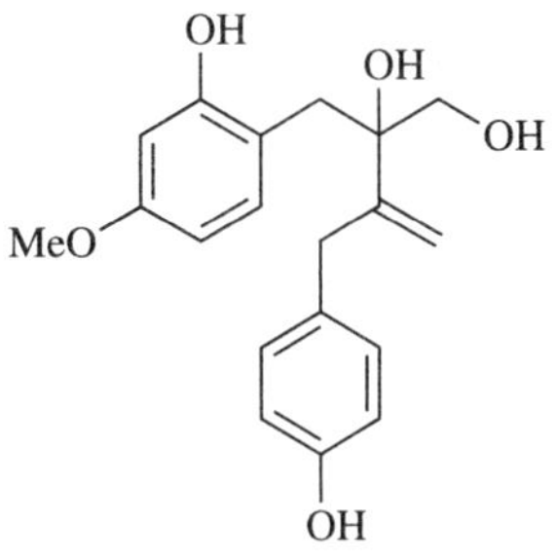

图 2.3　侧链氧代二苄基丁烷木脂素(续)

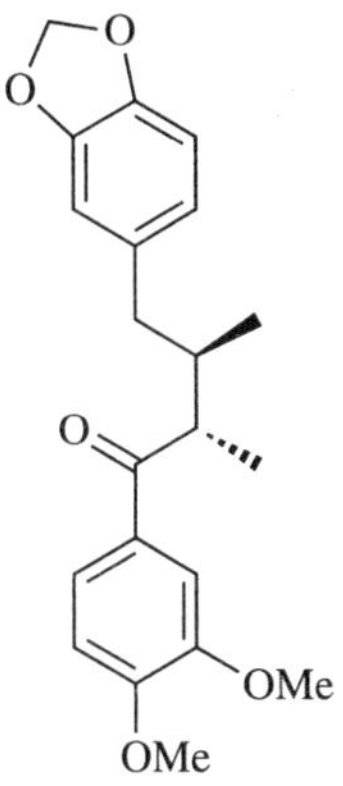

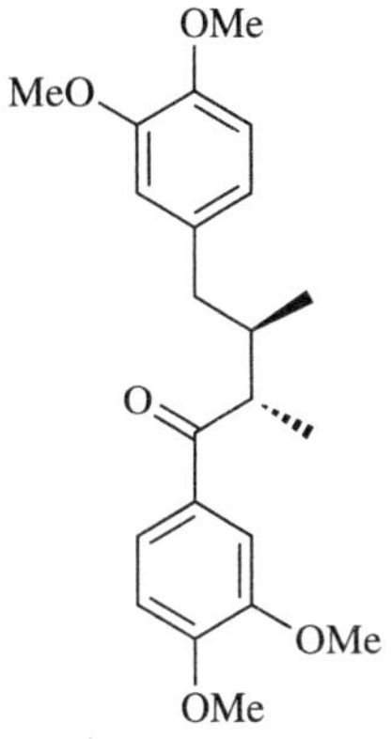

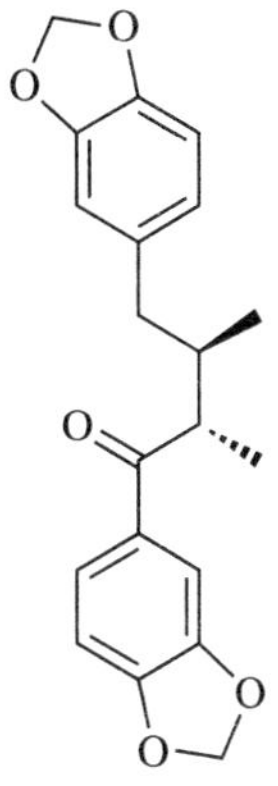

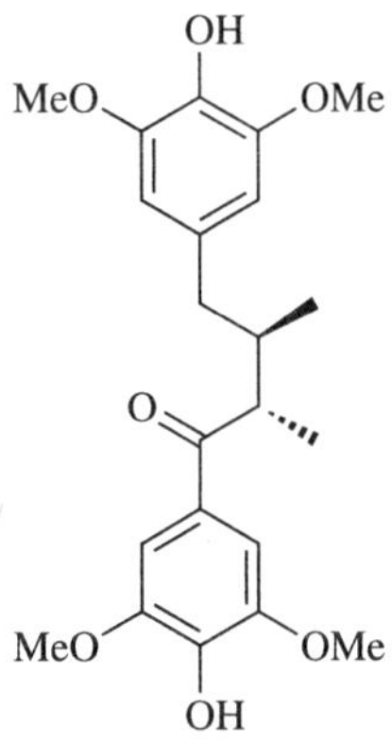

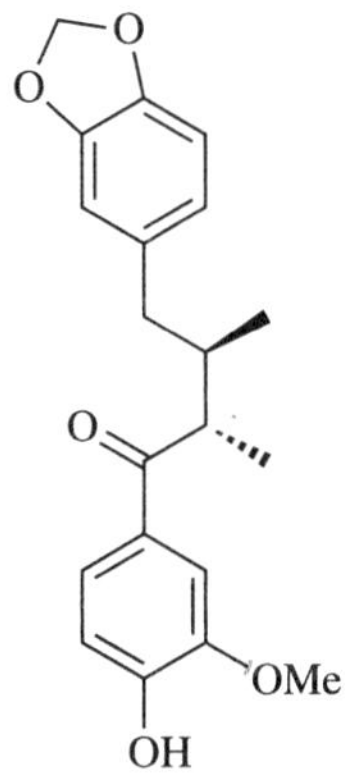

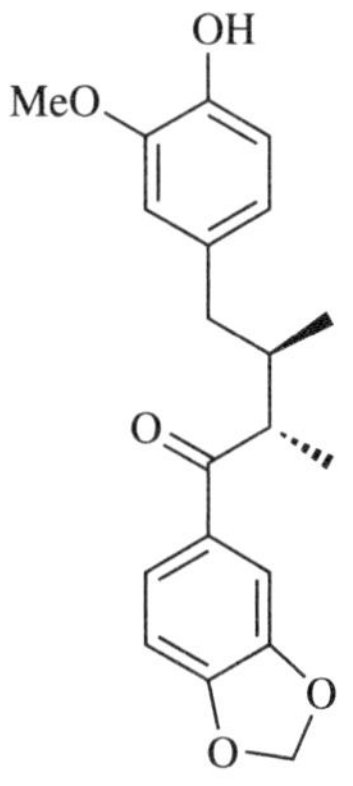

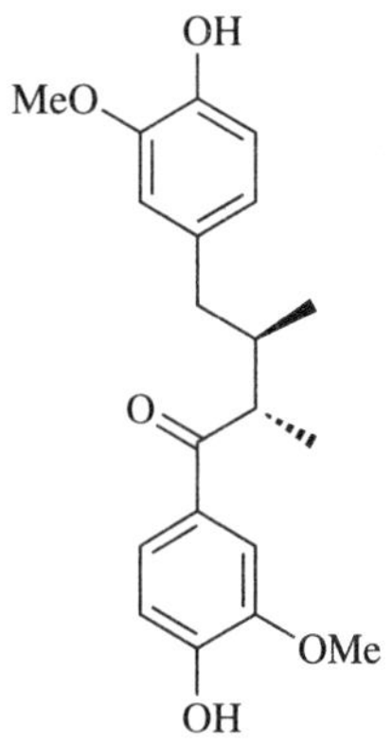

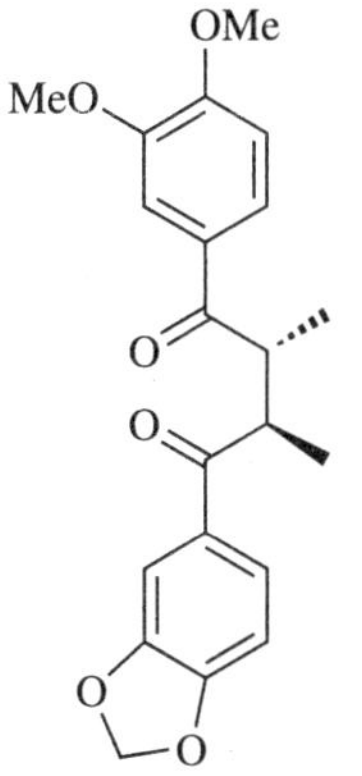

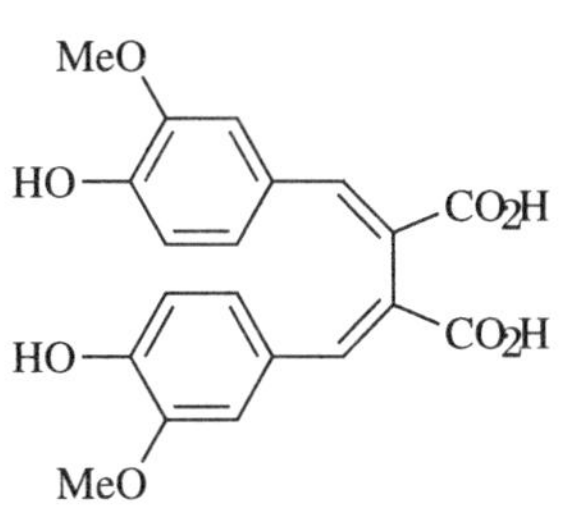

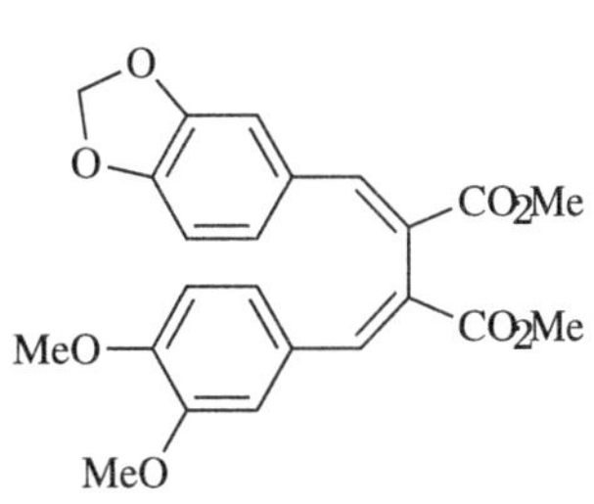

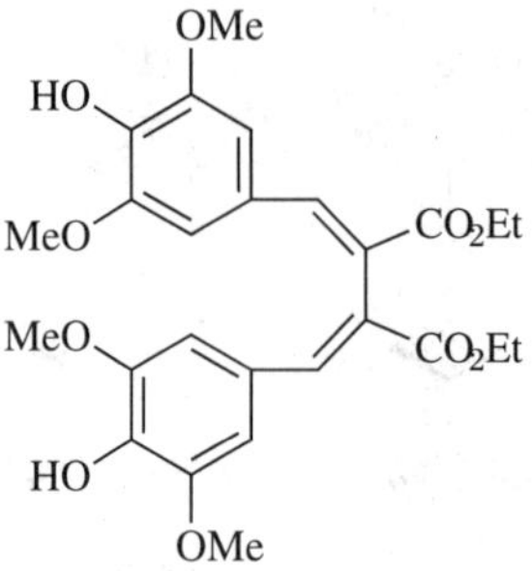

88

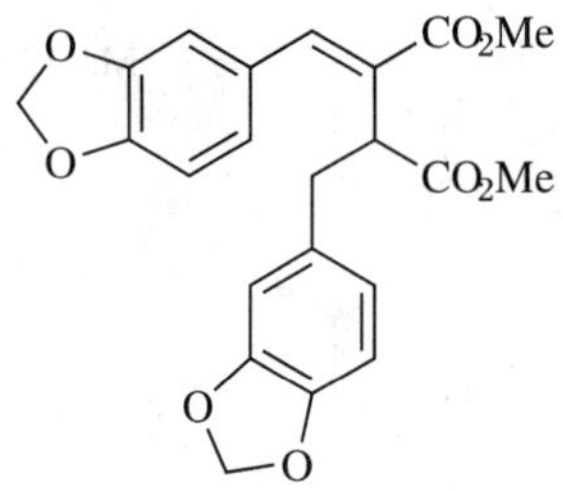

89

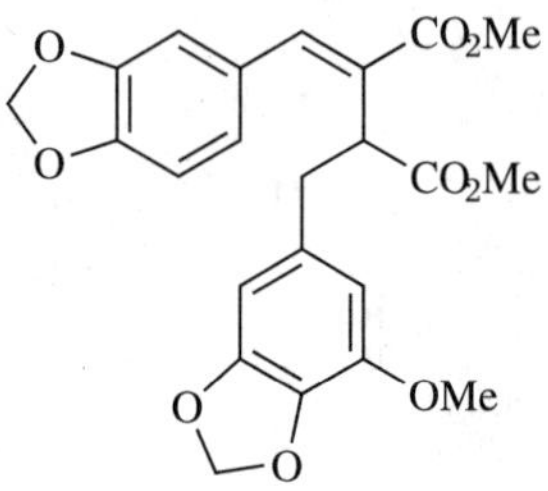

90

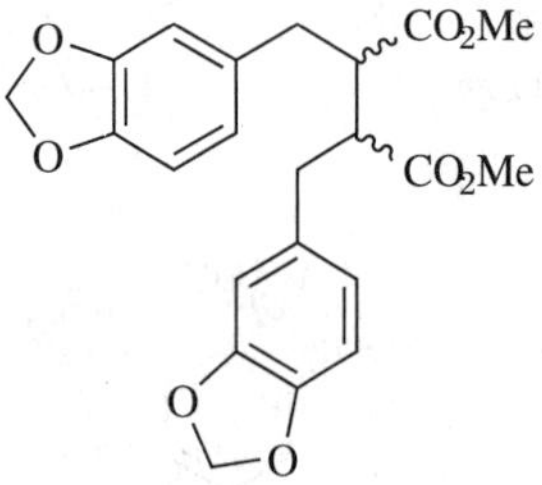

91

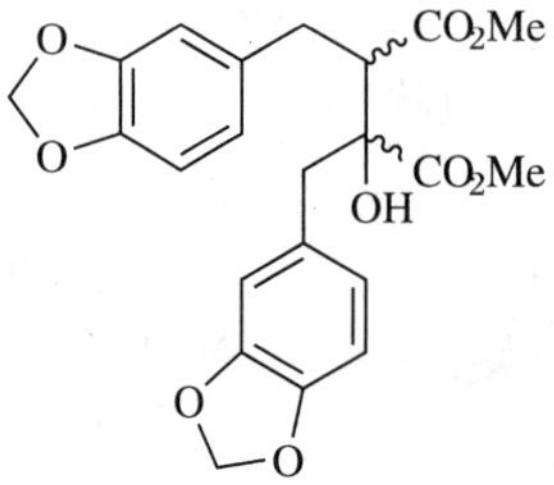

92

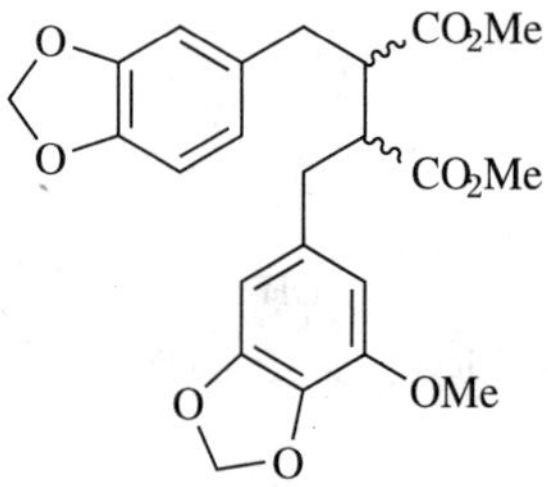

93

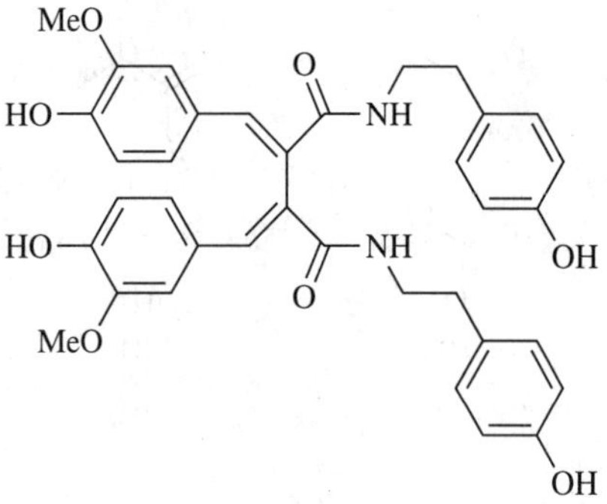

94

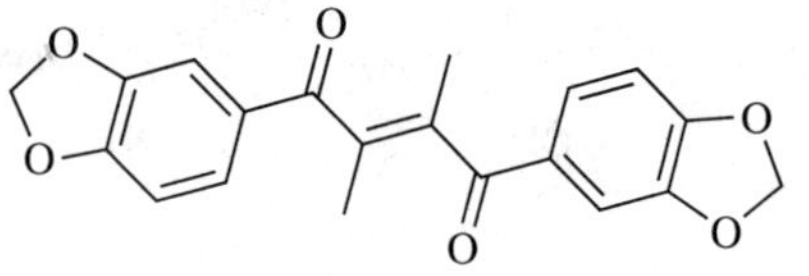

95

图 2.3 侧链氧代二苄基丁烷木脂素(续)

以上化合物有些是以与其结构类似的已知化合物为母体而命名的，如 4,4′-二氧甲基-7′-羟基-二氢愈创木脂酸 58 和 4,4′-二氧甲基-7′-氧代二氢愈创木脂酸 79 是以愈创木脂酸 1 为母体化合物而命名的，而化合物(－)-3,3′-去甲氧基开环异落叶松脂醇 59、5,5′-二甲氧基开环异落叶松脂醇 62、4′-氧甲基-3-氧去甲基开环异落叶松脂醇 65、3-氧去甲基开环异落叶松脂醇 69 以及 4′-氧甲基开环异落叶松脂醇 70 的命名都是以(－)-开环异落叶松脂醇 60 为母体化合物。有时候这样命名的原因或一个化合物与其俗名之间的关系并不明显，所以读者并不需要特意去记忆这些俗名。

由图 2.3 可知,其侧链氧化水平及不饱和程度多种多样,其中化合物 86～95 处于较高的氧化水平,且除 91～93 外,其他化合物中都至少含有一个双键,不饱和程度较高。有些化合物具有很好的生物活性,如 thannilignan 77,该化合物是 termilignan 50 的二羟基化产物,与后者一样都是从 *Terminalia bellerica* 的果皮中分离得到的,且都具有抗 HIV-1、抗疟疾以及抗菌活性。

2.1.2 取代四氢呋喃(substituted tetrahydrofuran)木脂素

取代四氢呋喃木脂素化合物的数量非常多,经手性 HPLC 分析,天然存在的该类木脂素都是非光学纯的。该亚类木脂素除 C8—C8′键外,还通过一个氧原子将丙基侧链其他的两个碳原子连接,从而形成四氢呋喃环。根据形成四氢呋喃环的氧取代基所在的碳原子位置不同,可大致将其分为 2,5-二芳基(7,7′-环氧,图 2.4)、3,4-二苄基(9,9′-环氧,图 2.5)和 2-芳基-4-苄基(7,9′-环氧,图 2.6)四氢呋喃木脂素三类。

2.1.2.1 2,5-二芳基四氢呋喃木脂素

如图 2.4 所示,该亚类木脂素天然产物主要包括 anolignan C 96, henricine 97, nectandrin A 98, nectandrin B (tetrahydrofuroguaiacin A) 104, larreatricin 5, epilarreatricin 122, 3′-hydroxy-epilarreatricin 130, 3,3′-dimethoxylarreatricin (machilin I) 99, ganschisandrine 100, zuonin A 101, zuonin B 106, zuonin C (chicanine) 102, machilusin 103, galgravin 105,肉豆蔻脂素(fragansin) A_2 123,肉豆蔻脂素 B_1 107,肉豆蔻脂素 B_2 127,肉豆蔻脂素 B_3 115,肉豆蔻脂素 C_1 (machilin H) 111,肉豆蔻脂素 C_2 128,肉豆蔻脂素 C_{3a} 117,肉豆蔻脂素 C_{3b} 118,肉豆蔻脂素 D_1 110, 肉豆蔻脂素 D_2 133,肉豆蔻脂素 D_3 119, machilin F 108, machilin G 109, eupobennettin 112, verrucosin 113, veraguensin 114, (+)-austrobailignan-7 116, aristolignin 120, (+)-calopiptin 121, (−)-galbelgin 124, (−)-galbacin 125, (−)-grandisin 126, demethylgrandisin 129, saucernetin 131, tetrahydrofuroguaiacin B 132, taxumairin 134 和 virgatusin 135 等。

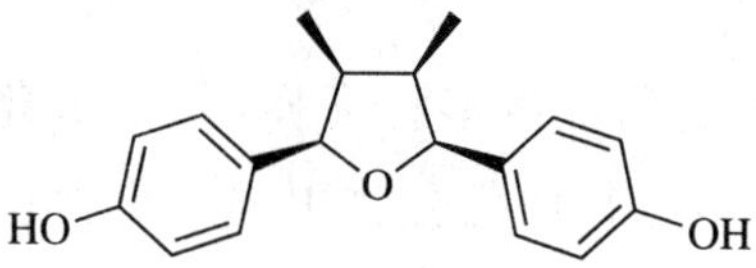

图 2.4　2,5-二芳基四氢呋喃木脂素

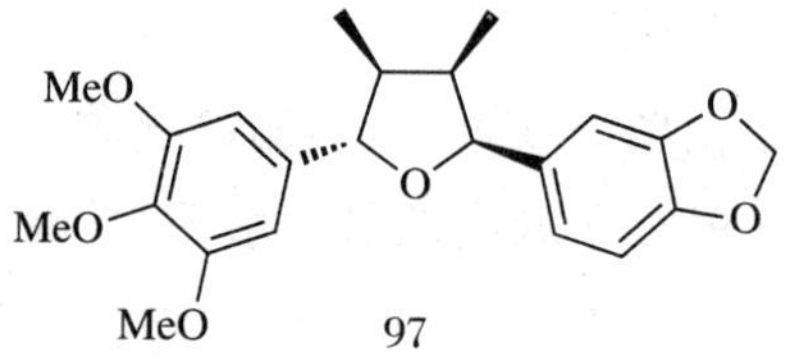

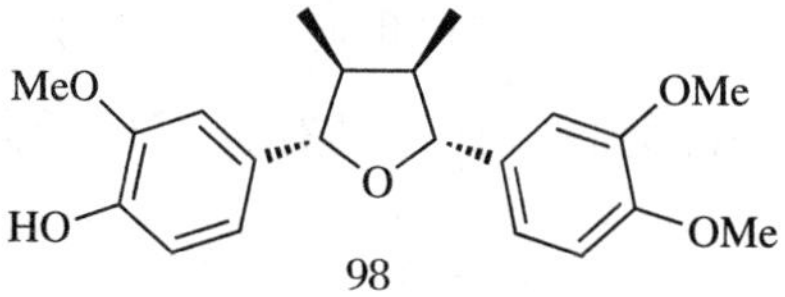

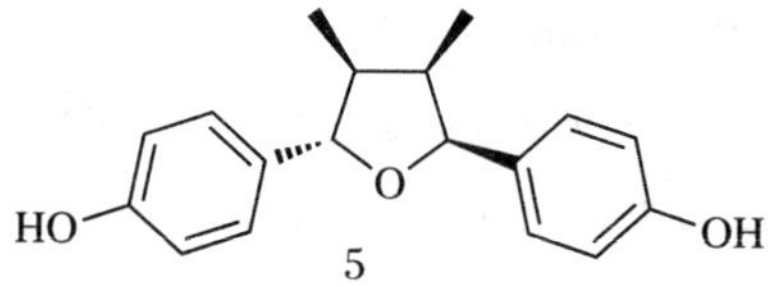

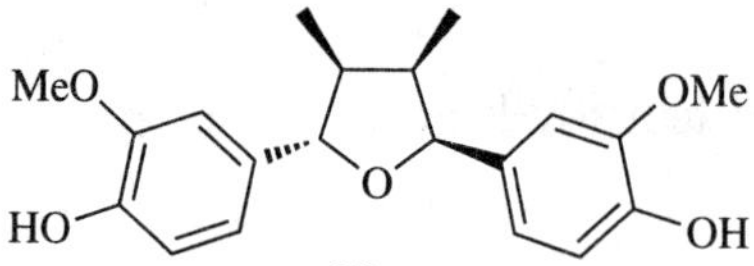

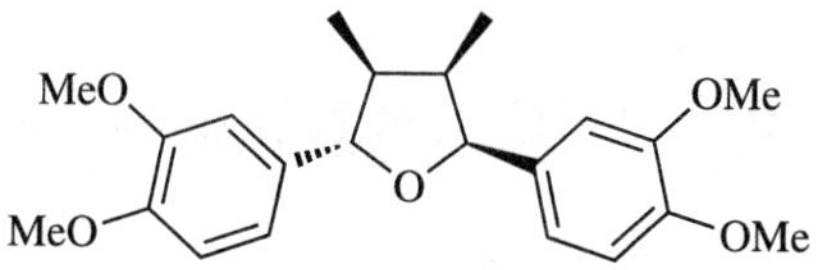

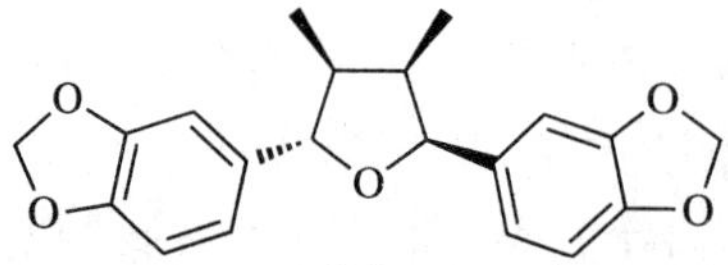

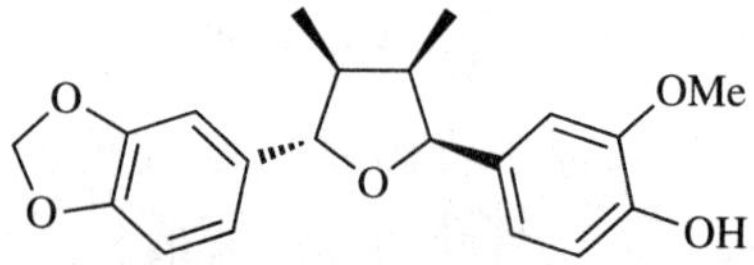

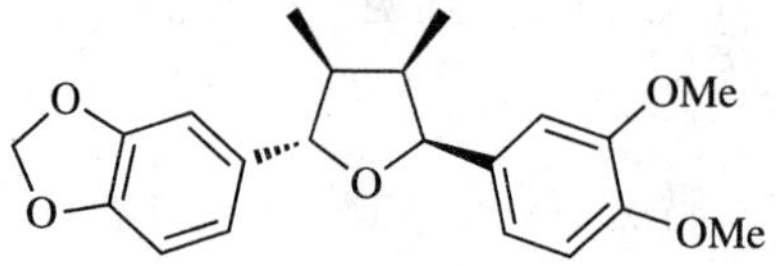

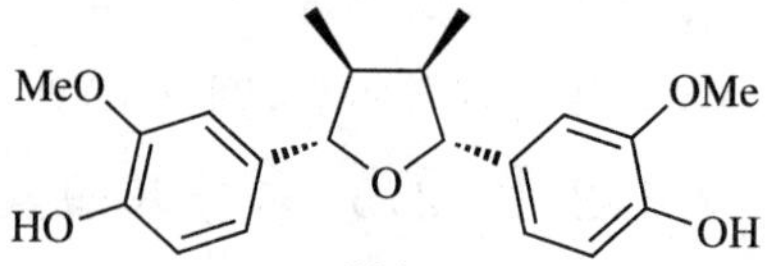

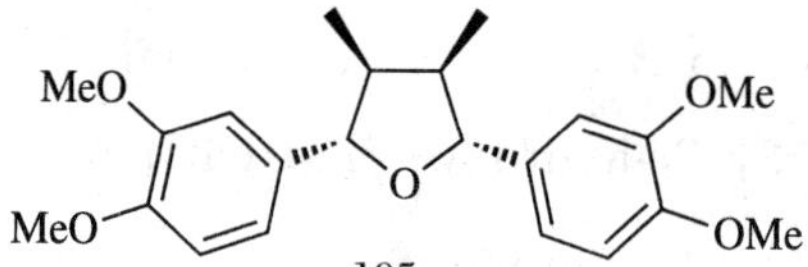

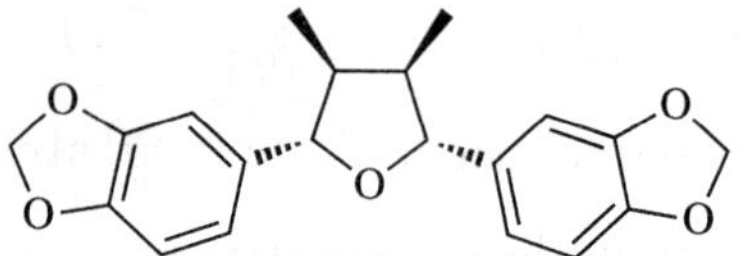

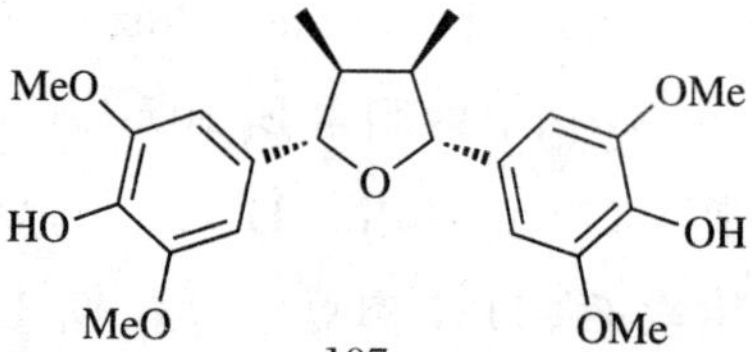

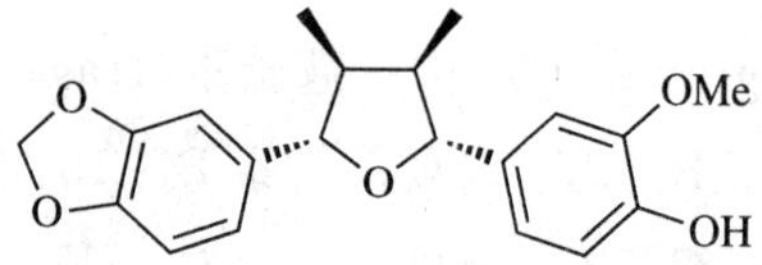

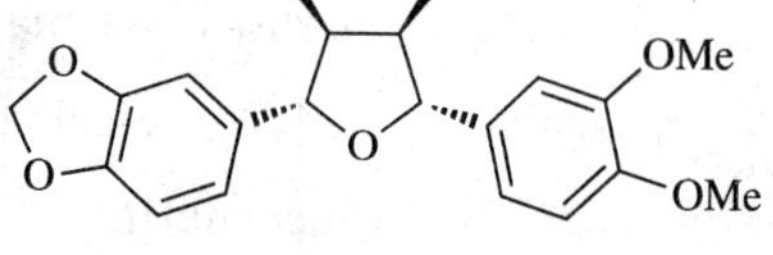

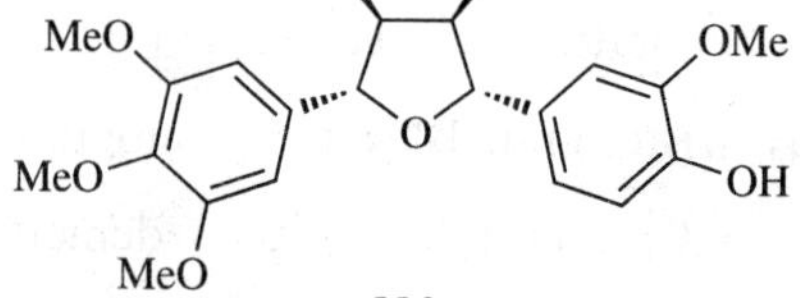

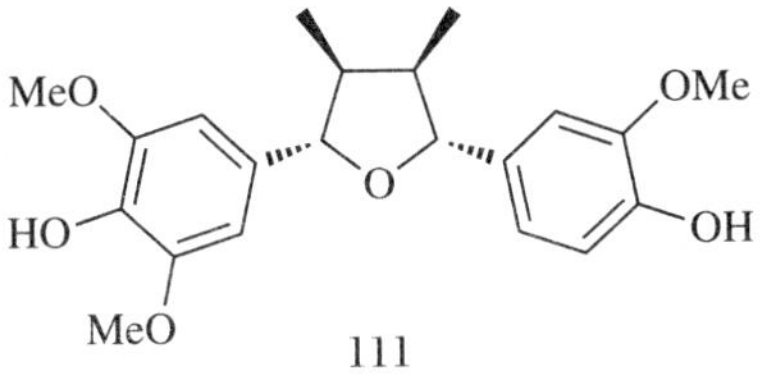

第 2 章 木脂素的分类和命名

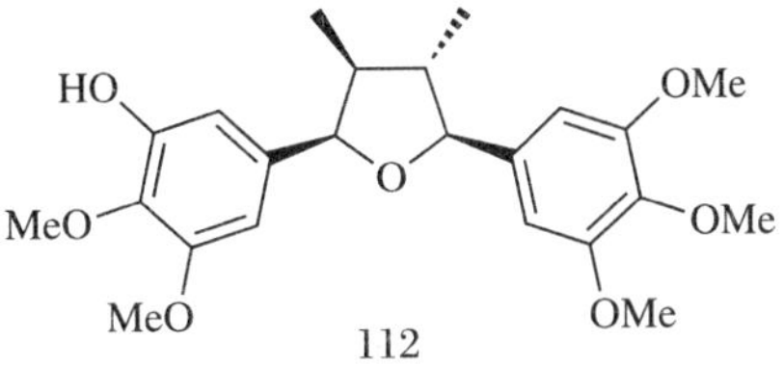

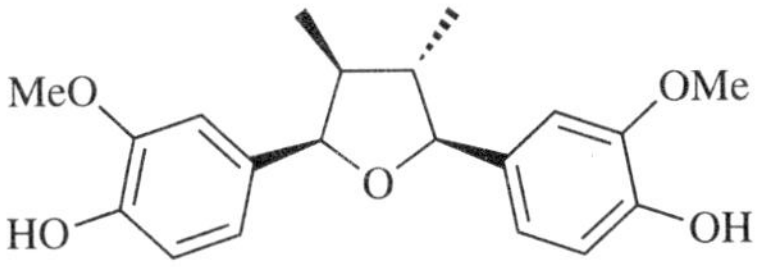

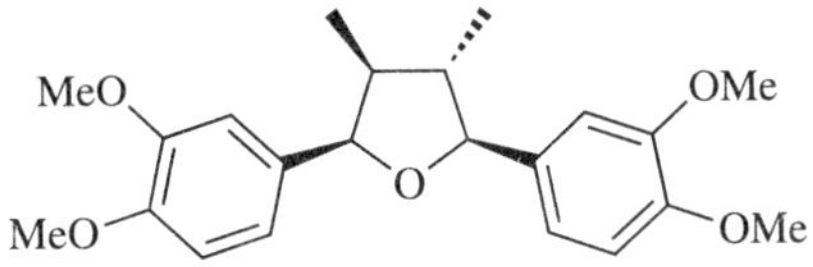

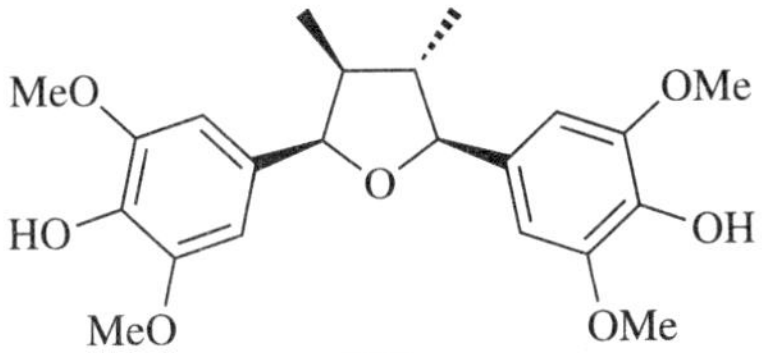

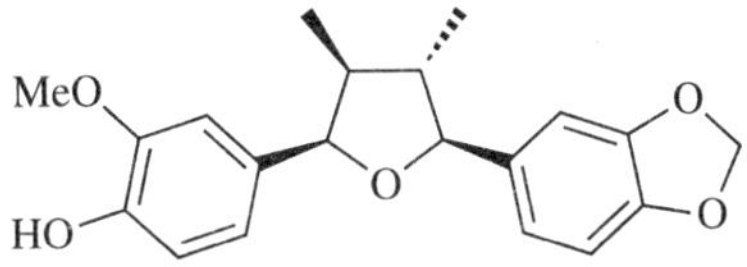

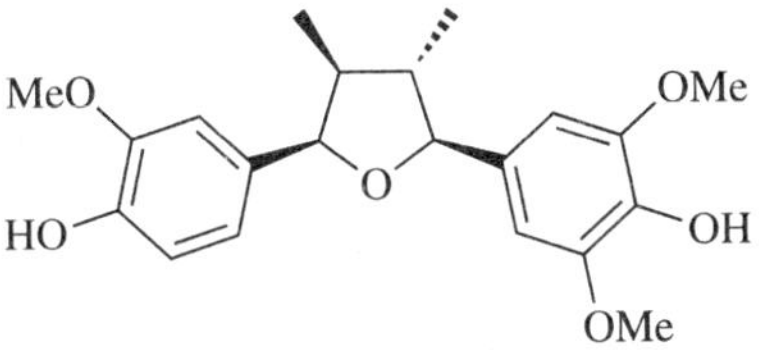

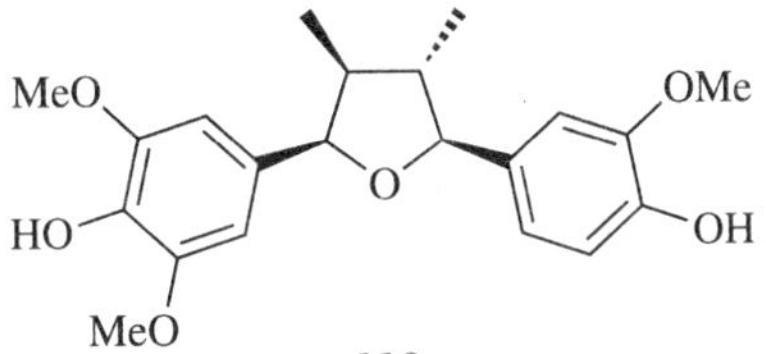

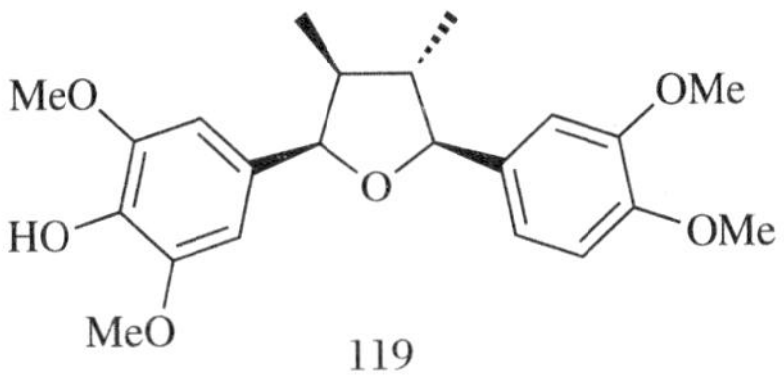

图 2.4 2,5-二芳基四氢呋喃木脂素（续）

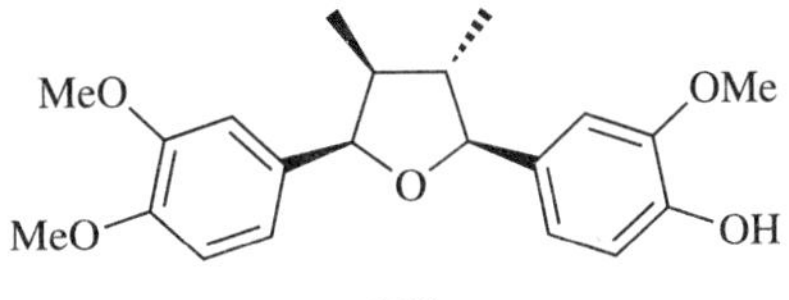

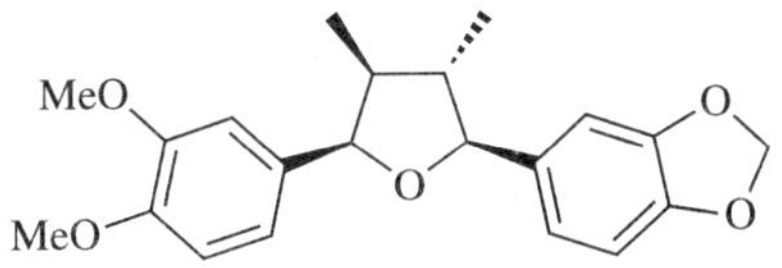

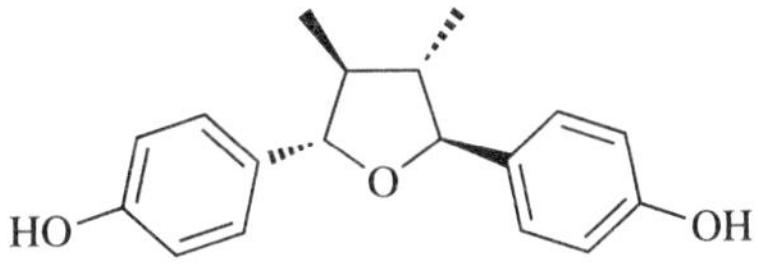

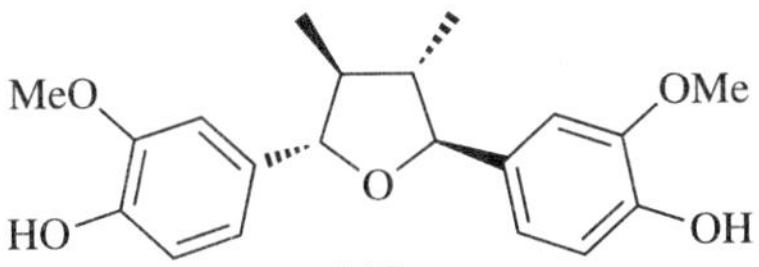

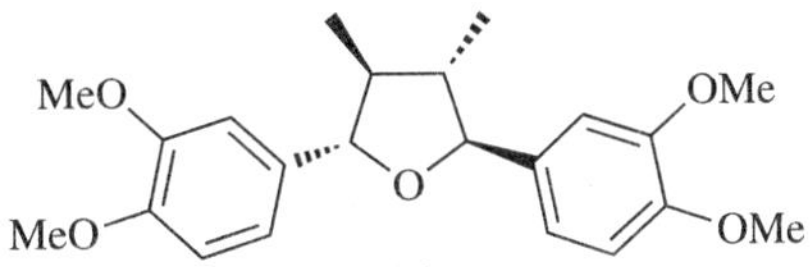

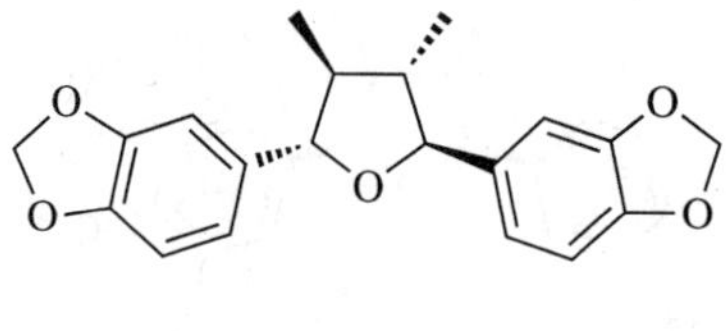

125

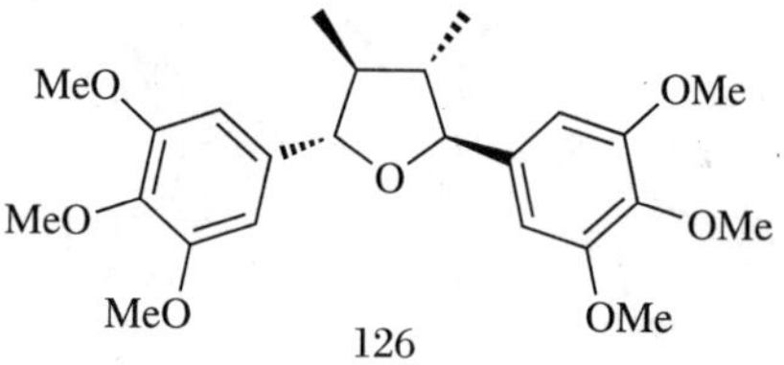

126

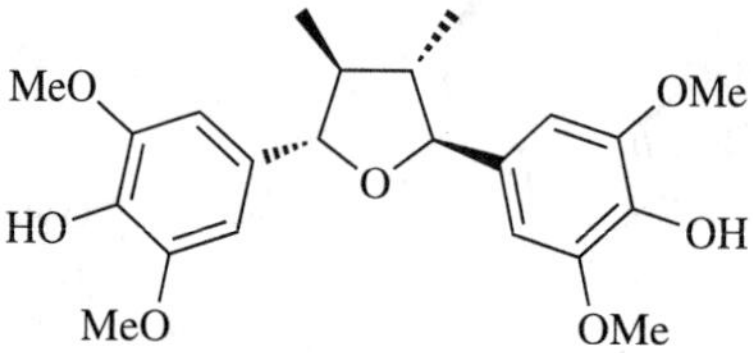

127

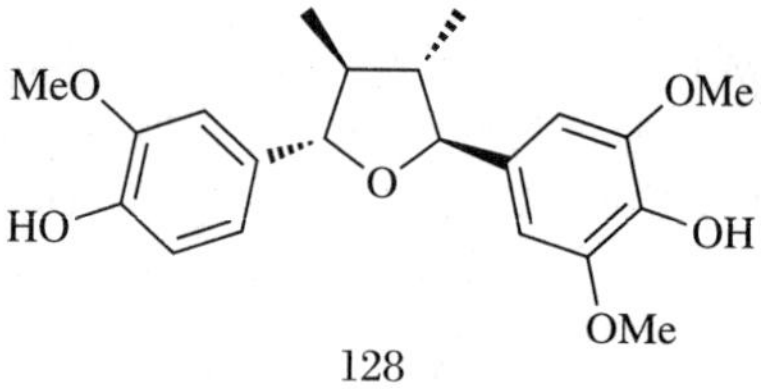

128

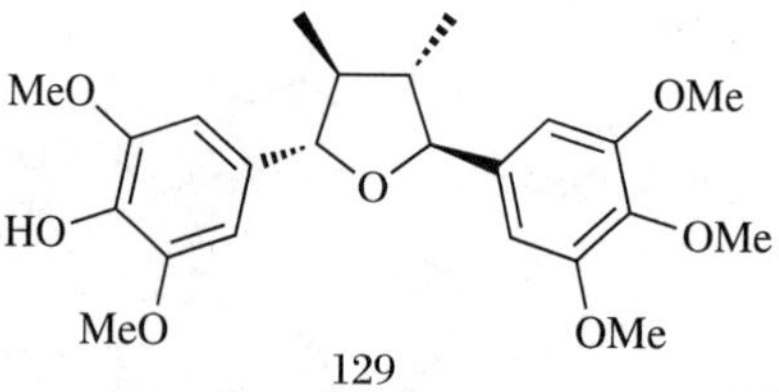

129

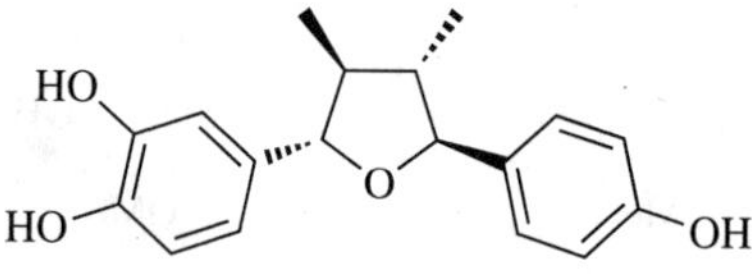

130

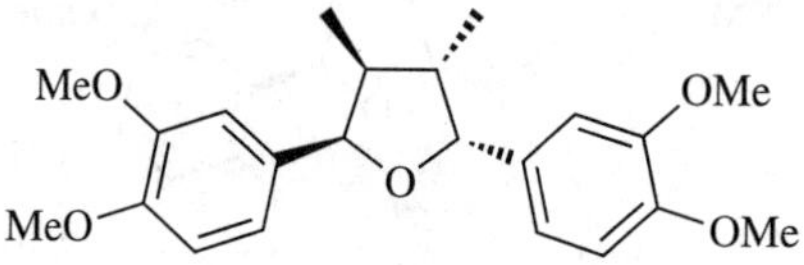

131

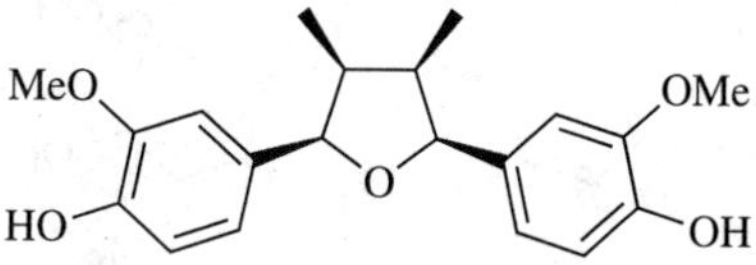

132

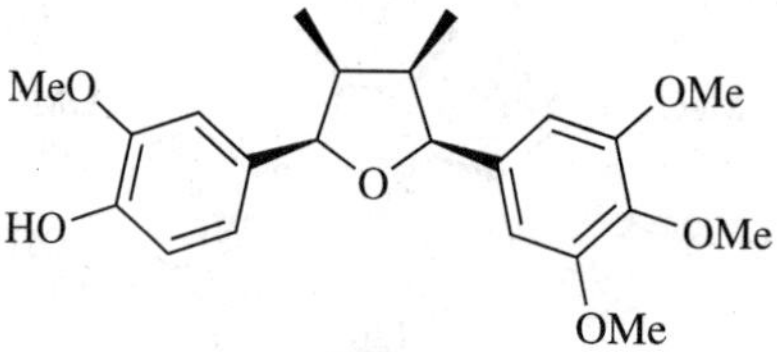

133

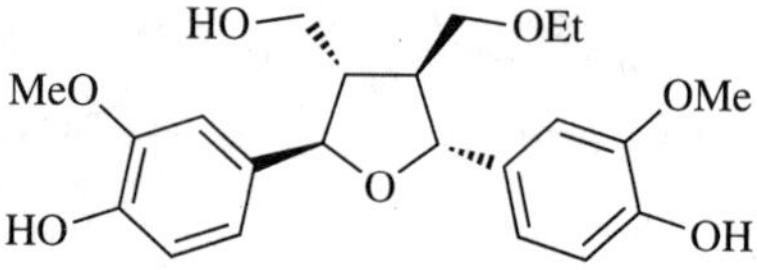

134

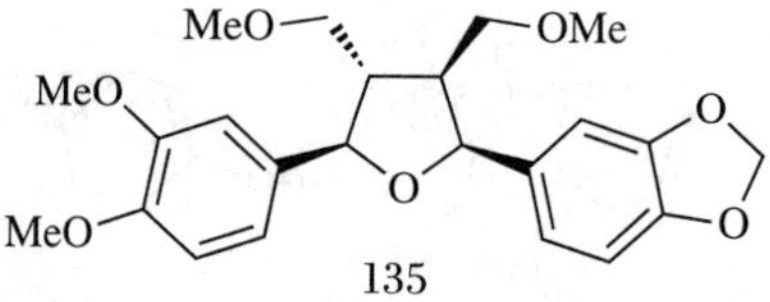

135

图 2.4 2,5-二芳基四氢呋喃木脂素(续)

2.1.2.2 3,4-二苄基四氢呋喃木脂素

如图 2.5 所示为 3,4-二苄基四氢呋喃类木脂素天然产物,包括 todolactol A 136, koreanol 137, busaliol 138, busalicifol 139, (−)-shonannin 140, (−)-brassilignan 141, (−)-荜澄茄素(cubebin) 148, (−)-去羟基荜澄茄素(dehydroxycubebin) 142, (+)-顺式裂榄素(*cis*-burseran) 143,

(－)-反式裂榄素 144，liovil 145，(－)-樟树醇(kusunokinol) 146，(－)-dihydrokusukinin 147，(－)-clusin 149，(－)-tricostin 150，(－)-荜澄茄脂素灵(cubebinin) 151，(－)-haplomyrfolol 152，sanjidin A 153 和 sanjidin B 154 等。其中，(＋)-顺式裂榄素 143 和(－)-反式裂榄素 144 被证明具有抗癌活性。

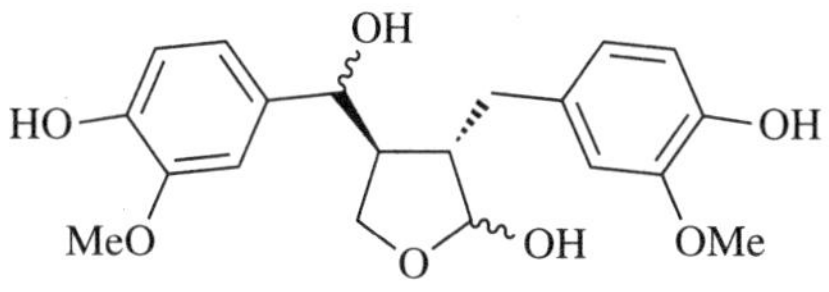

136

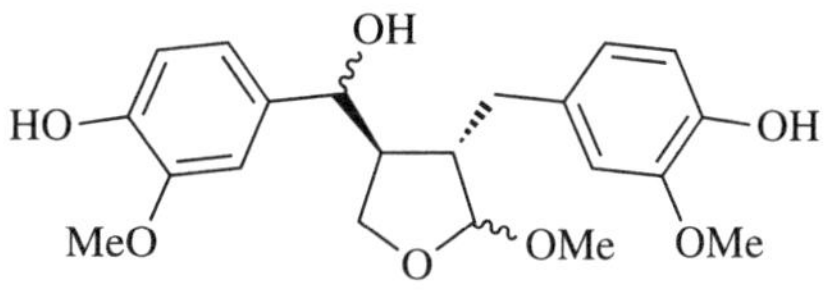

137

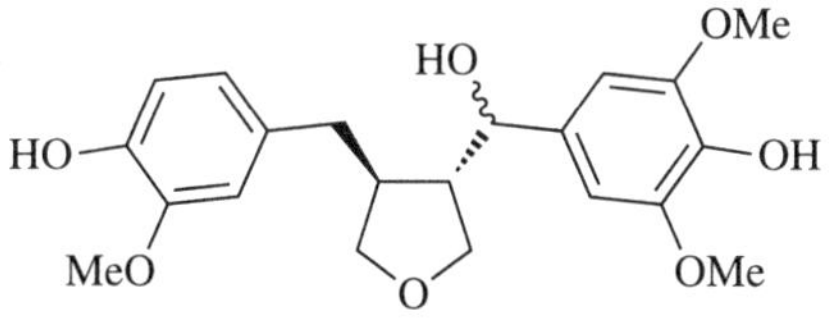

138

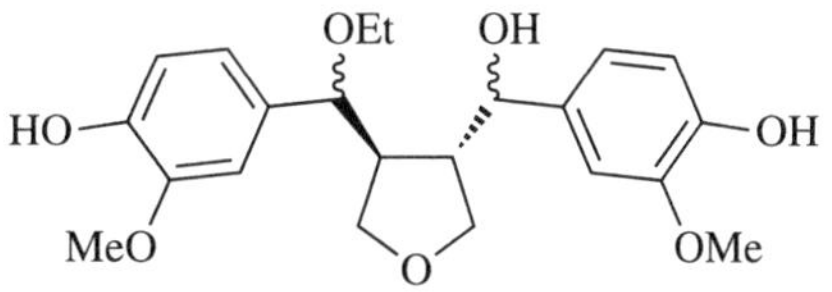

139

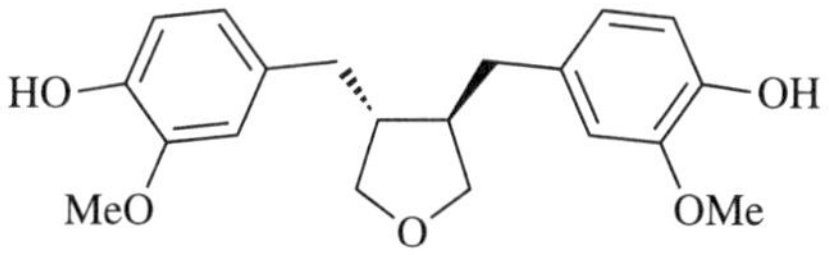

140

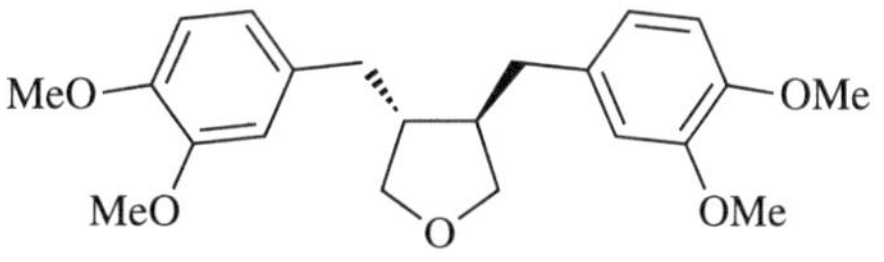

141

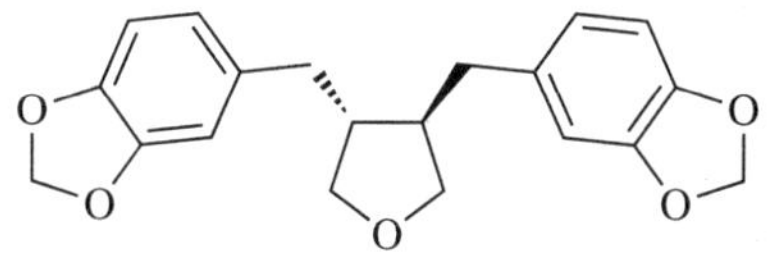

142

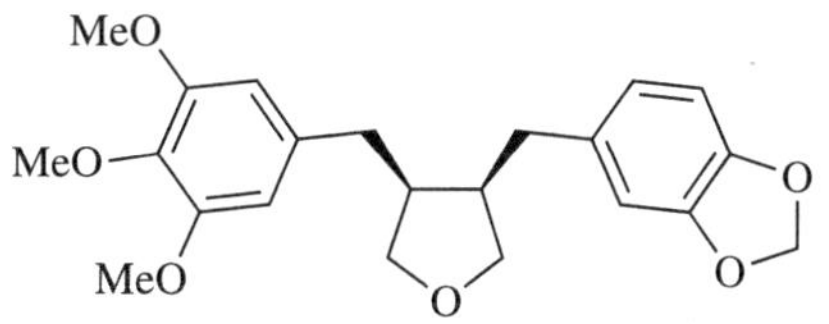

143

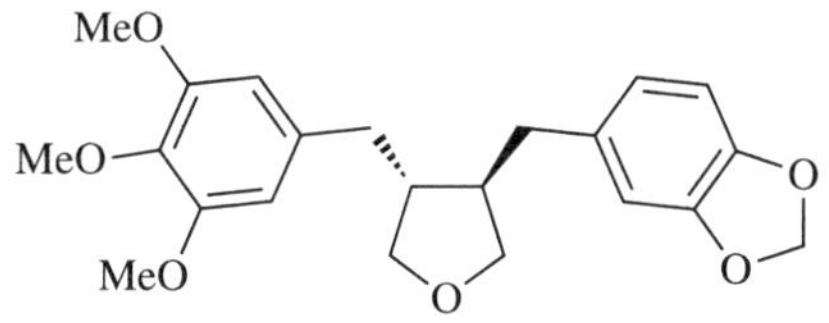

144

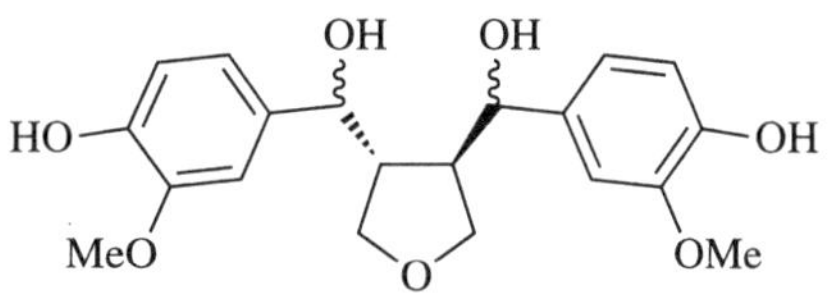

145

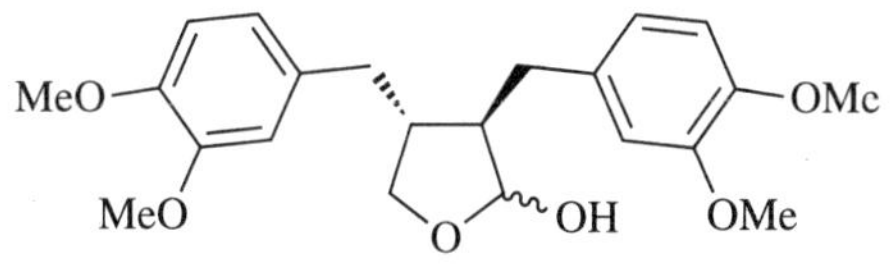

146

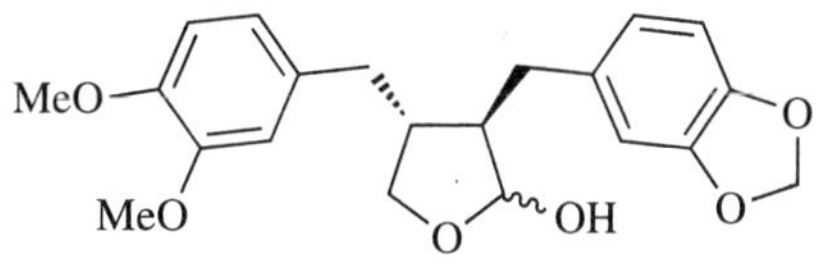

147

图 2.5　3,4-二苄基四氢呋喃木脂素

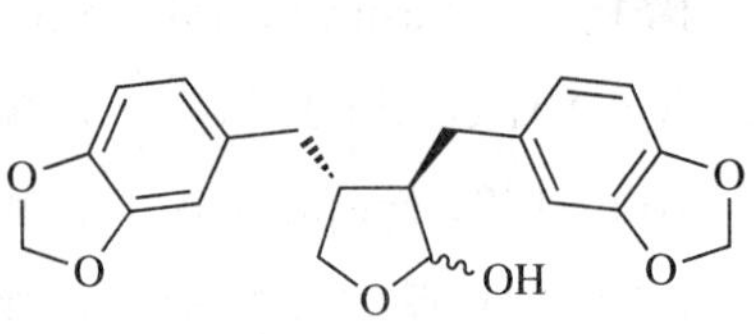
148

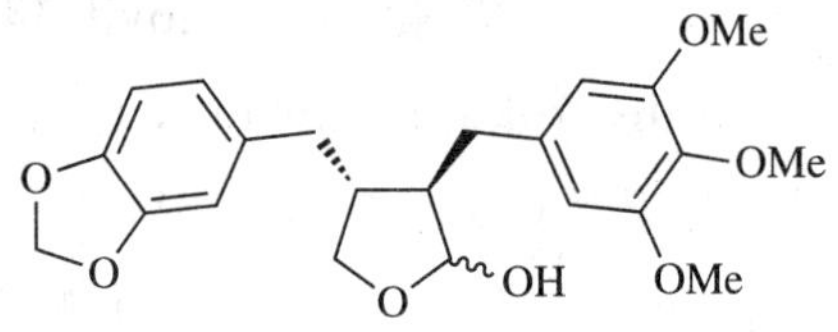
149

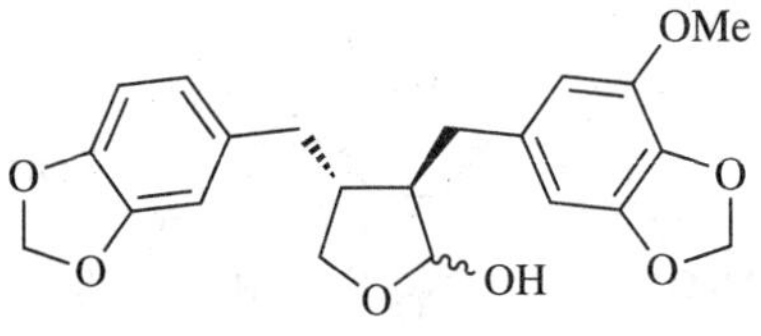
150

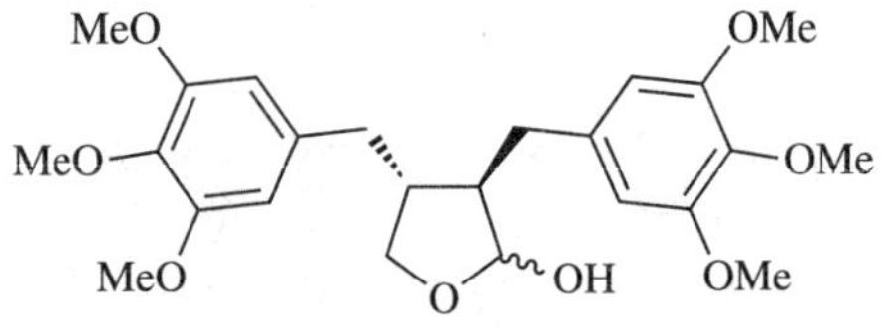
151

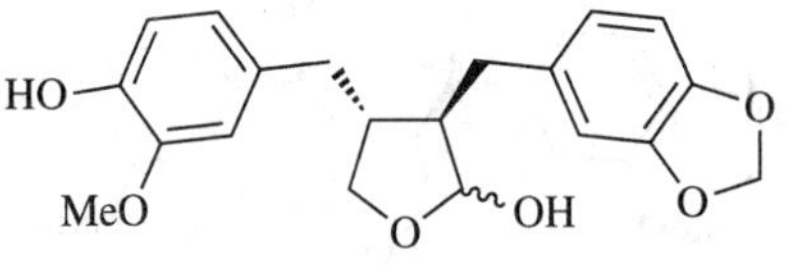
152

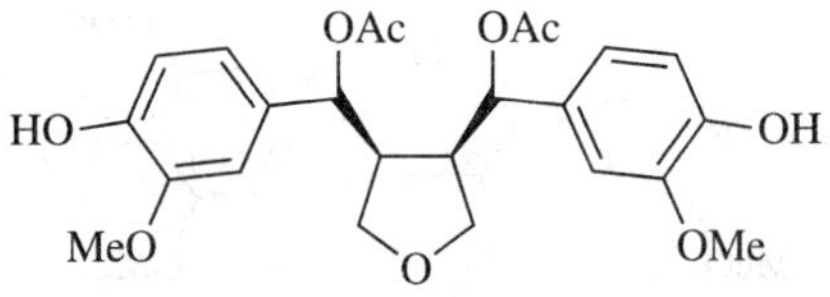
153

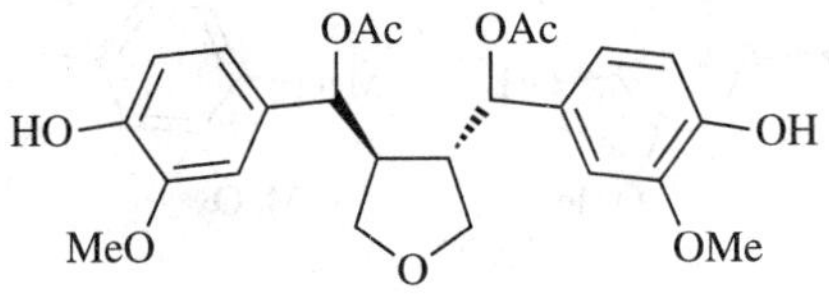
154

图 2.5 3,4-二苄基四氢呋喃木脂素(续)

2.1.2.3 2-芳基-4-苄基四氢呋喃木脂素

如图 2.6 所示为 2-芳基-4-苄基四氢呋喃木脂素天然产物,包括(+)-落叶松脂醇(lariciresinol) 155,(+)-落叶松脂醇 4′-甲基醚 156,(+)-落叶松脂醇 4-甲基醚 158,(+)-落叶松脂醇 4,4′-二甲醚 159,9′-羟基落叶松脂醇 176,(+)-5-甲氧基落叶松脂醇 163,(+)-5,5′-二甲氧基落叶松脂醇 164, sanshodiol 157, (+)-acuminatin 160, (+)-二氢芝麻素(dihydrosesamin) 161, 7-羟基二氢芝麻素 169, sesaminone 177, episesaminone 178, dihydroyangambin 162, taxiresinol 165, dihydrosesartemin 166,jusglaucinol 167,tanegool 168,fargesol 170,(-)-橄榄树脂素(olivil) 171,(-)-羟基橄榄树脂素 173,(-)-berchemol 172,(-)-马尾松树脂醇(massoniresinol) 174, parabenzoinol 175,hernone 179,nymphone 180 和川木香醇 (valdinol) D 181。

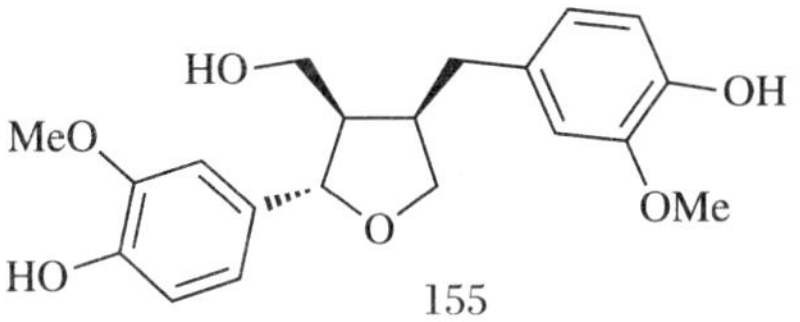

图 2.6　2-芳基-4-苄基四氢呋喃木脂素

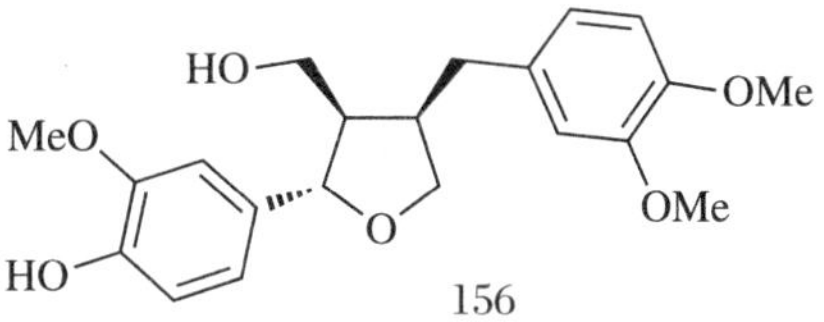

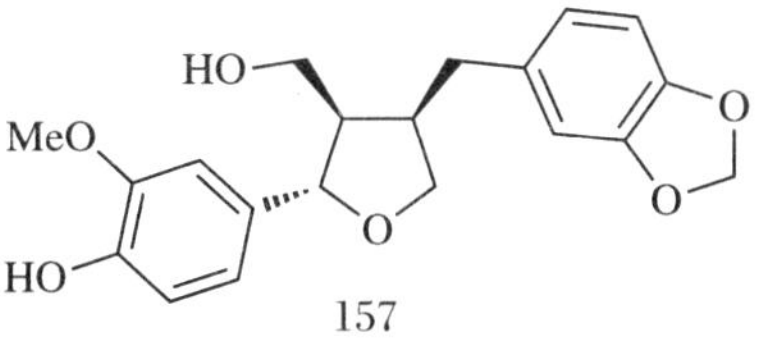

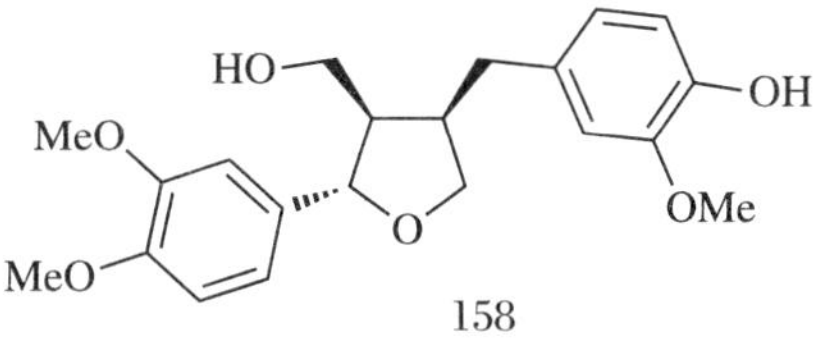

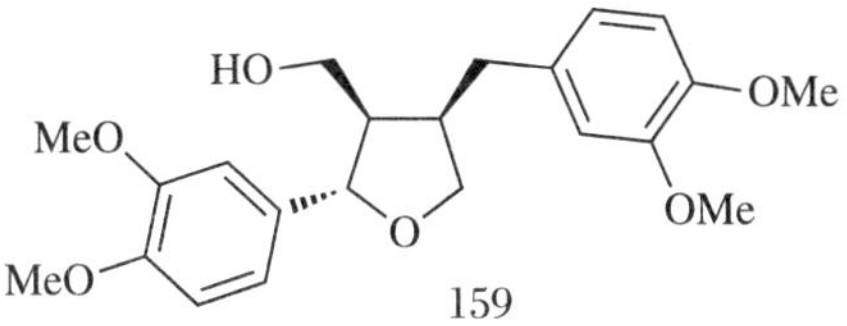

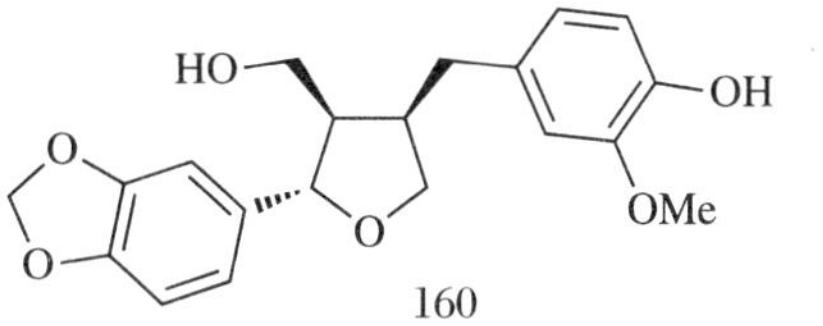

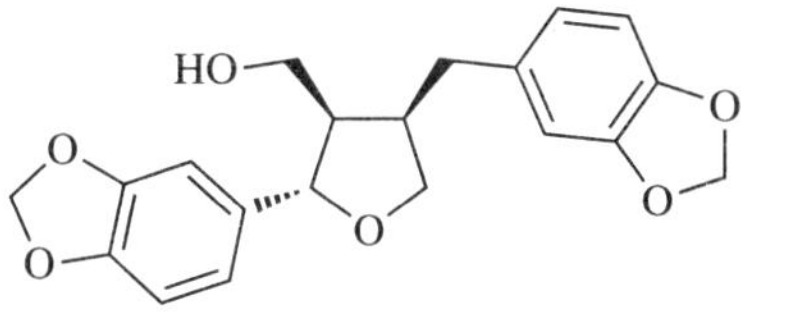

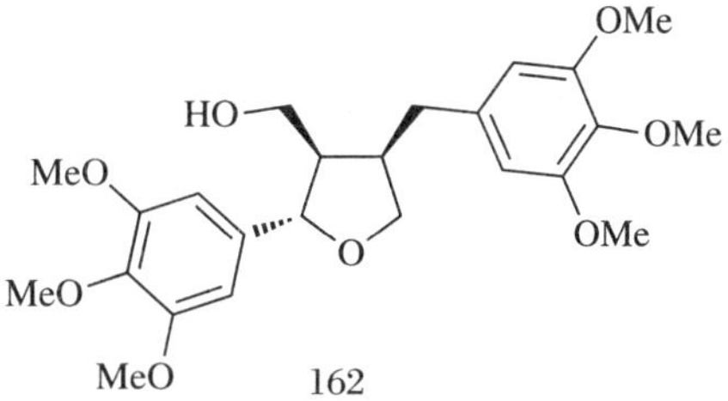

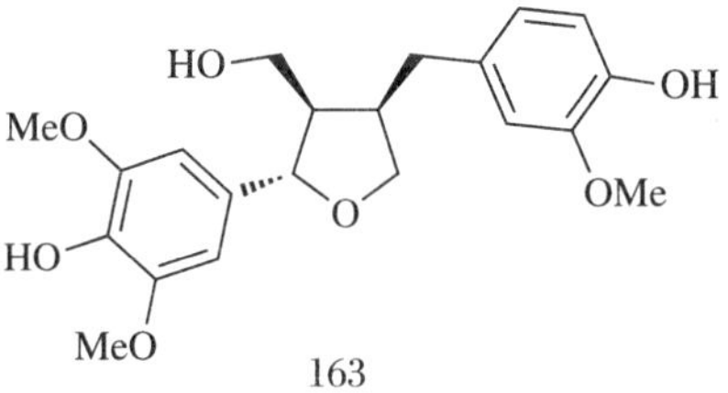

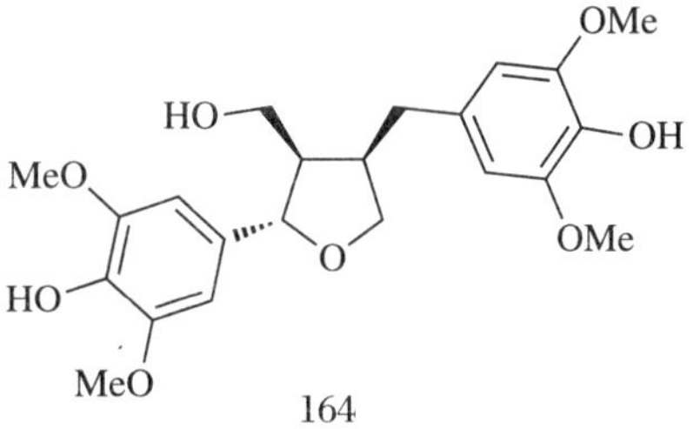

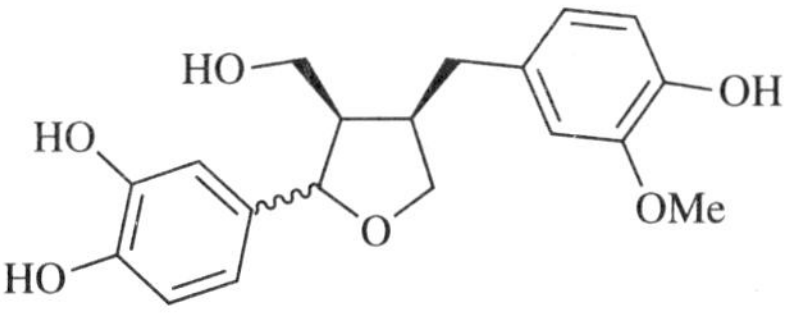

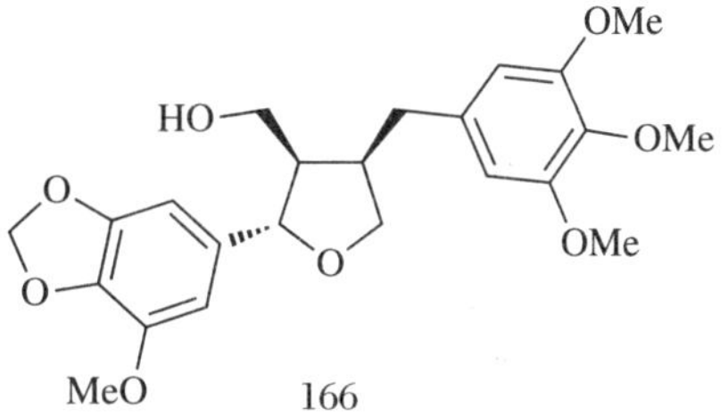

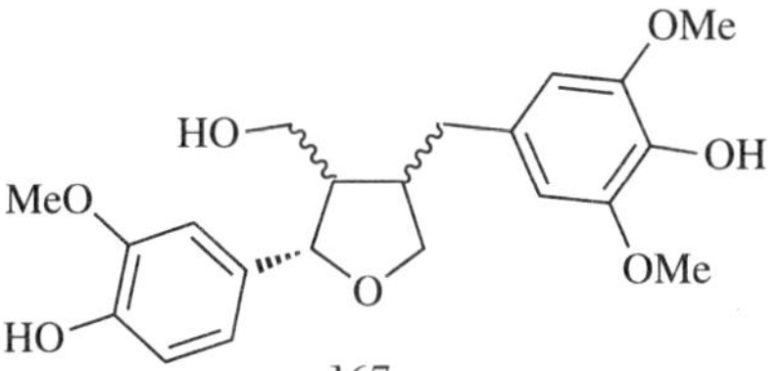

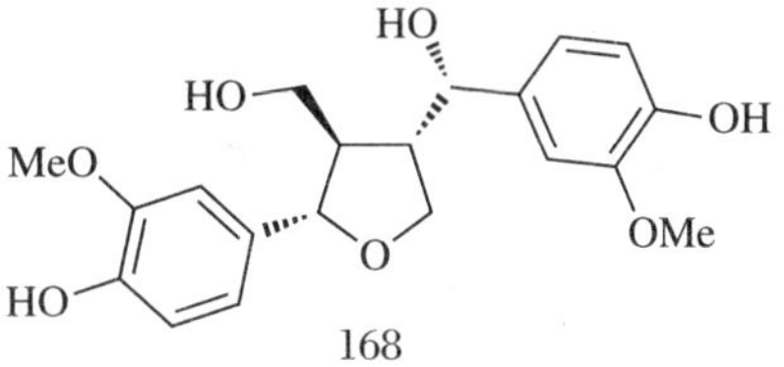

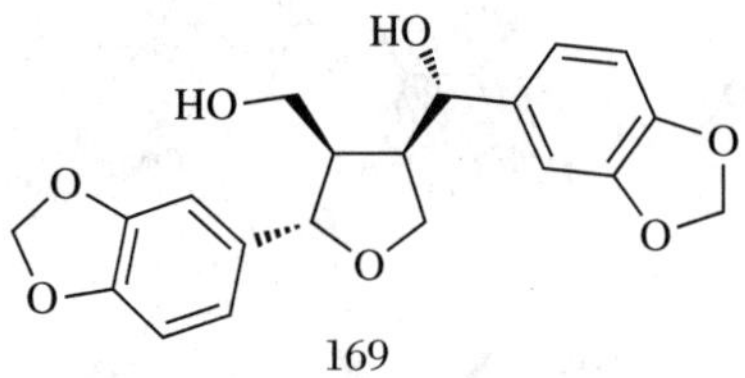

图 2.6 2-芳基-4-苄基四氢呋喃木脂素(续)

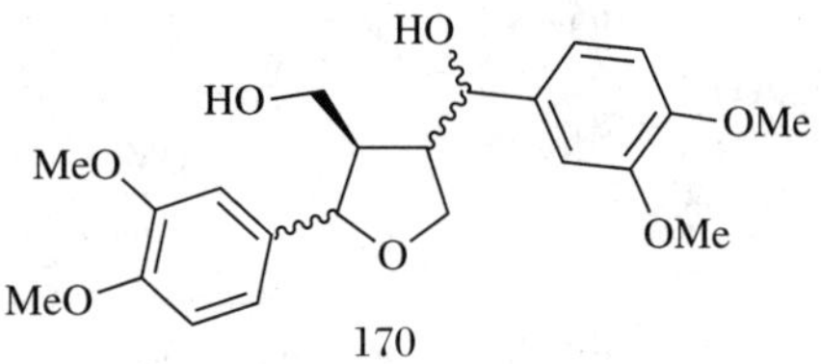

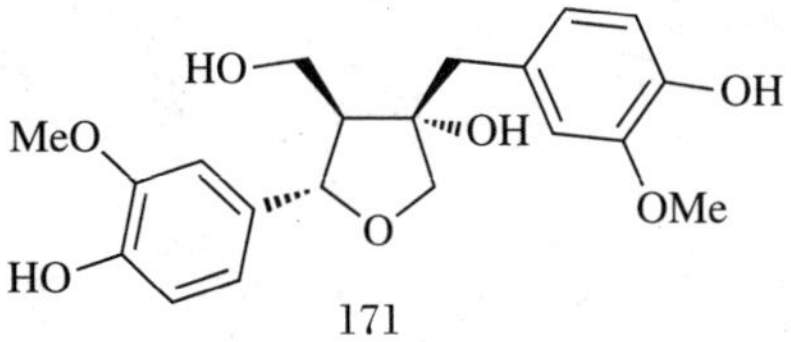

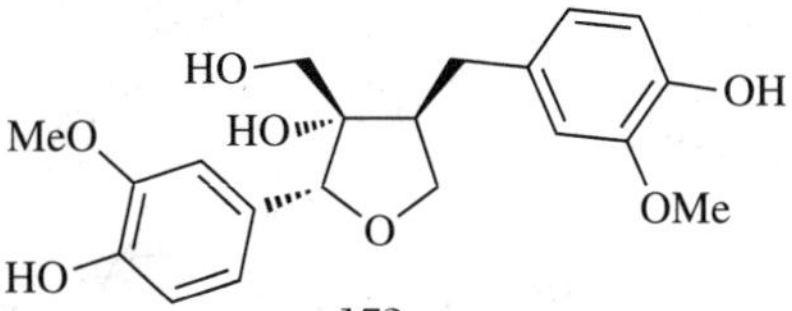

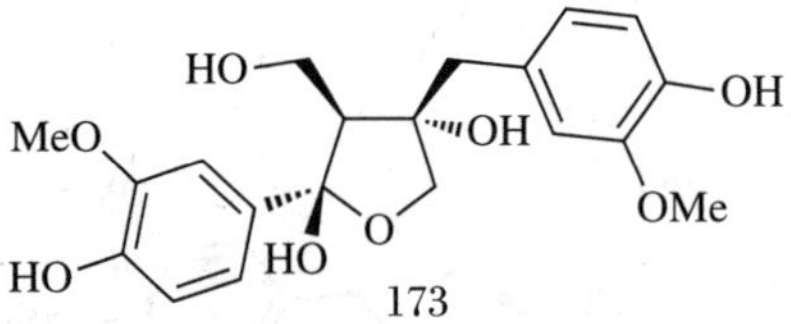

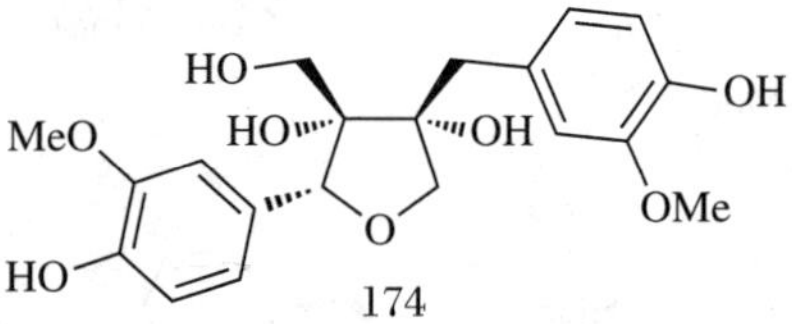

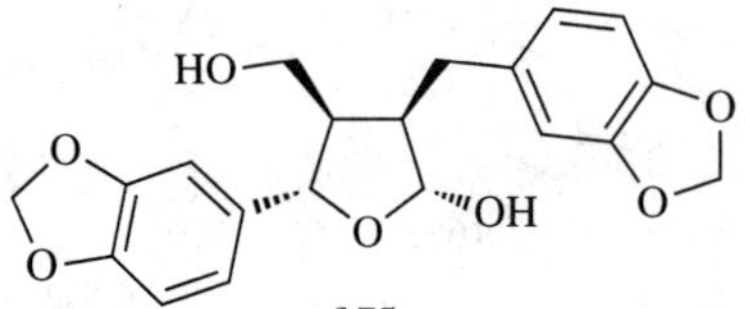

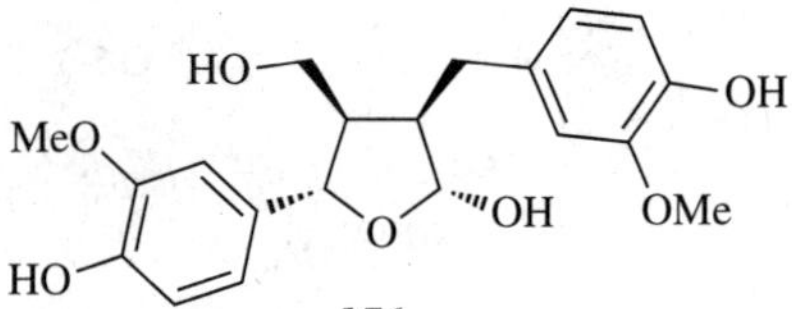

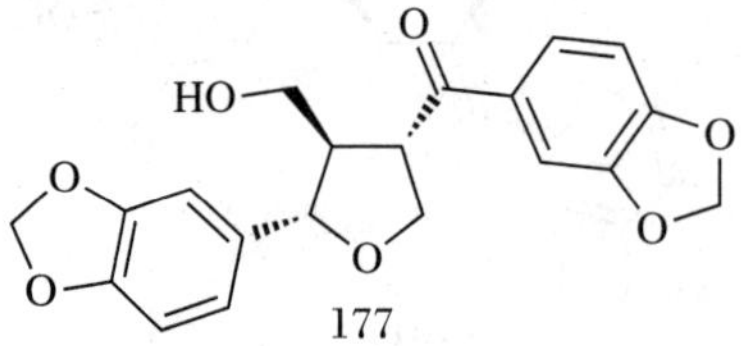

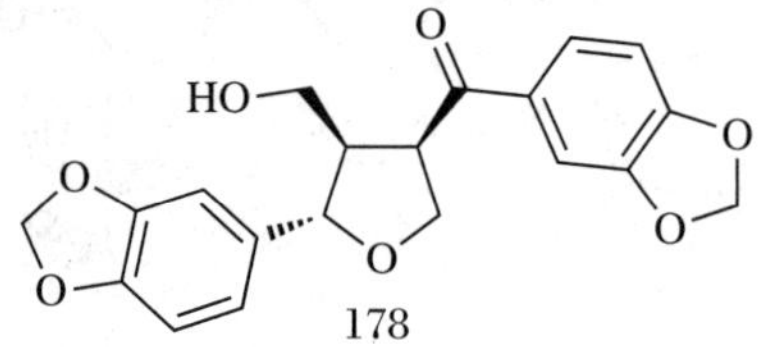

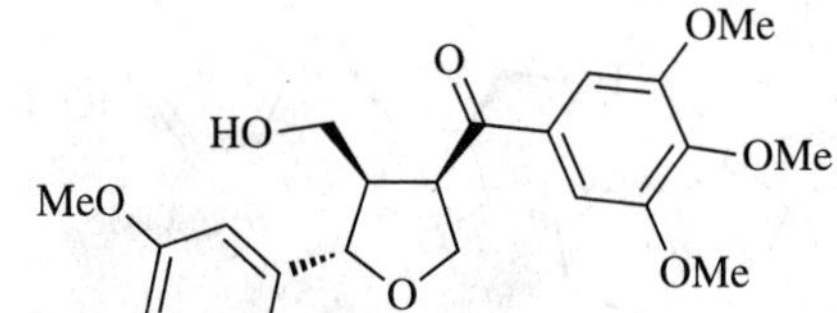

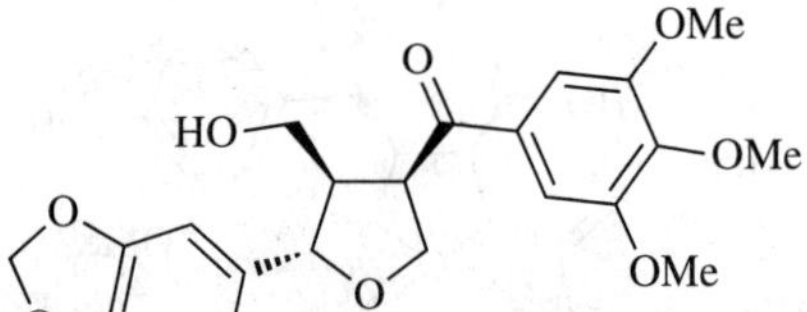

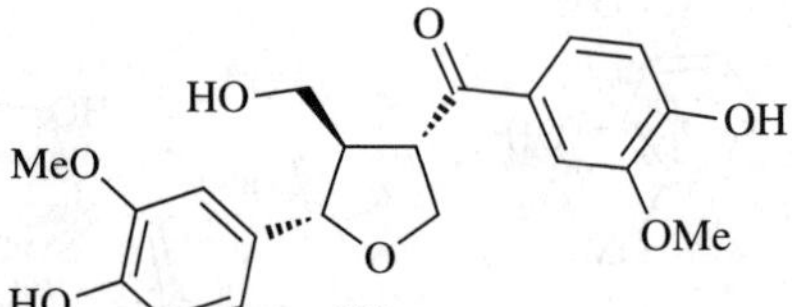

上述 3,4-二苄基四氢呋喃木脂素中的 todolactol A 136、koreanol 137、(-)-樟树醇 146、(-)-dihydrokusukinin 147、(-)-荜澄茄素 148、(-)-clusin 149、(-)-tricostin 150、(-)-荜澄茄脂素灵 151 和 (-)-haplomyrfolol 152,以及 2-芳基-4-苄基四氢呋喃木脂素中的 (-)-二羟基橄榄树脂素 173、parabenzoinol 175 和 9′-羟基落叶松脂醇 176,在四氢呋喃环的 2 位都含有羟基(或甲氧基)取代基,所以也叫做丁乳醇(butyrolactol)木脂素。

2.1.3 二苄基丁内酯(dibenzylbutyrolactone)木脂素

二苄基丁内酯木脂素类天然产物除 C8—C8′ 键外,还通过 C9,C9′ 形成内酯键相连,因而得名。其结构变化主要体现在 C7、C8、C7′ 和 C8′ 的氧化程度和存在形式的不同,C8 和 C8′ 构型的差异,以及 C7—C8、C7′—C8′ 和 C8—C8′ 键的不饱和程度与双键的构型不同。

目前所分离出的部分二苄基丁内酯木脂素天然产物如图 2.7 所示。包括 (-)-罗汉松脂素(matairesinol) 182,7′-羟基罗汉松脂素 245,(-)-二甲基罗汉松脂素 188,7-甲氧基表罗汉松脂素 248,7′-氧代罗汉松脂素 252,buplerol 183,(-)-haplomyrfolin 184,(-)-thujaplicatin 186,thujaplicatin methyl ether 185,thujaplicatin trimethyl ether 190,hydroxythujaplicatin methyl ether 238, dihydroxythujaplicatin methyl ether 239, dihydroxythujaplicatin 241,(-)-牛蒡子苷元(arctigenin) 187,异牛蒡子苷元(isoarctigenin) 256,7′-羟基牛蒡子苷元 247,(-)-kusunokinin 189,isokusunokinin 253,prestegane A 191,prestegane B 206,(-)-pluviatolide 192,(-)-methyl pluviatolide (bursehernin) 193,(-)-扁柏脂素(hinokinin) 194,羟基扁柏脂素(或 sventenin) 244,氧代扁柏脂素 251,异扁柏脂素(isohinokinin) 254,(-)-yatein 195,(-)-3-O-demethyl-yatein 197,(-)-isoyatein 200,5′-methoxyyatein 205,4-O-demethylyatein 209,6′-hydroxyyatein 249,(-)-甲氧基扁柏脂素 (或 dehydrotrichostin) 196,guarmarolin 198,isoguarmarolin 257,(-)-紫花络石苷元(traxillagenin) 199,(-)-cordigerine (或 cubebininolide) 201,isocordigerine (isocubebiniolide) 255,莲叶桐内脂(hernolactone) 202,(-)-荜澄茄脂酮(cubebinone) 203, guayarol 204,(-)-肠内酯(enterolactone) 207, gnidifolin 208，柳叶木兰碱（salicifoline）210，异柳叶木兰碱（isosalicifoline）211，haplodocin 212，cappadocin 213，(-)-gadain（或 isohibalactone）214，isogadain［或(+)-桧脂素 savinin，hibalactone］229，异苏齐内酯（isosuchilactone）215，isoguamarol 216，(-)-kaerophyllin 222，isokaerophyllin（或奇苏内酯 chisulactone）217，γ-thujaplicatene 218，(-)-桧脂素 219，jatrophan（或苏齐内酯 suchilactone）220，guamarol 221，nemerosin 223，二氢台湾脂素（dihydrotaiwanin）A 224，guayadequiene 225，(+)-calocedrin 226，chasnarolide 227，methyl chasnarolide 228，(-)-南荛酚（wikstromol，或去甲络石苷元 nortrachelogenin）230，(-)-表南荛酚（epiwikstromol，或表去甲络石苷元 epinortrachelogenin）231，meridinol 232，epimeridinol 233，benchequiol 234，guayadequiol 235，(-)-络石苷元（trachelogenin）236，(-)-表络石苷元（epitrachelogenin）237，thujastandin 240，(-)-西藏鬼臼脂醇（podorhizol）242，5′-甲氧基西藏鬼臼脂醇 243，(-)-parabenzlactone 246 和(-)-podorhizone 250 等。

其中，从 *Libocedrus yateensis* 中所分离出的(-)-yatein 195 被证实是多种昆虫的拒食剂；(-)-罗汉松脂素 182 具有抗癌活性；而从热带藤本植物五爪金龙中所分离出的(-)-牛蒡子苷元 187 和(-)-络石苷元 236 具有抗癌和抗 HIV 活性。

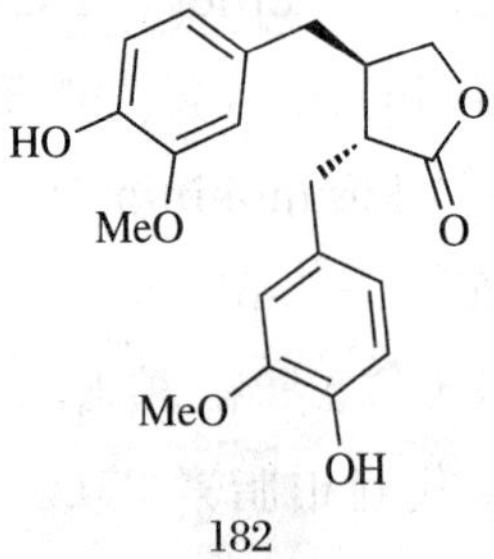

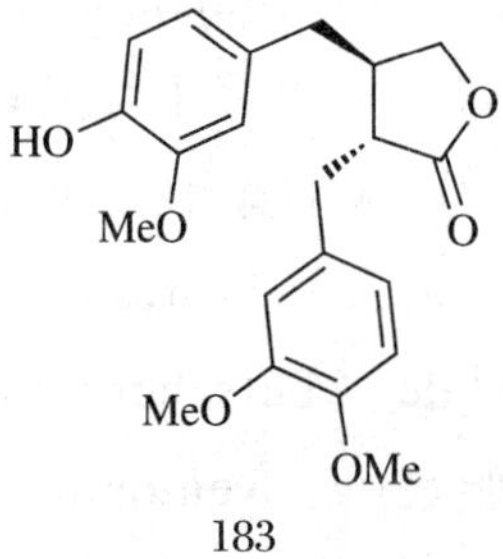

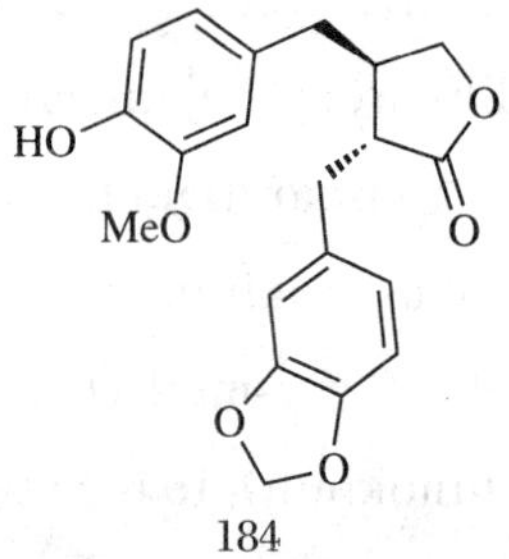

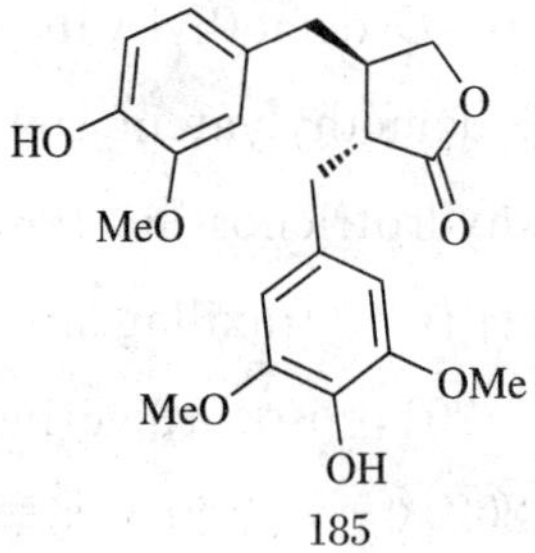

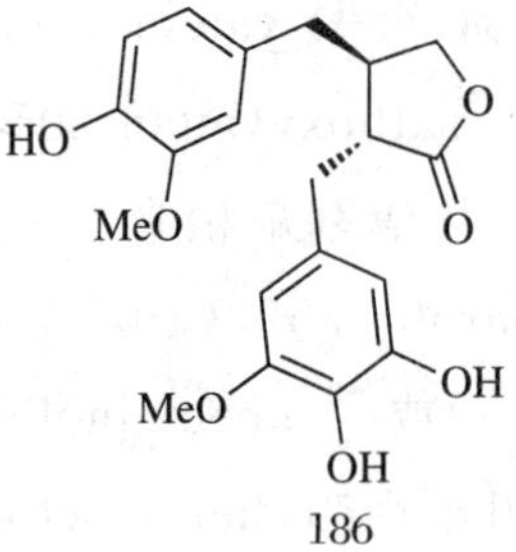

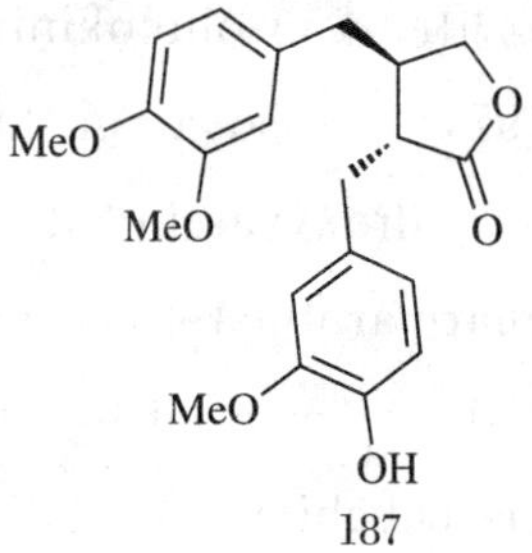

图 2.7 二苄基丁内酯木脂素

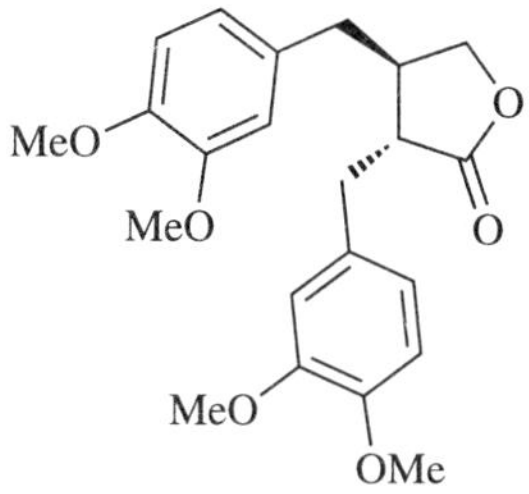

第 2 章 木脂素的分类和命名

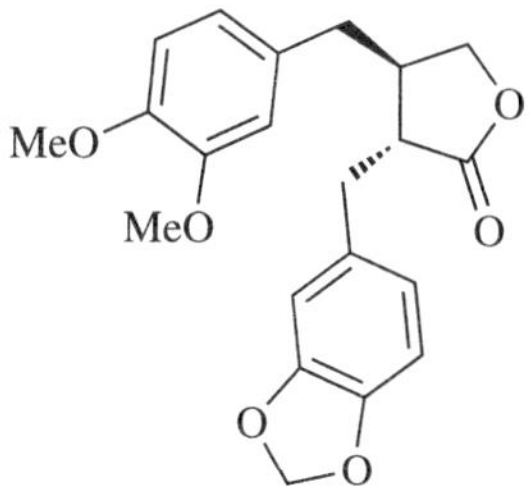

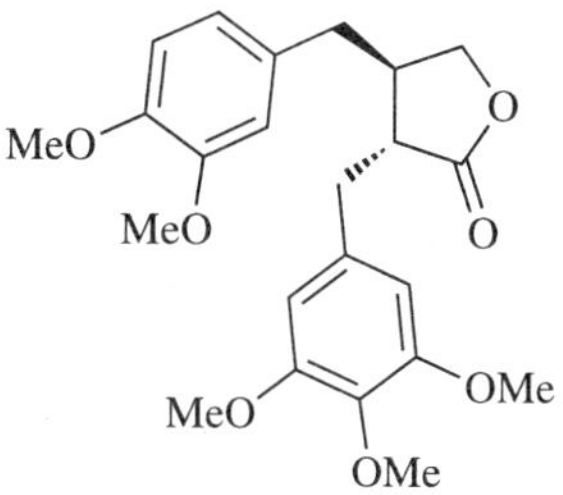

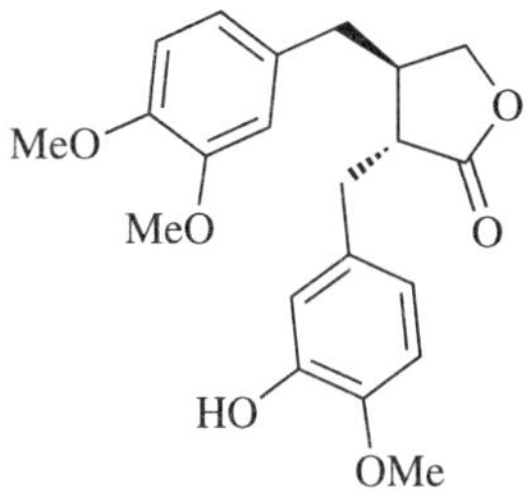

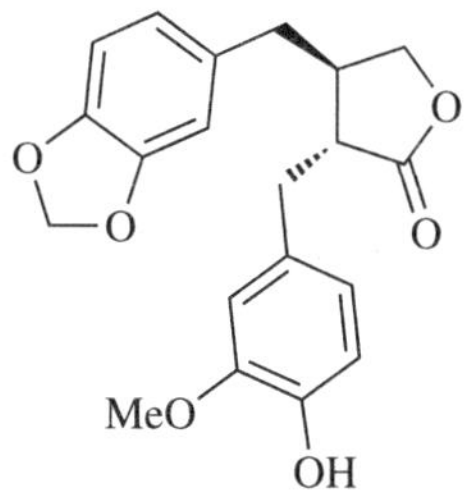

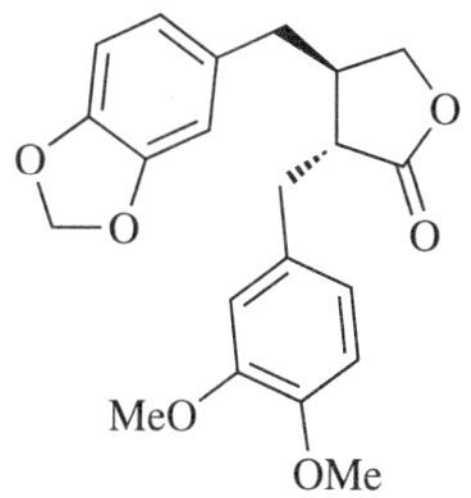

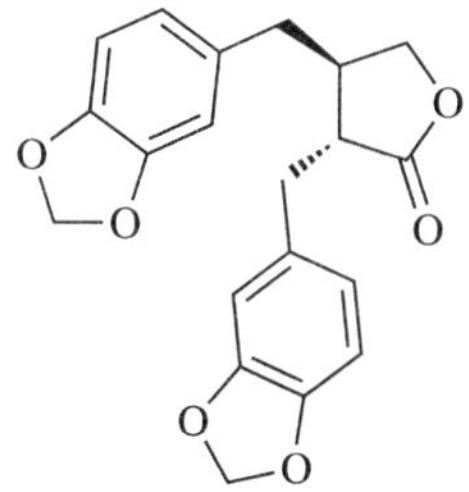

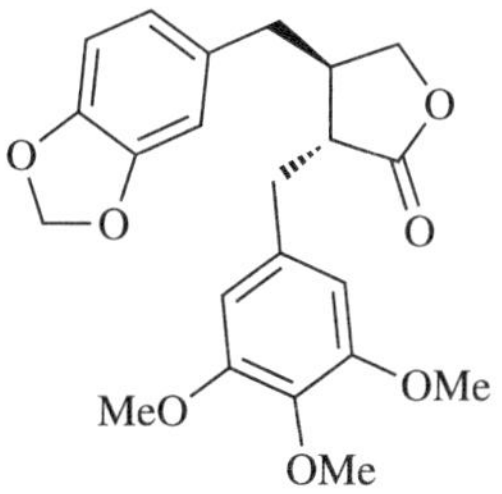

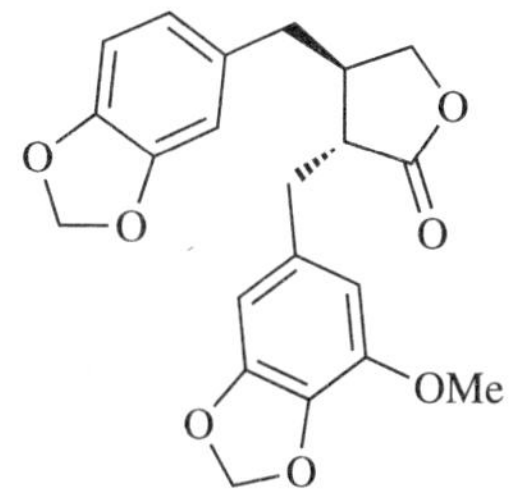

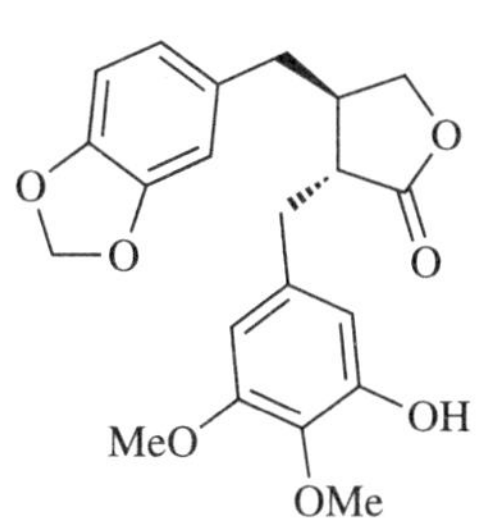

图 2.7 二苄基丁内酯木脂素（续）

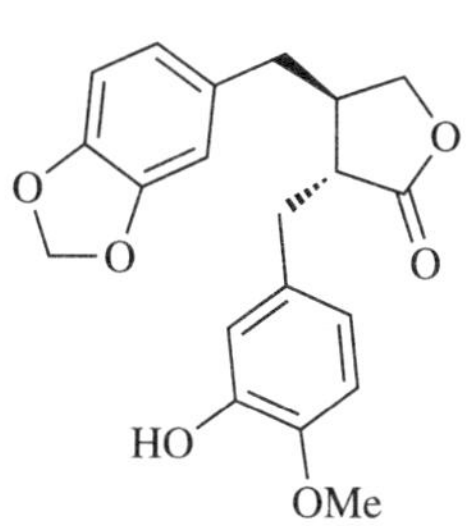

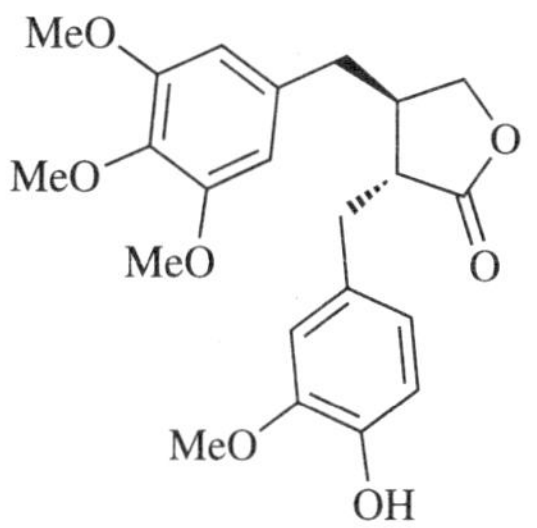

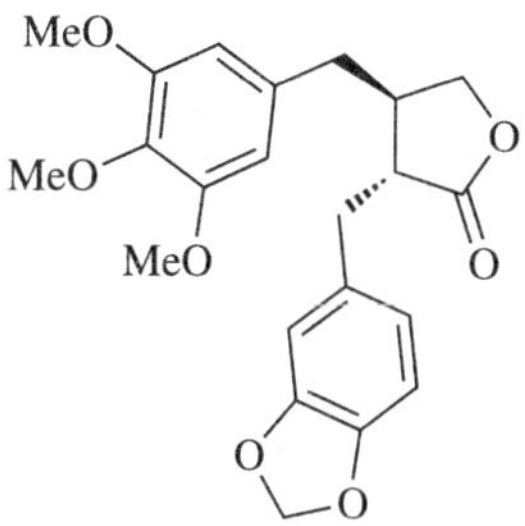

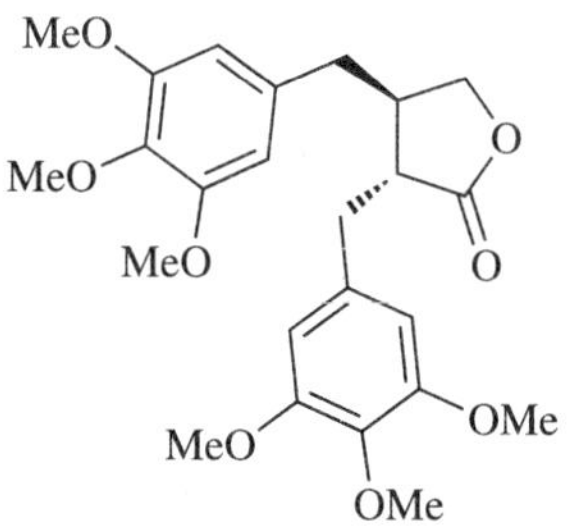

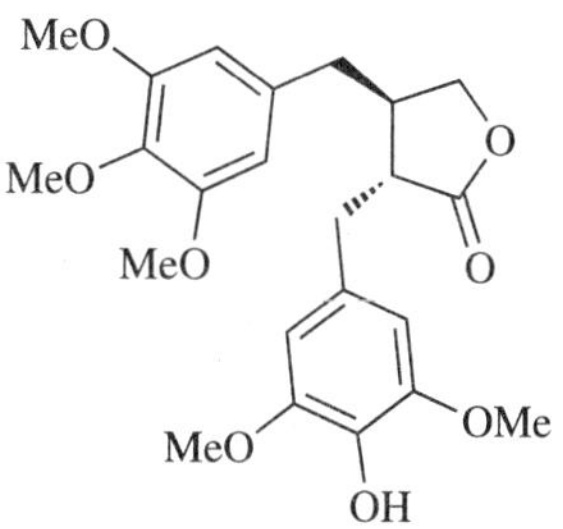

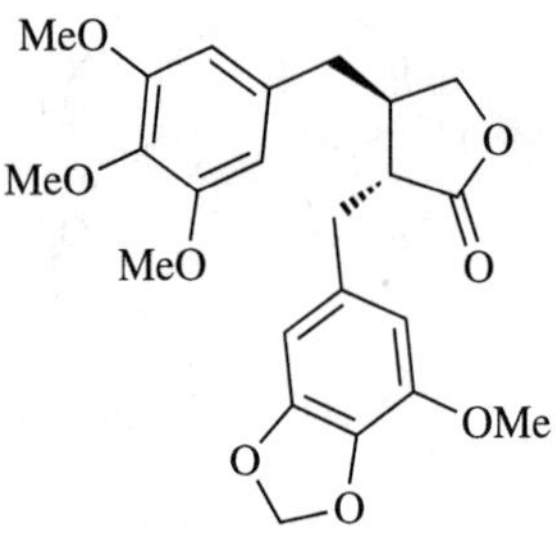
203

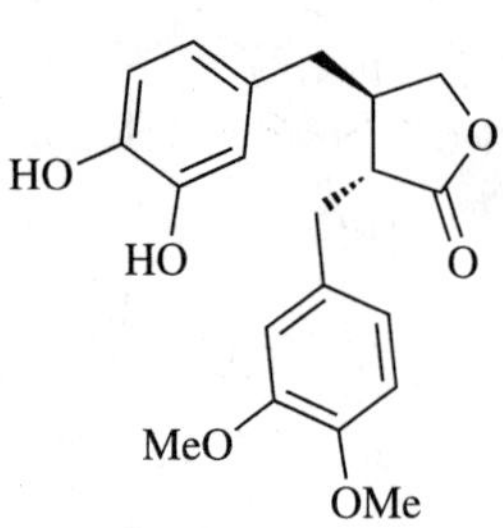
204

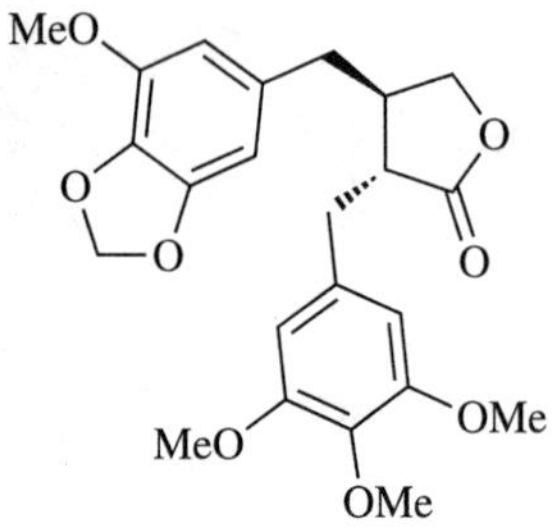
205

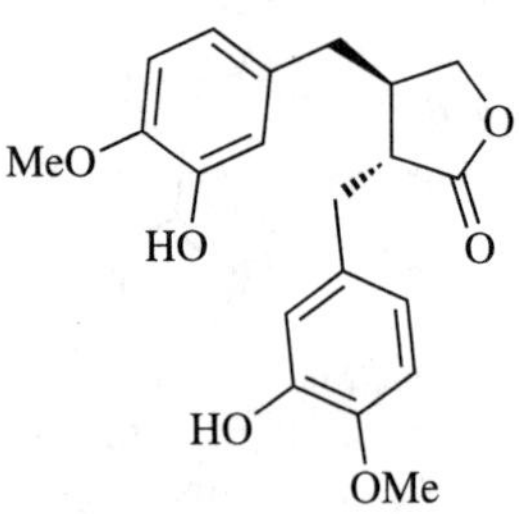
206

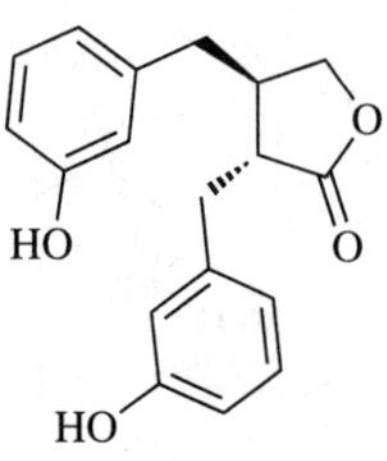
207

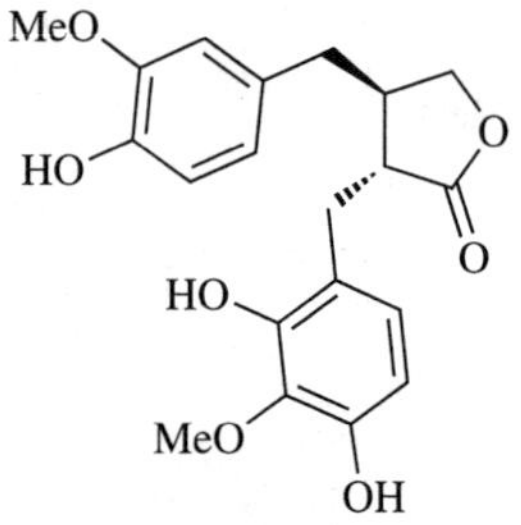
208

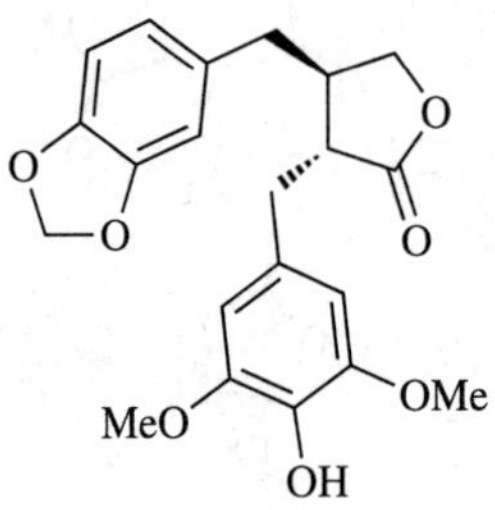
209

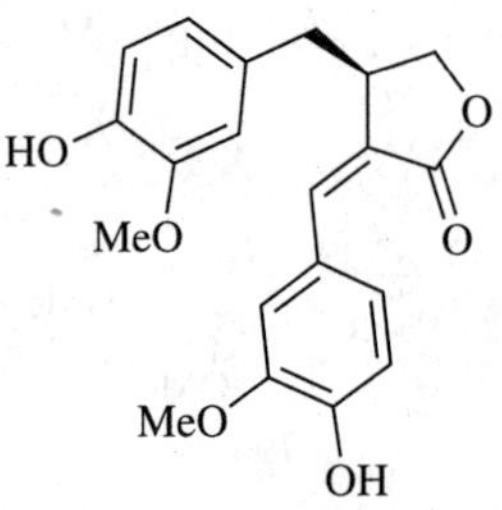
210

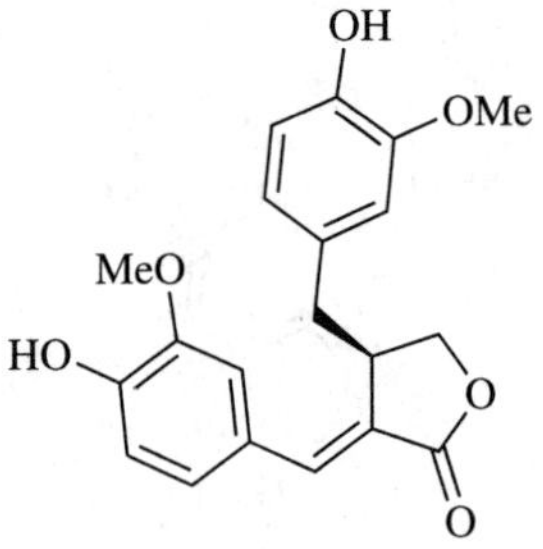
211

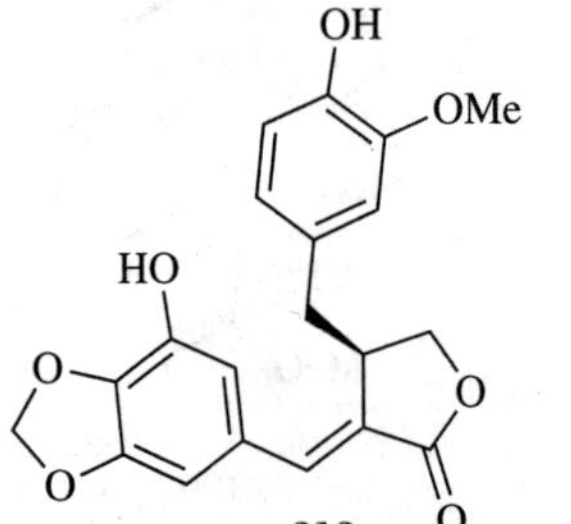
212

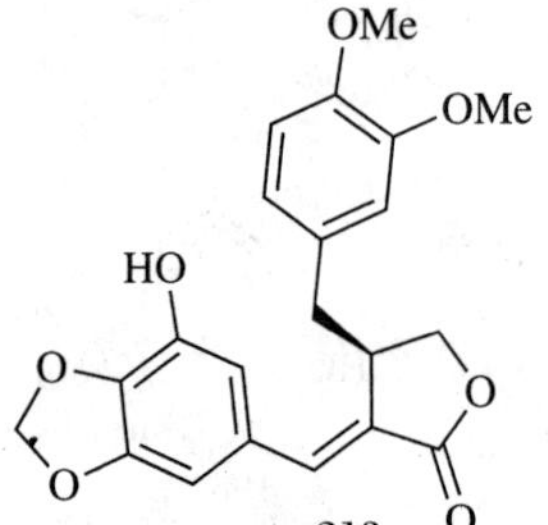
213

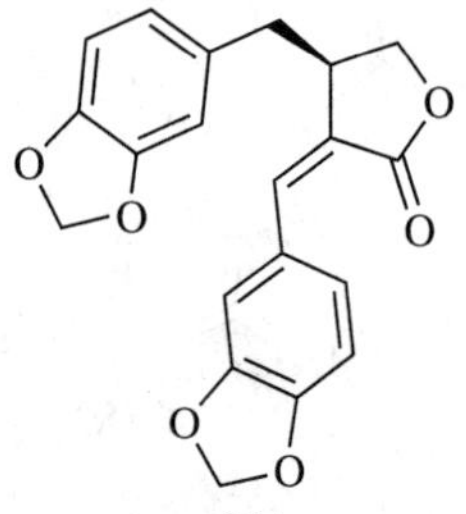
214

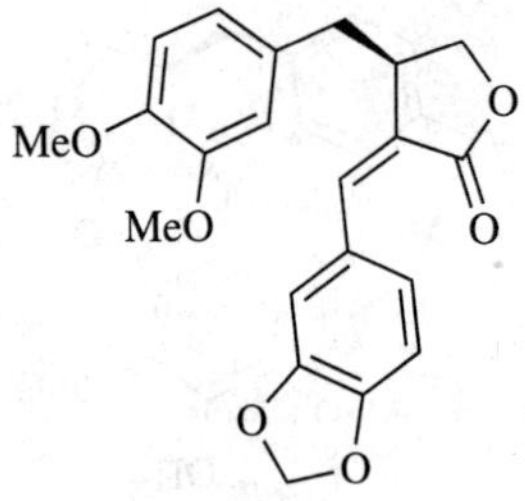
215

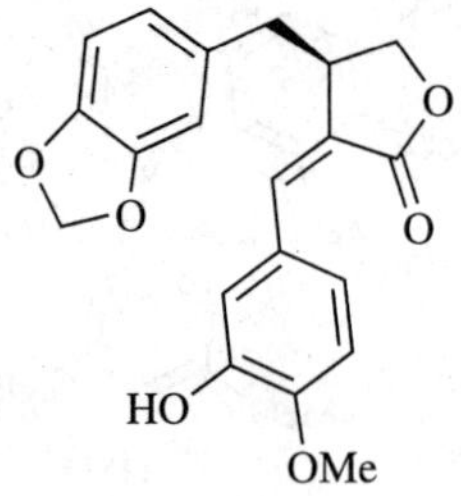
216

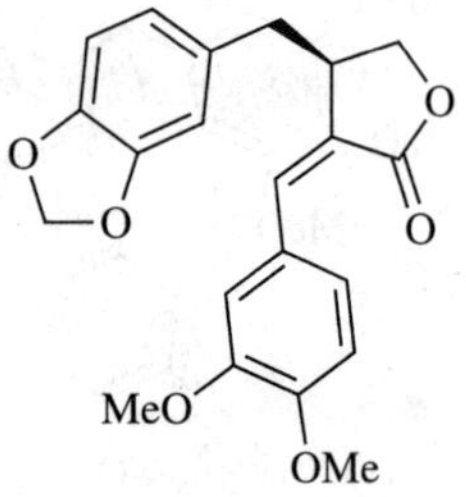
217

图 2.7 二苄基丁内酯木脂素(续)

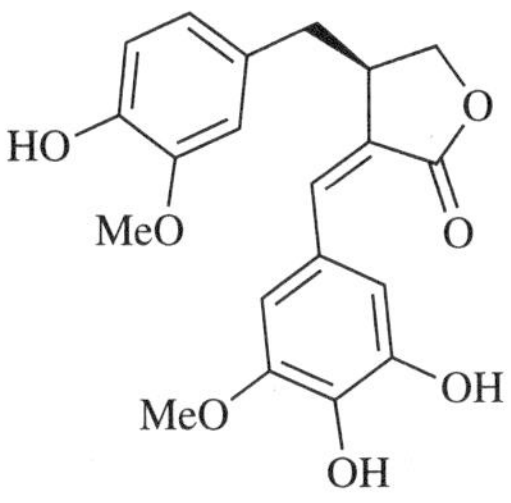
218

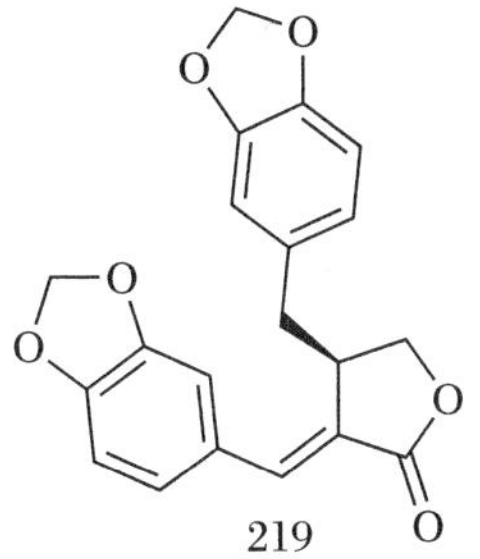
219

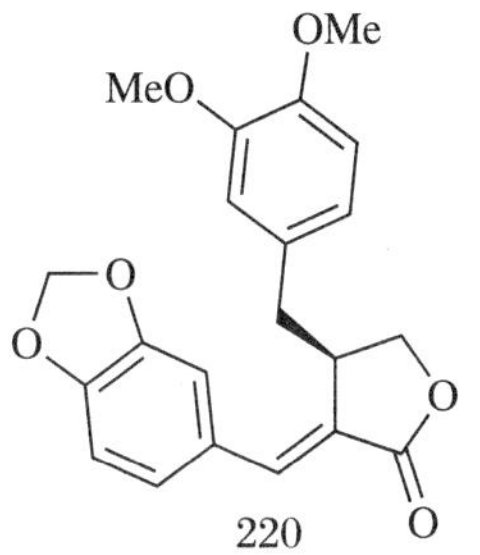
220

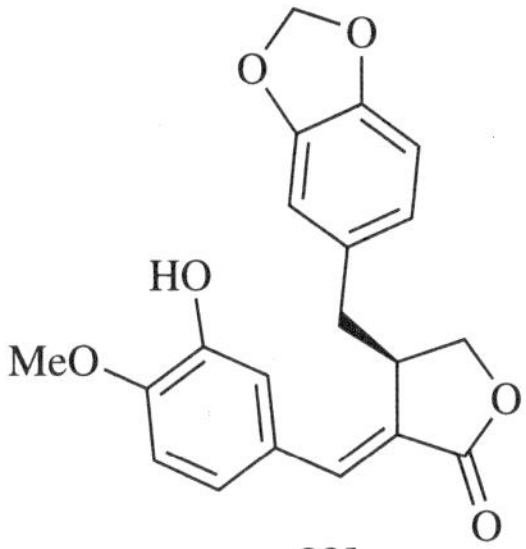
221

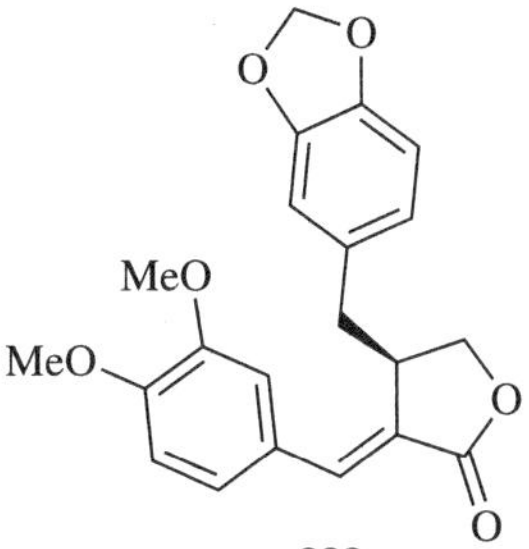
222

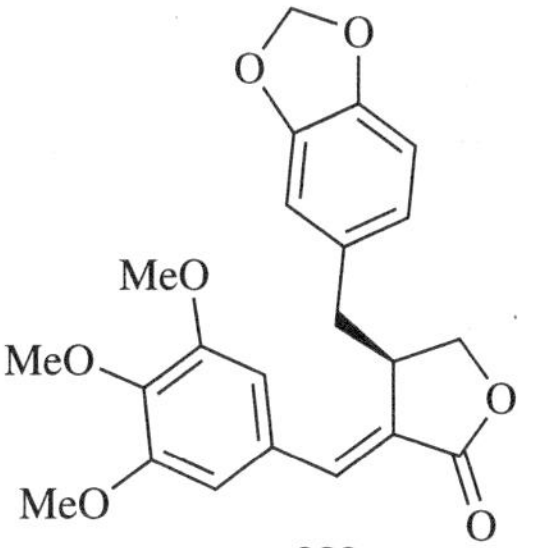
223

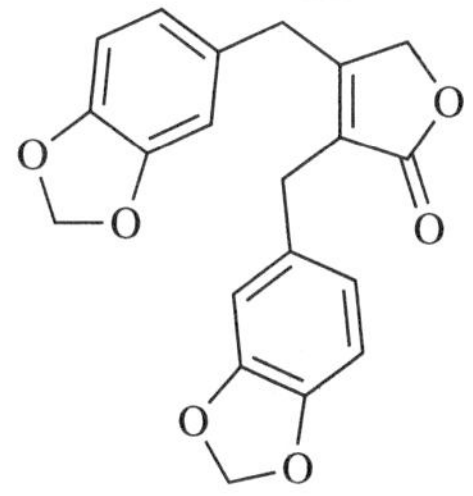
224

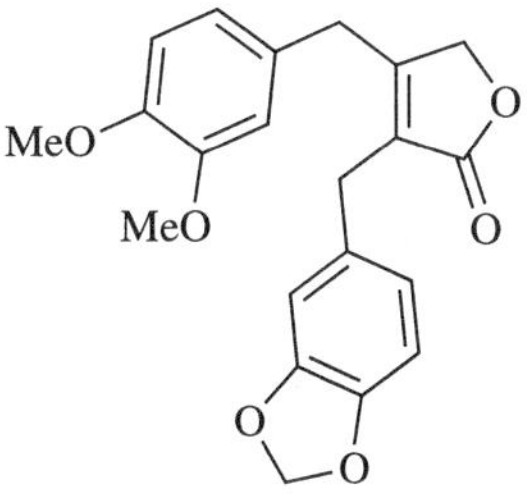
225

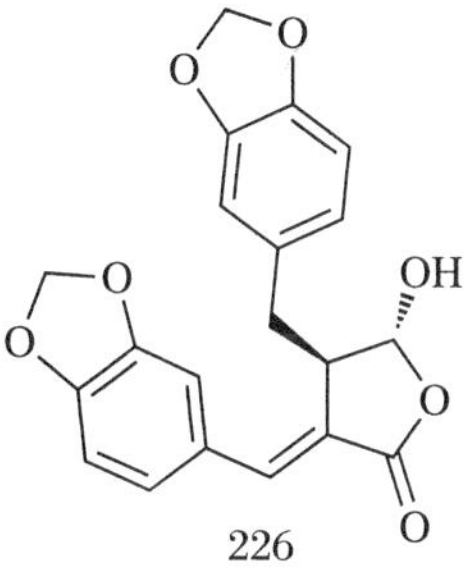
226

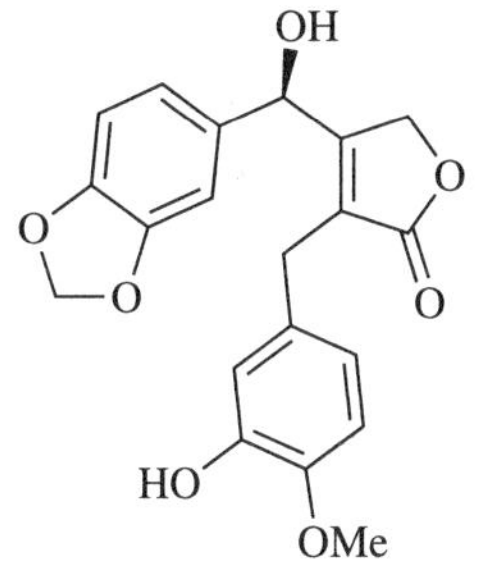
227

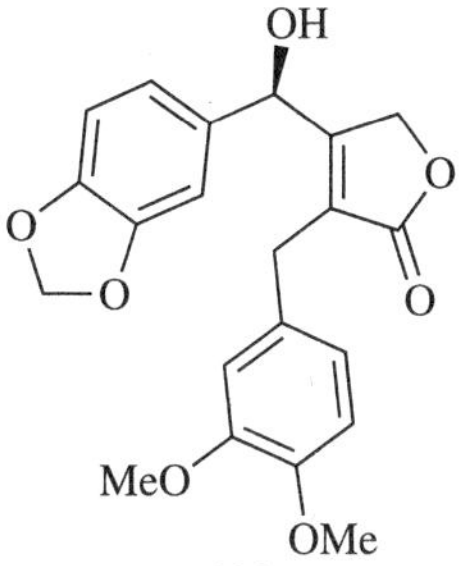
228

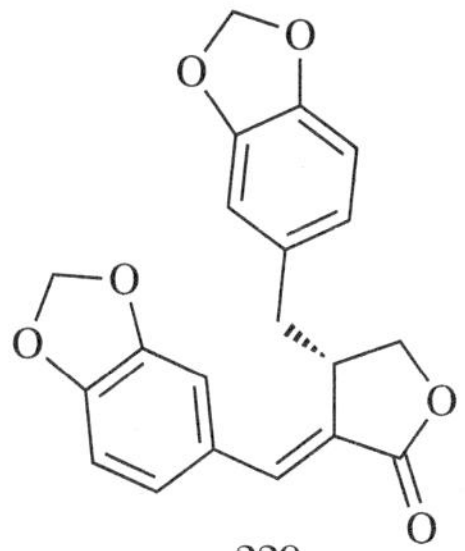
229

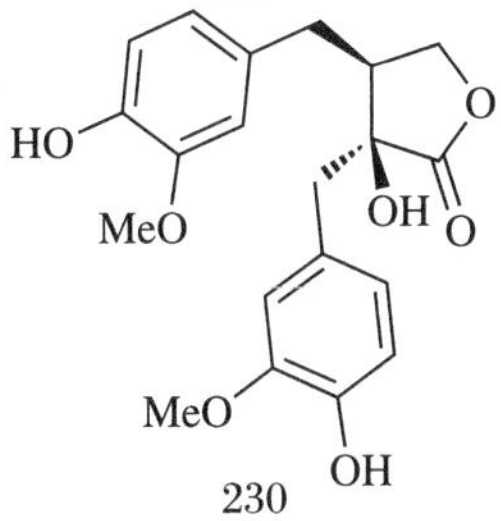
230

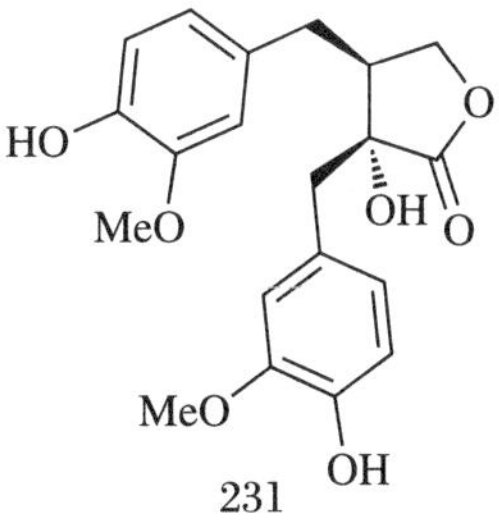
231

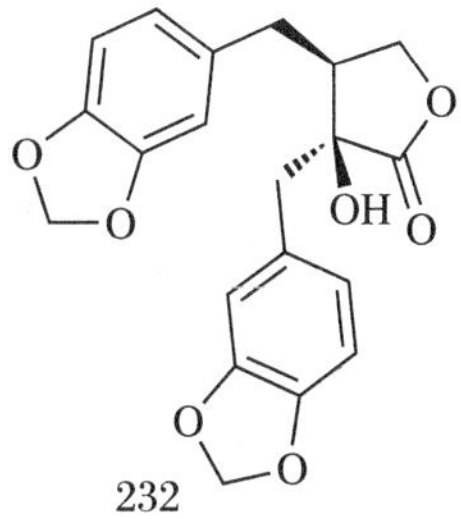
232

图 2.7　二苄基丁内酯木脂素(续)

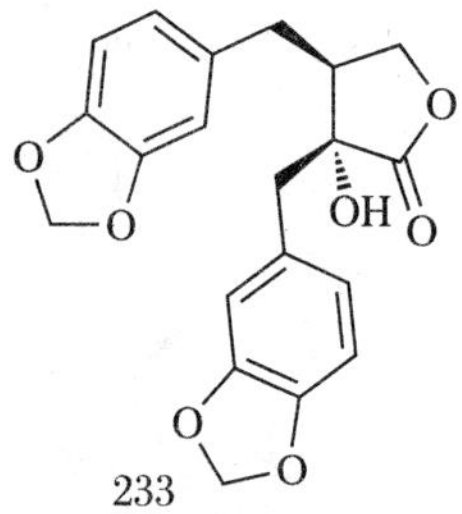

233

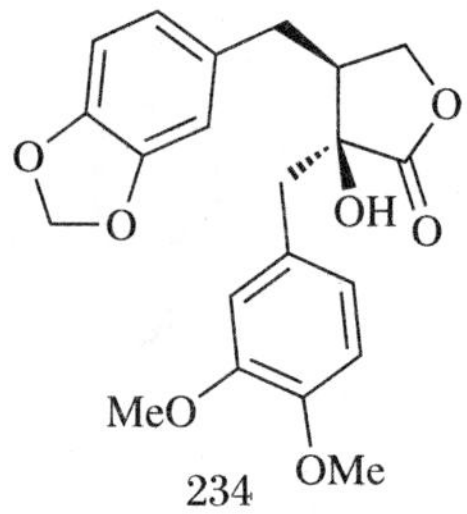

234

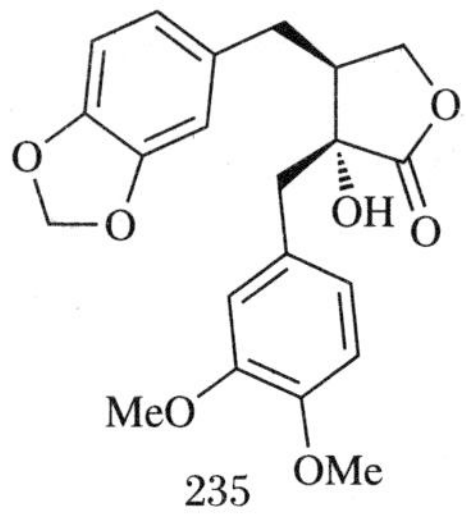

235

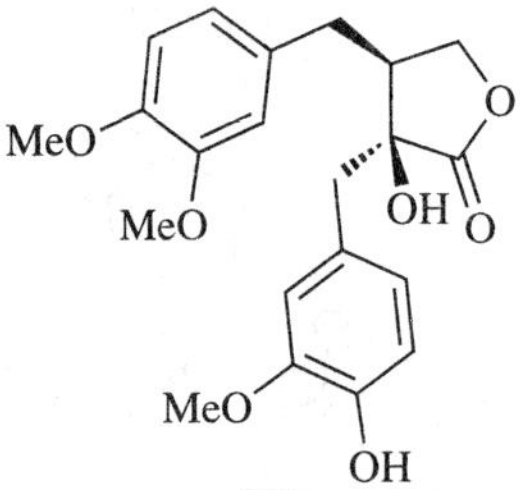

236

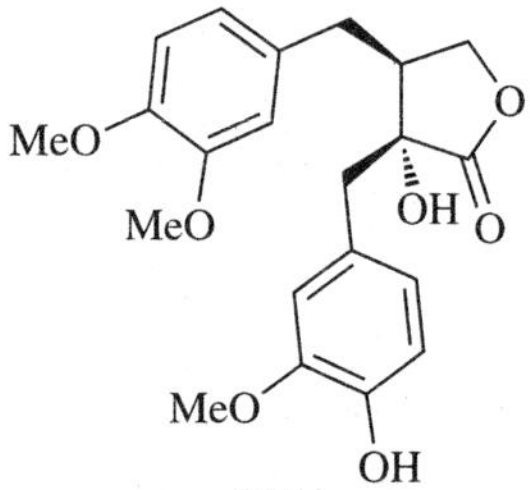

237

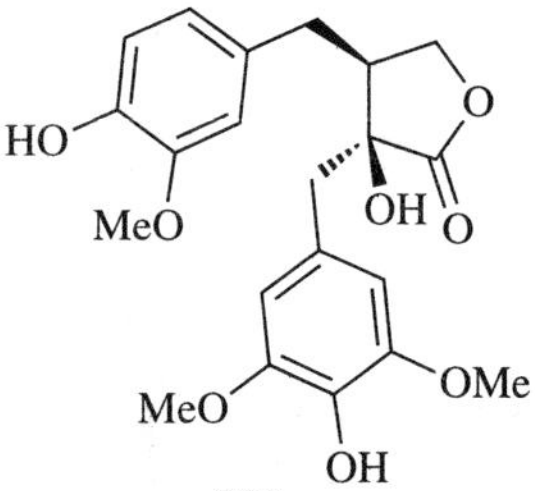

238

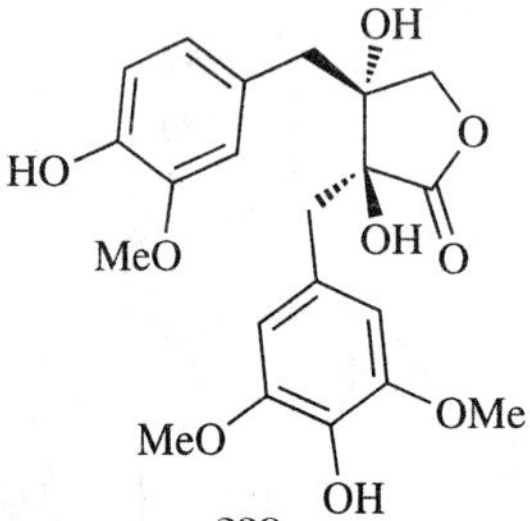

239

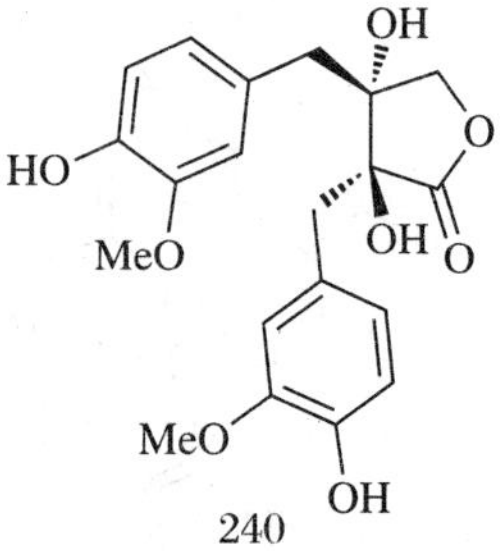

240

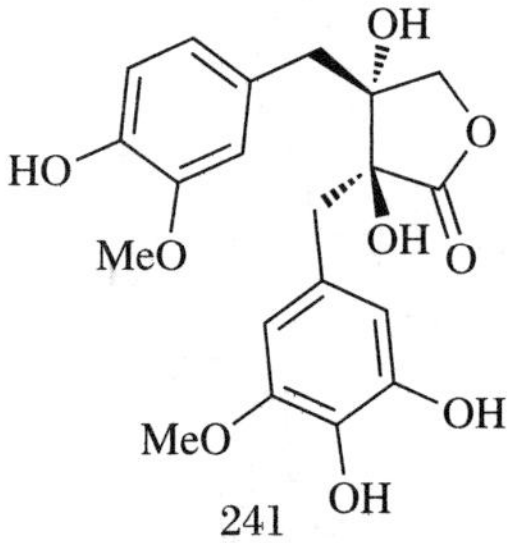

241

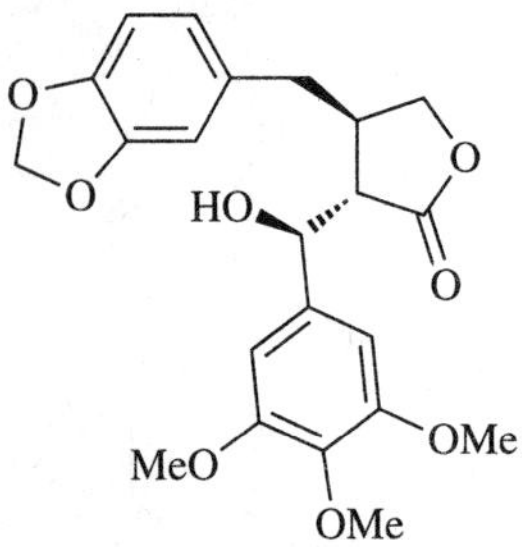

242

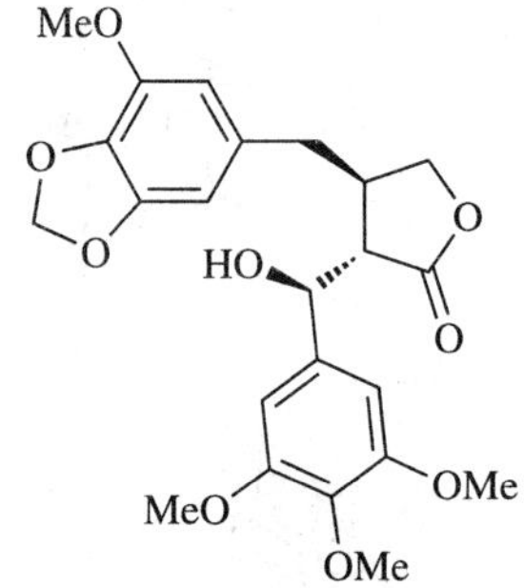

243

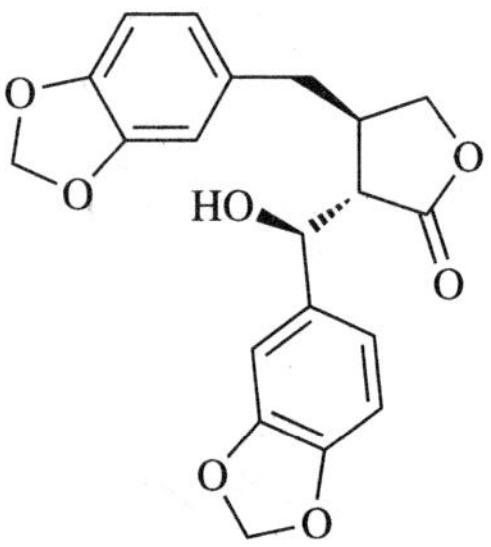

244

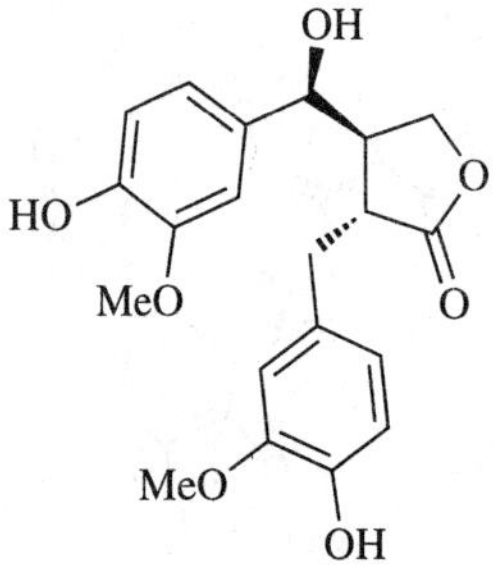

245

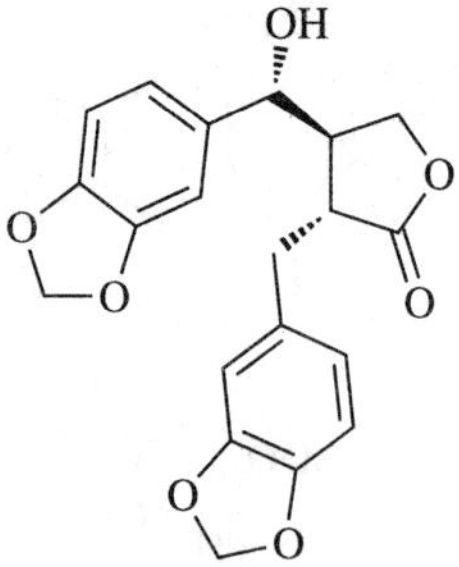

246

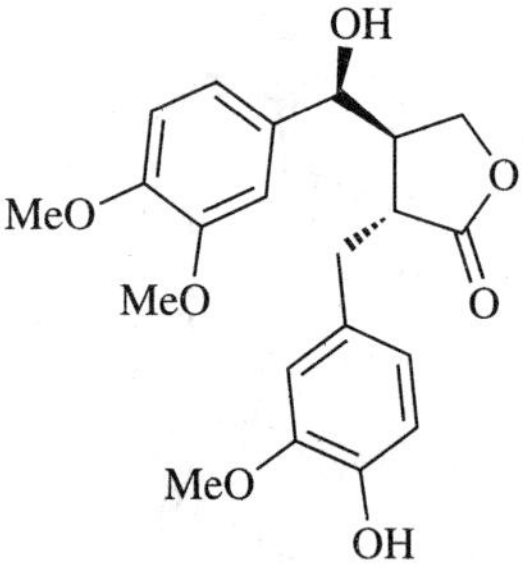

247

图 2.7　二苄基丁内酯木脂素(续)

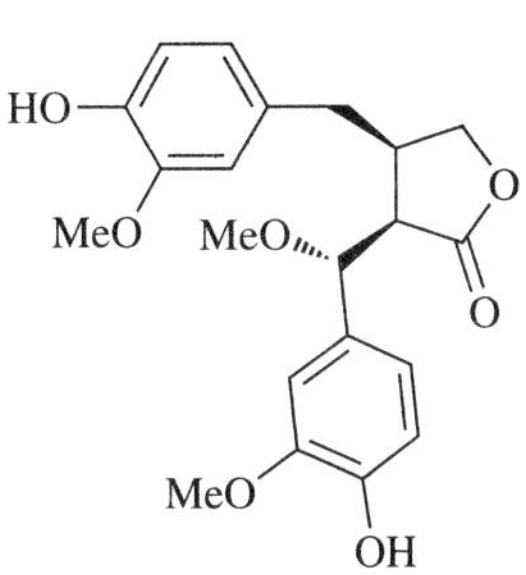
248

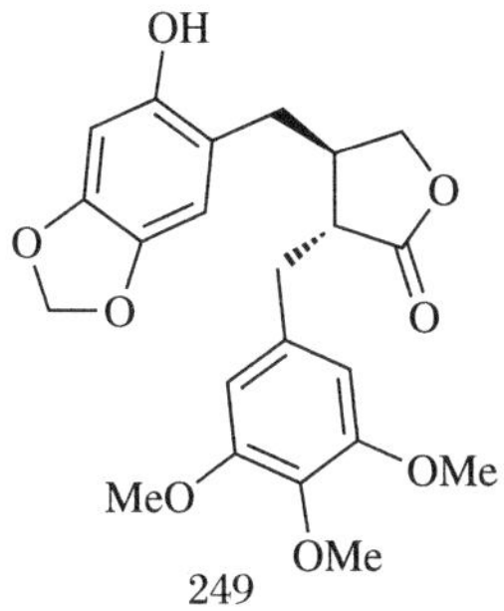
249

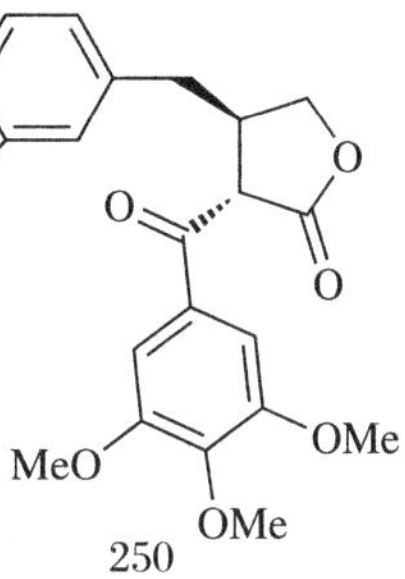
250

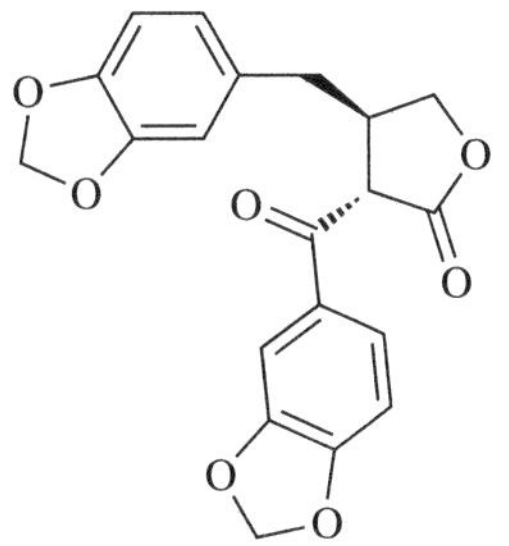
251

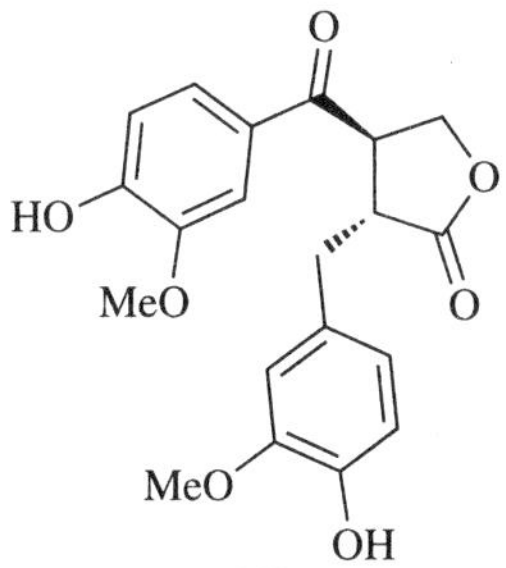
252

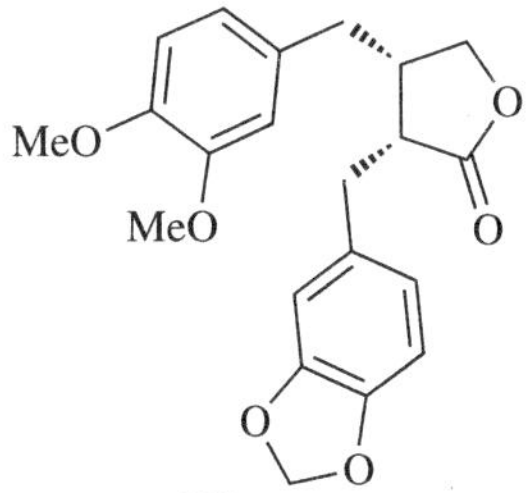
253

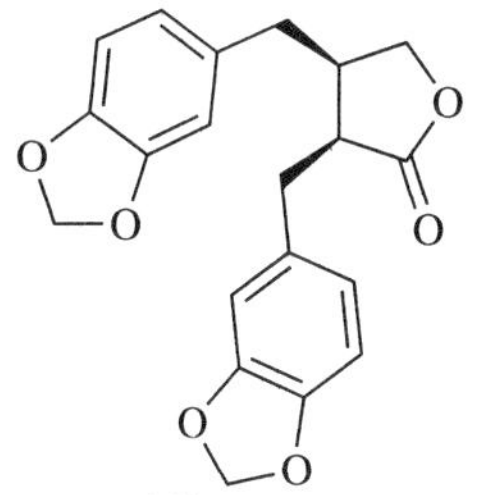
254

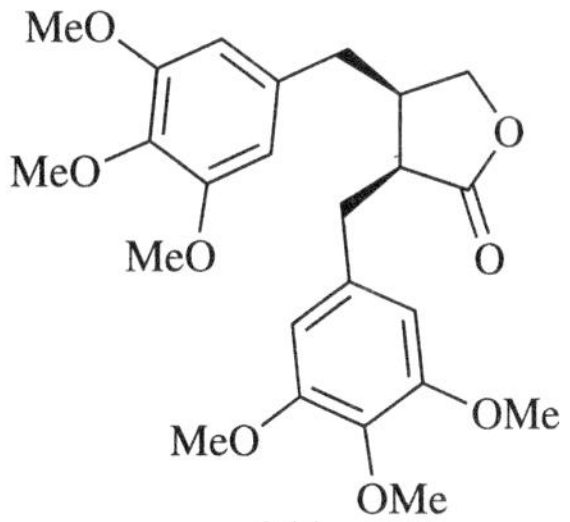
255

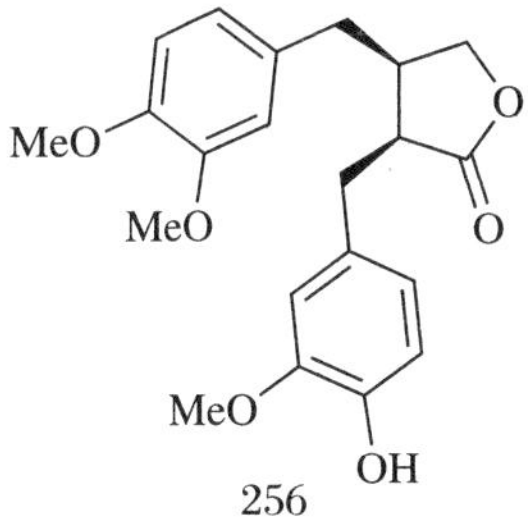
256

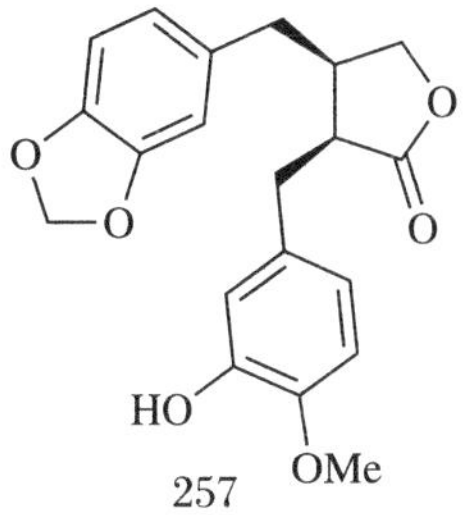
257

图 2.7　二苄基丁内酯木脂素(续)

其中,化合物 182～209、249、253～257 的 C7、C8、C7′和 C8′都未被氧化，除 isokusunokinin 253、异扁柏脂素 254、isocordigerine (isocubebiniolide) 255、异牛蒡子苷元 256 和 isoguarmarolin 257 的内酯环上的双苄基呈顺式外,其余化合物的双苄基都为反式。化合物 210～229 的

分子中都含有双键,除二氢台湾脂素 A 224、guayadequiene 225、chasnarolide 227 和 methyl chasnarolide 228 含有 C8—C8′双键外,其余化合物均为 C7—C8 双键,且存在 Z、E 两种不同的构型。化合物 226~228、230~248 以及 250~252 的丙基侧链均存在不同程度的氧化,其中(+)-calocedrin 226 的 C9′位被单羟基取代;化合物 227、228、245~247 的 C7′位被单羟基化;化合物 230~238 的 C8 位被单羟基化;化合物 242~244 的 C7 位被单羟基取代,248 的 C7 位被单甲氧基取代;dihydroxythujaplicatin methyl ether 239、thujastandin 240、dihydroxythujaplicatin 241 的 C8、C8′位被双羟基化;(−)-podorhizone 250、氧代扁柏脂素 251 的 C7 位以及 7′-氧代罗汉松脂素 252 的 C7′位均被羰基化。

与取代四氢呋喃类(见 2.1.2 小节)和双骈四氢呋喃类木脂素天然产物(见 2.1.4 小节)所不同的是,目前所分离出的二苄基丁内酯木脂素天然产物经手性 HPLC 测定都是光学纯的,其中除从瑞香料和卷柏类植物中所分离出的该类木脂素为右旋外,其他大多数二苄基丁内酯木脂素都是左旋的。

2.1.4 双骈四氢呋喃(furofuran)木脂素

双骈四氢呋喃木脂素是植物界中分布最广泛的木脂素类天然产物之一,除 C8—C8′键外,还通过 C7 和 C9′以及 C7′和 C9 形成 7,9′:7′9-双醚环,从而具有 2,6-二芳基-3,7-双氧二环[3.3.0]辛烷(2,6-diaryl-3,7-dioxabicyclo[3.3.0]octane)的结构特征。根据双骈四氢呋喃环的氧化位置与氧化程度的不同,可将其分为非氧双骈四氢呋喃木脂素(图 2.8),单羟基及双羟基双骈四氢呋喃木脂素(图 2.9)和双骈四氢呋喃单内酯木脂素(图 2.10)三个亚类。与取代四氢呋喃木脂素一样,目前所分离出的双骈四氢呋喃木脂素天然产物经手性 HPLC 分析,都是非光学纯的。

2.1.4.1 非氧双骈四氢呋喃木脂素

如图 2.8 所示,该亚类木脂素天然产物主要包括 ligballinol 258,(+)-松脂醇(pinoresinol) 259,(+)-表松脂醇(epipinoresinol) 265,松脂醇单甲基醚 291,去甲氧基松脂醇 294,(+)-桉叶素(eudesmin,或二甲基松脂醇) 260,(+)-表桉叶素(epieudesmin) 266,(+)-双异桉脂素(diaeudesmin) 271,(+)-芝麻素(sesamin) 261,表芝麻素(episesamin)

(或细辛素 asarinin）267，2′-羟基细辛素 303，（+）-双异芝麻素 (diasesamin) 272，（+）-yangambin 262，（+）-epiyangambin 268，（+）-diayangambin 273，4′-demethylepiyangambin 305，（+）-丁香脂素 (syringaresinol，或鹅掌楸树脂酚 lirioresinol B) 263，（+）-表丁香脂素 (episyringaresinol，或鹅掌楸树脂酚 A）269，（+）-双异丁香脂素 (diasyringaresinol，或鹅掌楸树脂酚 C）274，（+）-excelsin 264，（+）-epiexcelsin 270，（+）-demethoxyexcelsin（或 5′-甲氧基芝麻素）295，（+）-蒿脂麻木质体 (sesartemin) 275，（+）-表蒿脂麻木质体 (episesartemin) A 276，（+）-表蒿脂麻木质体 B 277，（+）-双异蒿脂麻木质体 (diasesartemin) 278，（+）-薄荷醇 (piperitol) 279，（+）-4-氧甲基薄荷醇（或 kobusin, spinesin）280，（+）-5′-甲氧基薄荷醇 299，4-去氧甲基薄荷醇 302，6′-羟基薄荷醇 304，刚果荜澄茄素 (aschantin) 281，（+）-表刚果荜澄茄素 (epiaschantin) 286，（+）-xanthoxylol 282，（+）-4-O-methyl xanthoxylol 283，（+）-pluviatilol 284，（+）-4-O-methyl pluviatilol (fargesin) 285，木兰脂素 (magnolin) 287，表木兰脂素 (epimagnolin) A 288，去甲基木兰脂素 290，表木兰脂素 A 301，membrin 289，（+）-连翘脂素 (phillygenol 或 forsythigenol）292，（+）-杜仲树脂酚 (medioresinol) 293，horsfieldin 296，（+）-芝麻素酚 (sesaminol，或 justisolin）297，sesangolin 298 和 praderin 300 等。

其中，化合物 258～274 的芳基取代基是相同的，而化合物 275～305 含有不同的芳基取代基。

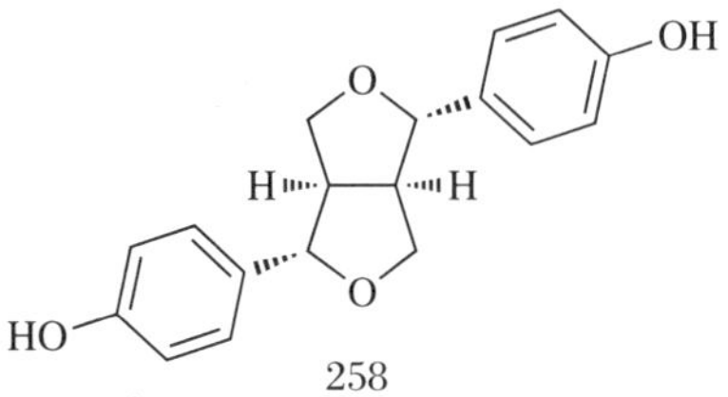

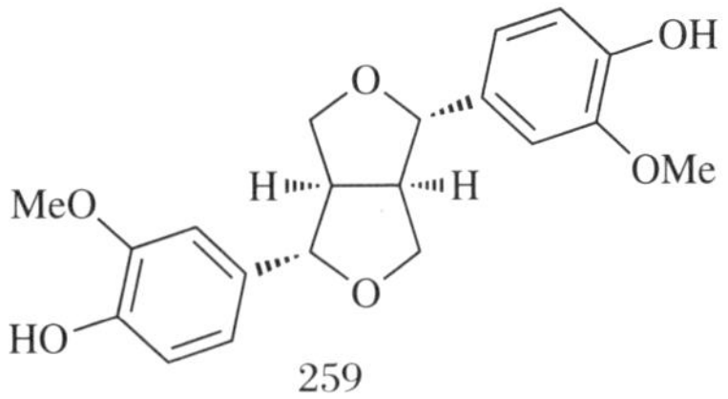

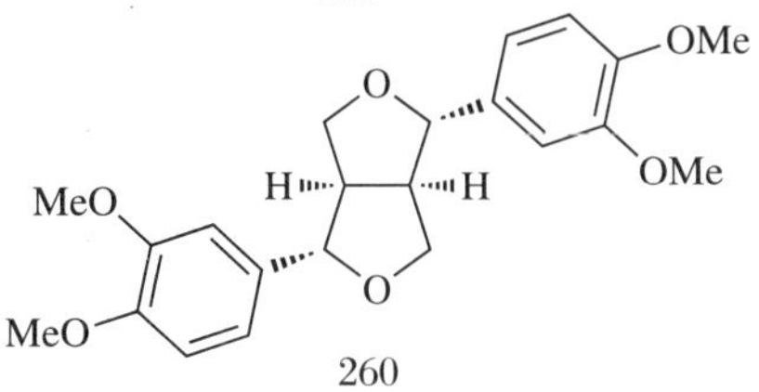

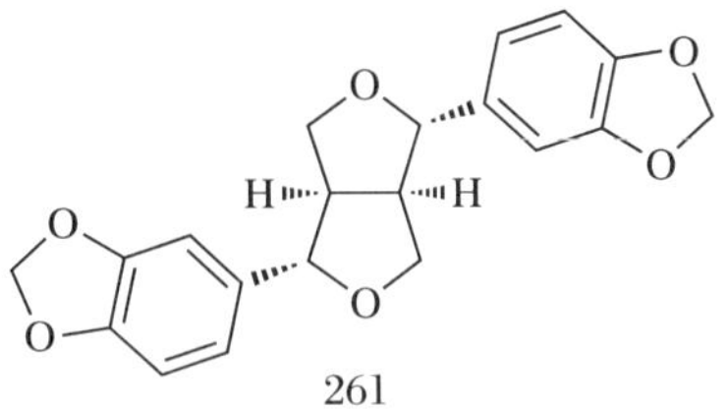

图 2.8　非氧双骈四氢呋喃木脂素

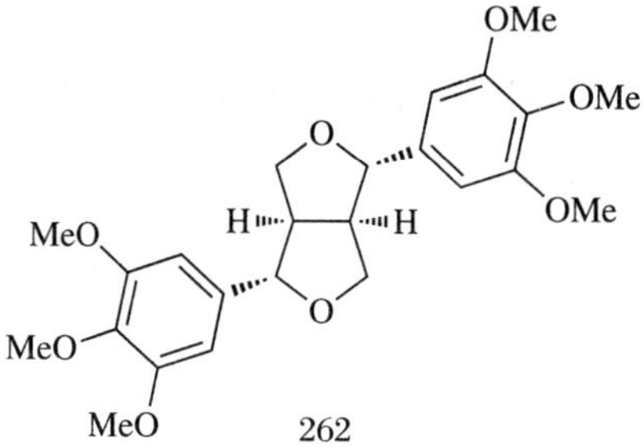

图 2.8 非氧双骈四氢呋喃木脂素(续)

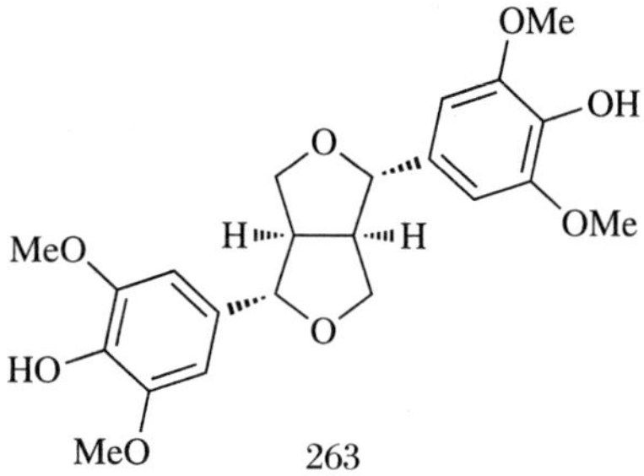

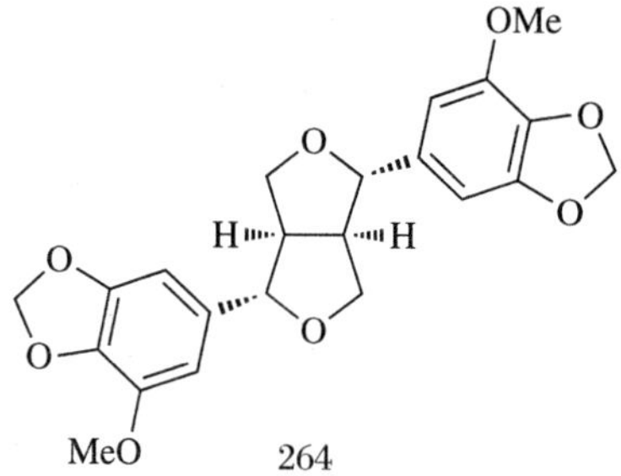

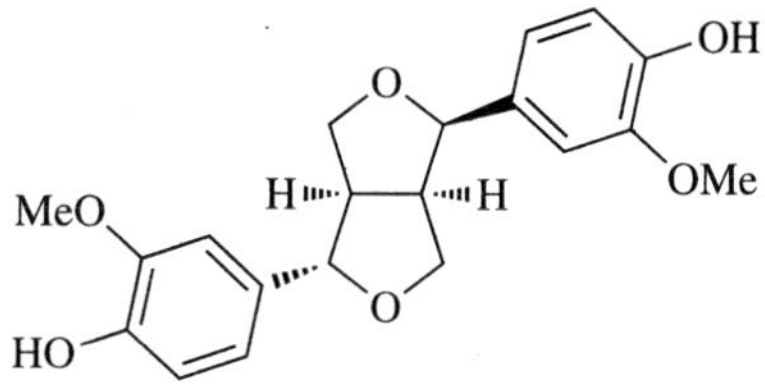

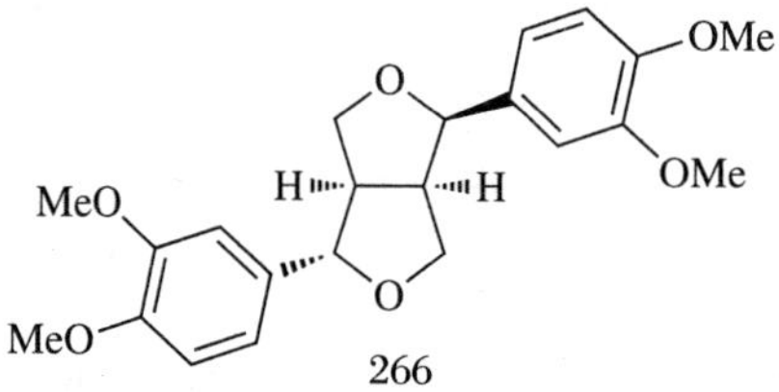

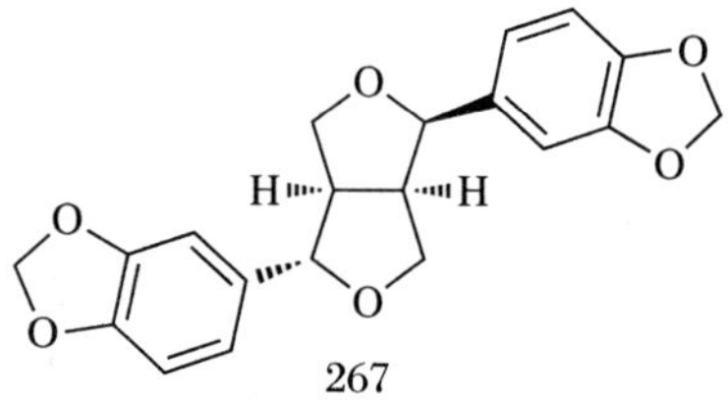

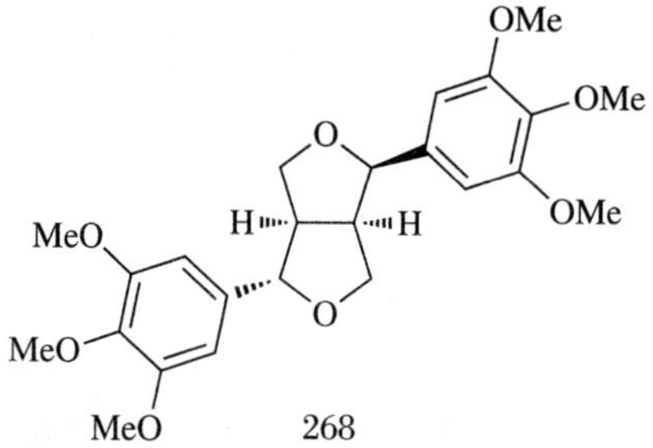

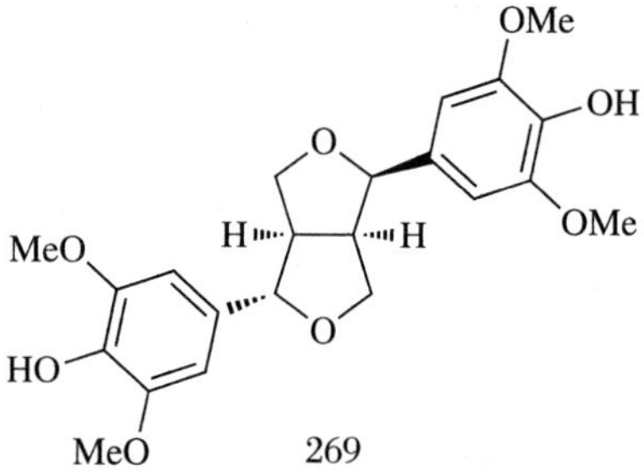

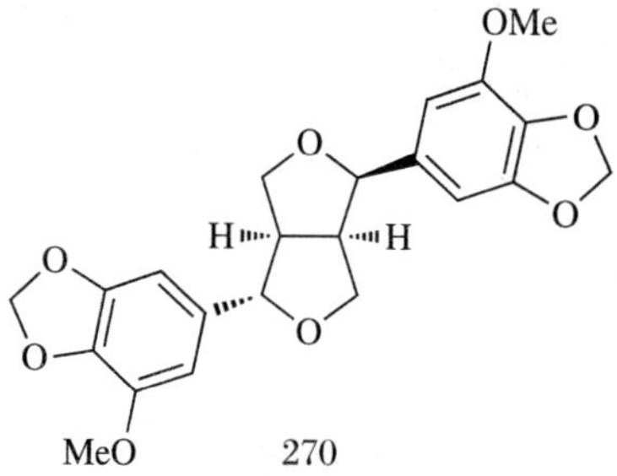

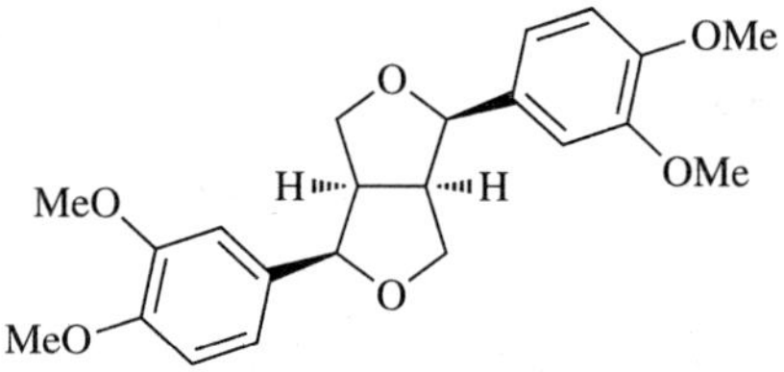

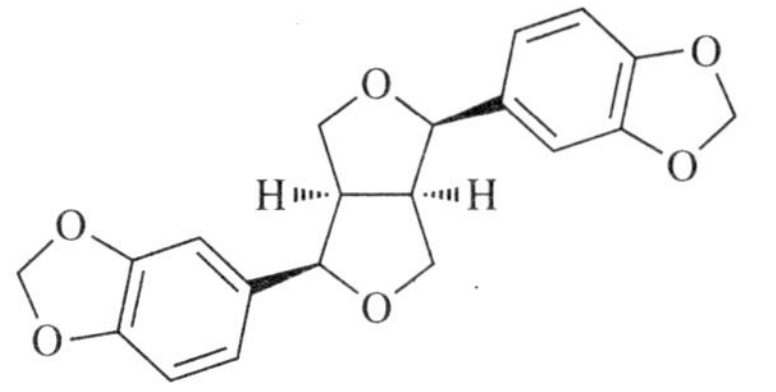

图 2.8 非氧双骈四氢呋喃木脂素(续)

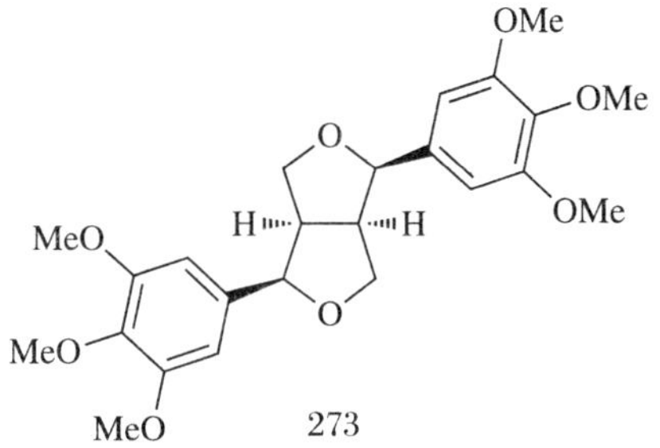

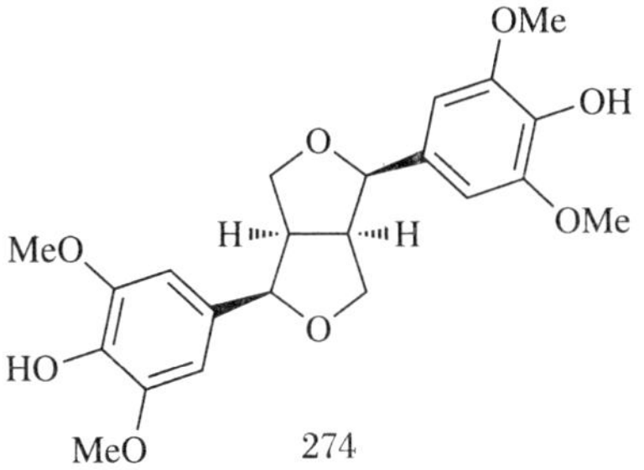

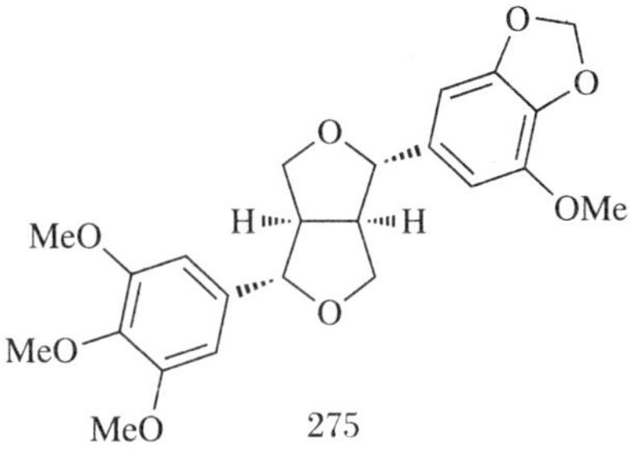

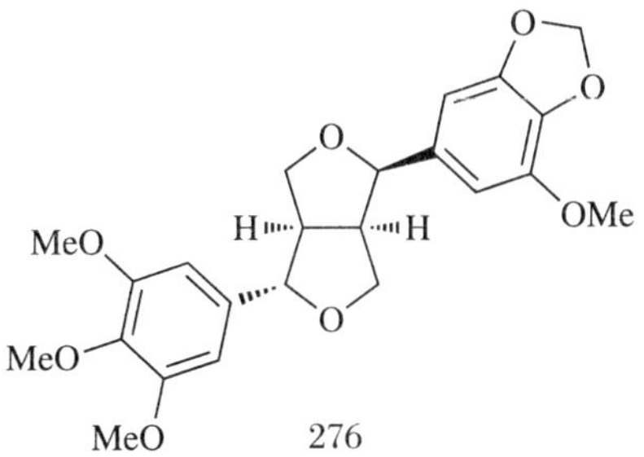

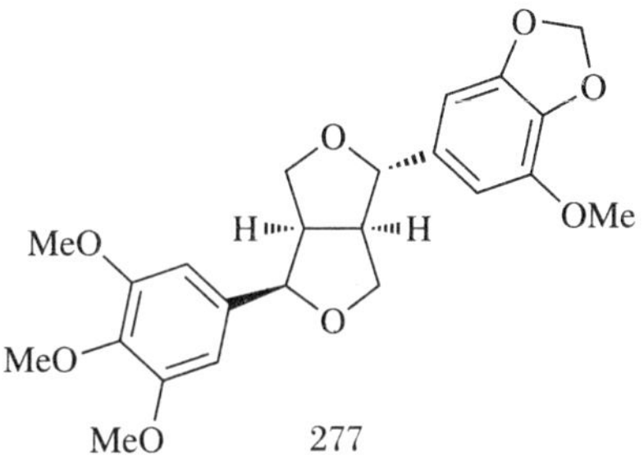

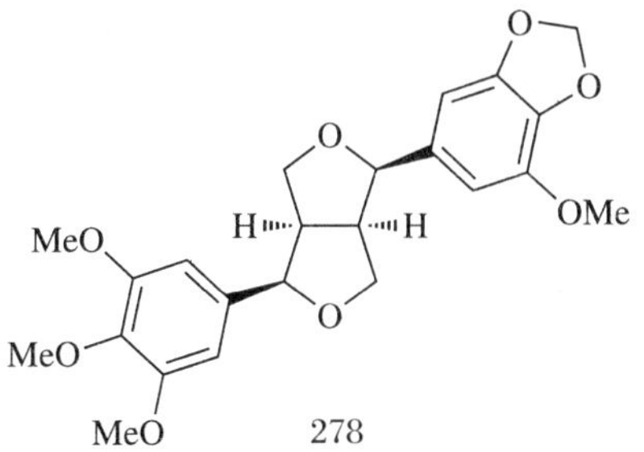

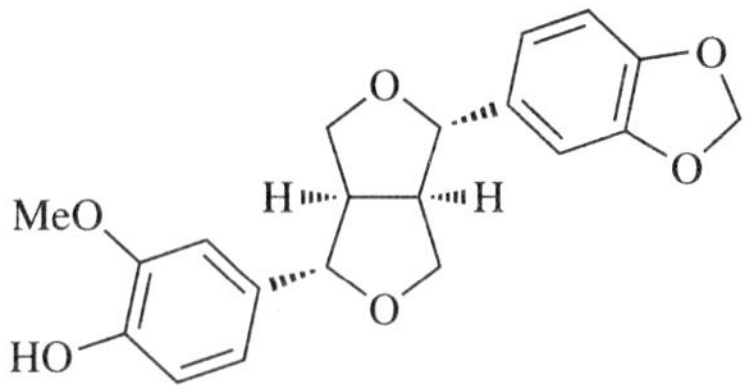

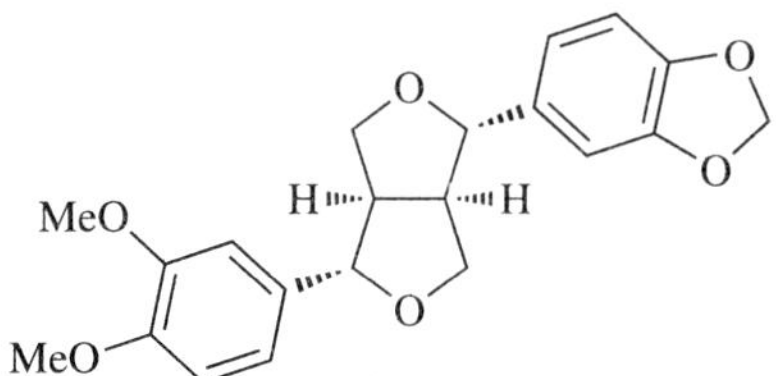

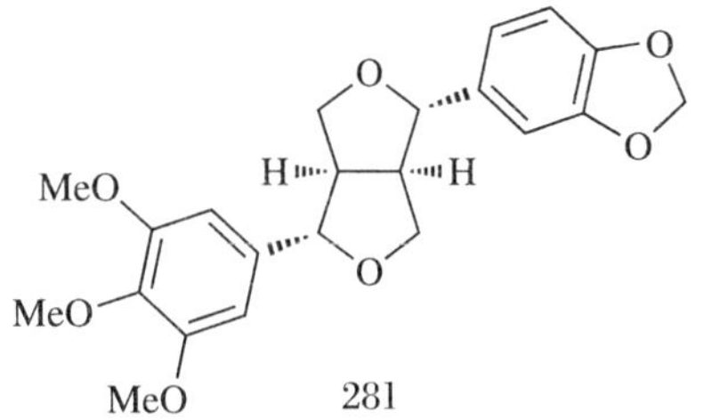

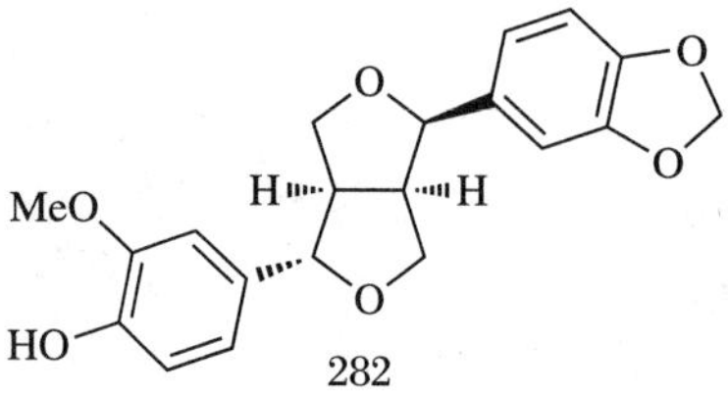

图 2.8 非氧双骈四氢呋喃木脂素(续)

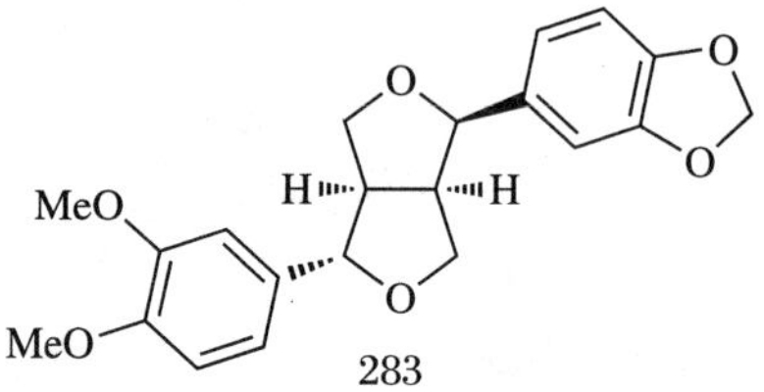

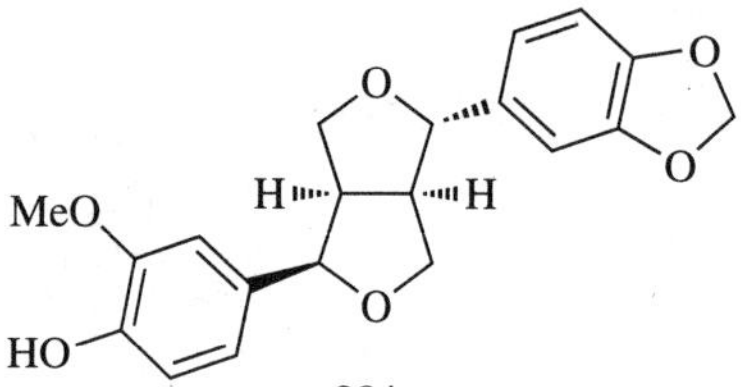

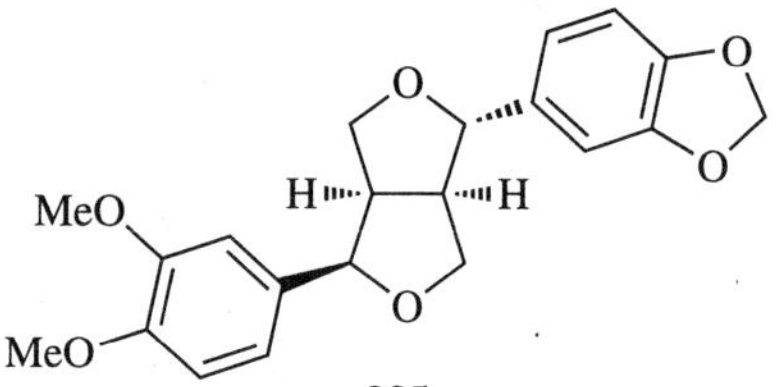

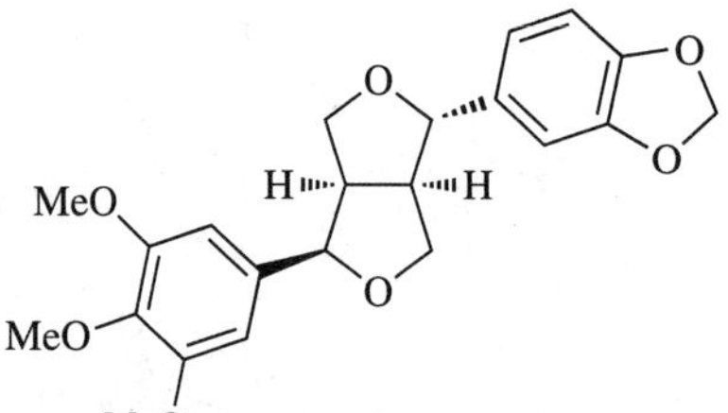

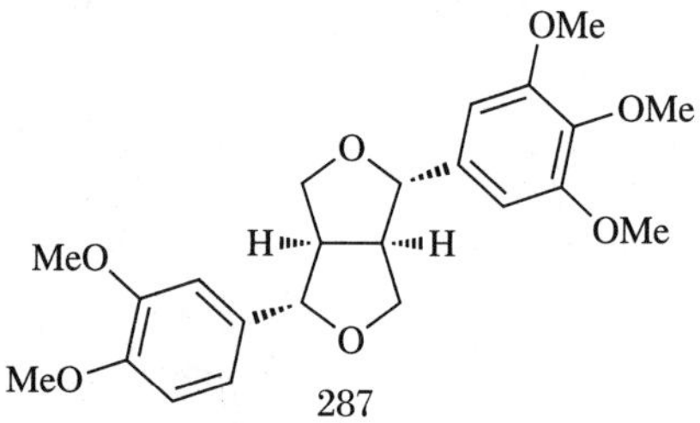

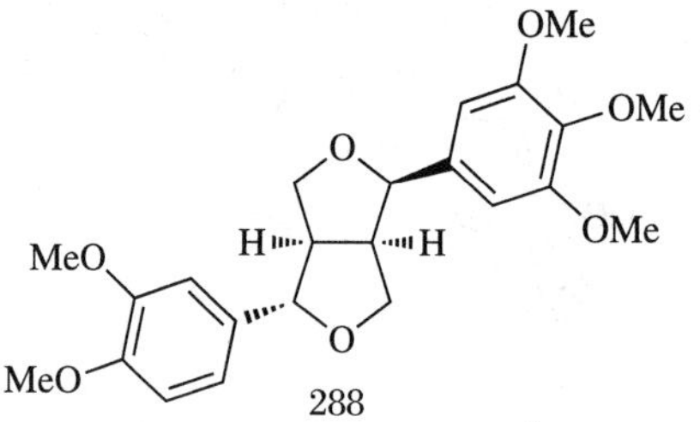

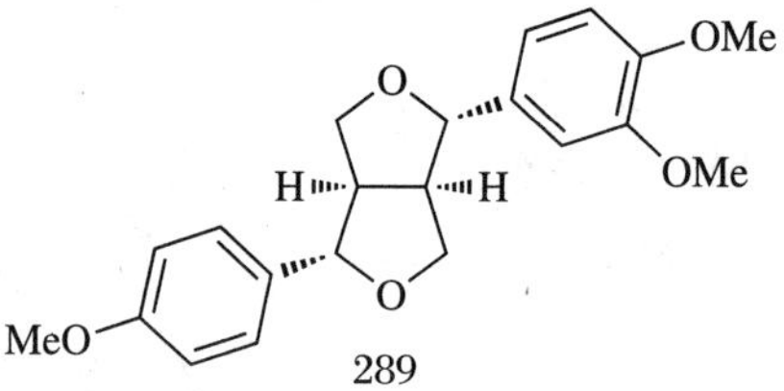

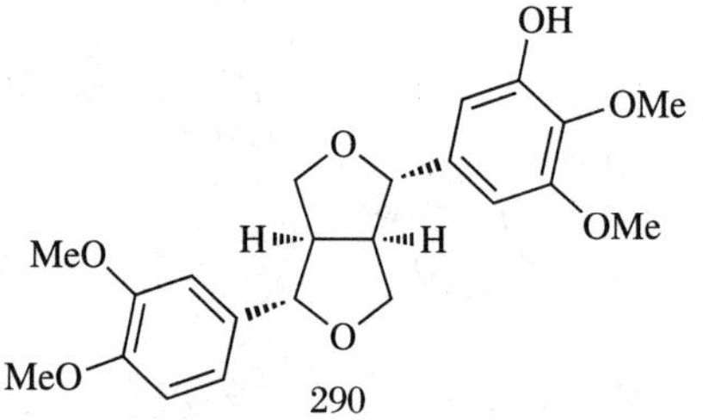

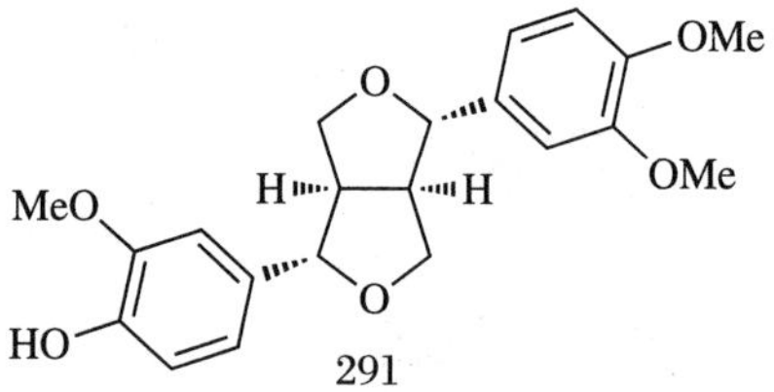

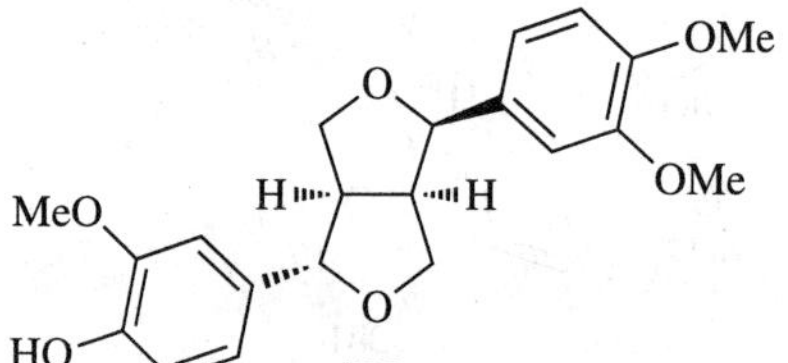

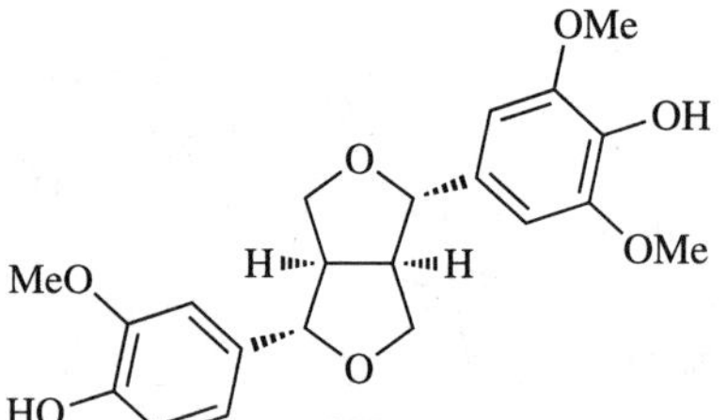

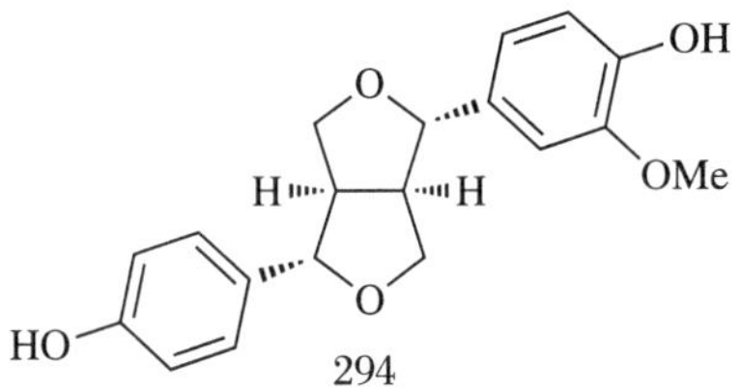

第 2 章 木脂素的分类和命名 —————————————————————— 43

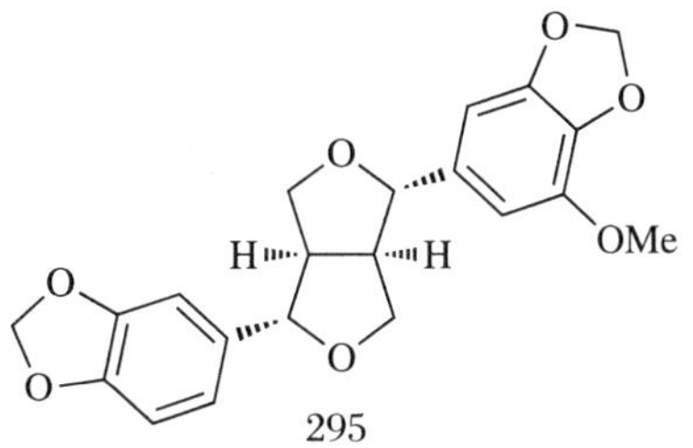

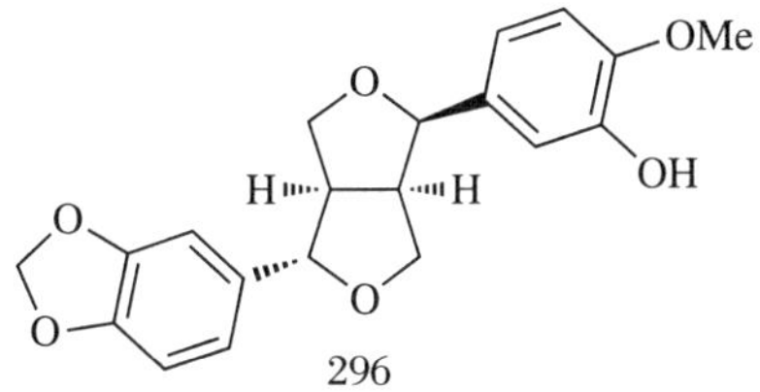

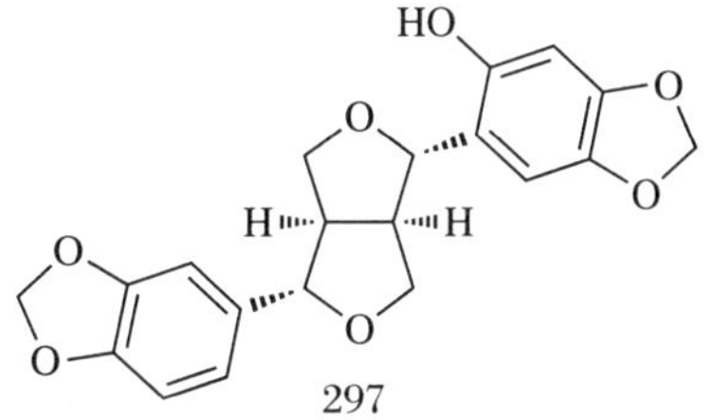

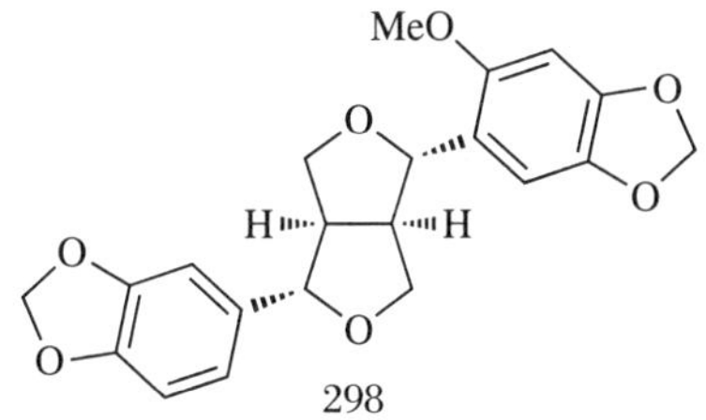

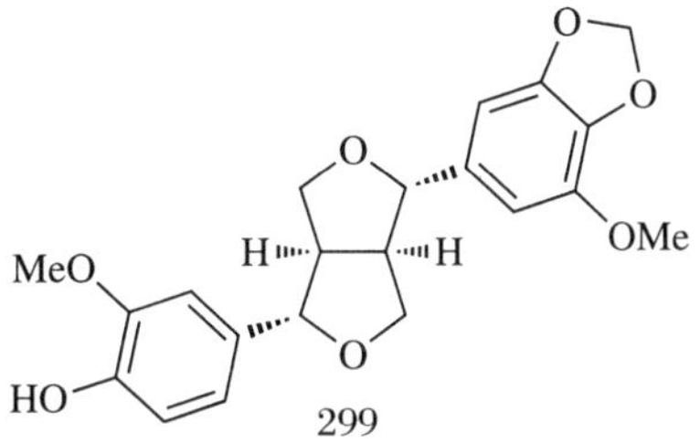

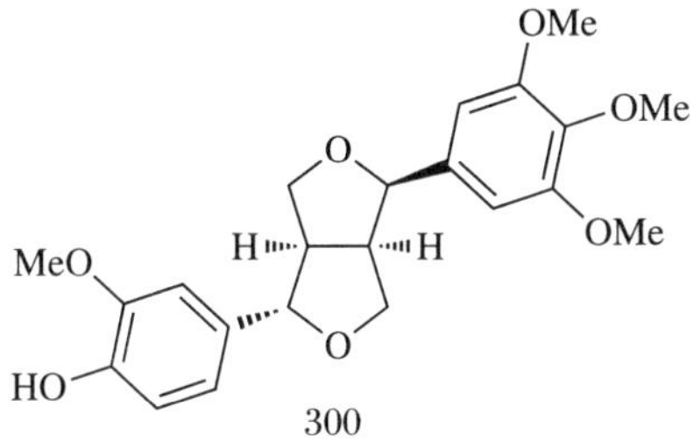

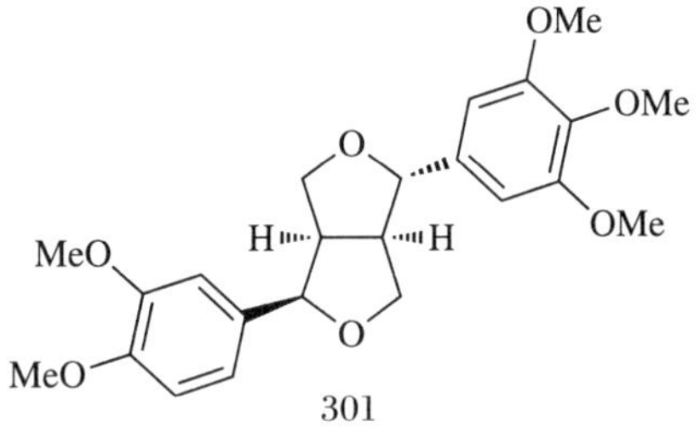

图 2.8 非氧双骈四氢呋喃木脂素（续）

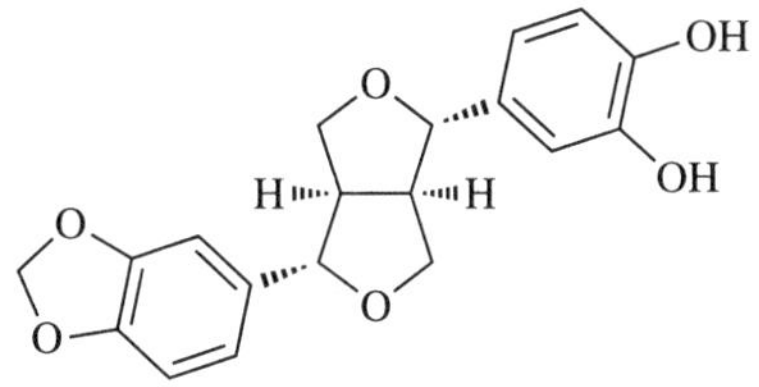

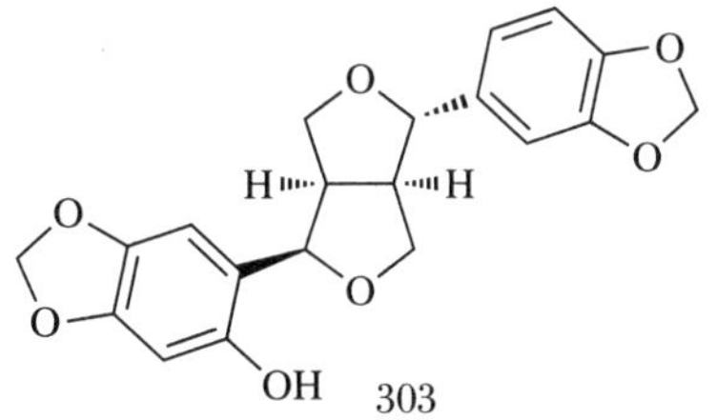

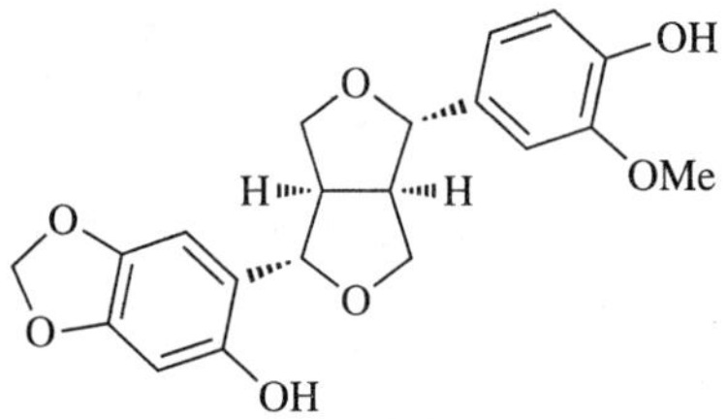

图2.8 非氧双骈四氢呋喃木脂素(续)

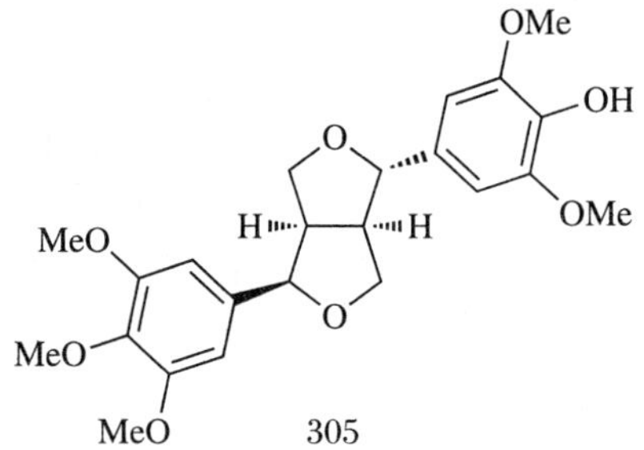

人们很早就认识到芝麻的抗氧化作用,并将其列为延缓衰老的健康食品。芝麻的这种抗氧化作用与其所含有的多种木脂素[如(+)-芝麻素261]有关。研究表明,芝麻中所含的木脂素能与维生素E协同作用,从而提高了后者的抗氧化活性。实验证明,表芝麻素267和芝麻素261能调节大鼠体内胆固醇和亚油酸的代谢水平。(+)-yangambin 262和(+)-丁香脂素263都具有抗血小板凝集的作用。芝麻素261和fargesin 285可延缓种子发芽。(+)-松脂醇259对环腺苷酸磷酸二酯酶具有抑制作用。

2.1.4.2 单羟基与双羟基双骈四氢呋喃木脂素

如图2.9所示,该亚类木脂素天然产物主要包括8-羟基松脂醇306,石梓醇(gmelinol)310,异石梓醇(isogmelinol)307,新石梓醇(neogmelinol)312,泡桐素(paulownin)308,异泡桐素(isopaulownin)311,新泡桐素(neopaulownin)313,8-羟基丁香脂素309,(+)-fraxiresinol 314,arboreol 315,isoarboreol 316,epiphrymarol 317,isophrymarol 318,透骨草醇(leptostachyol)319,(-)-青刺尖木脂醇(prinsepiol)320,(-)-wodeshiol(或kigeliol)321,(+)-9-羟基芝麻素(或aptosimol)322,9,9'-二羟基芝麻素325,肉桂萜醇(cinnamonol)323,gummadiol 324和9-羟基杜仲树脂酚326。

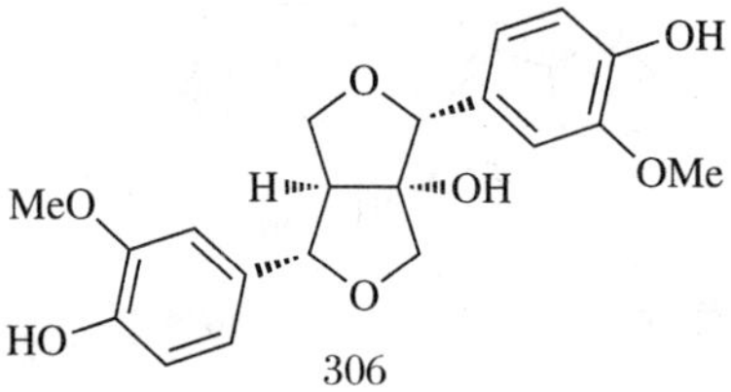

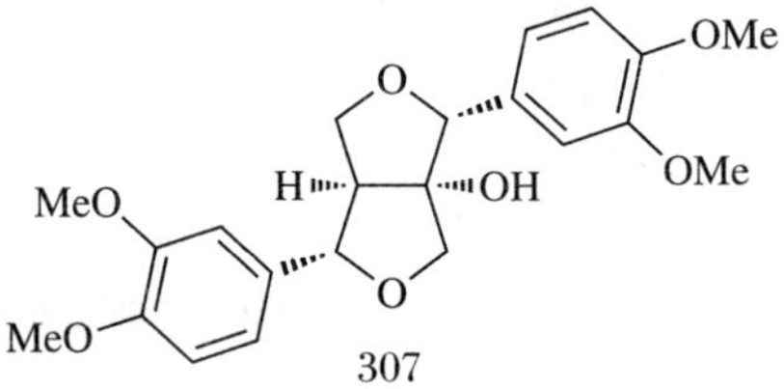

图2.9 单羟基及二羟基双骈四氢呋喃木脂素

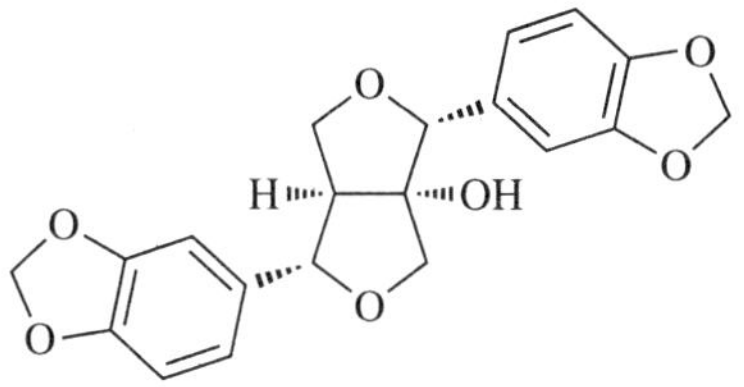

第 2 章 木脂素的分类和命名

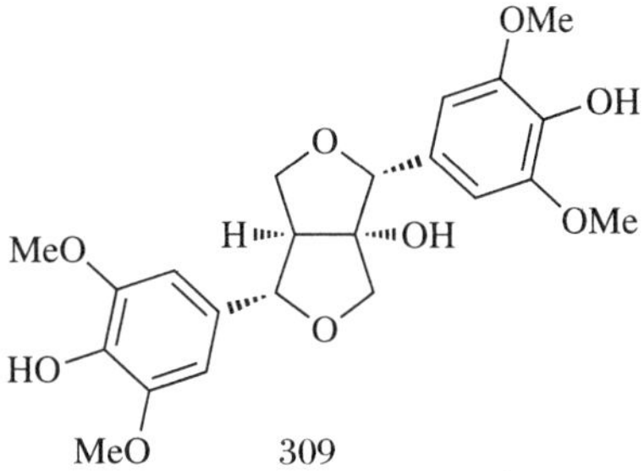

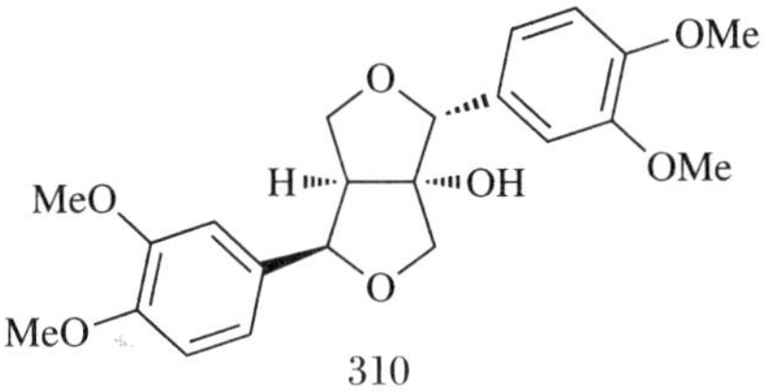

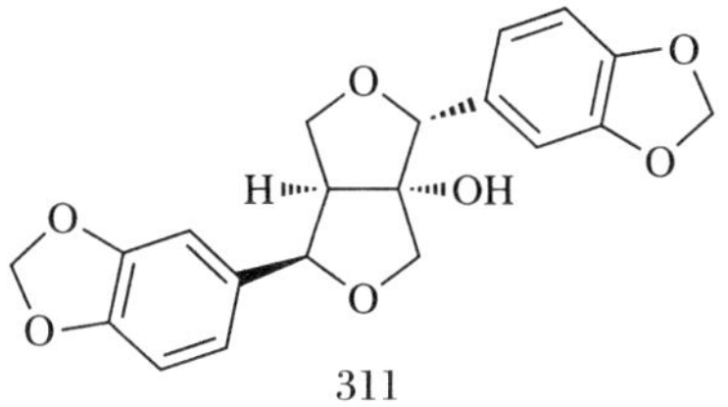

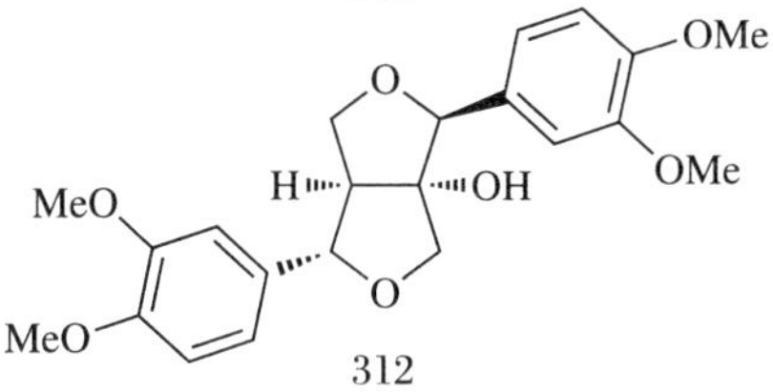

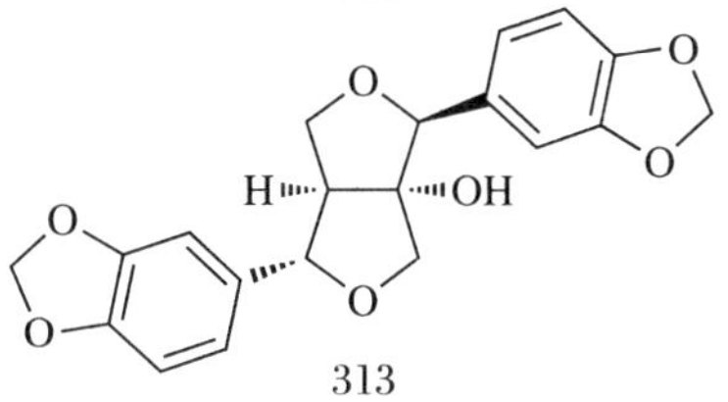

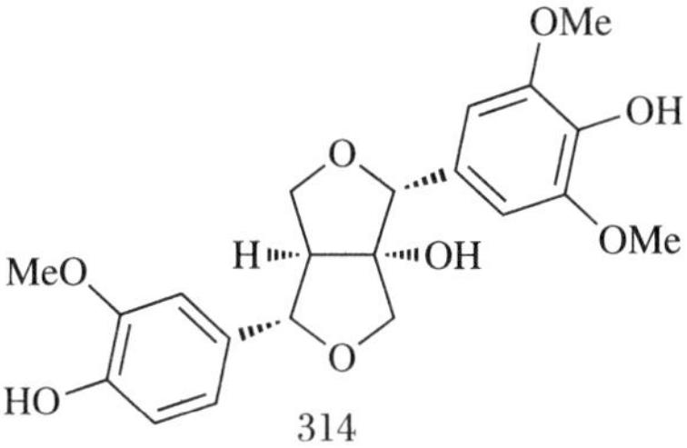

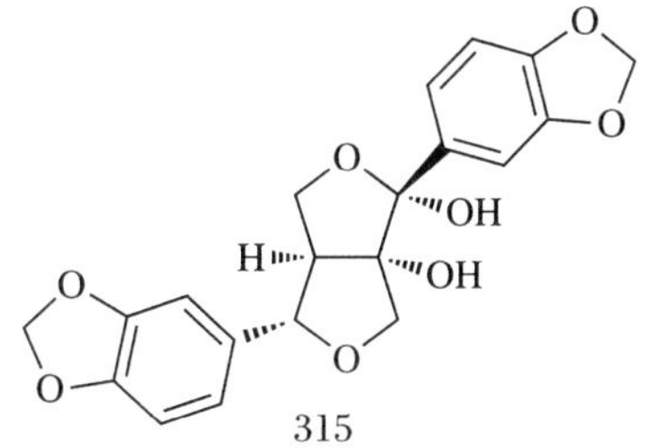

图 2.9 单羟基及二羟基双骈四氢呋喃木脂素(续)

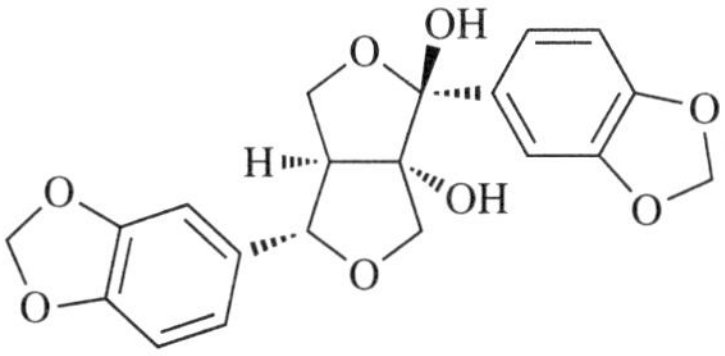

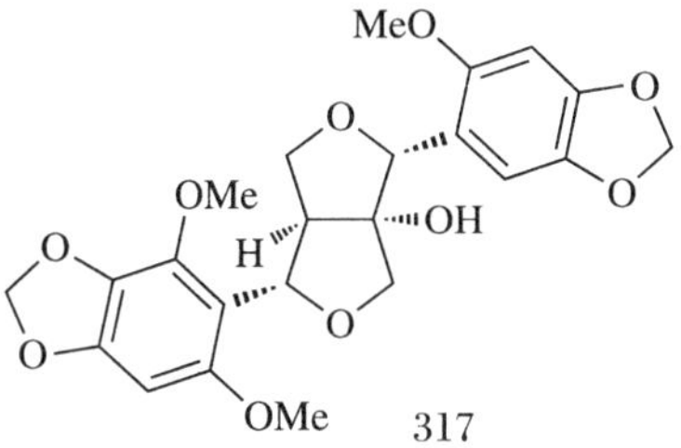

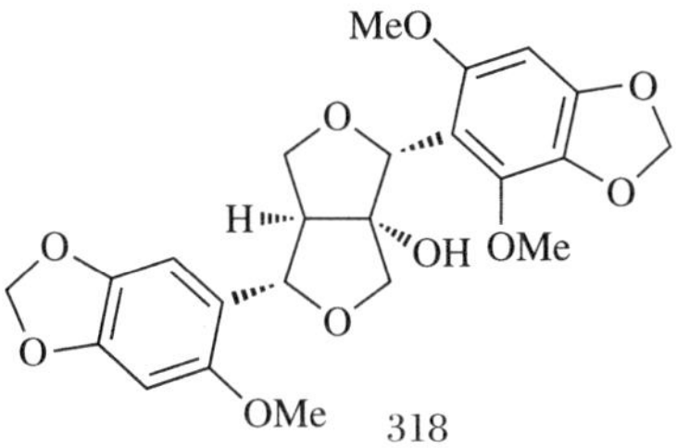

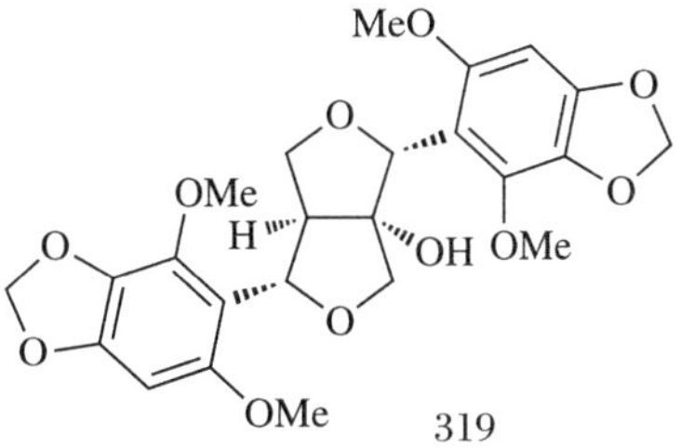

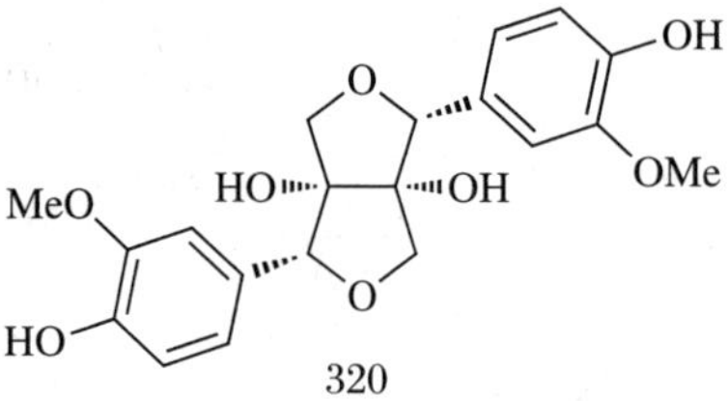
320

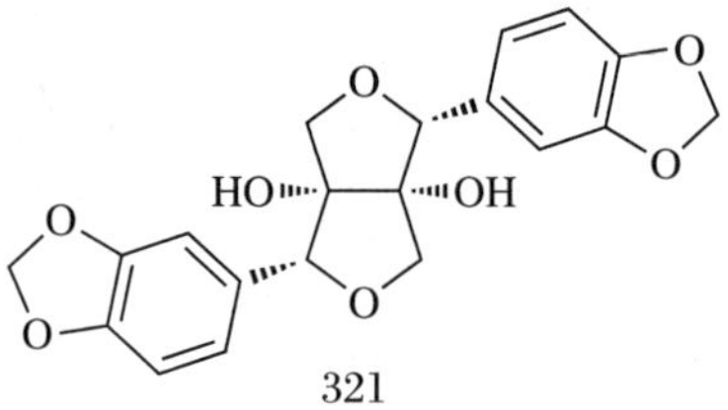
321

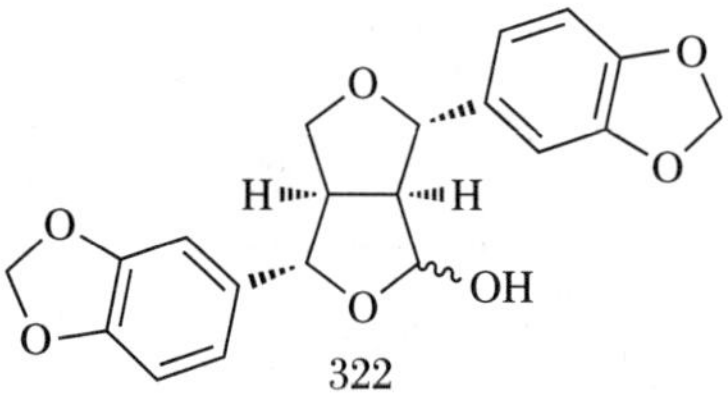
322

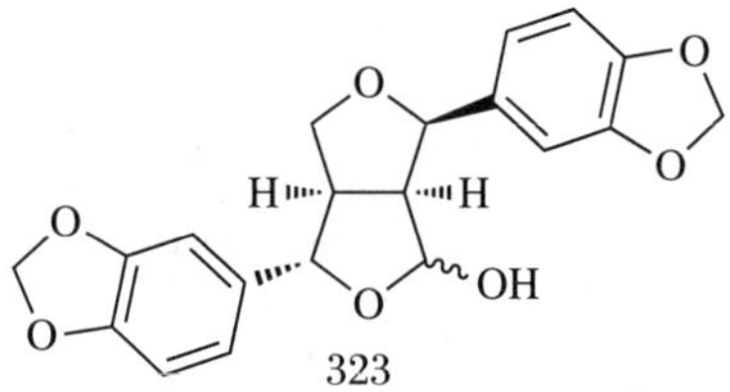
323

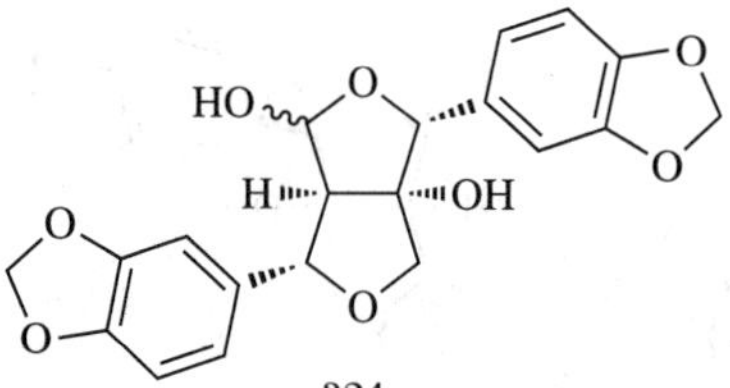
324

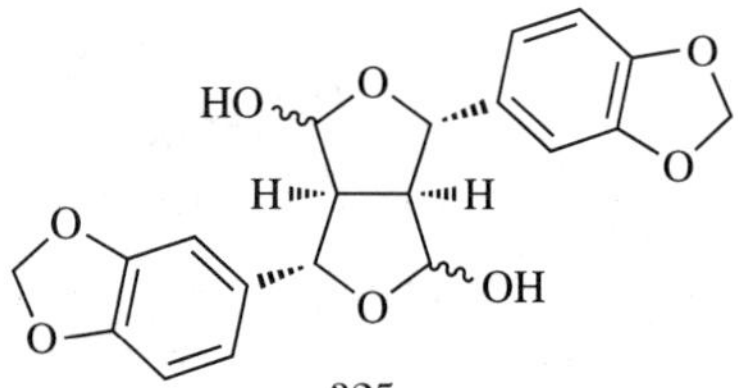
325

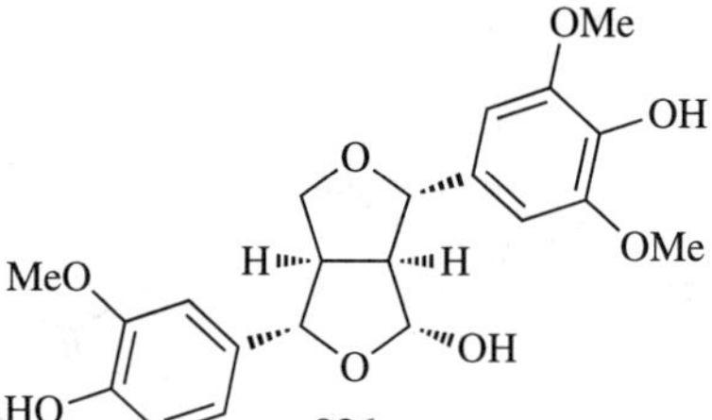
326

图 2.9 单羟基及二羟基双骈四氢呋喃木脂素(续)

2.1.4.3 双骈四氢呋喃单内酯木脂素

目前所分离出的该亚类木脂素天然产物的数量很少，主要包括 graminone A 327，graminone B 328，styraxin 329 和 aptosimone 332 等(图 2.10)。其中 styraxin 329 具有抗癌活性；而从单子叶植物山羊草中所分离出来的化合物 331 可抑制种子发芽，但试验证明该化合物只有在光照条件下才会对生菜种子的萌发起到抑制作用，而在黑暗处就没有这种作用。该化合物最初被错误地认为具有 2,4-二芳基双氧二环结构，后来在仿生合成的基础上才确定其 2,6-二芳基双氧二环的结构并用波谱方法加以证实。

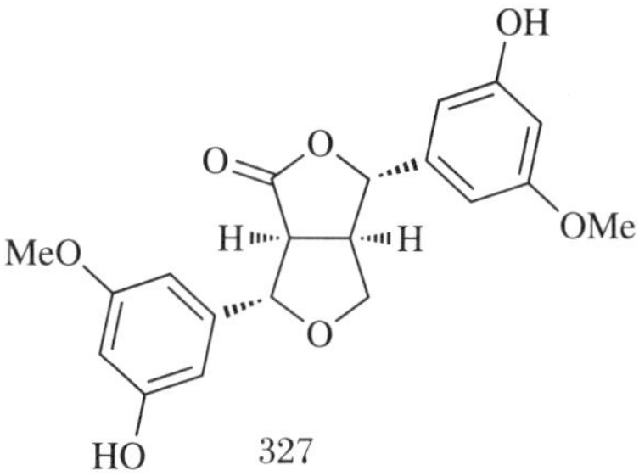

327

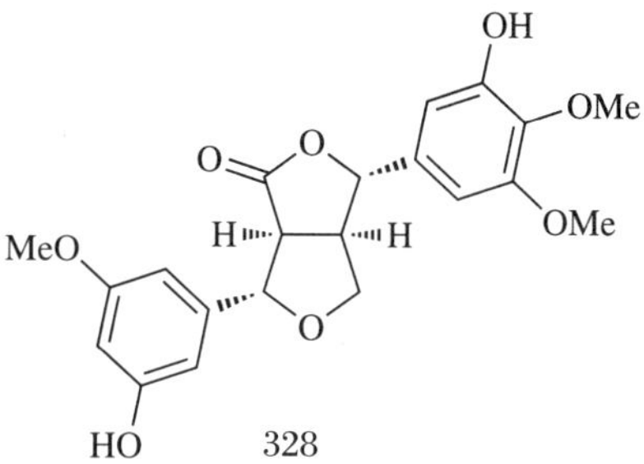

328

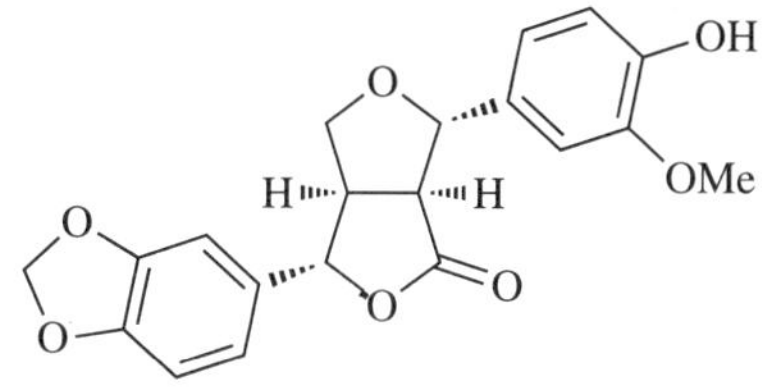

329

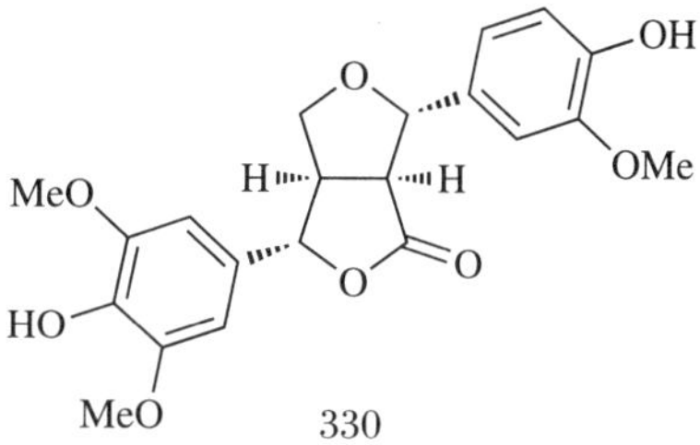

330

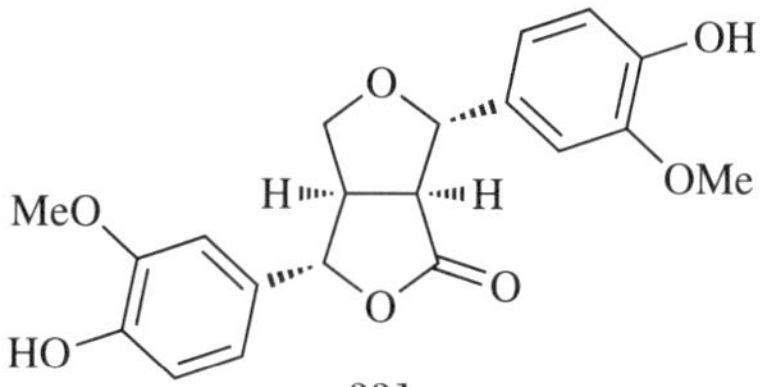

331

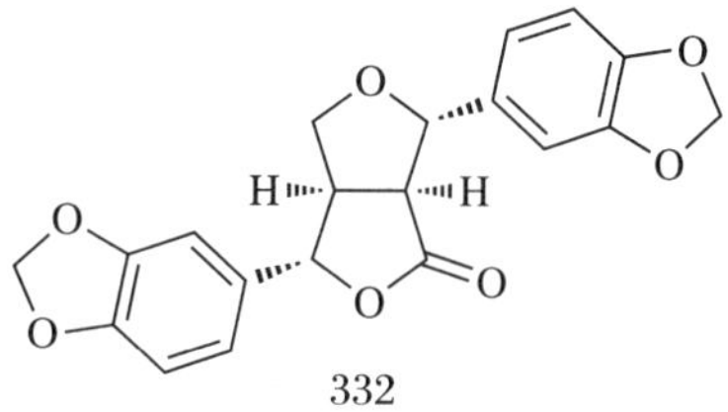

332

图 2.10　双骈四氢呋喃单内酯木脂素

2.2　芳基萘木脂素

芳基萘木脂素(arylnaphthalene)类天然产物除 C8—C8′键外,还通过 C2—C7′键相连(见图 2.1,26)。由于此类木脂素的不饱和程度和所含有的官能团,特别是 9,9′位官能团的变化比较复杂,所以很难对其进行比较系统的分类。有的文献资料根据 9,9′位是否含有氧取代基和取代基的连接方式(比如是否形成 9,9′-内酯键)来进行分类,本书仅根据该类木脂素基本骨架结构的不饱和程度将其进一步分为四氢芳基萘(图 2.11)、二氢芳基萘(图 2.12)和芳基萘三个亚类(图 2.13),而不考虑其氧取代基的位置和连接方式。氧化主要发生在 C7、C9 和 C9′位,以 7-羟基、7-羰基、9,9′-二醇(或二甲醚)、9,9′-环氧、9,9′-二羧酸及其衍生物、9,9′-内酯和 9′9-内酯等形式存在。

2.2.1 四氢芳基萘木脂素

如图 2.11 所示为四氢芳基萘木脂素天然产物。其中最有名的当属(−)-鬼臼毒素 6,其他鬼臼毒素与足叶草脂素(peltatin)类化合物主要有(−)-表鬼臼毒素(epipodophyllotoxin) 333,(+)-异鬼臼毒素(isopodophylotoxin) 334,(+)-表异鬼臼毒素 335,(+)-鬼柏苦(picropodophyllin) 336,异鬼柏苦(isopicropodophyllin) 337,(−)-去氧鬼臼毒素 338,(−)-异去氧鬼臼毒素 339,去氧鬼柏苦 340,异去氧鬼柏苦 341,(−)-α-足叶草脂素 342,(−)-β-足叶草脂素 343,异-β-足叶草脂素 344,异-β-足叶草脂素甲基醚 345,(−)-β-足叶草脂素 A 甲基醚 346,(−)-β-足叶草脂素 B 甲基醚 347,异-α-足叶草脂素 348,异-α-足叶草脂素甲基醚 349,8′β-羟基-4′-去氧甲基去氧鬼臼毒素 350,4′-去氧甲基去氧鬼柏苦 351,6-甲氧基-表鬼柏苦 352,6-甲氧基鬼柏苦 353,乙酰表鬼柏苦 354,乙酰表鬼臼毒素 355,5′-去甲氧基-6-甲氧基鬼臼毒素 356,4′-去氧甲基异鬼臼毒素 357,(−)-去甲基鬼臼毒素 358 和(−)-鬼臼毒酮 359。其他四氢芳基萘木脂素包括化合物 4,attenuol 3,海波叶下珠脂素(hypophyllanthin) 360,lintetralin 361,异落叶松脂醇(isolariciresinol) 362,phyltetralin 363,异落叶松脂醇 4-氧甲基醚 364,oleiferin E 365,formosanol 366,($8S,8'S,7'R$)-五味子酮(schisandrone) 367,肉豆蔻脂素(cagayanin) 368,五脂素(wulignan)-A1 369,(+)-aristochilone 370,lingueresinol 371,otobanone 372,cagayanone 373,3-甲氧基异落叶松脂醇 374,isolintetralin 375,去亚甲基去氧鬼臼毒素 376,formosalactone 377,鬼臼毒酸(podophyllotoxinic acid) 378,去氧鬼臼毒酸甲酯(methyl deoxypodophyllotoxinate) 379,todolactol B 380,isopolygamain 381,(−)-α-铁杉脂素(conidendrin) 382,β-铁杉脂素 383,α-retrodendrin 384,β-retrodendrin 385,二甲基-α-铁杉脂素 386,二甲基-β-铁杉脂素 387,(−)-dimethyl-α-retrodendrin 388,(−)-dimethyl-β-retrodendrin 389,

(＋)-lyoniresinol 390，(＋)-环橄榄树脂素(cycloolivil) 391 和(＋)-isotaxiresinol 392 等。

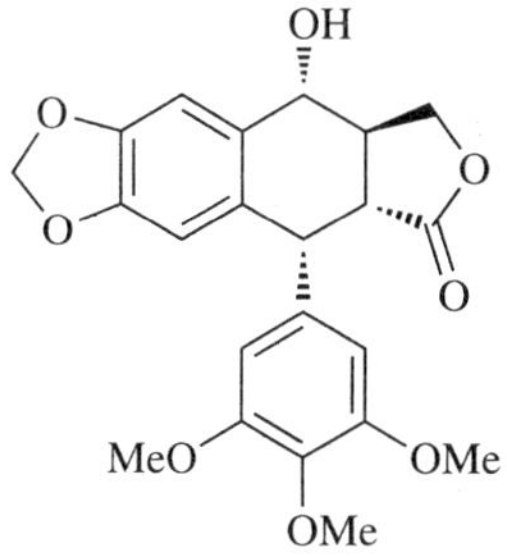

6

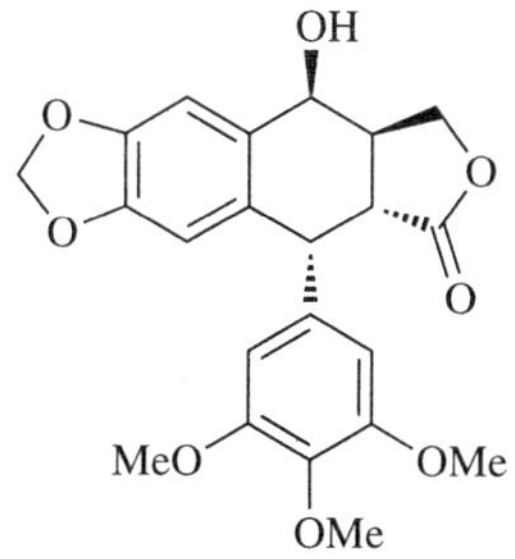

333

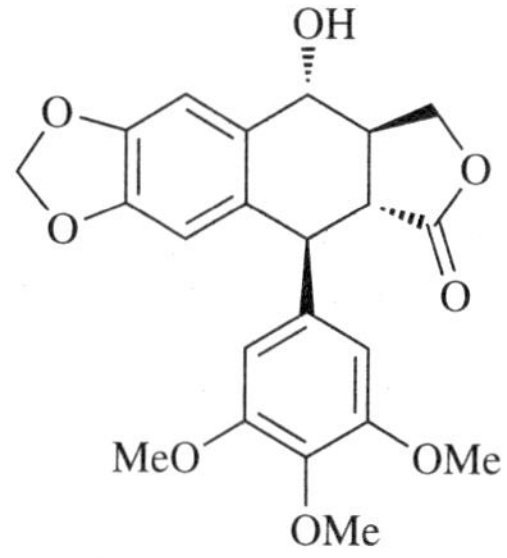

334

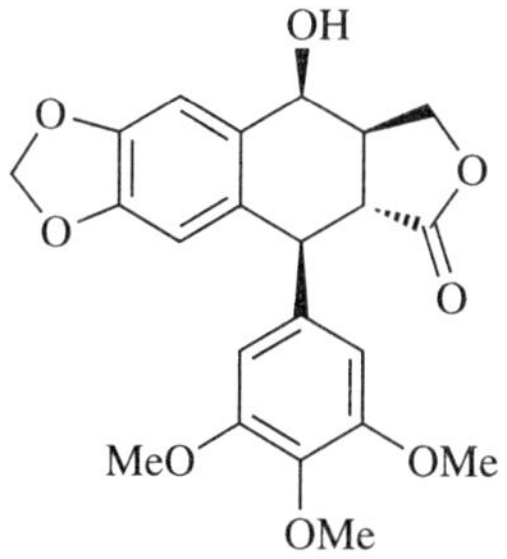

335

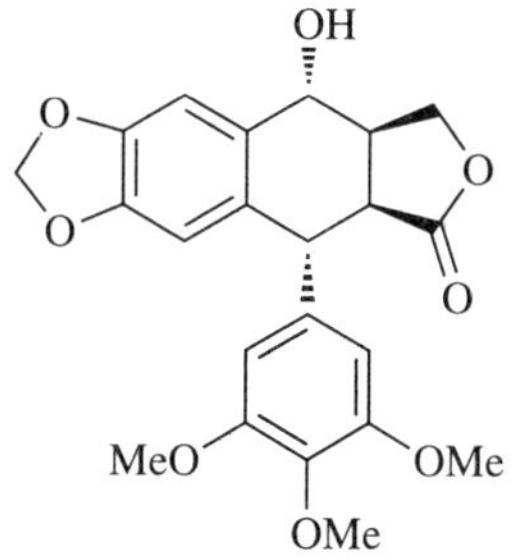

336

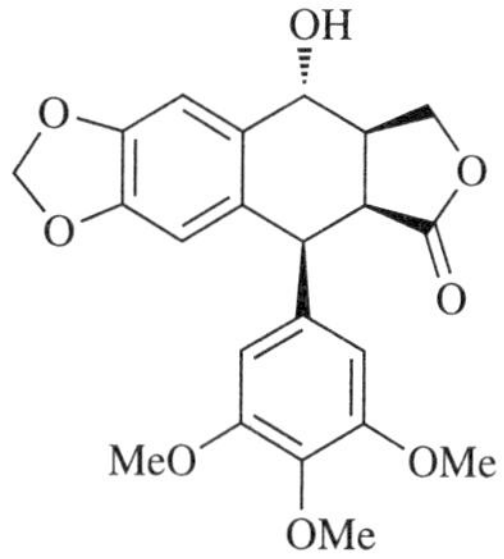

337

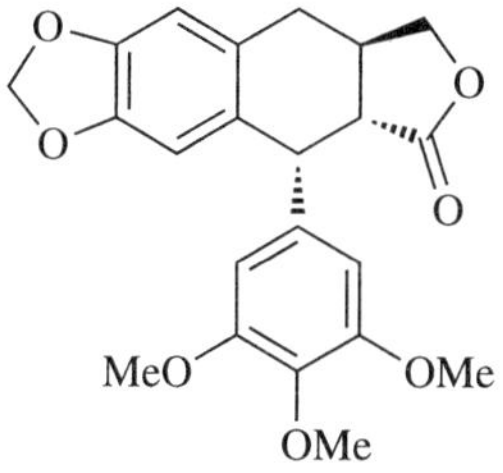

338

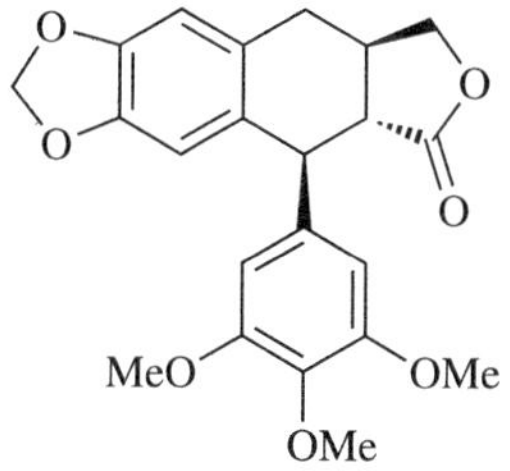

339

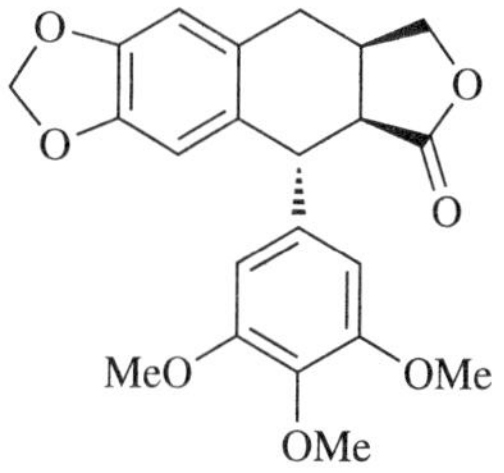

340

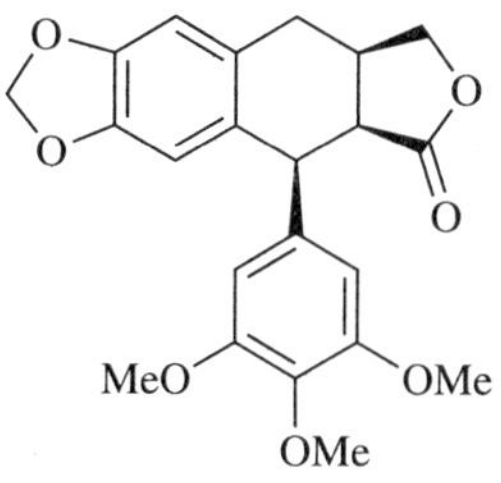

341

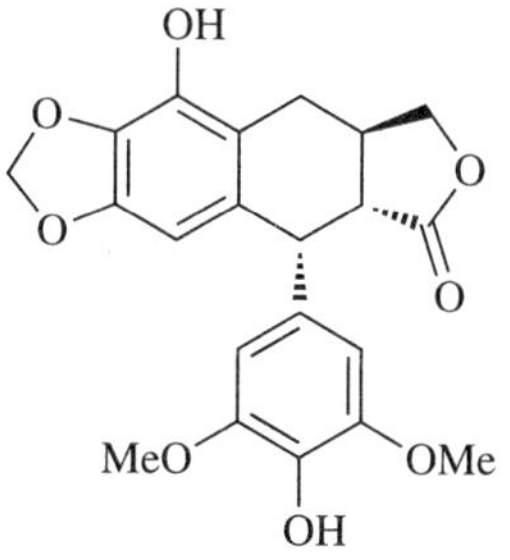

342

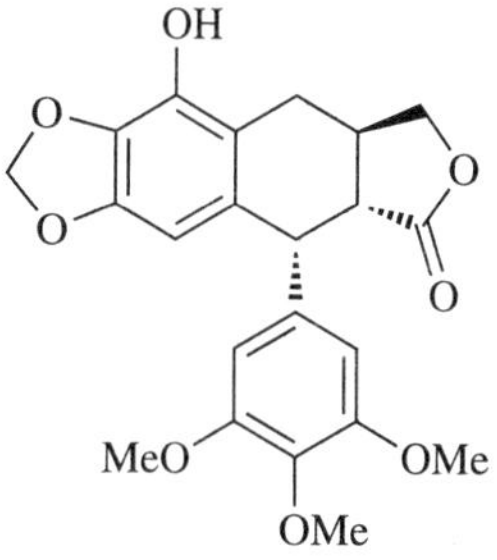

343

图 2.11　四氢芳基萘木脂素

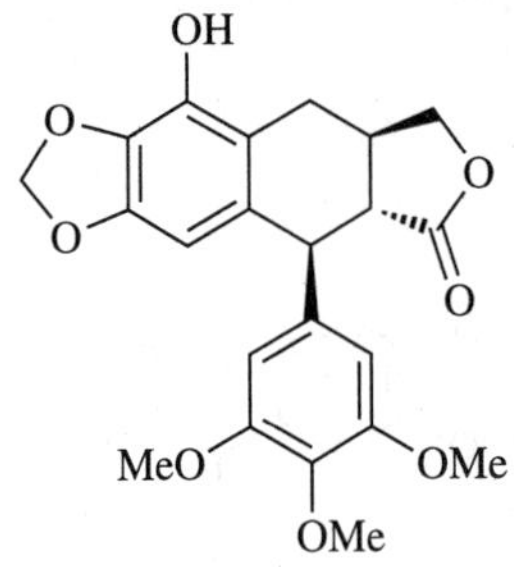

图 2.11 四氢芳基萘木脂素(续)

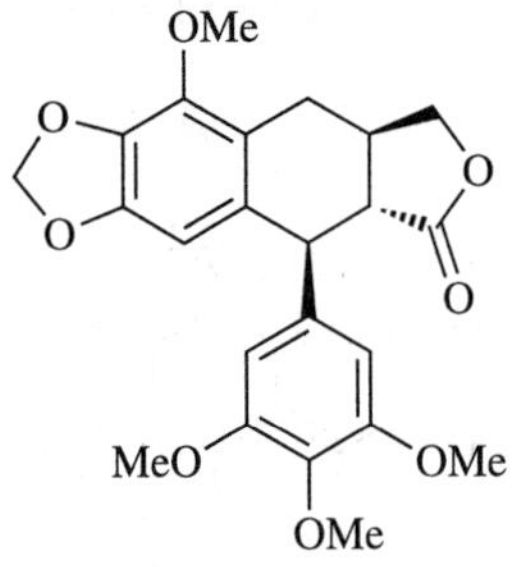

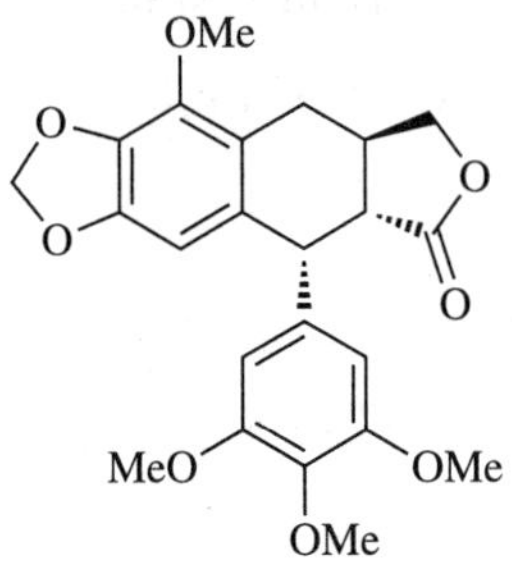

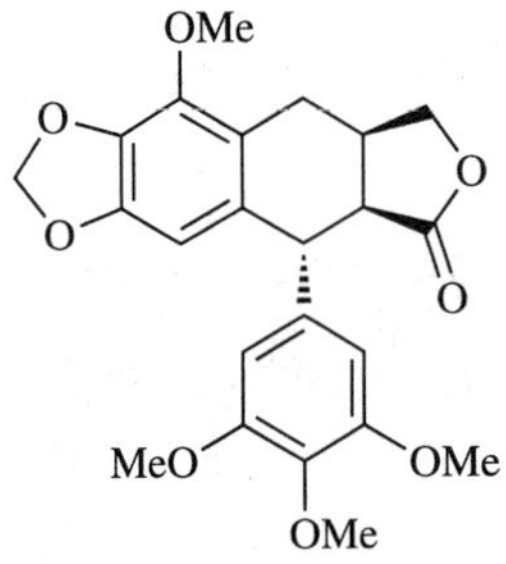

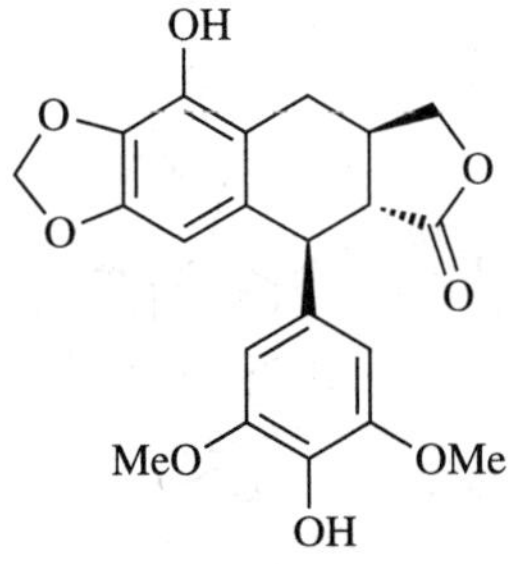

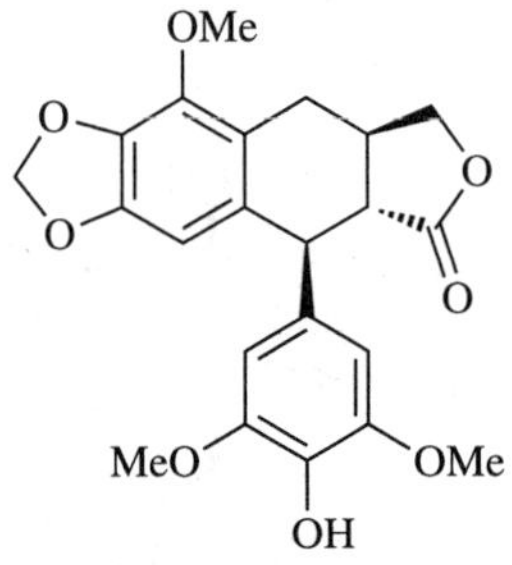

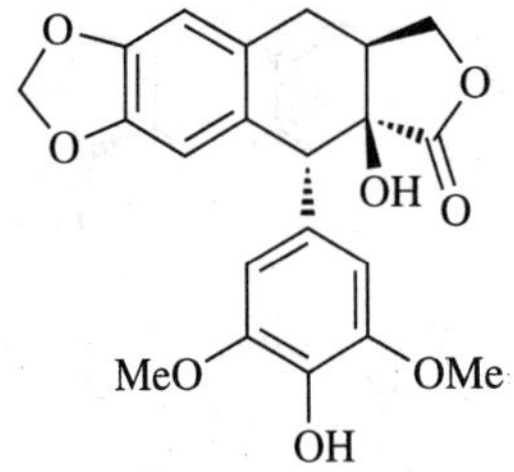

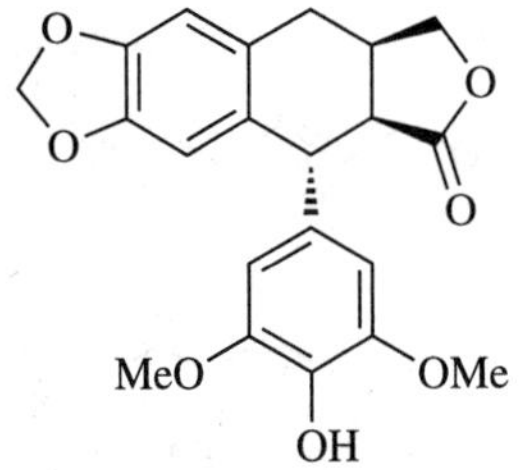

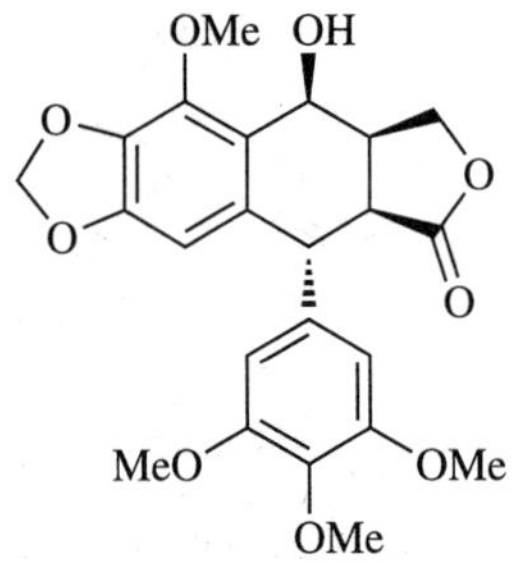

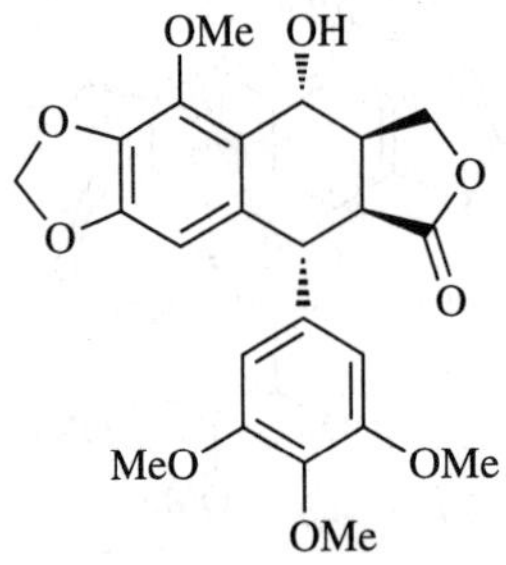

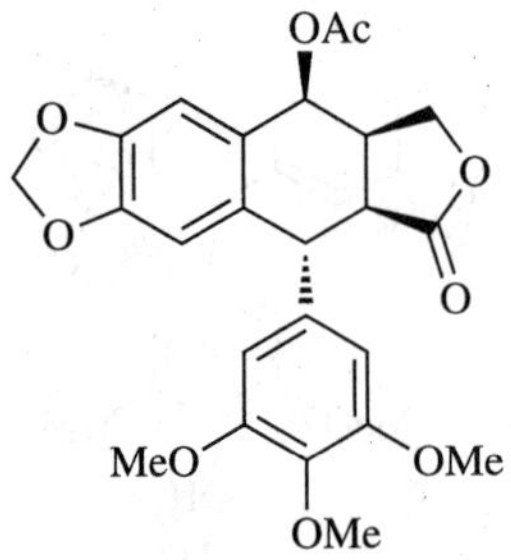

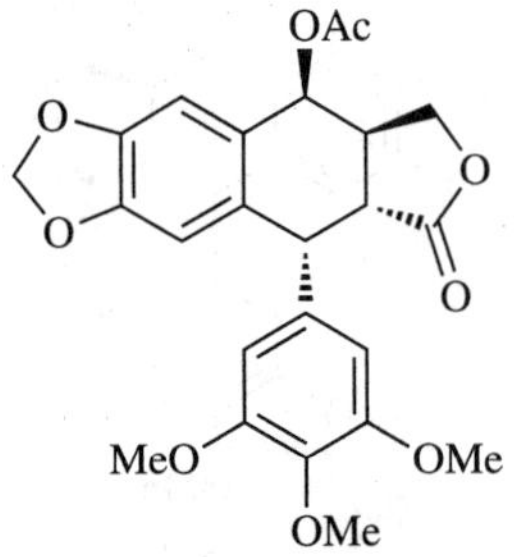

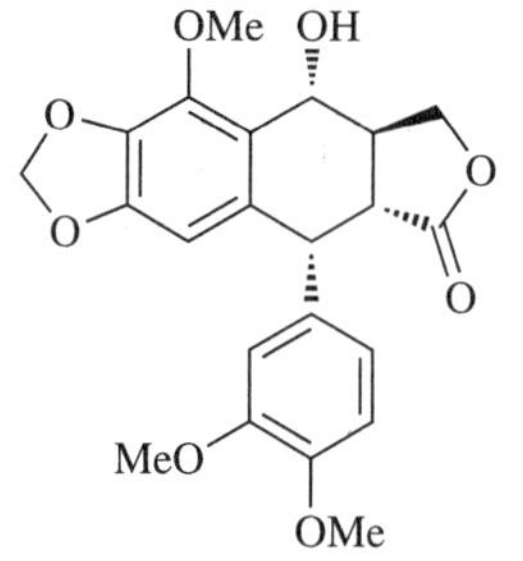

356

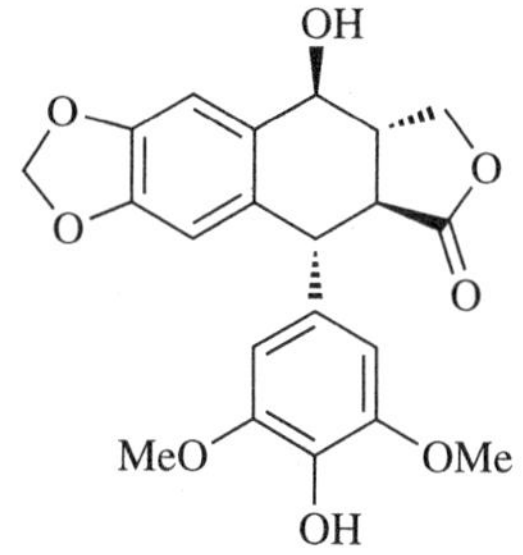

357

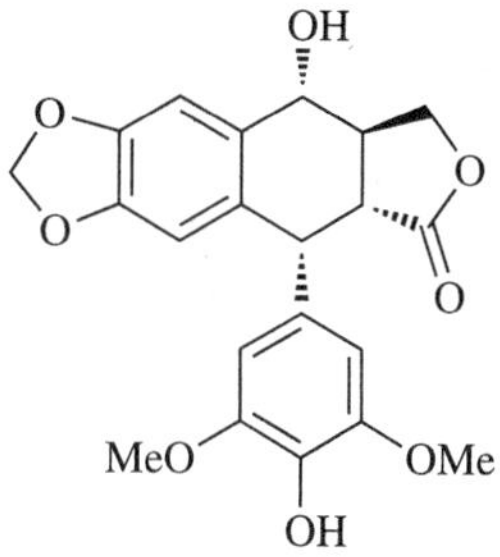

358

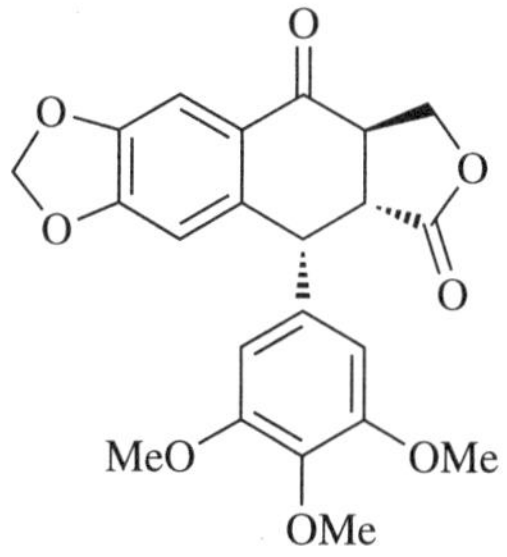

359

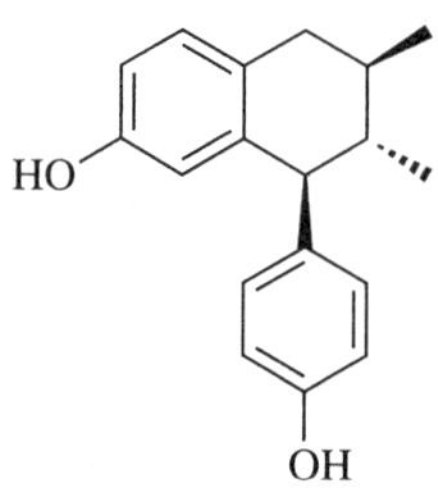

4

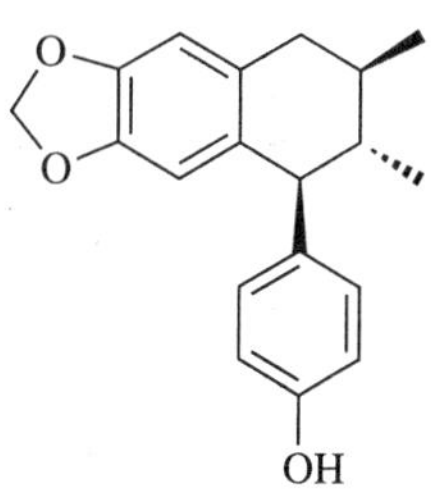

3

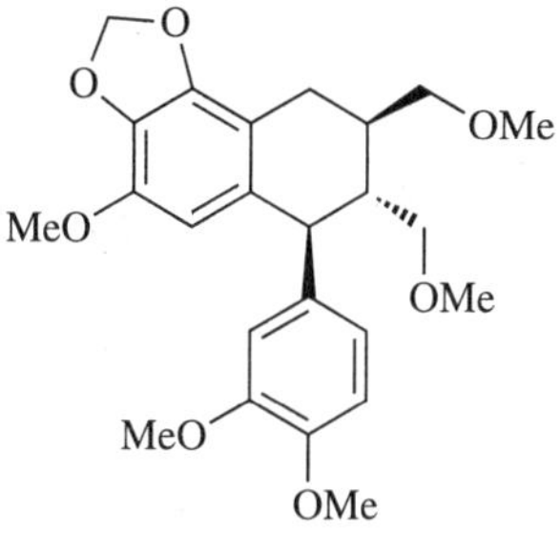

360

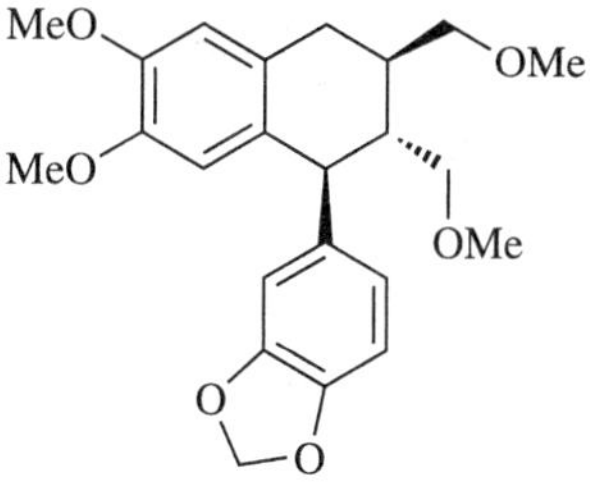

361

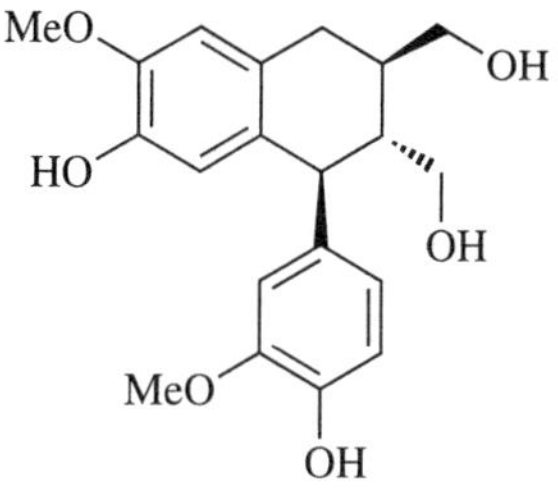

362

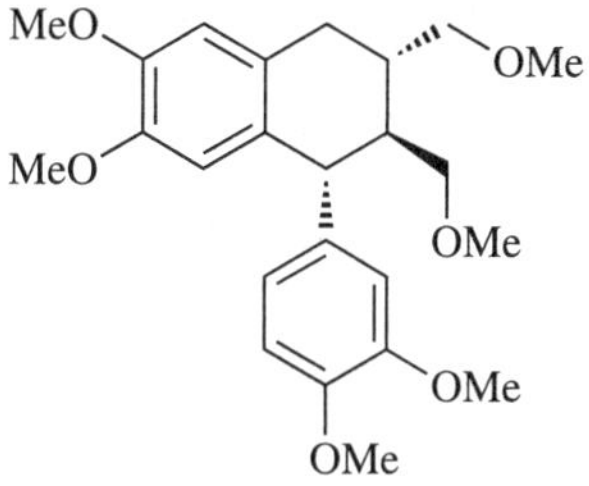

363

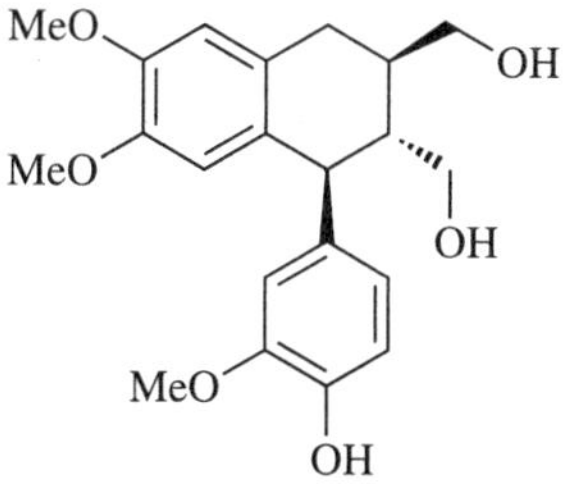

364

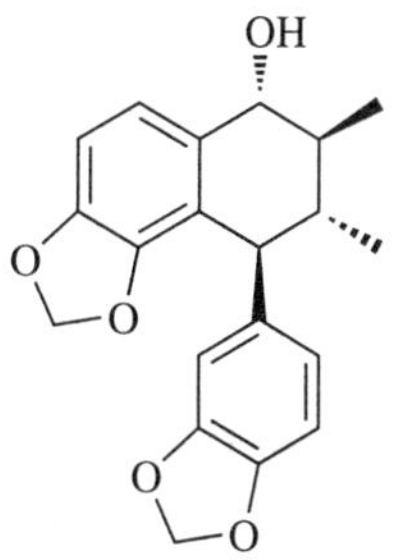

365

图 2.11　四氢芳基萘木脂素(续)

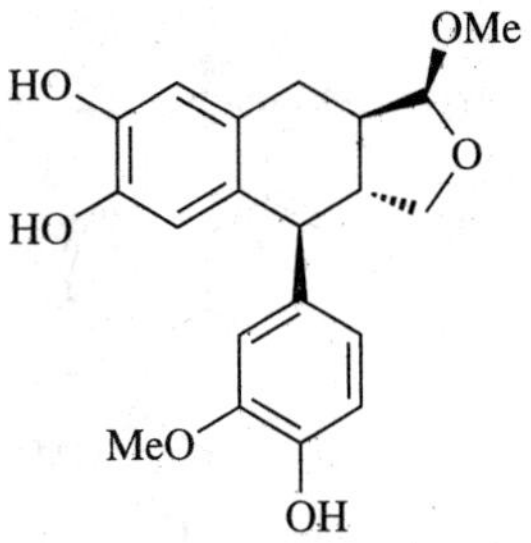
366

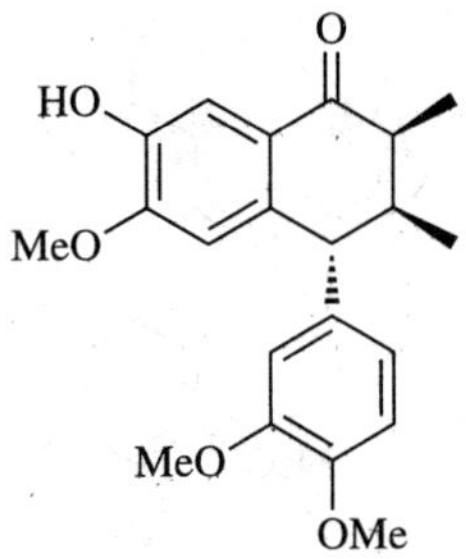
367

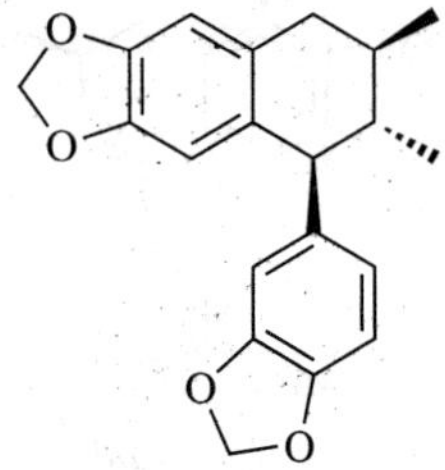
368

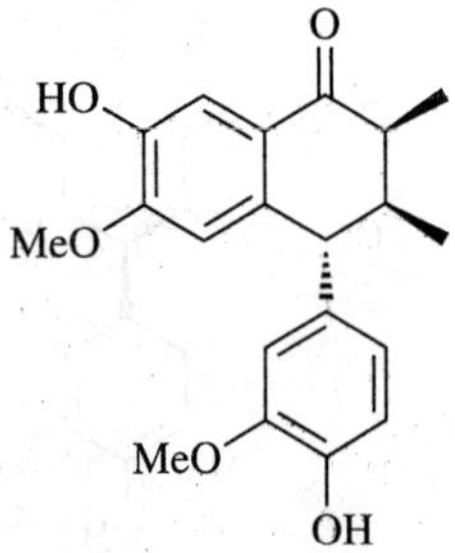
369

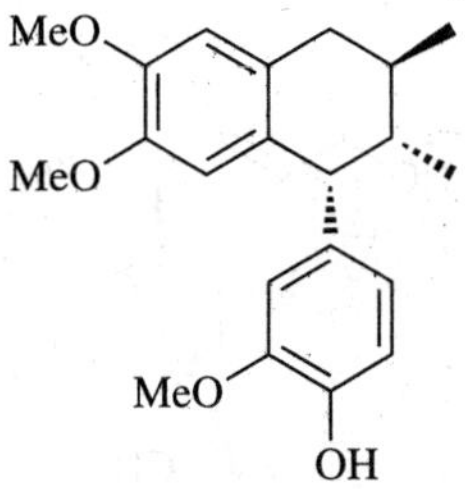
370

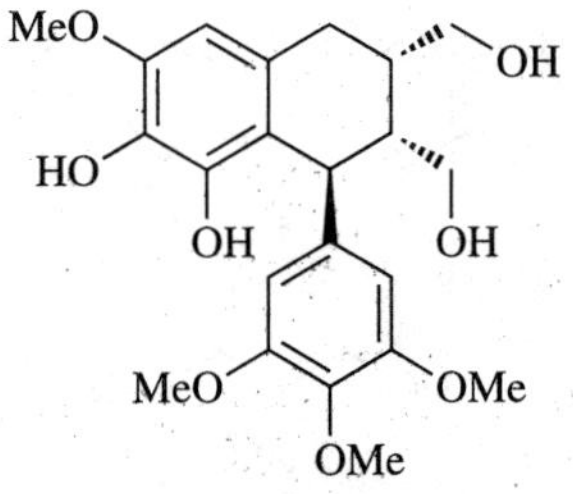
371

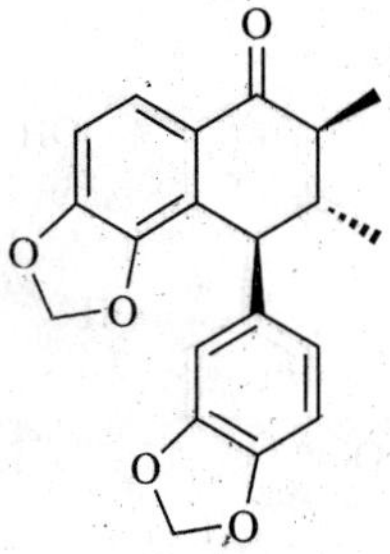
372

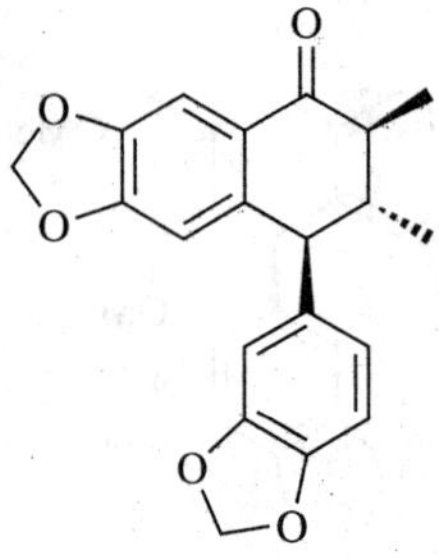
373

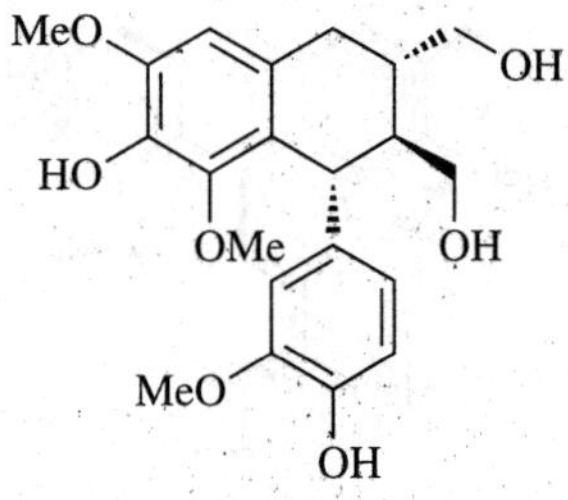
374

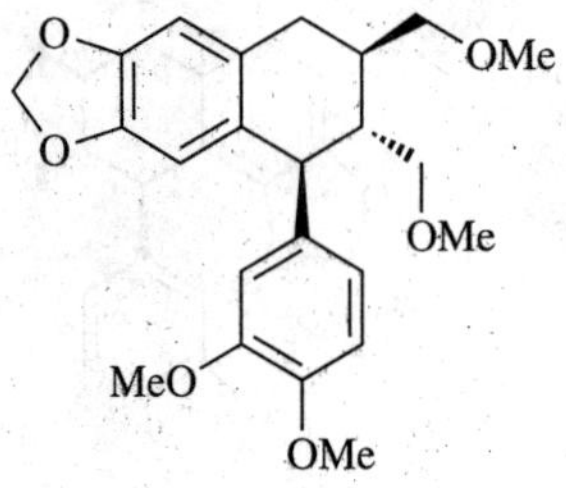
375

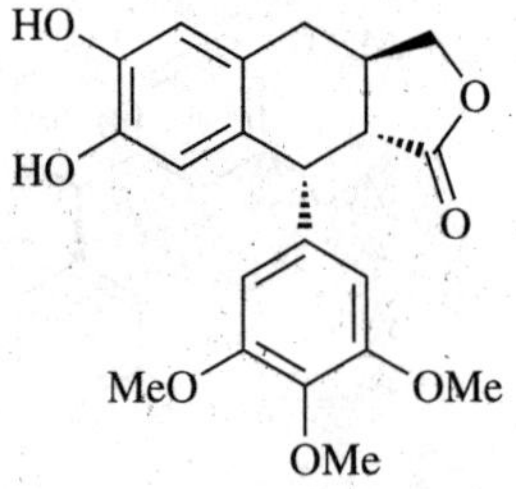
376

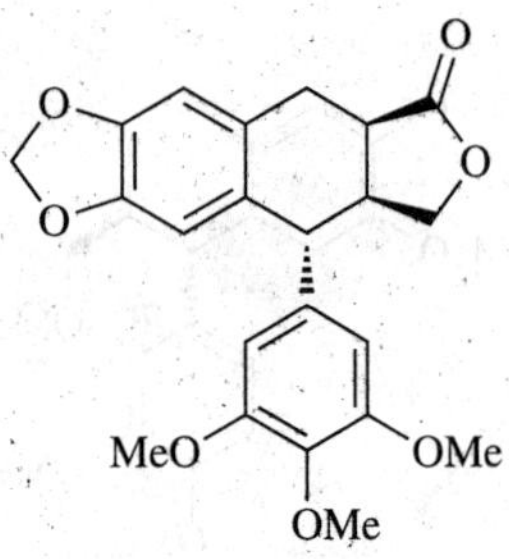
377

图 2.11 四氢芳基萘木脂素(续)

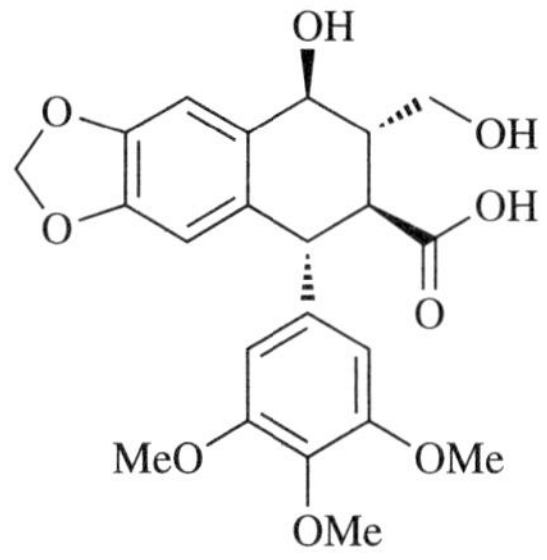
378

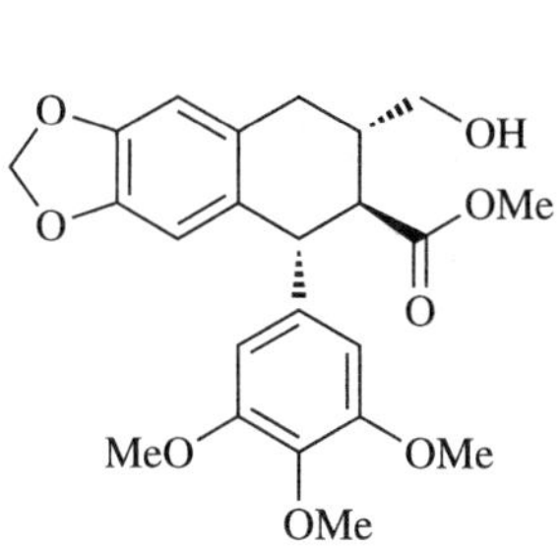
379

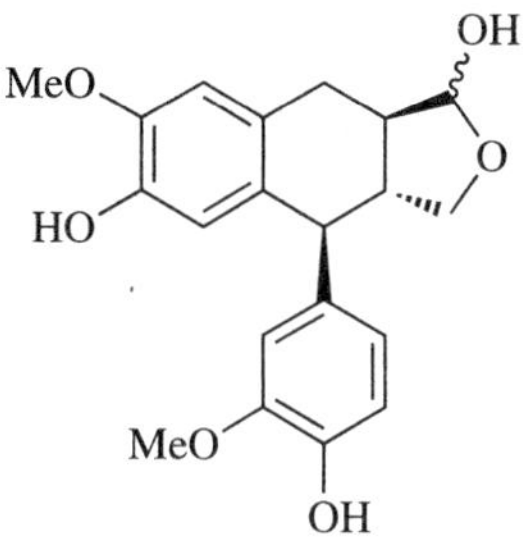
380

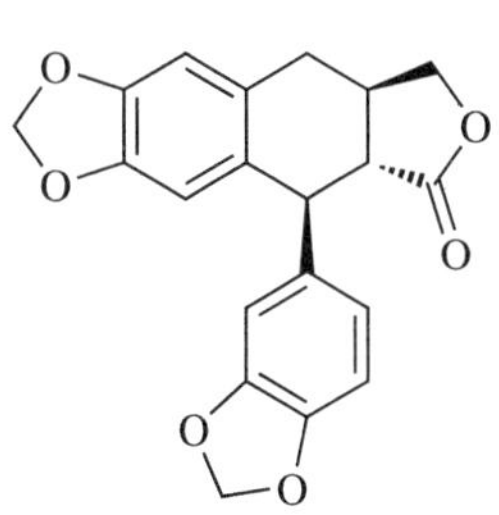
381

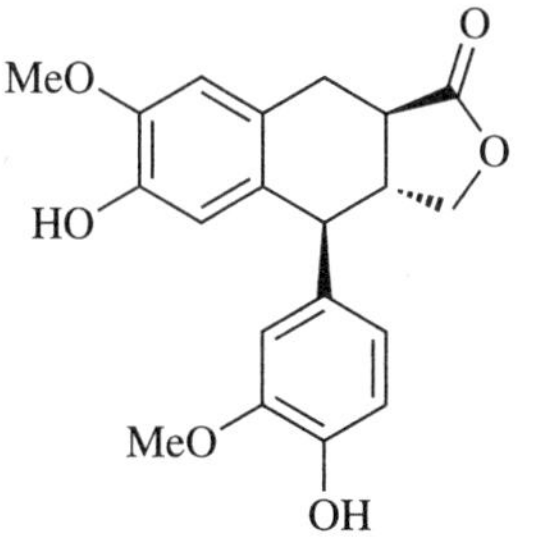
382

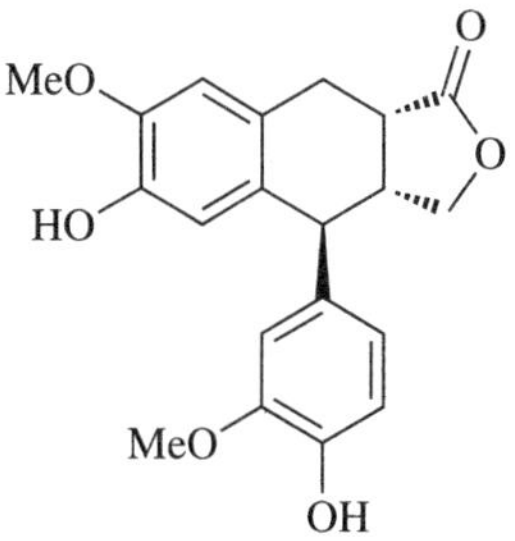
383

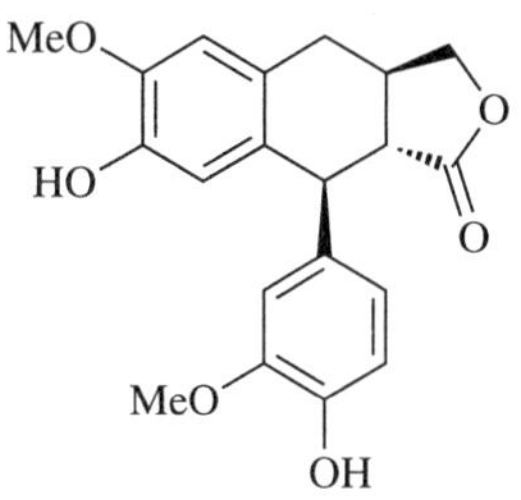
384

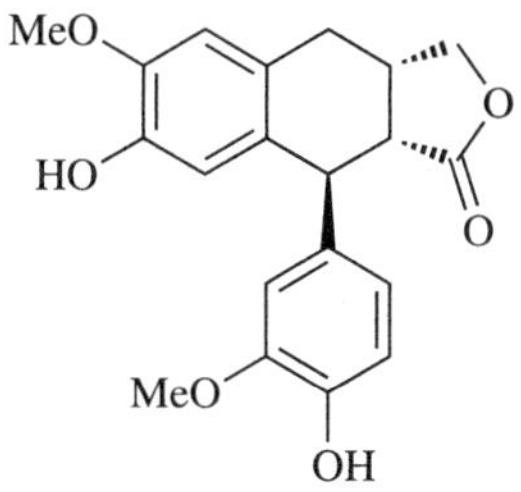
385

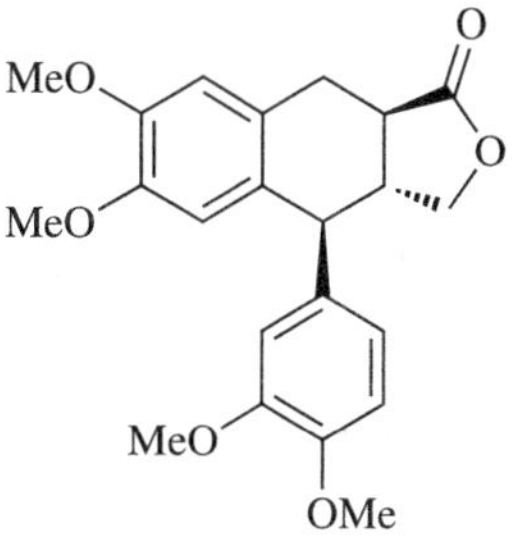
386

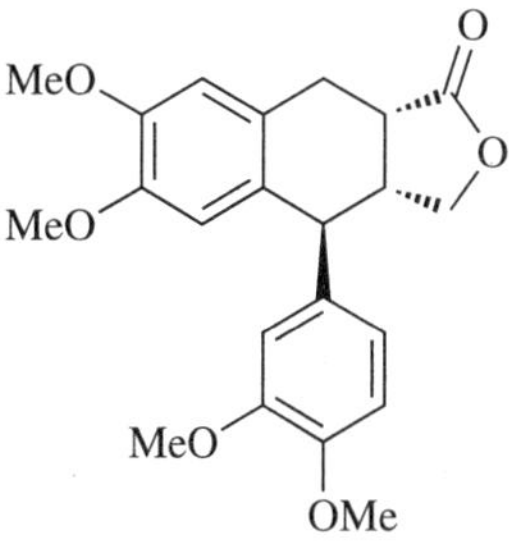
387

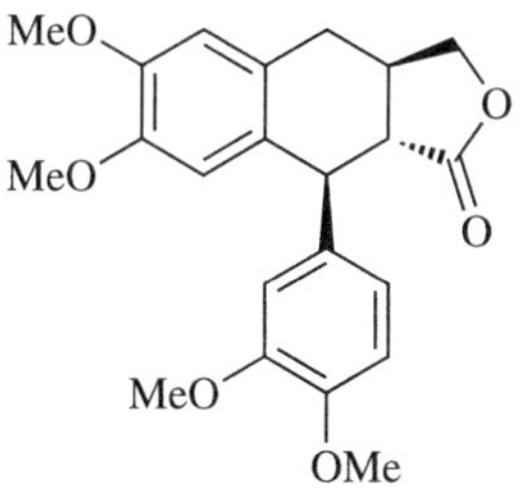
388

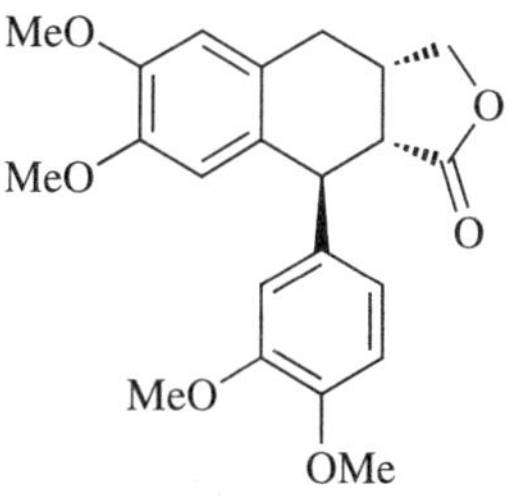
389

图 2.11　四氢芳基萘木脂素(续)

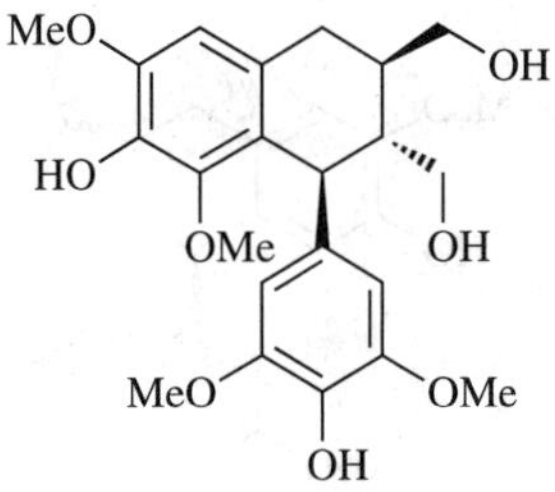

图 2.11 四氢芳基萘木脂素(续)

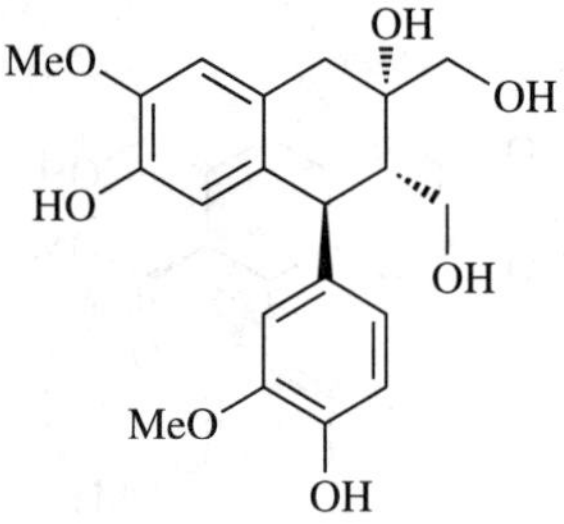

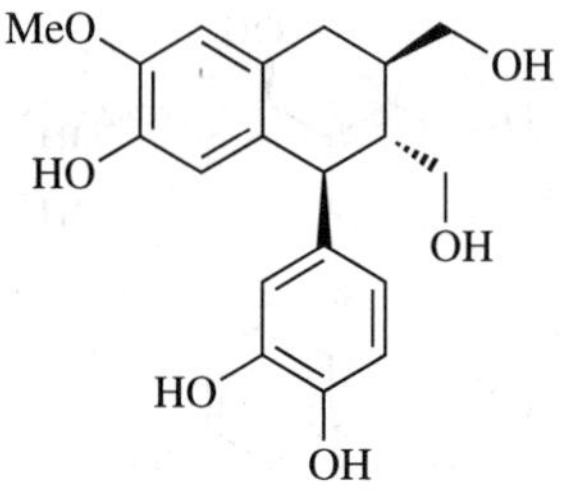

对鬼臼毒素类化合物研究最多的是其抗癌活性,除(-)-鬼臼毒素 6 外,(-)-去氧鬼臼毒素 338、(-)-β-足叶草脂素 343 和 (-)-β-足叶草脂素 A 甲基醚 346 也显示了良好的抗肿瘤活性,是非常有发展潜力的天然产物。除此之外,很多鬼臼毒素衍生物还表现出了非常好的抗真菌活性。构效关系研究表明,鬼臼毒素衍生物的抗真菌活性与 7 位和 4′位的取代基有非常大的关系,其中以 4′-去氧甲基去氧鬼臼毒素、4′-去氧甲基鬼臼毒素和 3′,4′-双去氧甲基去氧鬼臼毒素的抗真菌活性最好,是最有潜力的拓扑异构酶 Ⅱ 抑制剂,而被普遍认为是哺乳动物拓扑异构酶 Ⅱ 抑制剂的足叶乙甙 8 并没有表现出这种活性。许多人工合成的 4 位取代的鬼臼毒素衍生物都表现出了非常好的生物活性,例如 7-氧-丁酰基-4′-去氧甲基鬼臼毒素在浓度低于常规药物 100～1 000 倍时仍然表现出对肿瘤细胞的细胞毒性,且对多种耐药癌细胞都有活性。

2.2.2 二氢芳基萘木脂素

如图 2.12 所示,该亚类木脂素天然产物主要包括木兰脂素(magnoshinin) 393, konyanin 394, hyptinin 395, α-阿朴鬼柏苦 (apopicropodophyllin) 396,β-阿朴鬼柏苦 397,γ-阿朴鬼柏苦 398,(+)-magnoliadiol 399, thomasadioic acid 400,(+)-myrisfragransin 401, cyclogalgravin 402, epiphyllic acid 403,香茶菜素(rabdosin) 404,大麻酰胺(cannabisin) B 405,大麻酰胺 C 406 以及大麻酰胺 D 407 等。其中,化合物 393、396、399～407 的分子中含有 C7—C8 双键;化合物 394、395、397 含有 C8—C8′双键;γ-阿朴鬼柏苦 398 含有 C7′—C8′双键。

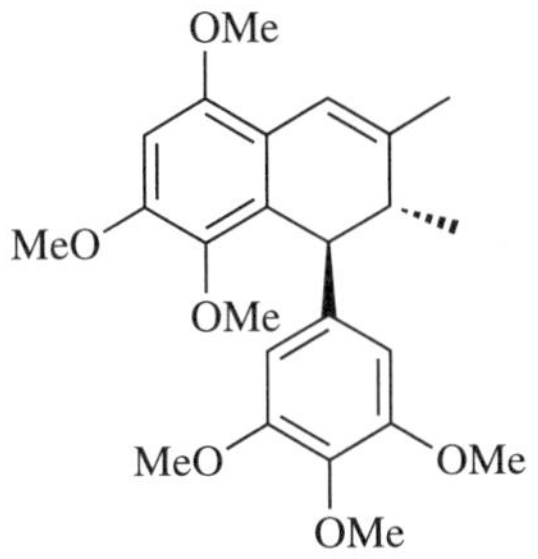

第 2 章　木脂素的分类和命名

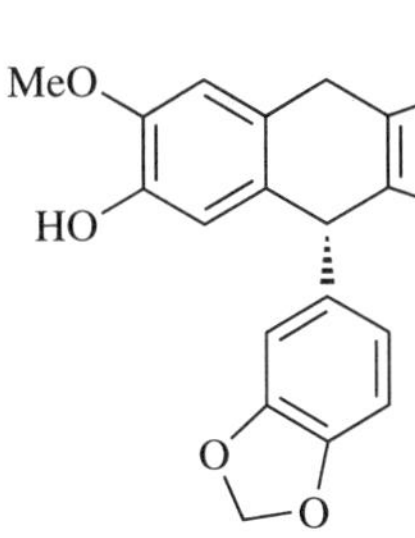

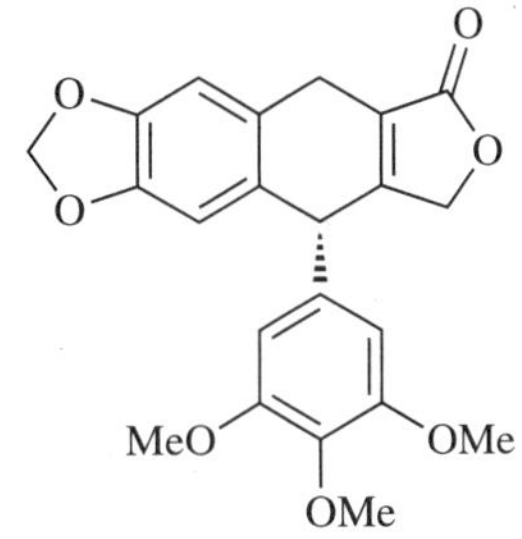

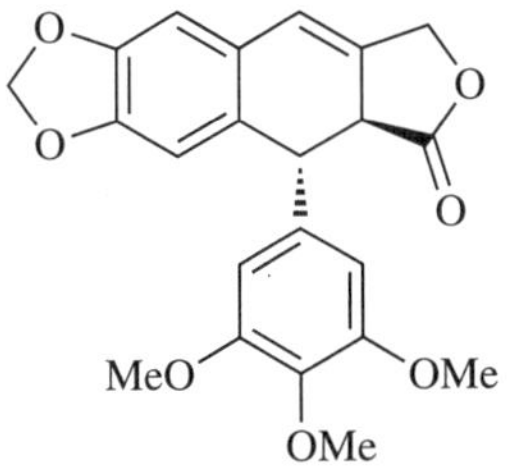

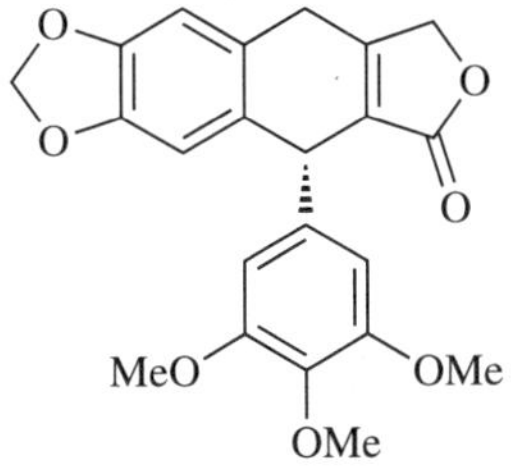

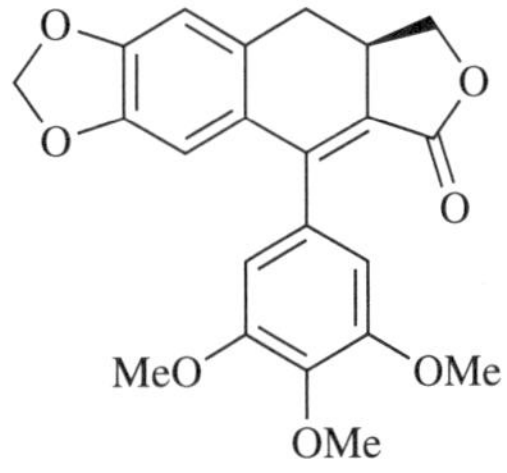

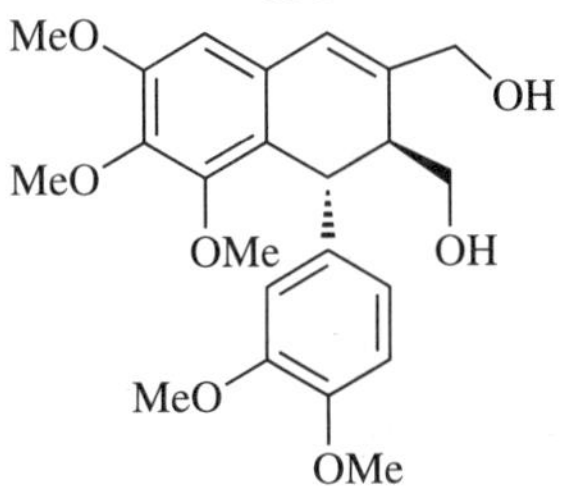

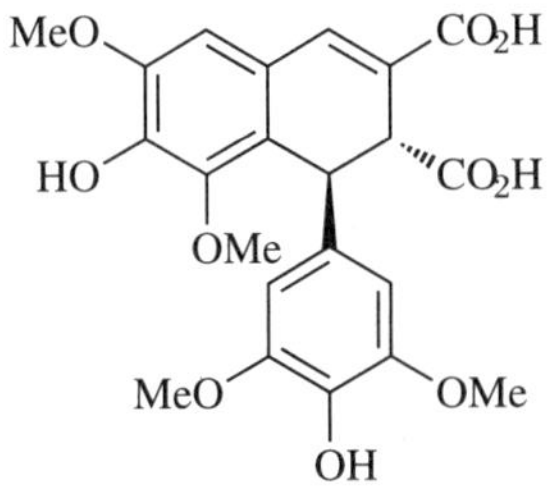

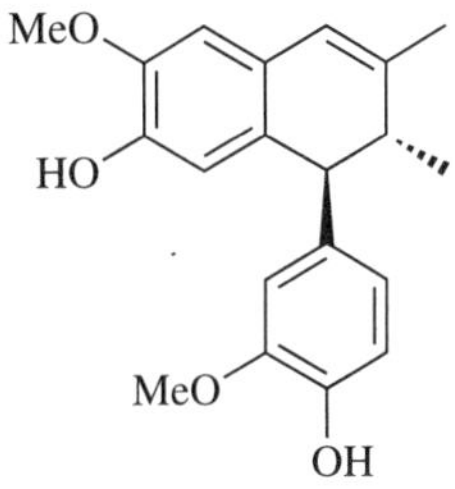

图 2.12　二氢芳基萘木脂素

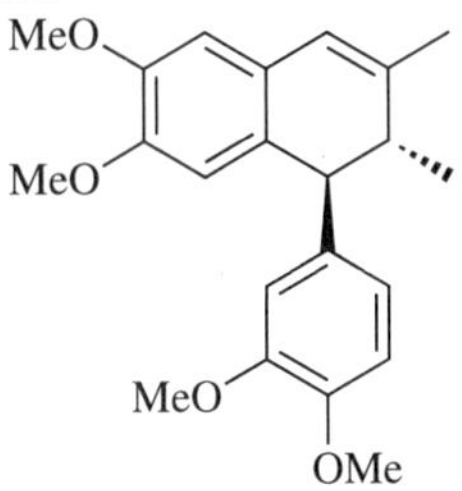

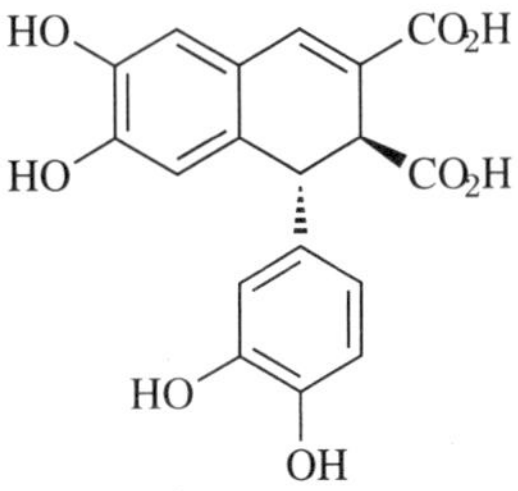

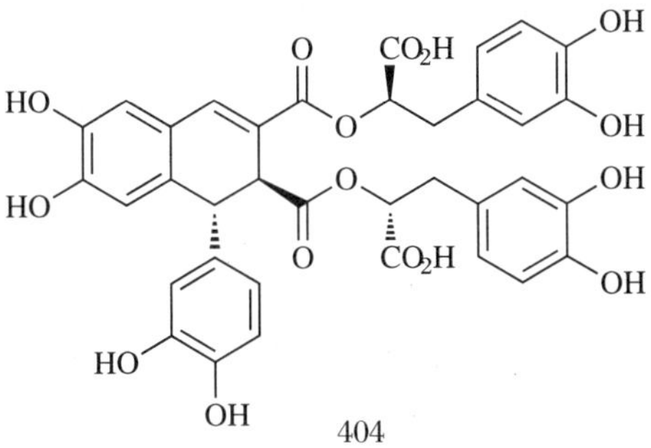

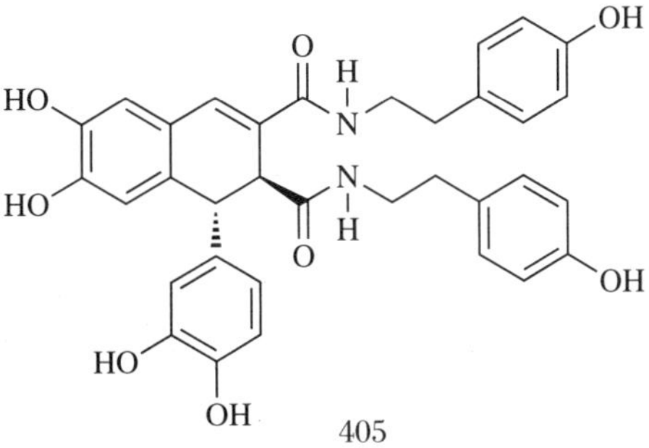

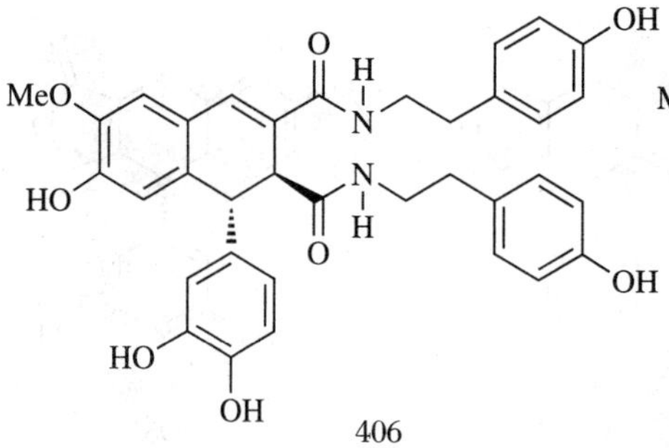

图 2.12　二氢芳基萘木脂素(续)

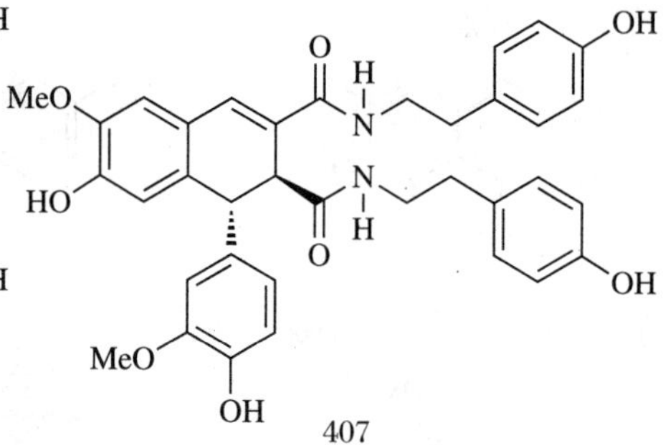

从晒干的柳叶木兰花芽中所分离出来的木兰脂素 393 具有消炎活性，其消炎效果大约为醋酸氢化可的松的一半。香茶菜素 404 是迷迭香酸的二聚体(或咖啡酸的四聚体)，它是从可用于治疗胃肠功能紊乱的中草药蓝萼香茶菜的茎秆中分离出来的，其钠盐和钾盐均具有抗 HIV 活性。

2.2.3　芳基萘木脂素

如图 2.13 所示，该亚类木脂素天然产物主要包括 $7,7',8,8'$-四去氢去氧鬼白毒素($7,7',8,8'$-tetradehydrodeoxypodophyllotoxin) 408,daurinol 409,prostalidin A 410,prostalidin B 411,prostalidin C 412,justicinol 413, haplomyrtin 414,台湾脂素(taiwanin) H 415,去氢愈创木脂酸 416, junaphtoic acid 417, isodaurinol 418,去氢铁杉脂素 419, phyllamyricin A 420, phyllamyricin B 421, phyllamyricin C 422, phyllamyricin D 444, phyllamyricin E 445, phyllamyricin F 446, koelreuterin-1 423,爵床脂素 (justicidin) A 424,爵床脂素 B 425,爵床脂素 C 426,爵床脂素 D 427,爵床脂素 E 428,爵床脂素 F 429,爵床脂素 P 443,去氢二甲基逆铁杉脂素 (retrodendrin) 430,逆爵床脂素(retrojusticidin) B 431,去氢二甲基铁杉脂素 432,山荷叶素(diphyllin) 433,金不换素(chinensin) 434,台湾脂素 C 435,逆金不换素(retrochinensin) 436,台湾脂素 E 437,逆台湾脂素 (retrotaiwanin) E 438,逆赛菊芋黄素(retrohelioxanthin) 439,赛菊芋黄素 (helioxanthin) 440,异山荷叶素(isodiphyllin;或金不换萘酚 chinensinaphthol) 441,去氢鬼白毒素 442, tuberculatin 447, cleistanthoside-B 448 和大麻酰胺 A 449 等。

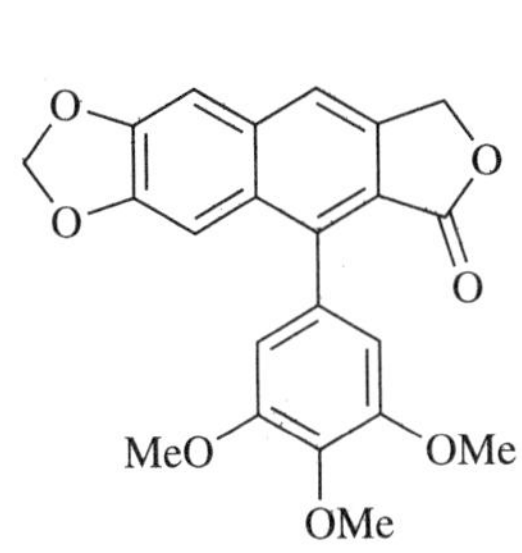

图 2.13 芳基萘木脂素

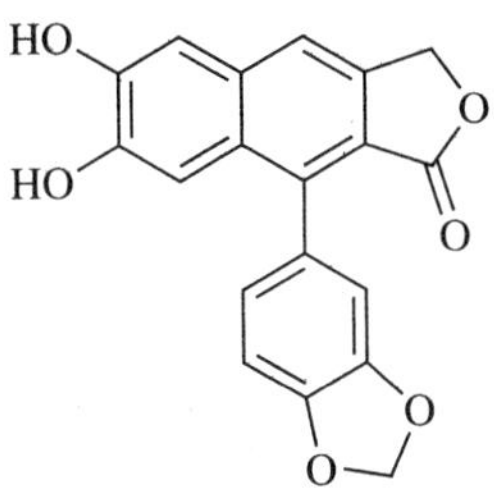

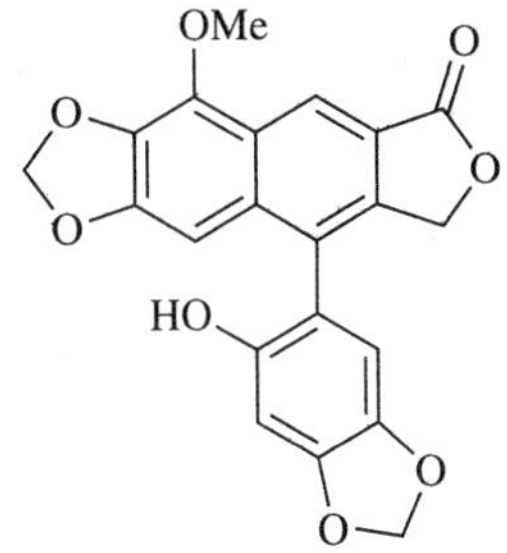

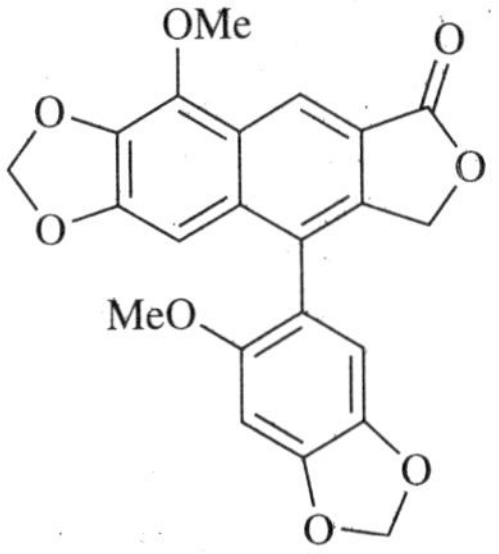

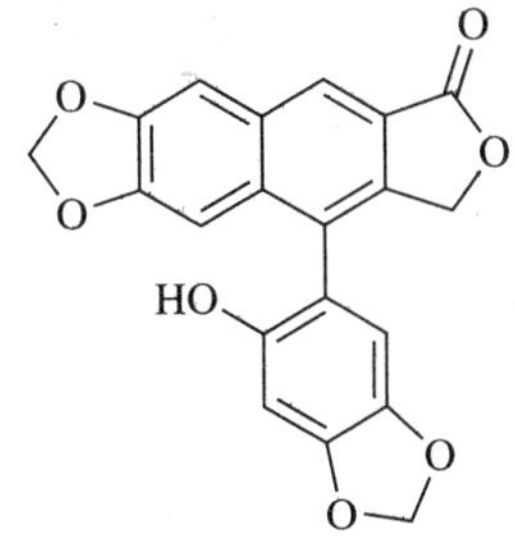

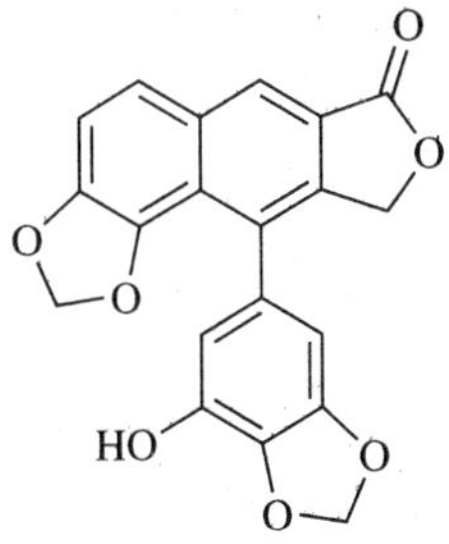

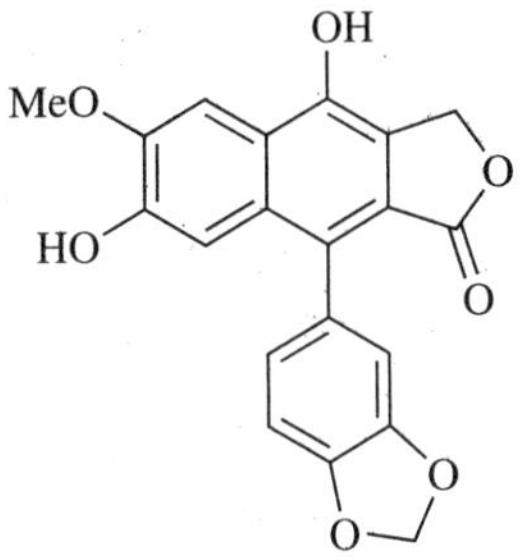

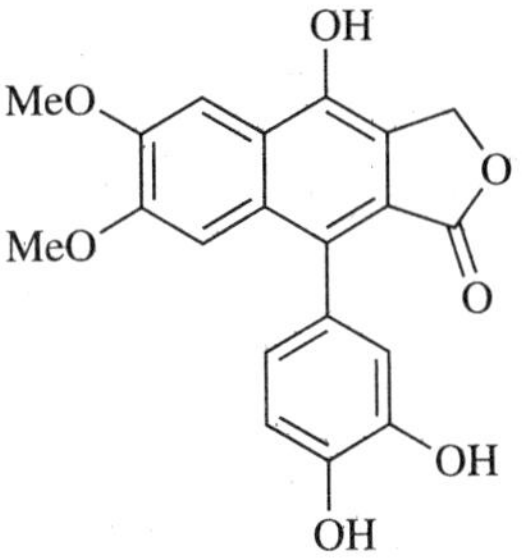

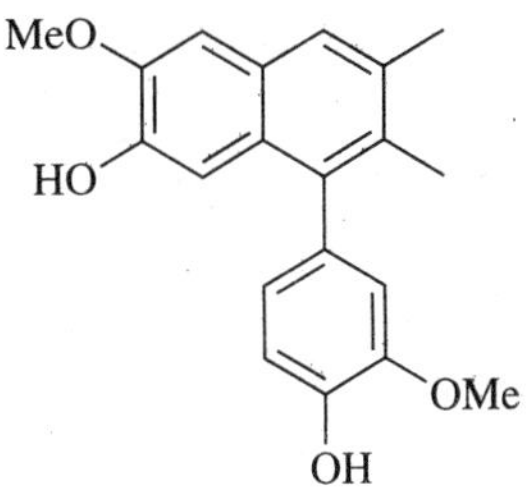

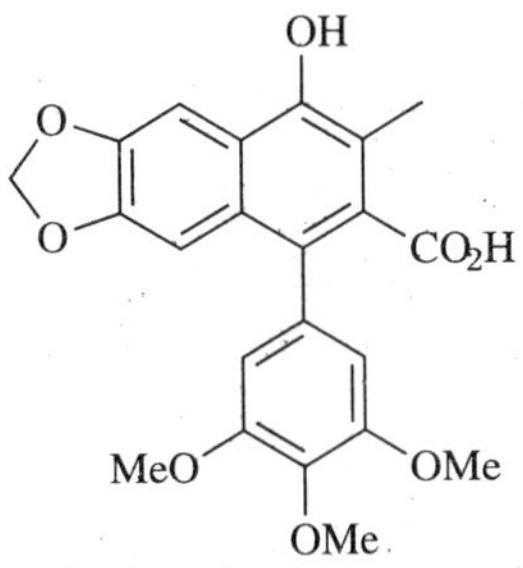

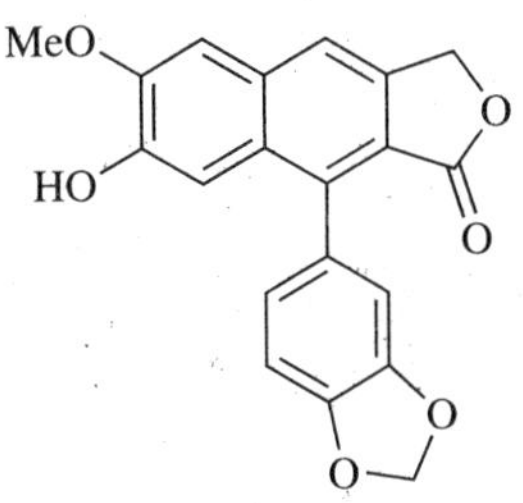

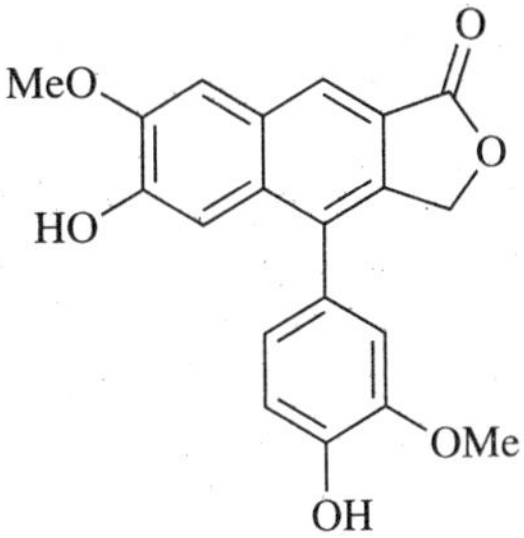

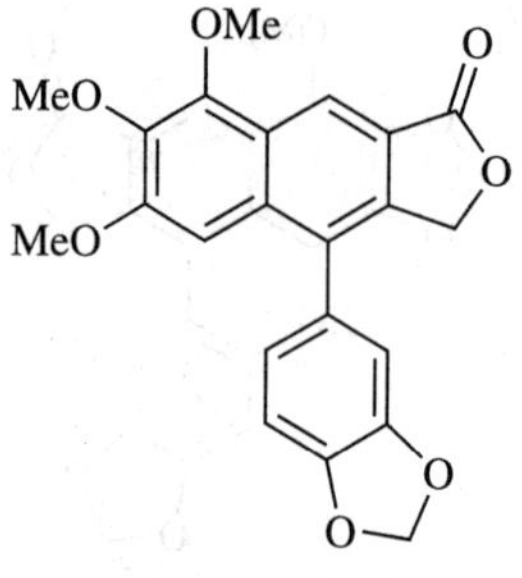
420

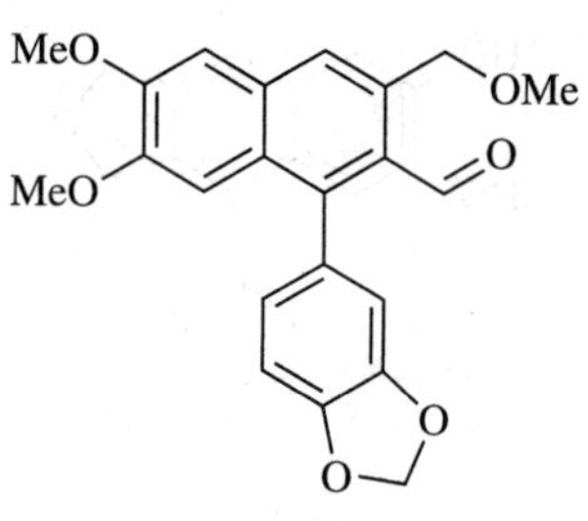
421

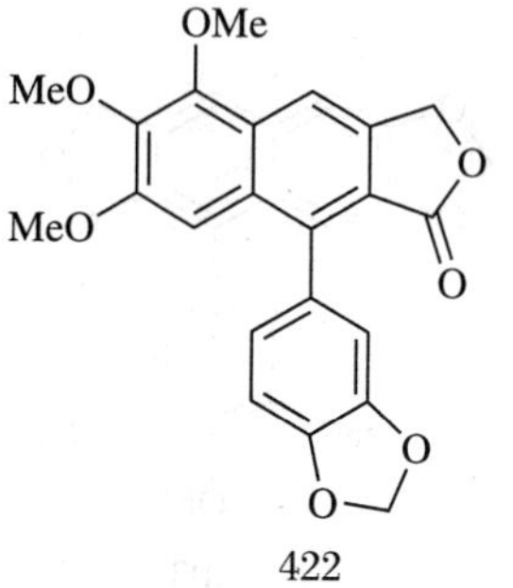
422

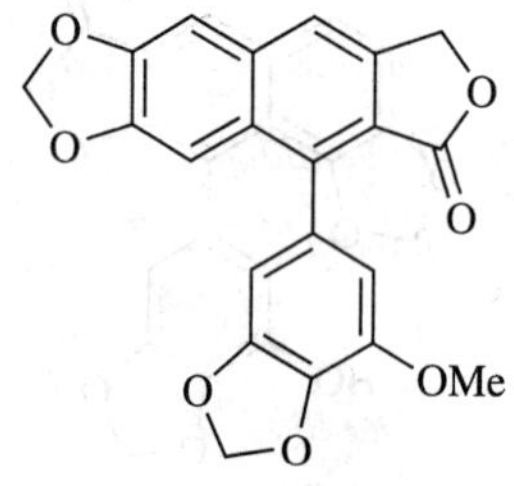
423

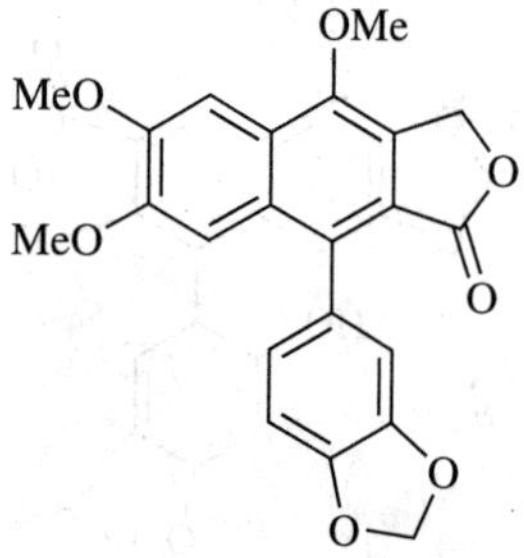
424

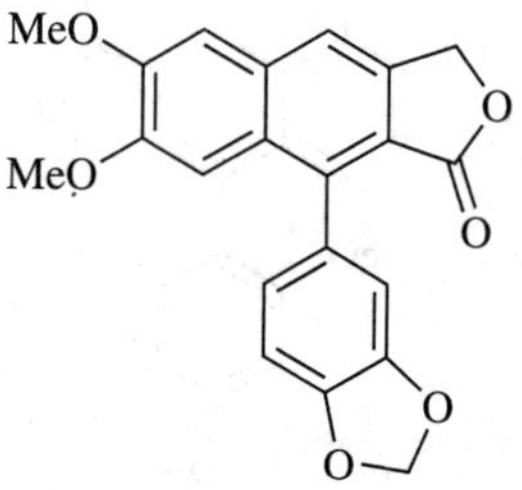
425

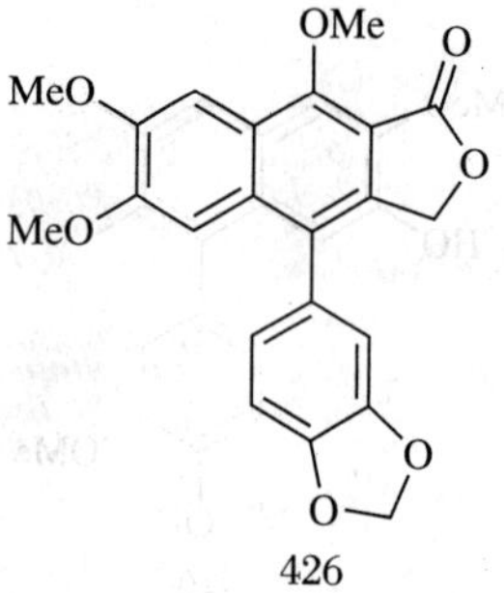
426

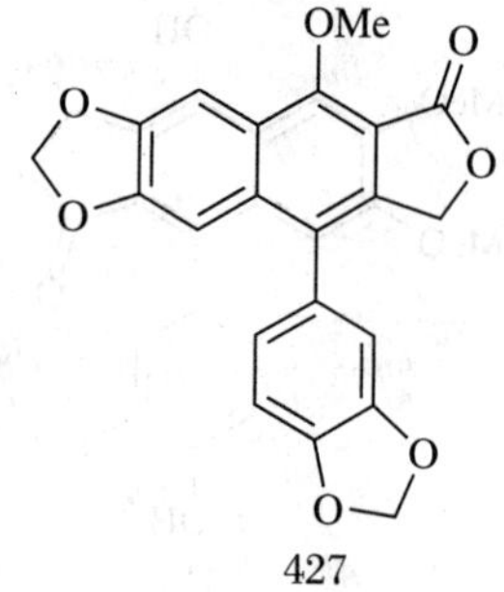
427

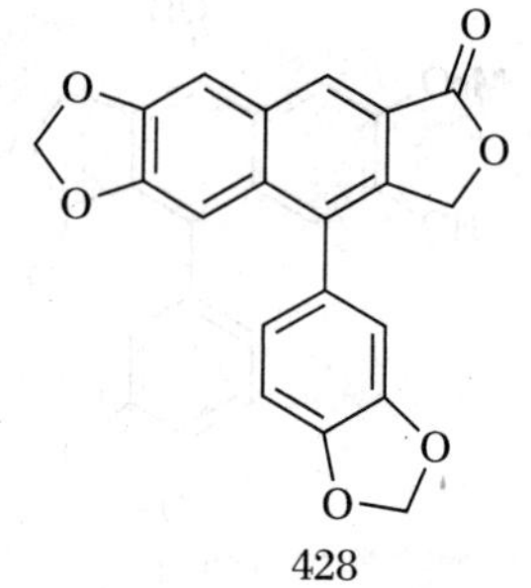
428

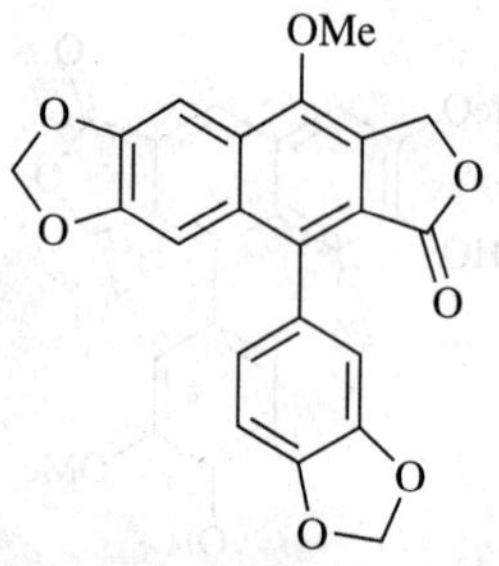
429

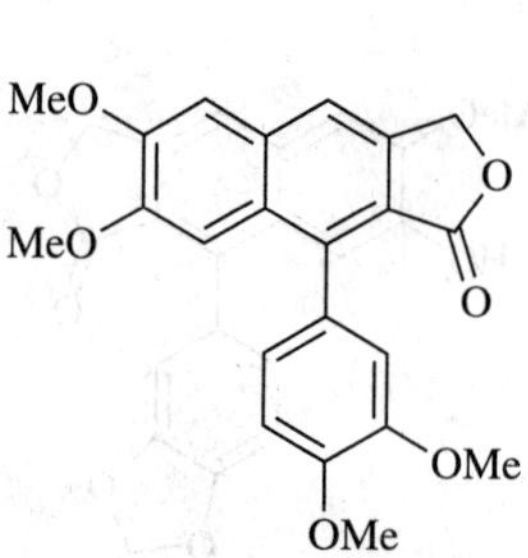
430

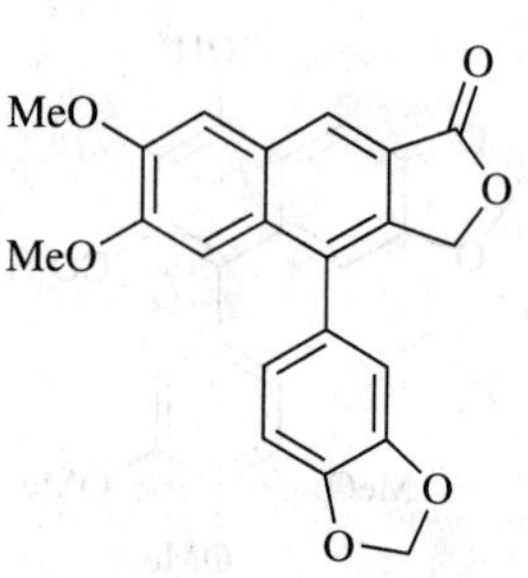
431

图 2.13 芳基萘木脂素(续)

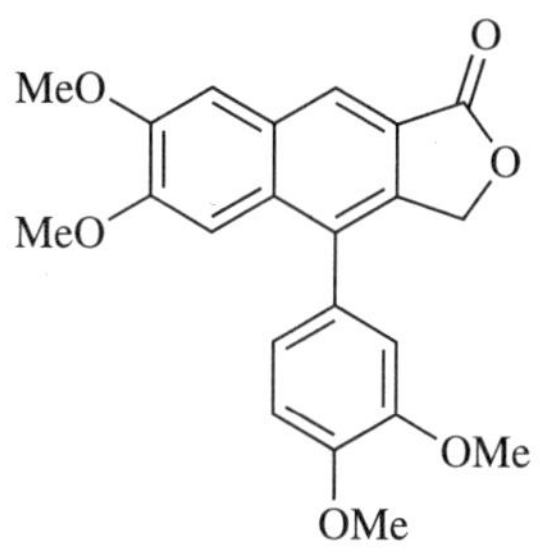
432

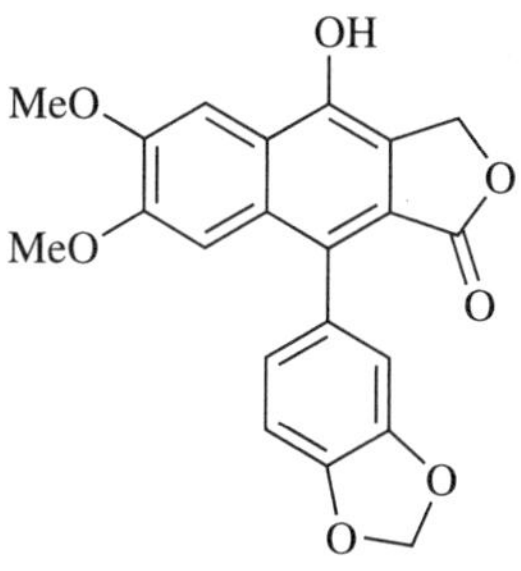
433

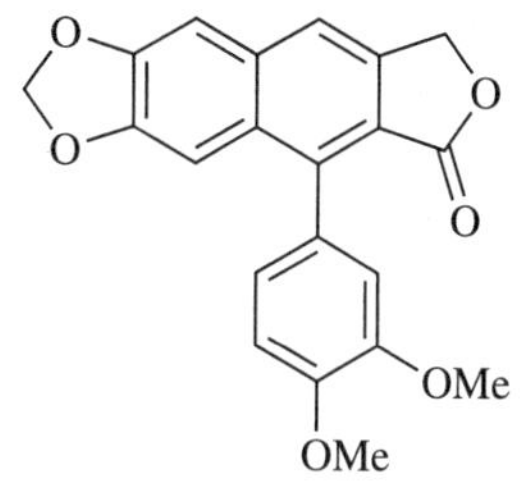
434

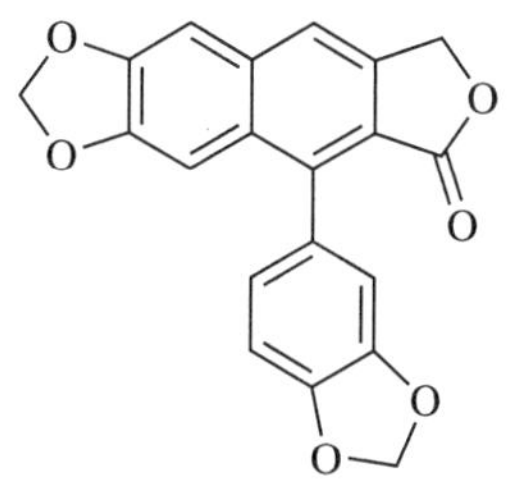
435

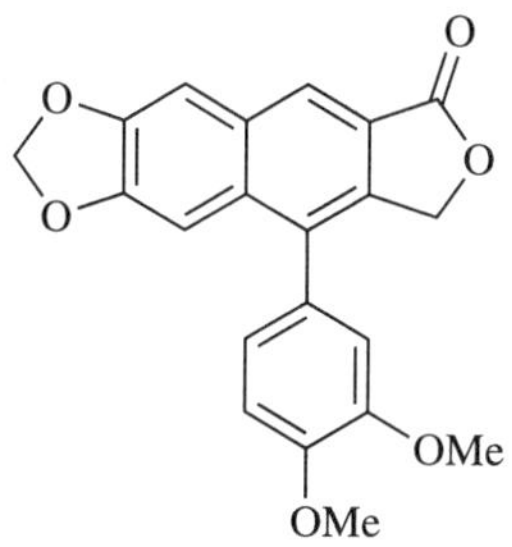
436

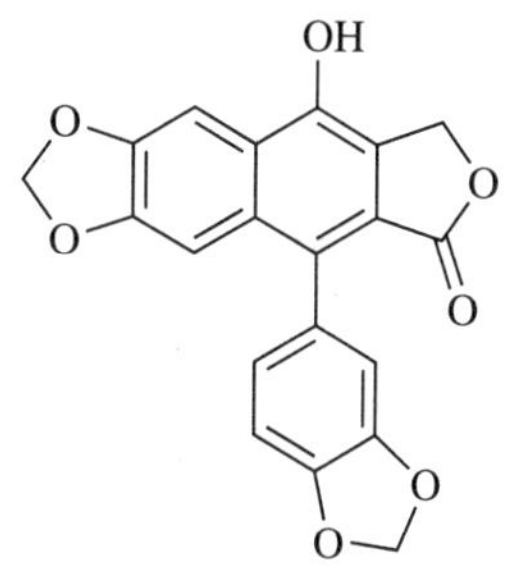
437

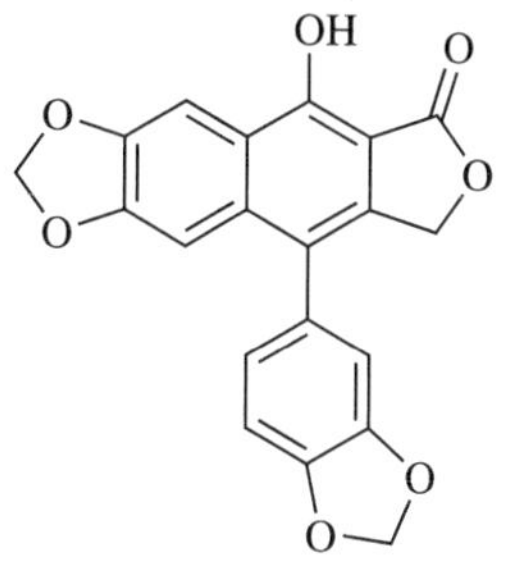
438

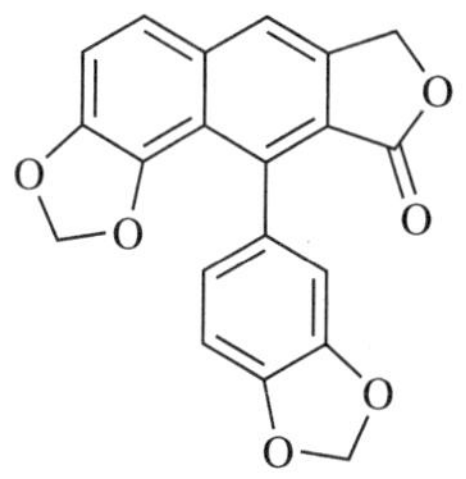
439

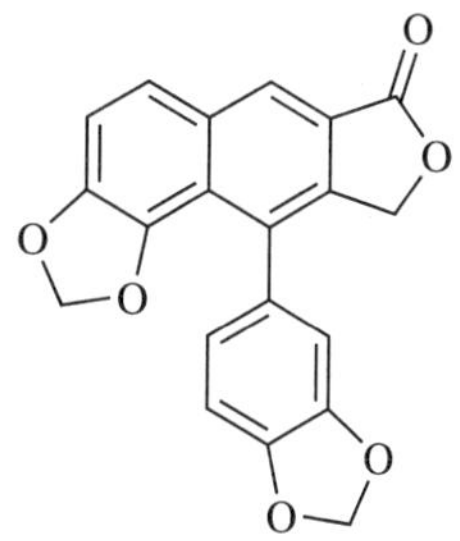
440

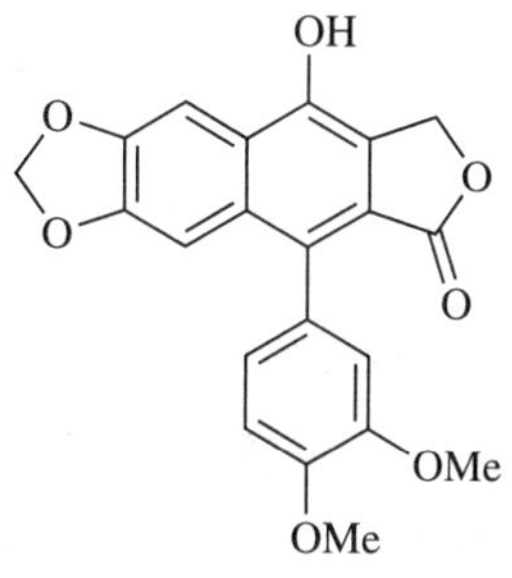
441

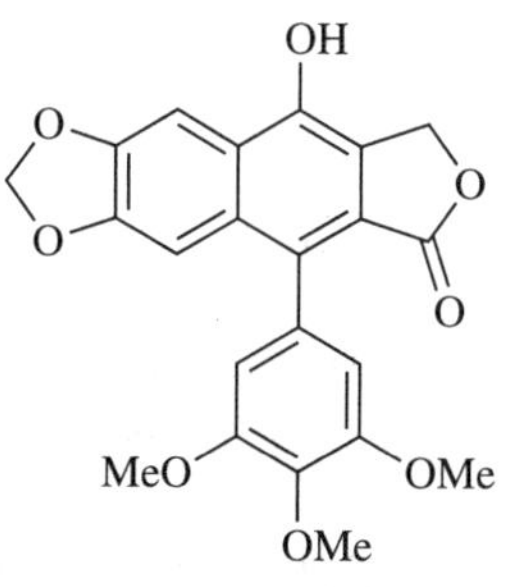
442

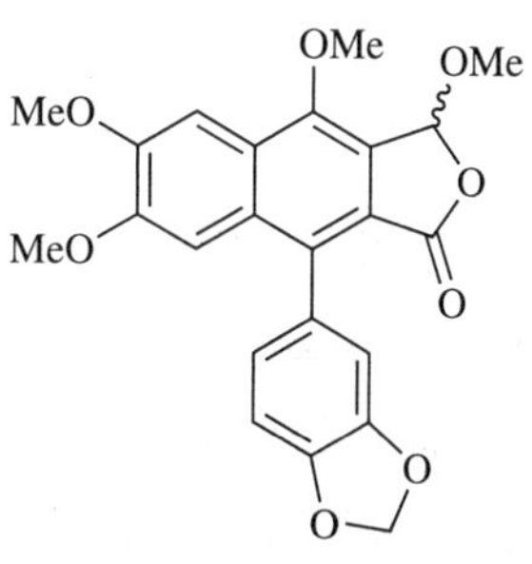
443

图 2.13　芳基萘木脂素(续)

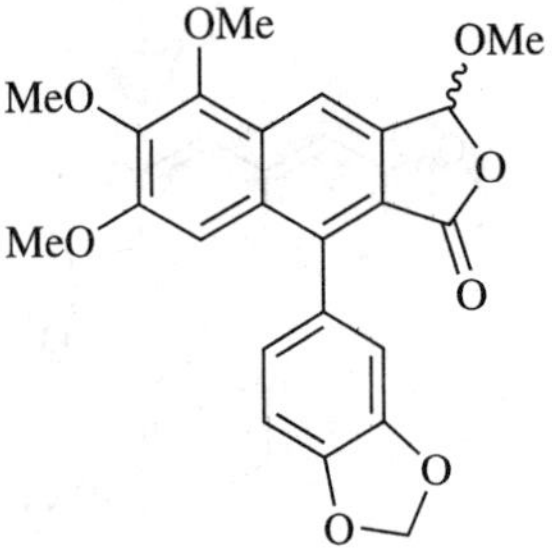

444

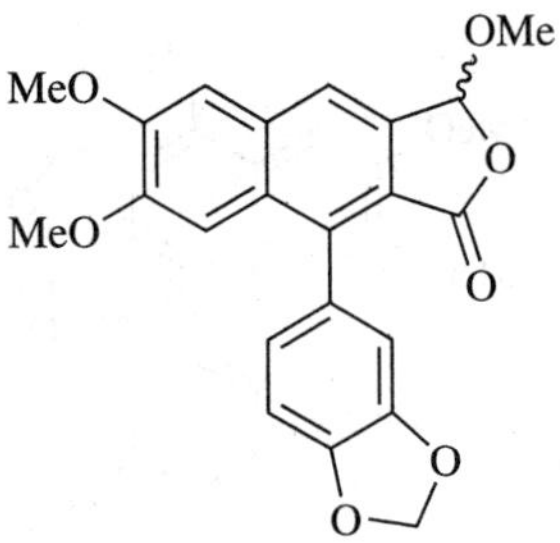

445

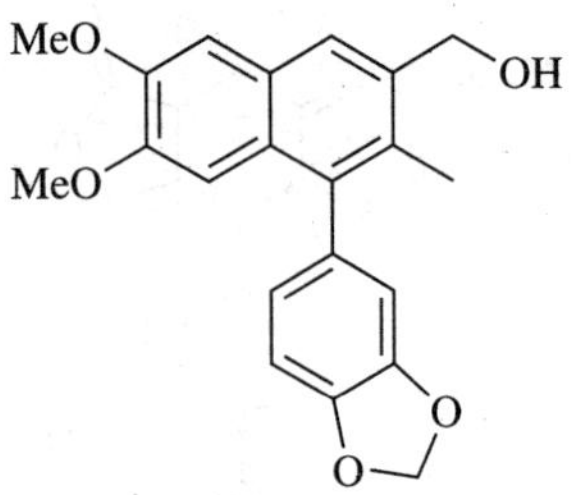

446

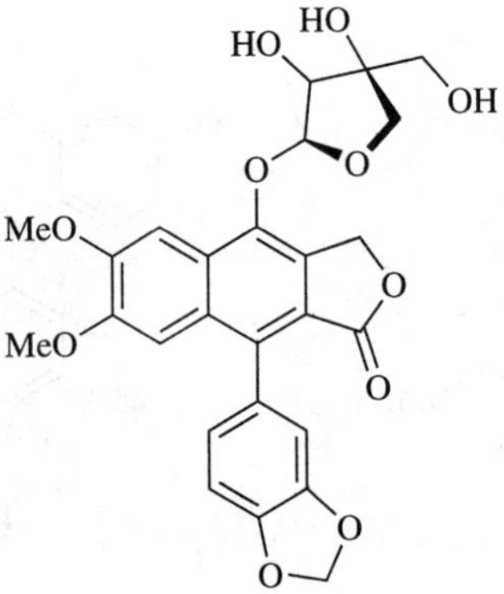

447

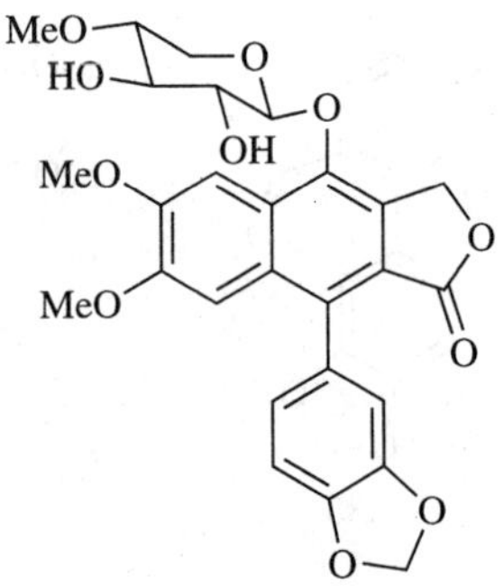

448

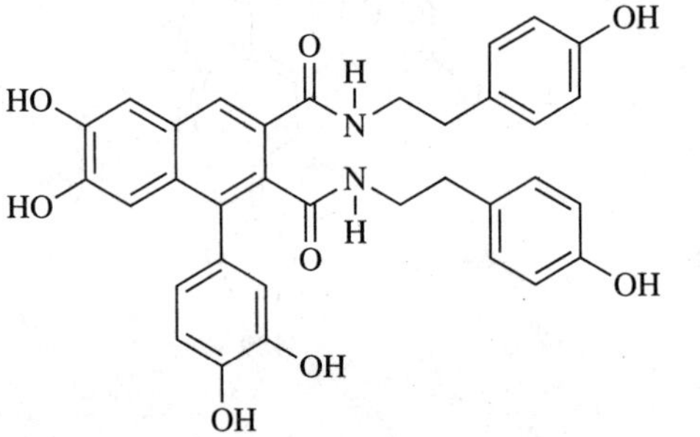

449

图 2.13 芳基萘木脂素(续)

其中,从广泛分布在喜马拉雅山西部和印度南部山区的爵床科植物 *Justicia prostrata* 中所分离出的 prostalidin A 410 和 prostalidin B 411 具有抗抑郁的作用;爵床脂素 E 428 及其类似物是白细胞三烯生物合成的抑制剂;从台湾栾树中所分离出的 koelreuterin-1 423 表现出了很好的人体肿瘤细胞毒活性;phyllamyricin B 421 和逆爵床脂素 B 431 在不同程度上对 HIV-1 逆转录酶和人体 DNA 聚合酶-α 具有抑制作用。

2.3 二苯并环辛二烯木脂素

二苯并环辛二烯(dibenzocyclooctadiene)木脂素天然产物集中分布于五味子科植物中,可认为是五味子科植物的特征性化学成分。除了传统的保肝作用外,该类天然产物很多还具有潜在的抗氧化、抗肿瘤和抗 HIV 活性。除 C8—C8′键外,该类木脂素还通过 C2—C2′键相连(见图 2.1,27),根据侧链氧化程度、氧化位置及通过氧原子的连接方式不同可进一步将其分为非氧代(图 2.14)、C7(C7′)-氧代(图 2.15)、C8(C8′)-羟基(图 2.16)、C7′,C8′-双氧代(图 2.17)、C7,C7′-双氧代(图 2.18)、C7,C7′,C8′-三氧代(图 2.19)、C7,C7′-环氧(图 2.20)、C7,C9′-环氧(图 2.21)和二苯并环辛二烯木脂素 9,9′-内酯(图 2.22)等几类,下面分别加以介绍。

2.3.1 非氧代二苯并环辛二烯木脂素

此类木脂素除前面所提到的(−)-五味子丙素 7 外,还有五味子甲素[wuweizisu A;或(+)-去氧五味子素(deoxyschizandrin),或戈米辛 K_3 甲基醚(gomisin K_3 methyl ether)] 450,(+)-五味子乙素[wuweizisu B,(+)-*r*-schizandrin;或去氧戈米辛 A (deoxygomisin A)] 451,异南五味子木脂宁[isokadsuranin;或去氧戈米辛 O (deoxygomisin O);或戈米辛 N (gomisin N)] 452,南五味子木脂宁[kadsuranin;或戈米辛 M 甲基醚(gomisin M methyl ether)] 453,(−)-戈米辛 L_2 甲基醚(gomisin L_2 methyl ether) 454,去氧戈米辛 U 甲基醚[deoxygomisin U methyl ether;或去氧戈米辛 S 甲基醚(deoxygomisin S methyl ether)] 455,(−)-五味子甲素 456,(+)-冷饭团素(kadsutherin) 457,(+)-五味子丙素 458,戈米辛 J 459,戈米辛 M_2 460,戈米辛 M_1 461,(−)-五味子乙素 462,(+)-五味子酮醇(schizandronol) 463,(+)-乙酰五味子酮醇(acetylschizandronol) 464,(+)-当归酰戈米辛(angeloylgomisin) M_1 465 等(图 2.14)。

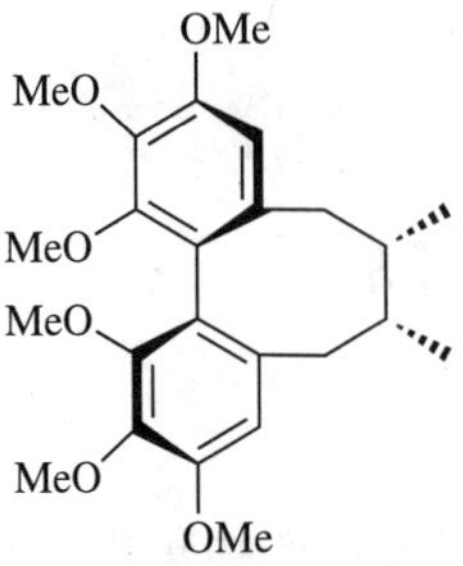

图 2.14 非氧代二苯并环辛二烯木脂素

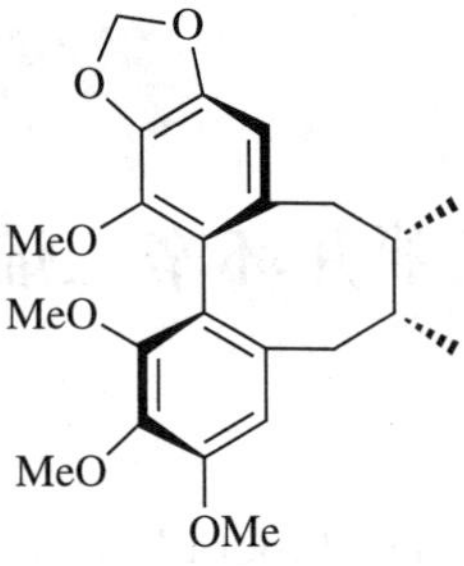

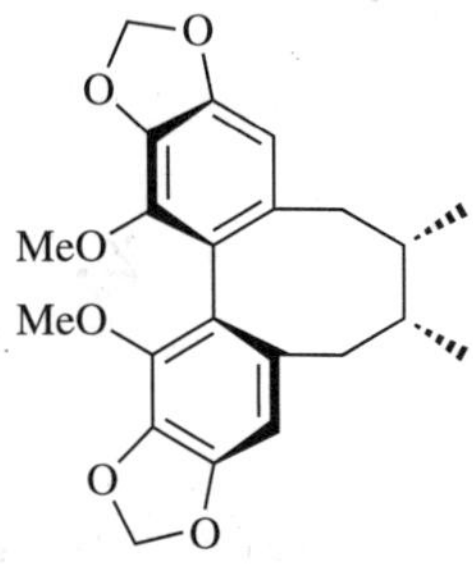

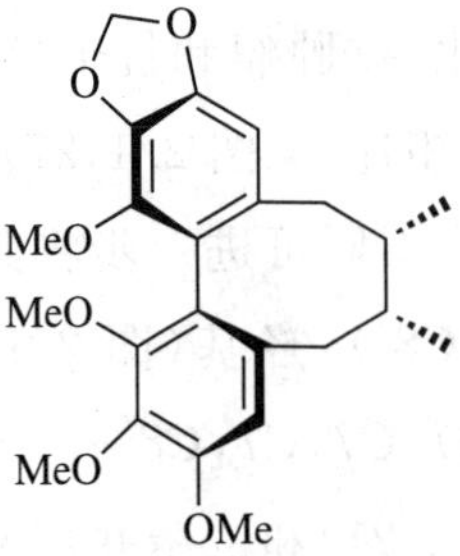

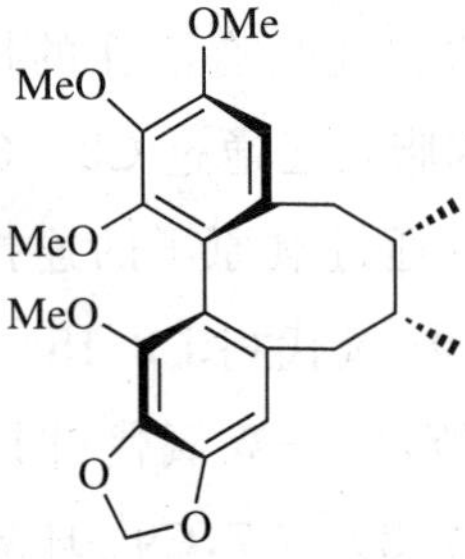

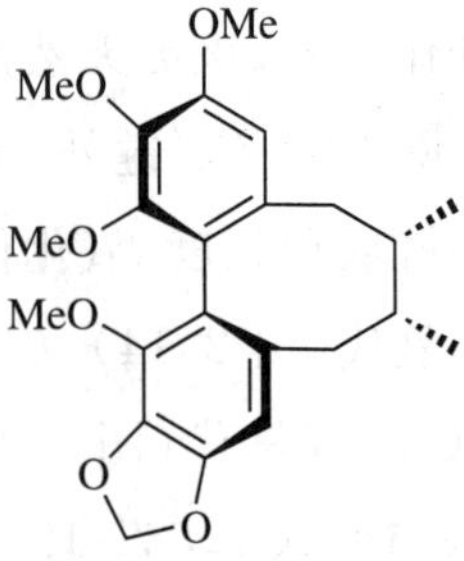

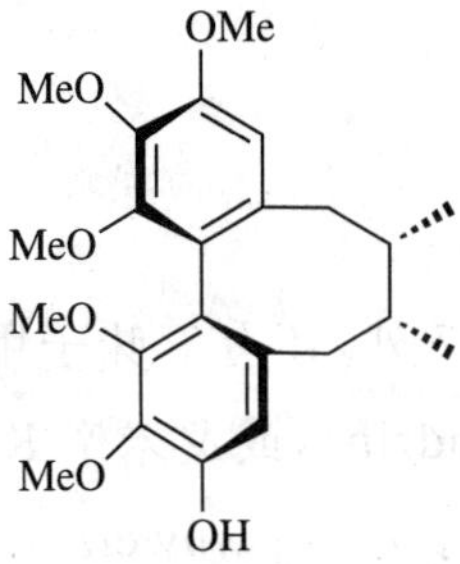

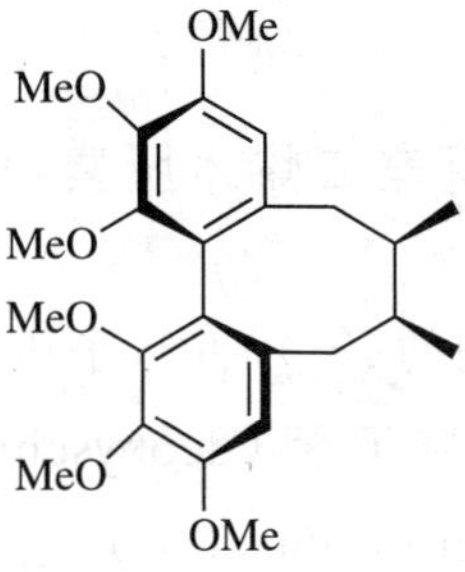

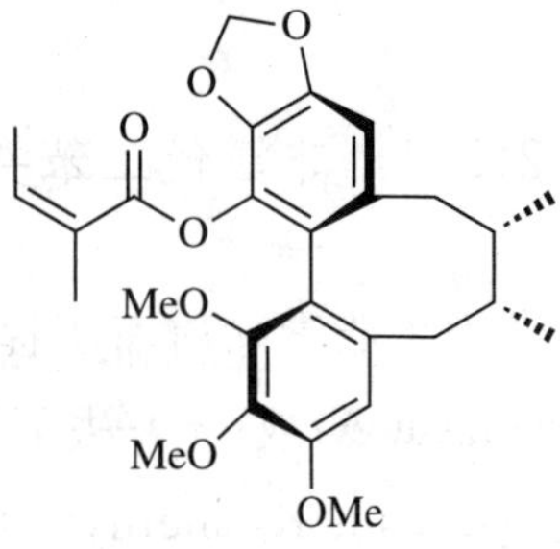

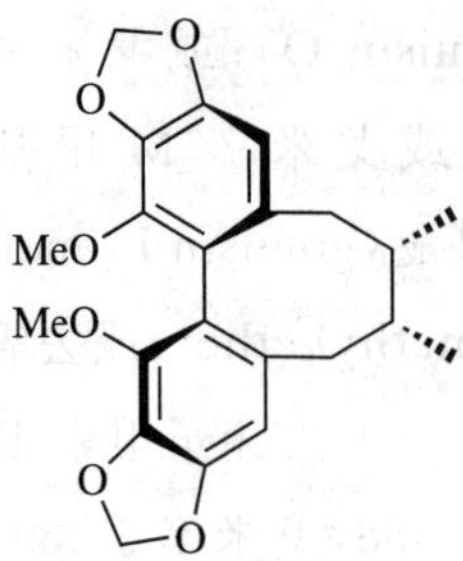

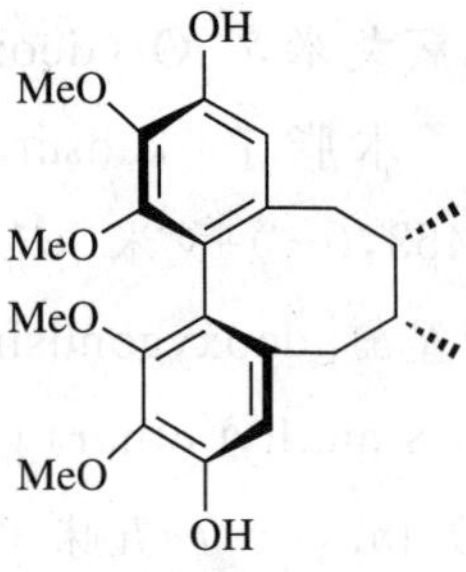

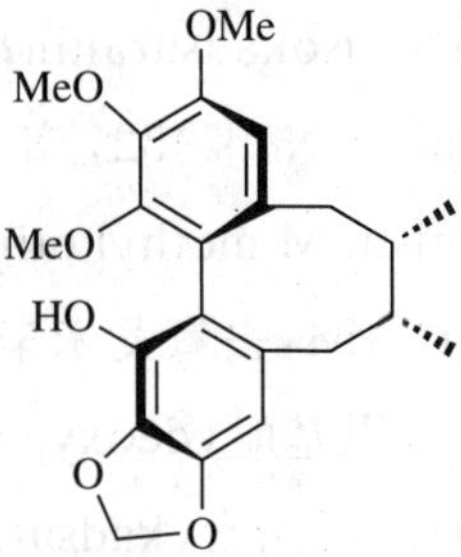

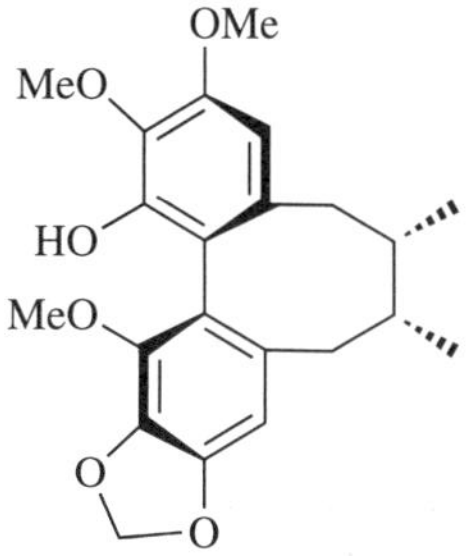
461

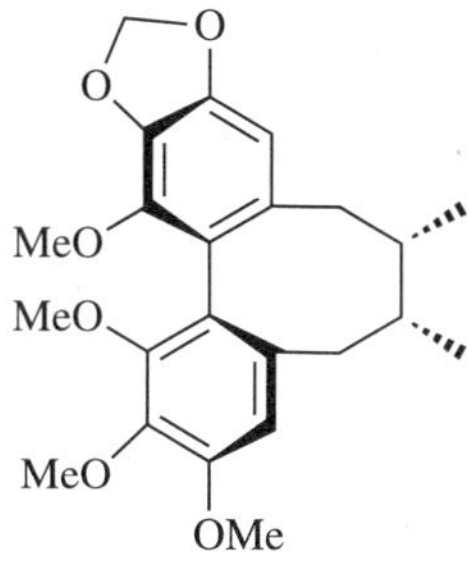
462

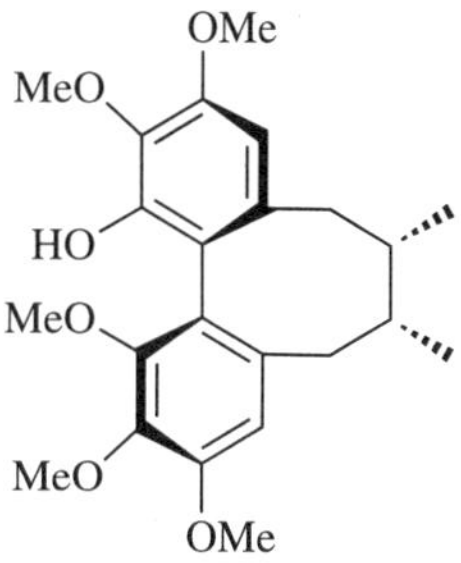
463

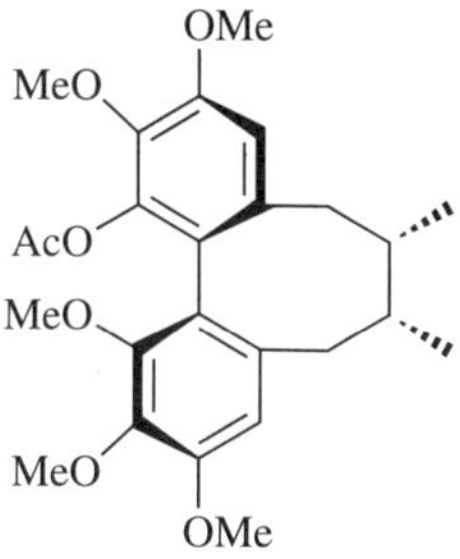
464

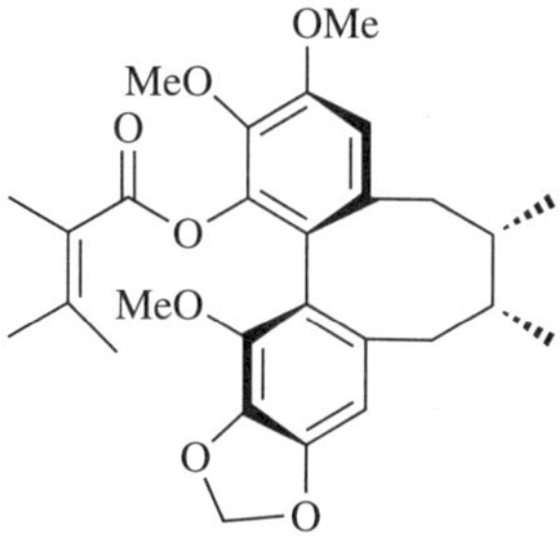
465

图 2.14　非氧代二苯并环辛二烯木脂素(续)

(−)-五味子丙素 7 对由四氯化碳和半乳糖胺引起的细胞毒性有保护作用,能促进肝细胞蛋白质的合成。五味子甲素 450、五味子乙素 451 以及五味子丙素 458 均能显著提高肝微粒体细胞色素 P450、NADPH -细胞色素 P450 还原酶、氨基比林脱甲基酶及苯并芘羟化酶活性,还能促进肝糖原的合成,增加肝细胞的能量储备。南五味子木脂宁 453 在抗 HBsAg、抗 HBeAg 试验中显示出抗肝炎活性。(−)-五味子丙素 7 和南五味子木脂宁 453 均具有潜在的抗 HIV 活性,其 EC_{50} 值分别为 1.2、0.8 μg/mL,疗效指数(therapeutic index)值分别为 33 和 56。

前已述及,对于同一个木脂素天然产物会有不同的命名,这是因为这些化合物的来源不同。同一种五味子植物中往往能分离出一系列结构相似的化合物,而对它们的命名也类似,例如五味子甲素、五味子乙素、五味子丙素等;而对于一个特定的化合物,如果从其他五味子植物中也能分离得到,也就会以该系列化合物来命名,比如从五味子中所分离得到的五味子甲素与从阿里山五味子所分离得到的戈米辛 K_3 甲基醚实际上是同一个化合物。

2.3.2 C7(C7′)-氧代二苯并环辛二烯木脂素

此类木脂素主要包括戈米辛 O 466，表戈米辛(epigomisin) O 467，异型南五味子甲素(heteroclitin A) 468，异型南五味子乙素(heteroclitin B) 469，异型南五味子丙素(heteroclitin C) 470，(－)-南五味子木脂素(kadsurin) 471，日本南五味子木脂素(binankadsurin) A 472，日本南五味子木脂素 B 473，当归酰日本南五味子木脂素(angeloylbinankadsurin) B 474，(－)-绿叶五味子木脂醇(schisanlignaol) D 475，苯甲酰戈米辛(*O*-benzoylgomisin) O 476，interiotherin A 477，五味子酯(schizantherin) O 478，五味子酯 F 479，戈米辛 R 480，戈米辛 S 481，红花五味子酯 482，当归酰戈米辛 R 483，苯甲酰异戈米辛(benzoyl isogomisin) O 484，异丁酰日本南五味子木脂素 A 485，异戊酰日本南五味子木脂素 A 486，苯甲酰日本南五味子木脂素 A 487，苯甲酰戈米辛 U 488 和巴豆酰戈米辛 O 489 等(图 2.15)。

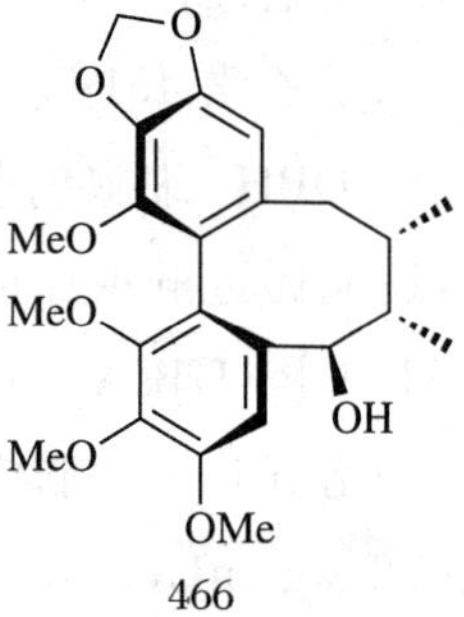

466

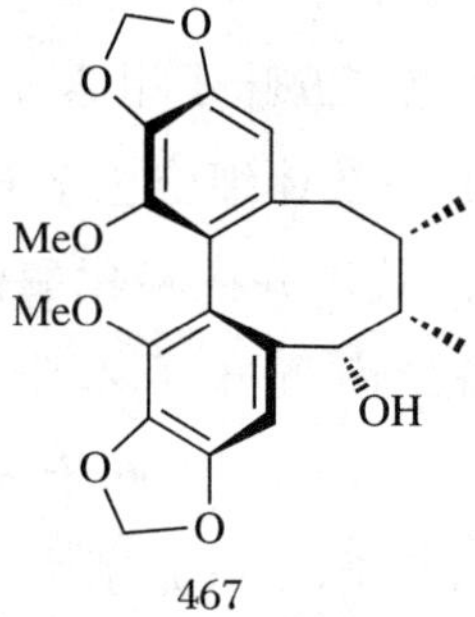

467

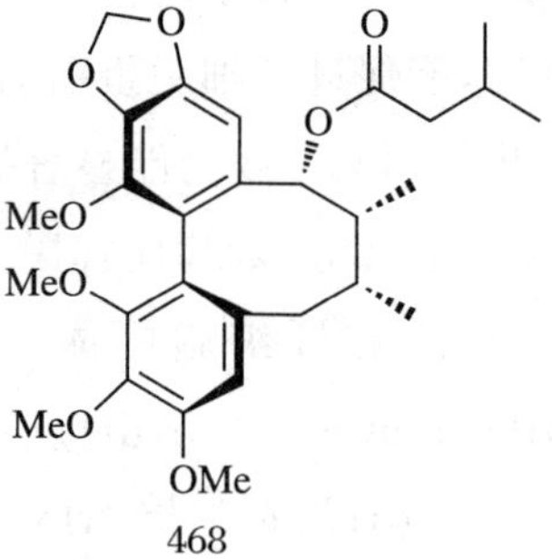

468

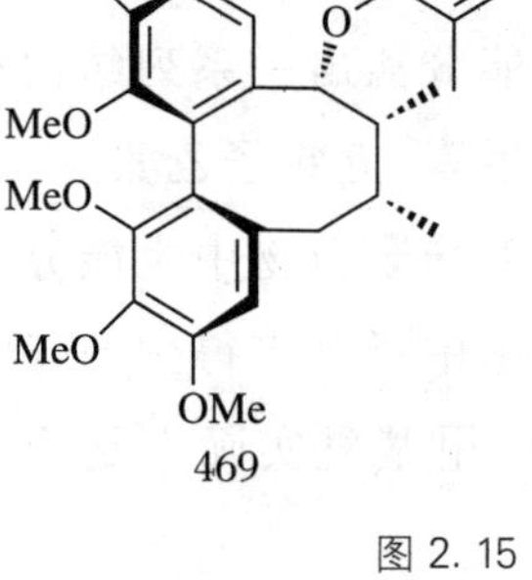

469

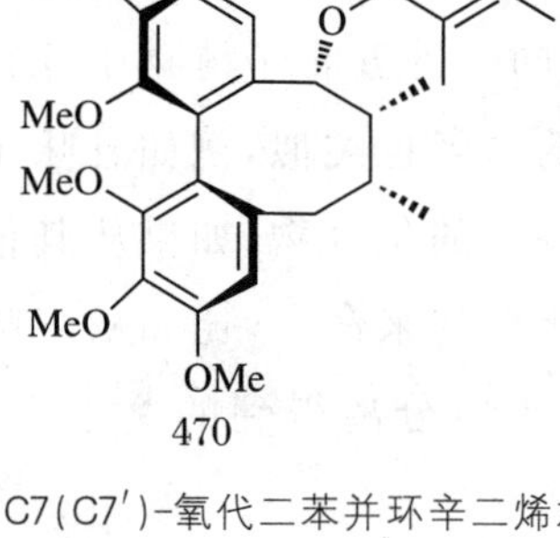

470

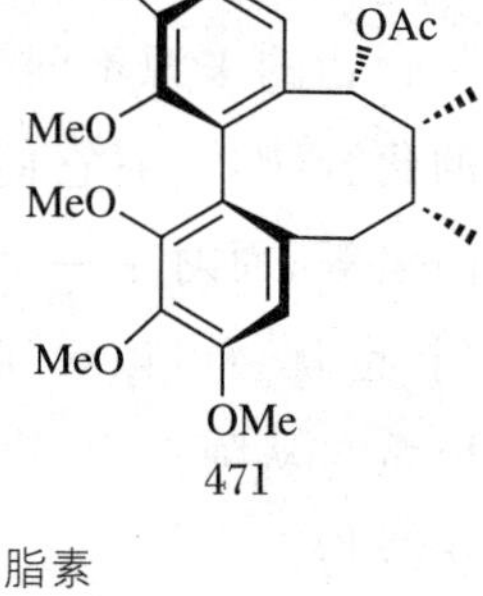

471

图 2.15 C7(C7′)-氧代二苯并环辛二烯木脂素

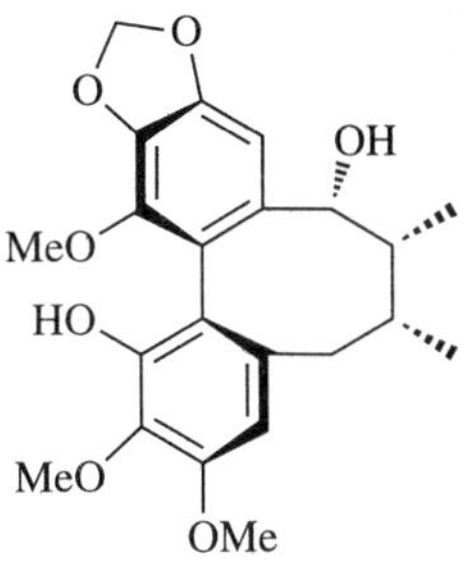
472

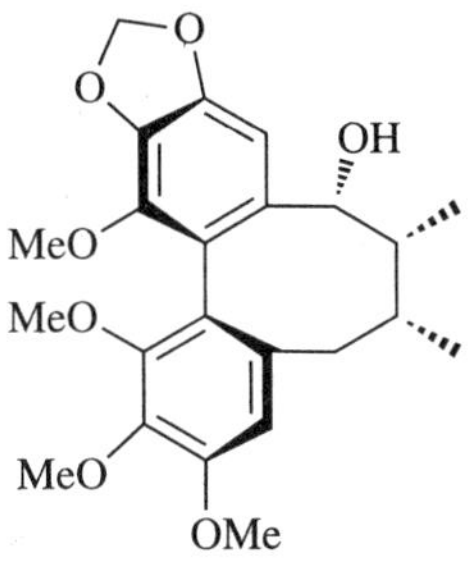
473

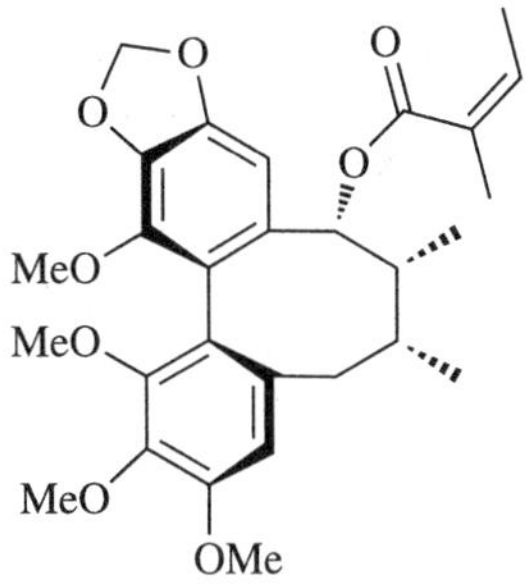
474

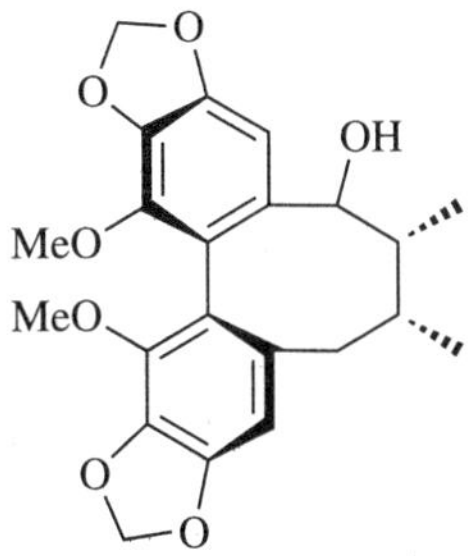
475

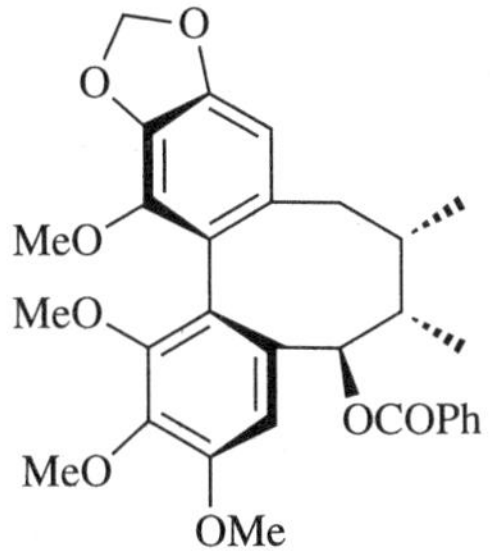
476

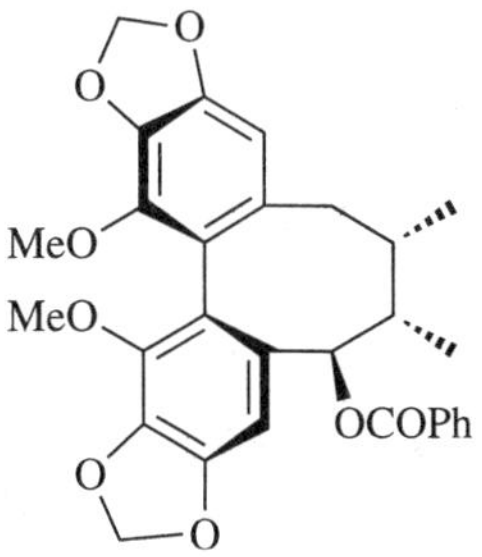
477

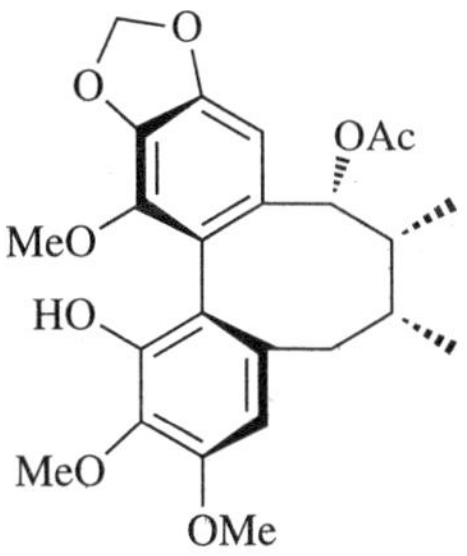
478

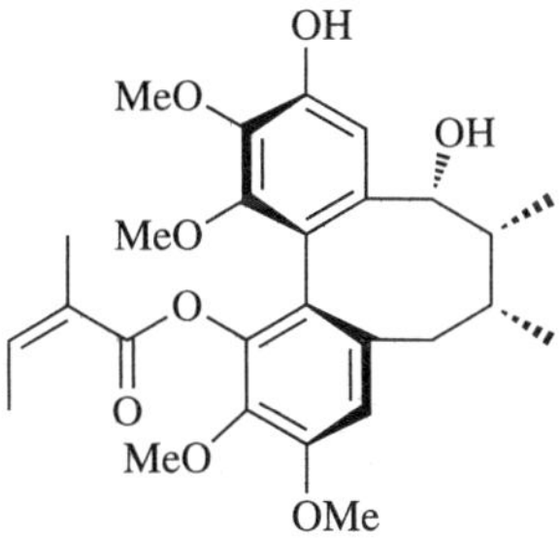
479

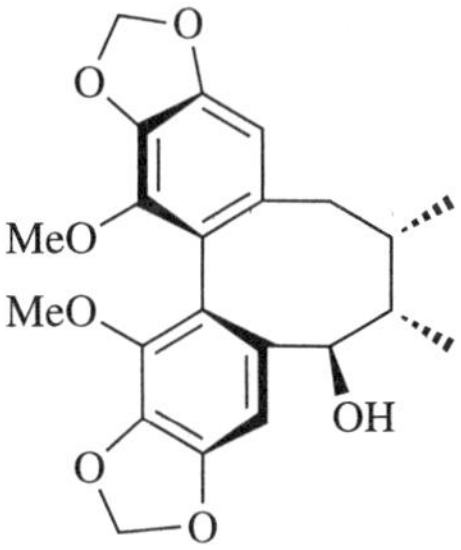
480

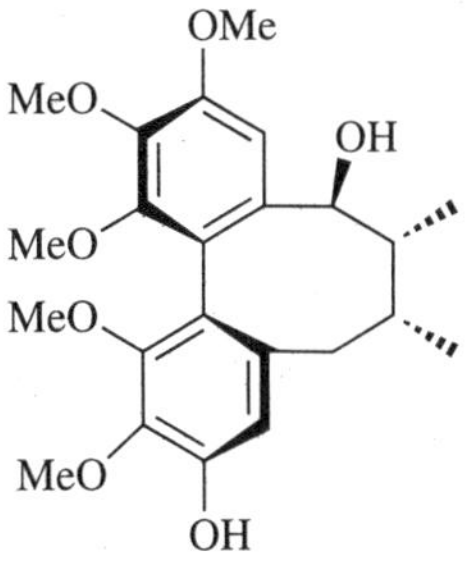
481

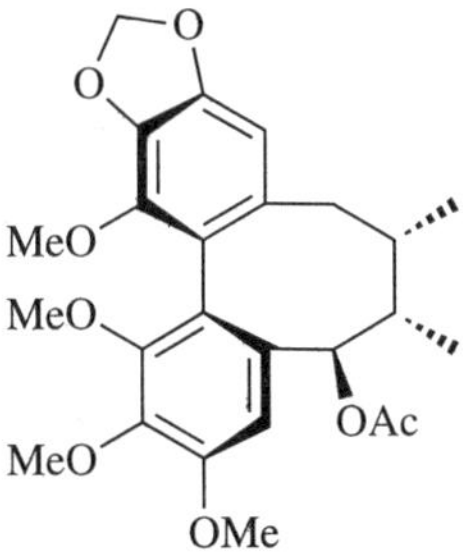
482

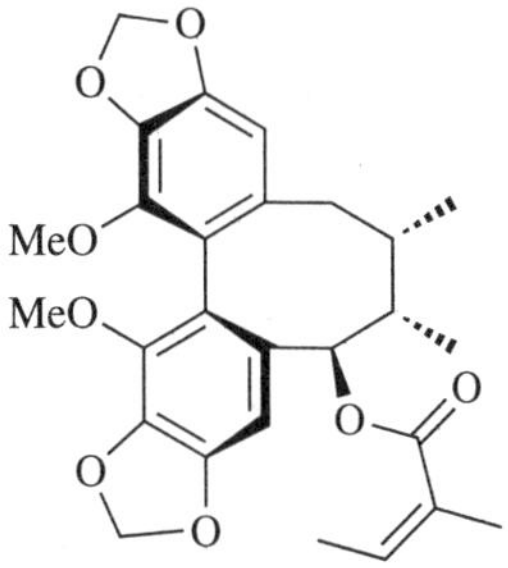
483

图 2.15　C7(C7′)-氧代二苯并环辛二烯木脂素(续)

484

485

486

487

488

489

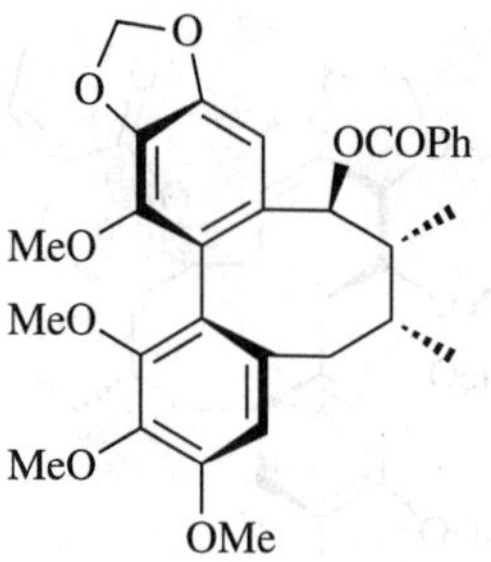

图 2.15 C7(C7′)-氧代二苯并环辛二烯木脂素(续)

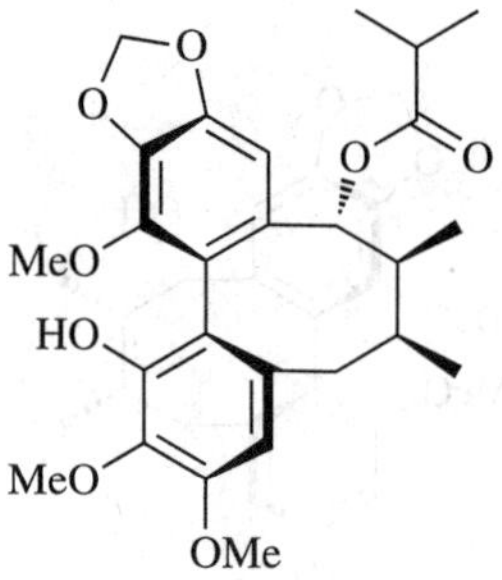

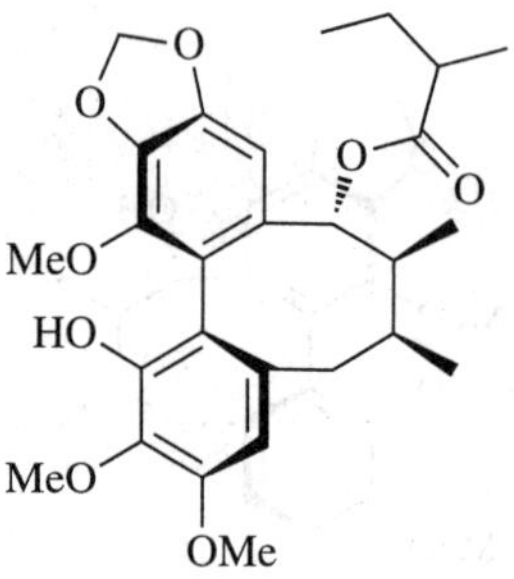

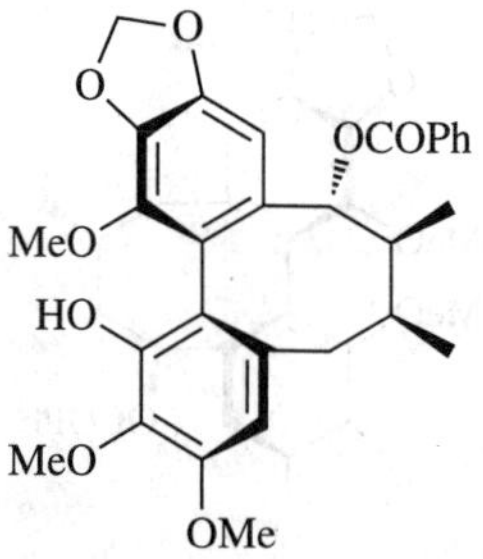

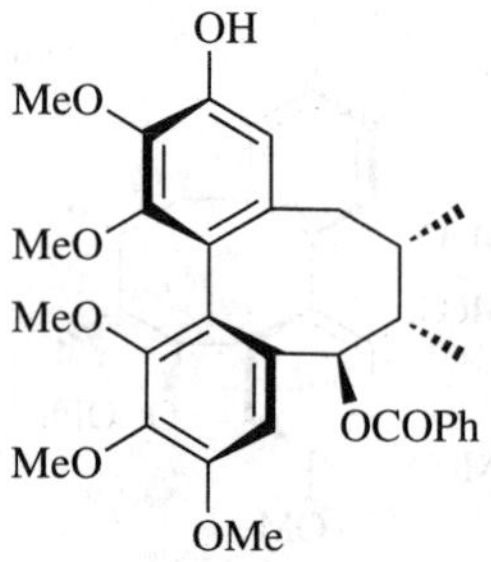

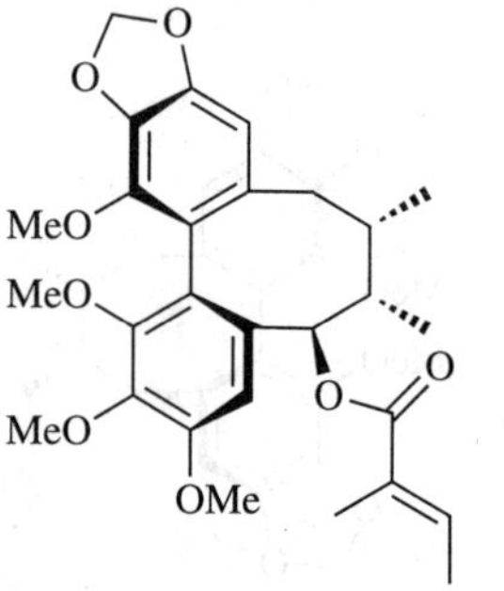

2.3.3 C8(C8′)-羟基二苯并环辛二烯木脂素

此类木脂素主要包括(+)-五味子素 490,(+)-异五味子素(isoschizandrin) 491,戈米辛 A 492,戈米辛 H 493,戈米辛 T 494,五味子醇甲(schisandrol A) 495 和当归酰戈米辛 H 496(图 2.16)。

其中,戈米辛 A 492 能诱导肝微粒体酶,加速肝细胞再生并阻止肝毒素的扩散。五味子醇甲 495 对中枢神经有显著的镇静、催眠、抗惊厥作用。

490

491

492

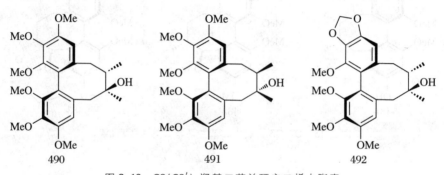

图 2.16 C8(C8′)-羟基二苯并环辛二烯木脂素

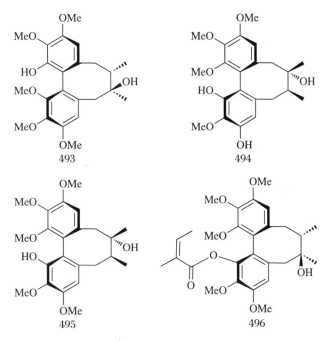

图 2.16 C8(C8′)-羟基二苯并环辛二烯木脂素(续)

2.3.4 C7′,C8′-二氧代二苯并环辛二烯木脂素

此类木脂素主要包括 interiotherin B 497,五味子酯甲(schizantherin A;或戈米辛 C) 498,五味子酯乙(或戈米辛 B) 499,戈米辛 F 500,五味子酯丁(schizantherin D) 501,五味子酯戊(schizantherin E) 502,巴豆酰戈米辛 P 503,戈米辛 G 504,苯甲酰戈米辛 Q 505 和苯甲酰戈米辛 P 506(图 2.17)。

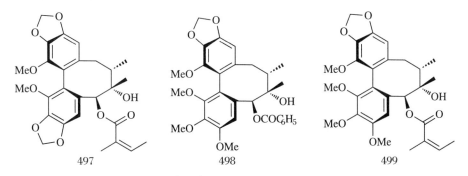

图 2.17 C7′,C8′-二氧代二苯并环辛二烯木脂素

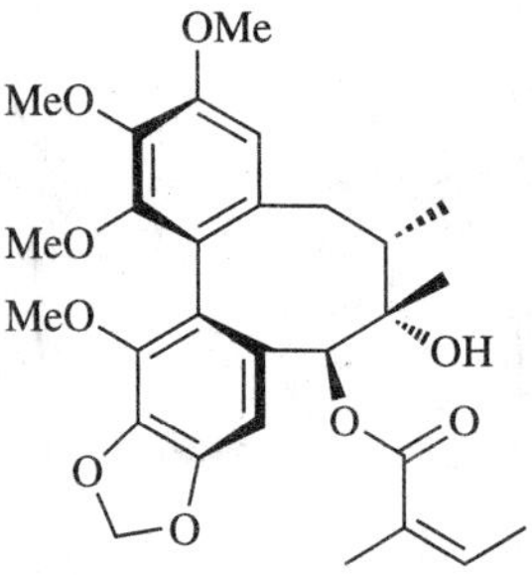
500

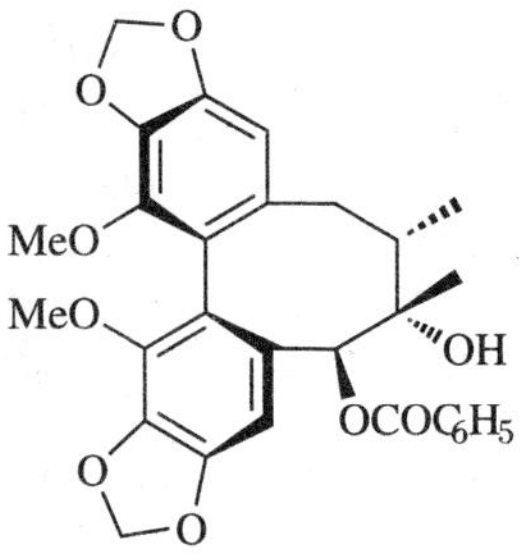
501

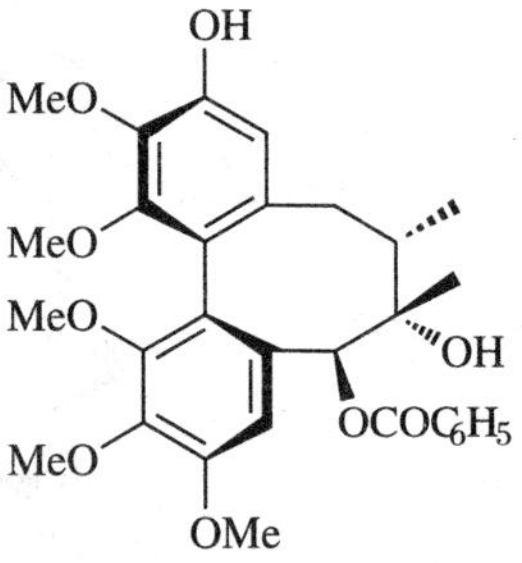
502

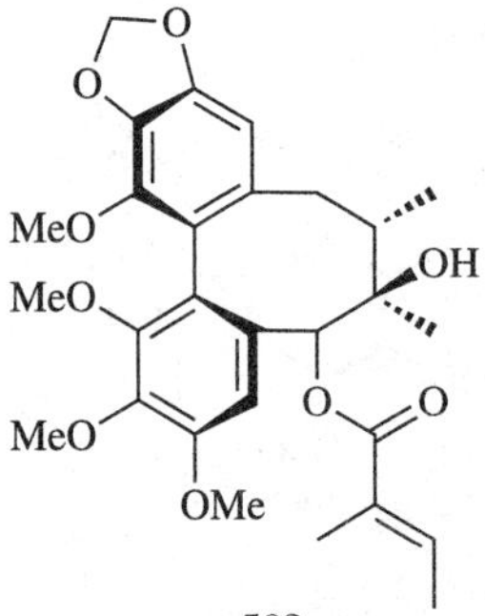
503

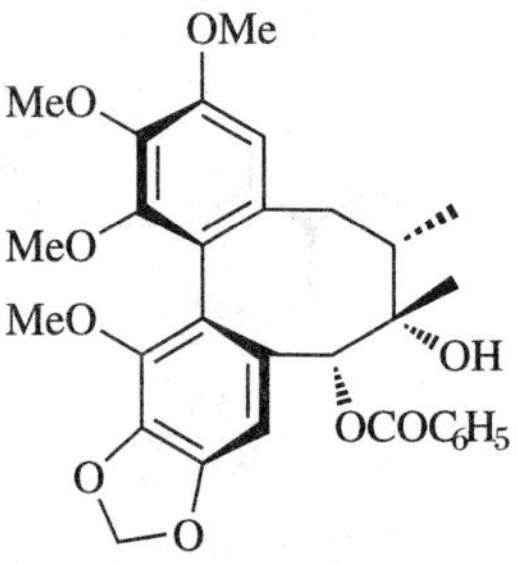
504

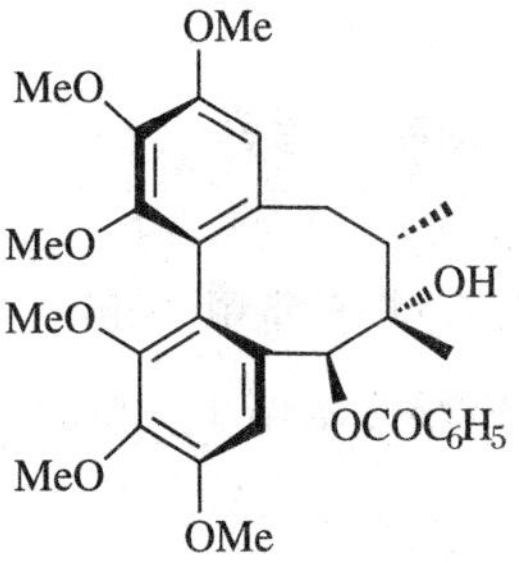
505

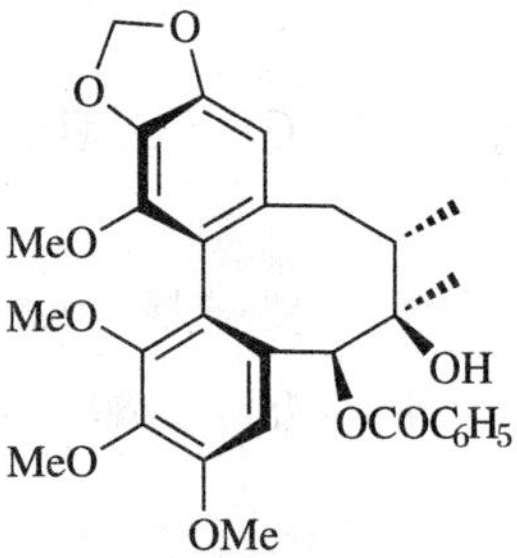
506

图 2.17 C7′,C8′-二氧代二苯并环辛二烯木脂素(续)

其中,戈米辛 G 504 显示出了非常好的抗 HIV 活性,其 EC_{50} 值为 0.006 μg/mL,疗效指数值为 300。五味子酯丁 501 也具有潜在的抗 HIV 活性,其 EC_{50} 值和疗效指数值分别为 0.5 μg/mL 和 110。

2.3.5 C7,C7′-二氧代二苯并环辛二烯木脂素

此类木脂素包括五味子酯 L 507,五味子酯 M 508,五味子酯 N 509,五味子酯 P 510,五味子酯 Q 511,狭叶香茶菜素(angustifolin) A 512,狭叶香

茶菜素 B 513，狭叶香茶菜素 C 514 和（*dl*）-狭叶香茶菜素 D 515（图 2.18）。

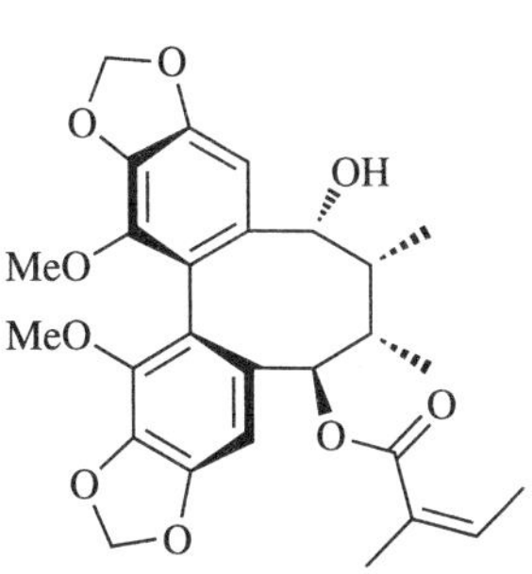

507

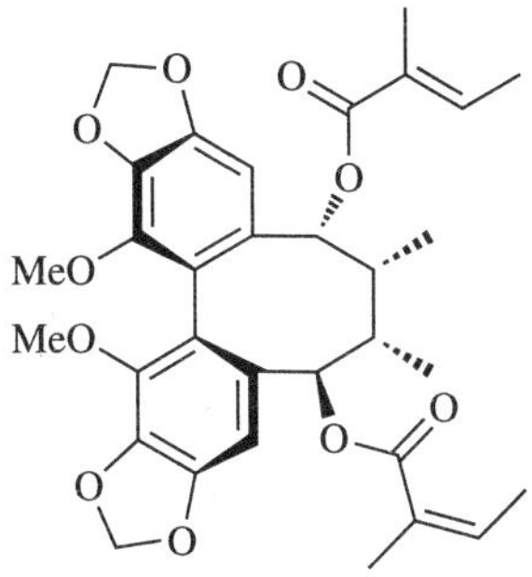

508

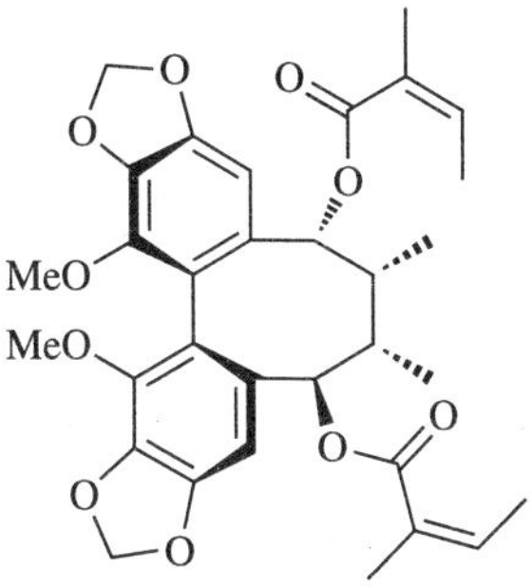

509

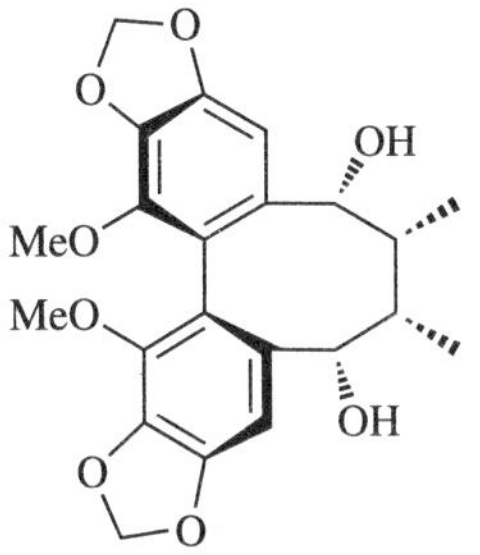

510

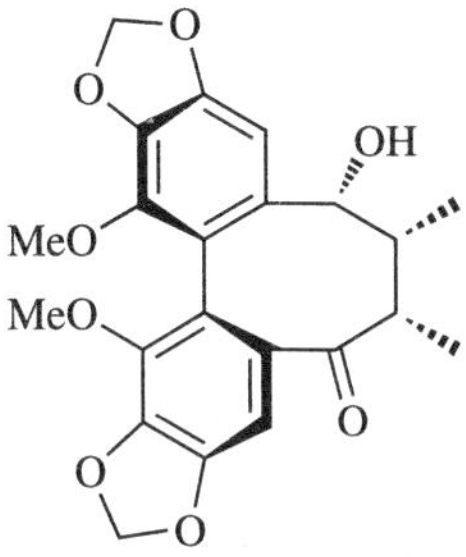

511

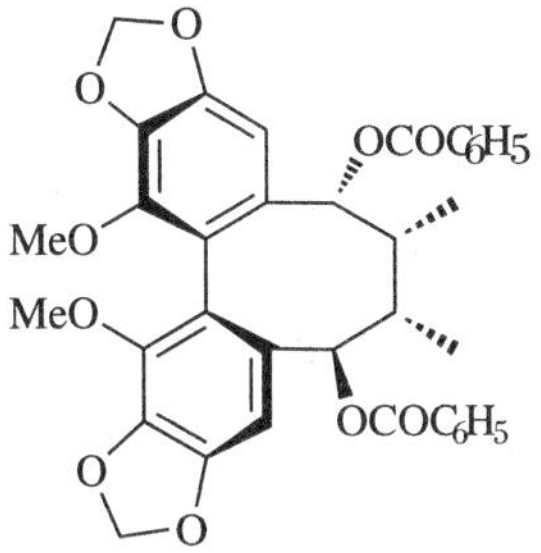

512

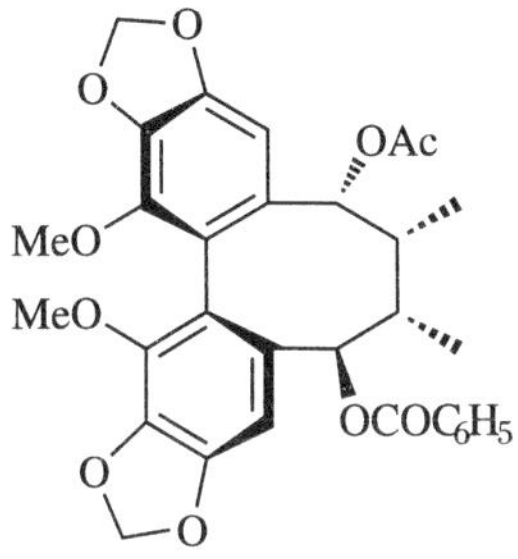

513

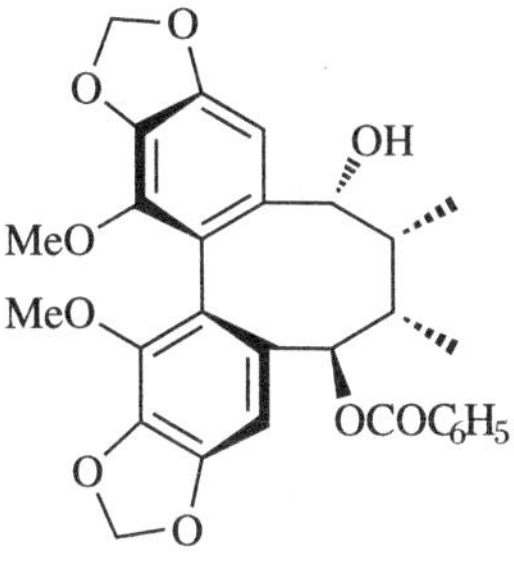

514

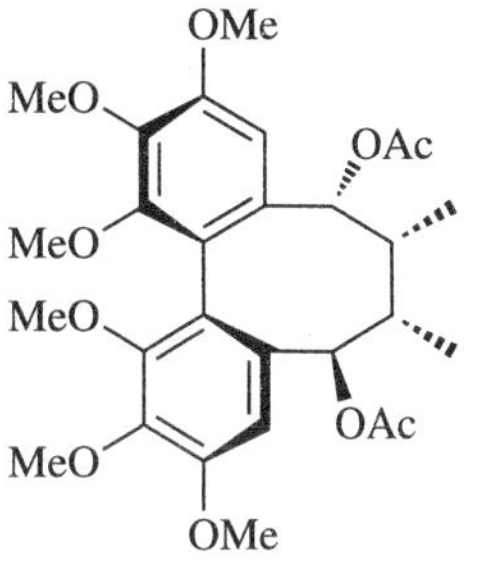

515

图 2.18 C7，C7′-二氧代二苯并环辛二烯木脂素

2.3.6 C7，C7′，C8′-三氧代二苯并环辛二烯木脂素

此类木脂素包括（－）-南五味子木脂宁 516，五味子酯庚（schizantherin G）517，五味子酯辛（schizantherin H）518，五味子酯壬（schizantherin I）519 和五味子酯癸（schizantherin J）520 等（图 2.19）。

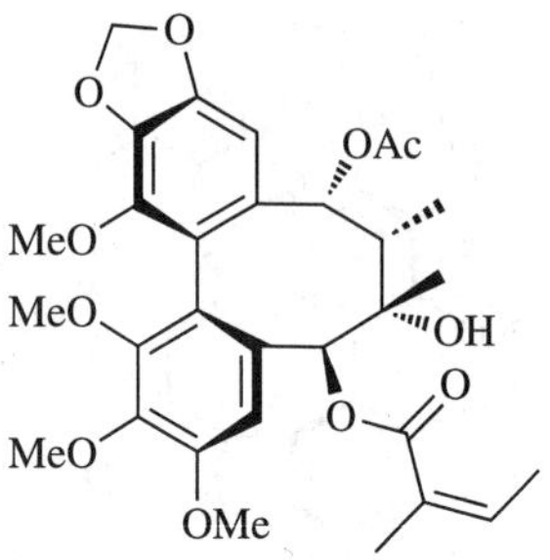
516

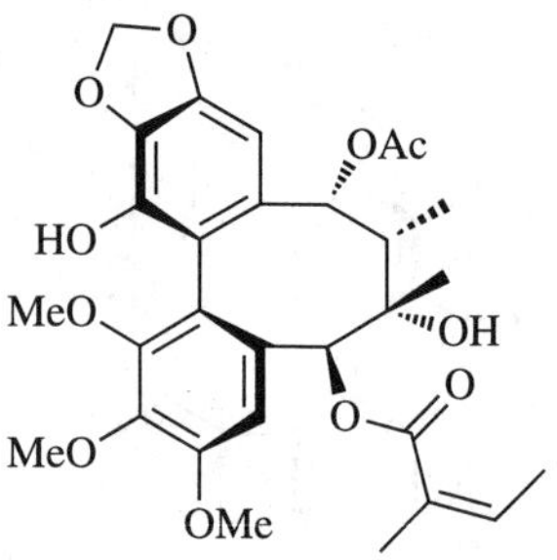
517

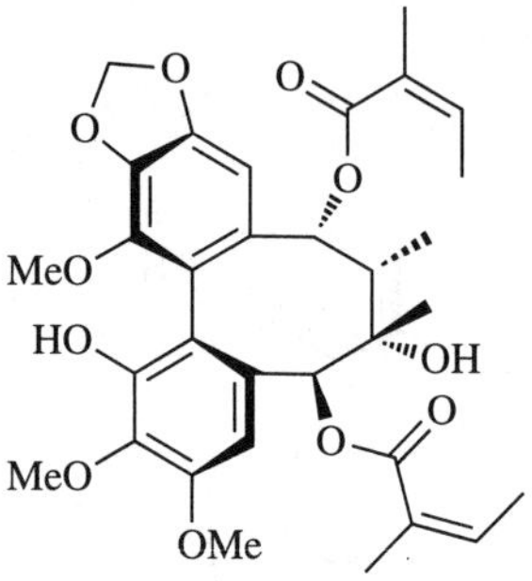
518

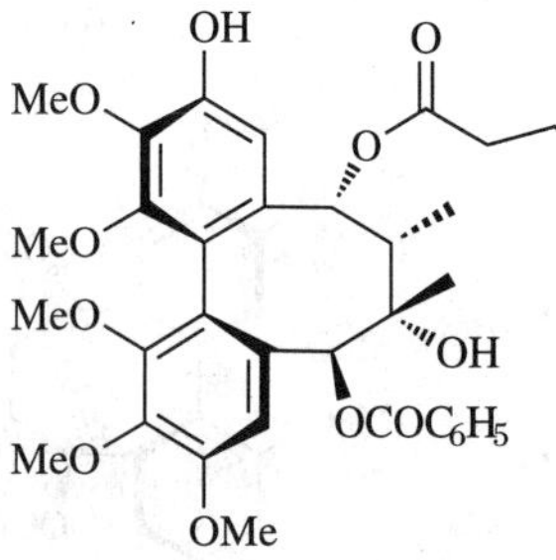
519

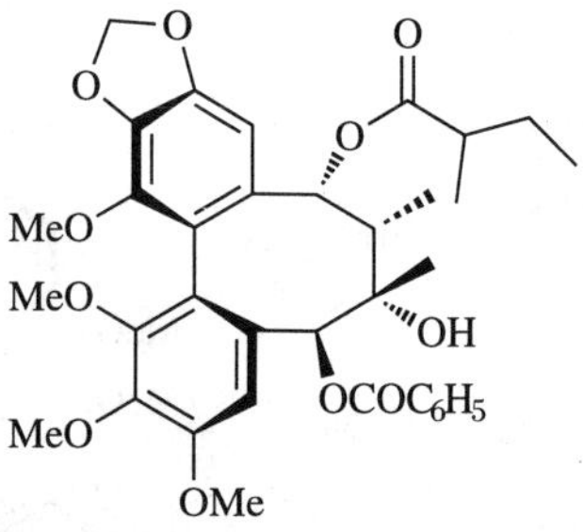
520

图 2.19 C7,C7′,C8-三氧代二苯并环辛二烯木脂素

2.3.7 C7,C7′-环氧二苯并环辛二烯木脂素

C7,C7′-环氧二苯并环辛二烯木脂素主要包括新南五味子木脂宁(neokadsuranin) 521,南五味子木脂素(kadsulignan) L 522,南五味子木脂素 M 523 和南五味子木脂素 N 524 等(图 2.20)。

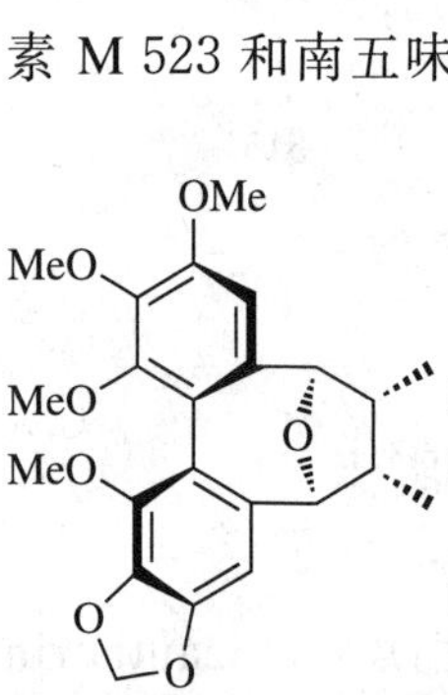
521

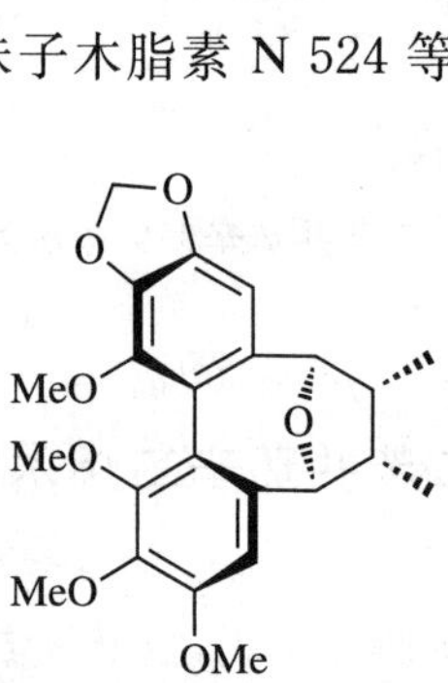
522

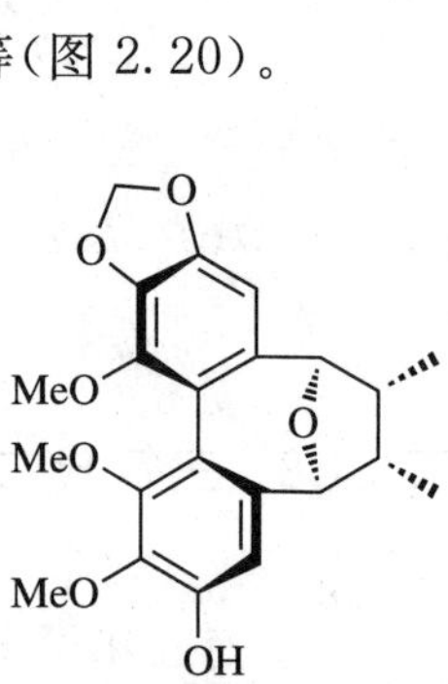
523

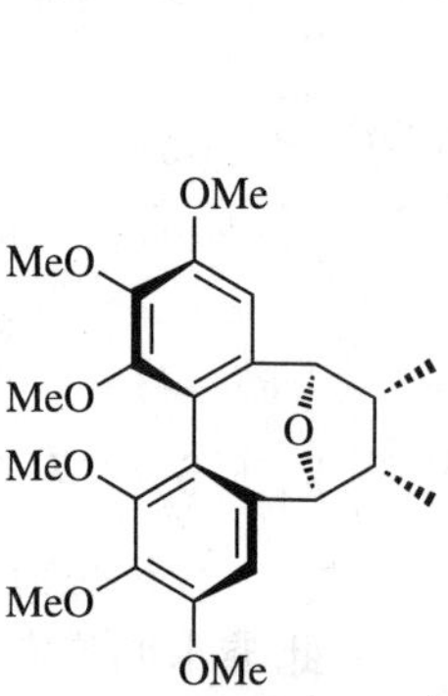
524

图 2.20 C7,C7′-环氧二苯并环辛二烯木脂素

2.3.8 C7,C9′-环氧二苯并环辛二烯木脂素

C7,C9′-环氧二苯并环辛二烯木脂素是指具有 7 和 9′位跨氧环合特征的二苯并环辛二烯木脂素,由木兰科植物(*Magnolia pyramidata*)中分离得到,包括 pyramidatin A 525,pyramidatin B 526,pyramidatin C 527,pyramidatin D 528,pyramidatin E 529,pyramidatin F 530,pyramidatin G 531 和 pyramidatin H 532 等(图 2.21)。其中,pyramidatin A 525 和 pyramidatin E 529 的结构通过 X 射线单晶衍射确认,经 CD 测定确定了 pyramidatin A、C、D、H 中联苯母核结构的轴手性为 *R* 构型,pyramidatin B、E、F、G 的联苯母核结构的轴手性为 *S* 构型。

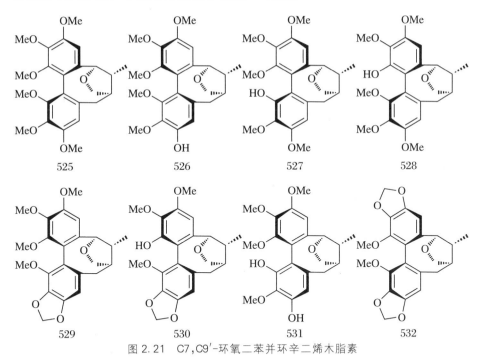

图 2.21 C7,C9′-环氧二苯并环辛二烯木脂素

2.3.9 二苯并环辛二烯木脂素 9,9′-内酯

该类木脂素的结构特点是分子中含有通过 C9 和 C9′所形成的丁内酯官能团,主要包括(−)-五加前胡木脂素(stegane) 533,(−)-五加前胡木脂

酮(steganone) 534,(-)-五加前胡木脂醇(steganol) 535,(-)-五加前胡木脂西素(steganacin) 536,五加前胡木脂金素(steganangin) 537,(-)-表五加前胡木脂醇(episteganol) 538,(-)-表五加前胡木脂西素(episteganacin) 539,表五加前胡木脂金素(episteganangin) 540,(+)-异五加前胡木脂素(isostegane) 541,(+)-异五加前胡木脂酮(isosteganone) 542,异五加前胡木脂西素(isosteganacin) 543,(+)-新异五加前胡木脂素(neoisostegan) 544,(-)-picrostegane 545,(-)-picrosteganol 546,(-)-epipicrosteganol 547 和(+)-五加前胡木脂内酯(steganolide) 548(图 2.22)。上述化合物都是从五加前胡中分离得到的,其结构变化主要体现在两个芳香环上的取代基的变化;两个 C_3 单元的变化主要来源于 C7 被氧化的程度和构型差异以及 C9′的取向(α,β)不同。

其中,(-)-五加前胡木脂酮 534、(-)-五加前胡木脂西素 536 和五加前胡木脂金素 537 都具有抗癌活性。

除上述化合物外,内酯环开裂、9 和 9′位分别被甲基醚化和酯化的化合物五加前胡木脂酸酯(steganoate) A 549 和五加前胡木脂酸酯 B 550 在这里也归于此类。

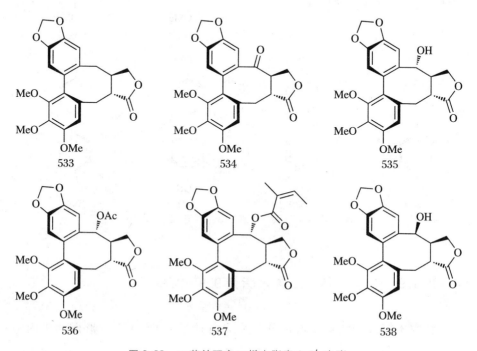

图 2.22 二苯并环辛二烯木脂素 9,9′-内酯

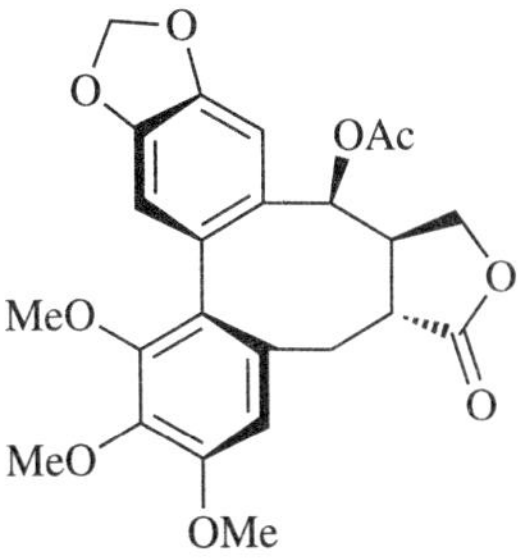
539

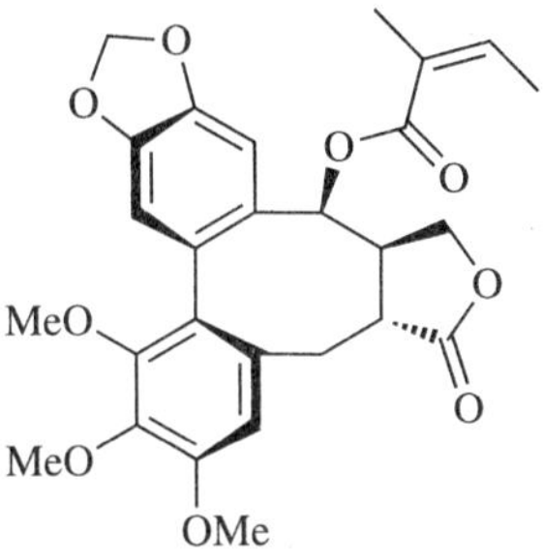
540

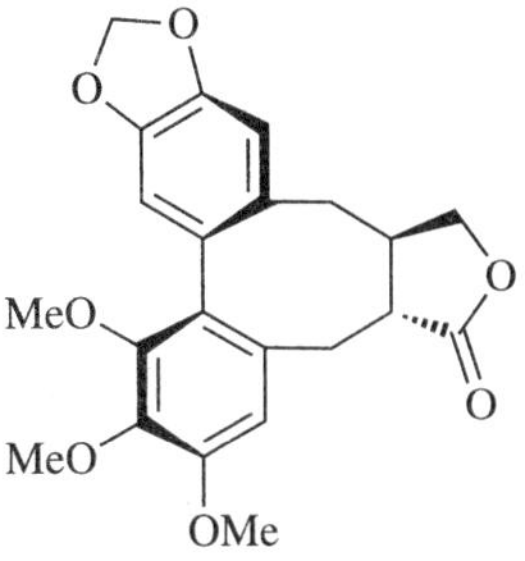
541

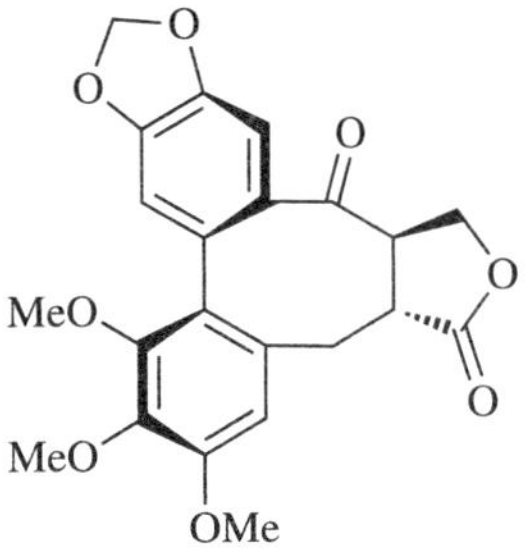
542

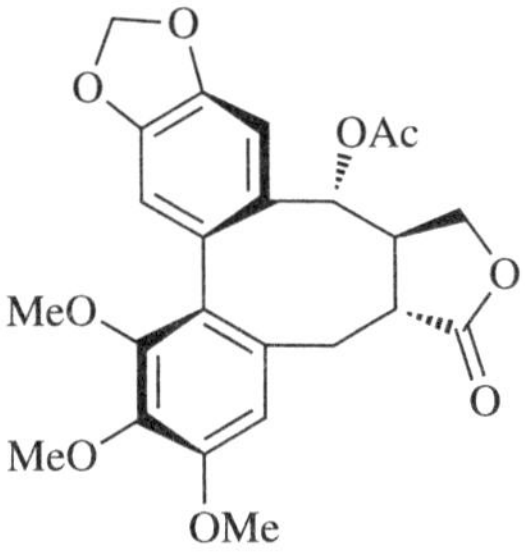
543

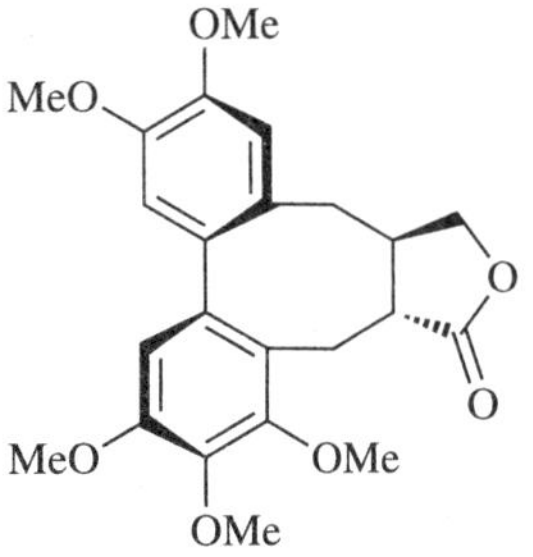
544

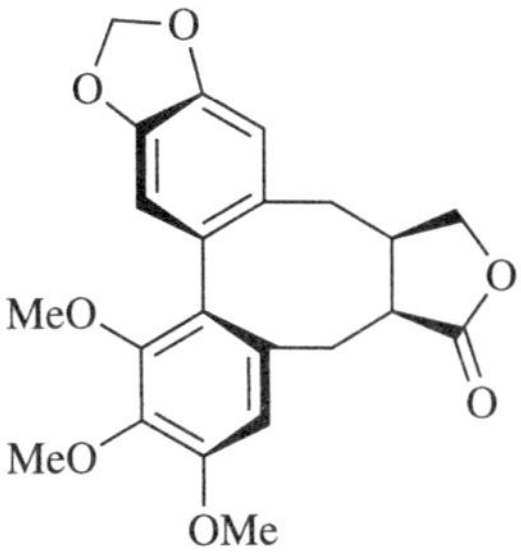
545

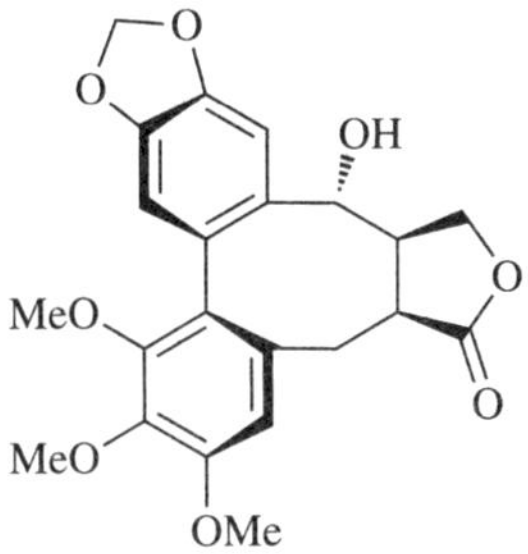
546

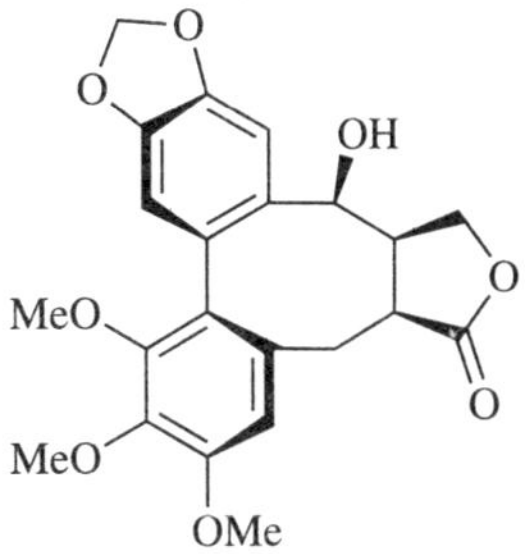
547

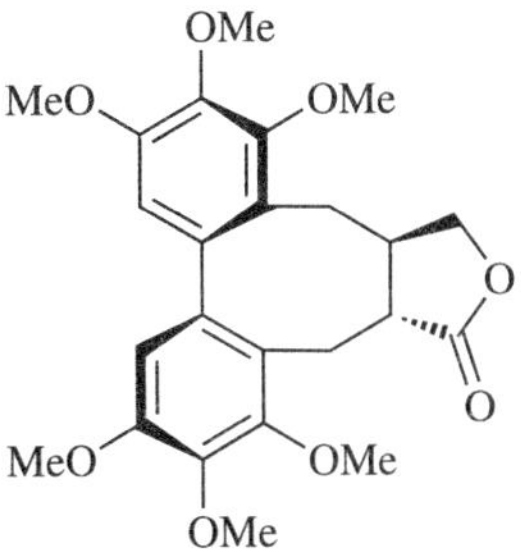
548

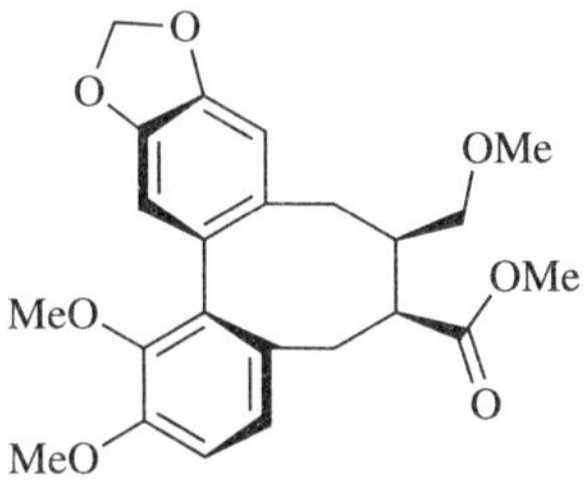
549

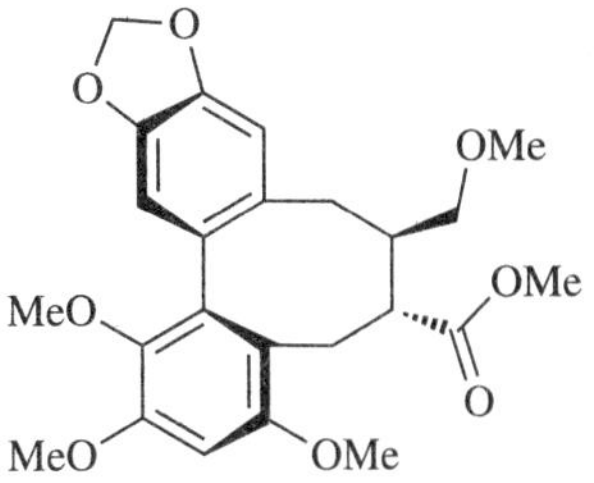
550

图 2.22 二苯并环辛二烯木脂素 9,9′-内酯(续)

2.3.10 其他二苯并环辛二烯木脂素衍生物

如图 2.23 所示的木脂素,包括南五味子木脂素 A 551,南五味子木脂素 B 552,南五味子木脂素 C 553,南五味子木脂素 D 554,南五味子木脂素 E 555,南五味子木脂素 F 556,南五味子木脂素 G 557,南五味子木脂素 H 558,南五味子木脂素 I 559,南五味子木脂素 J 560,南五味子木脂素 K(又名:异型南五味子庚素) 561,异型南五味子丁素 562,异型南五味子戊素 563,异型南五味子己素 564,(-)-凤庆南五味子木脂素(interiorin) 565,(-)-凤庆南五味子木脂素 B 566,(-)-凤庆南五味子木脂素 C 567 和 (-)-凤庆南五味子木脂素 D 568 等。它们的结构特点是联苯结构中 C_6 单元苯环的 C3′(化合物 553、554、558~564)或 C5′(化合物 551、552、555~557、565~568)被氧化为酮,从而其 C_6 苯环为环己二烯酮结构单元所替代(化合物 564 除外);且通过 C2′与 C7(化合物 551、552,7,2′-环氧)或 C3(化合物 553~560、562~568,3,2′-环氧)形成五元环醚,这样,C2′碳原子就由 sp^2 杂化变为 sp^3 杂化,从而 C_6 单元失去其芳香性。南五味子木脂素 K 561 和异

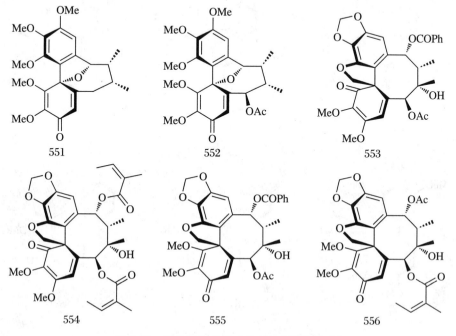

图 2.23 其他二苯并环辛二烯木脂素衍生物

第 2 章 木脂素的分类和命名

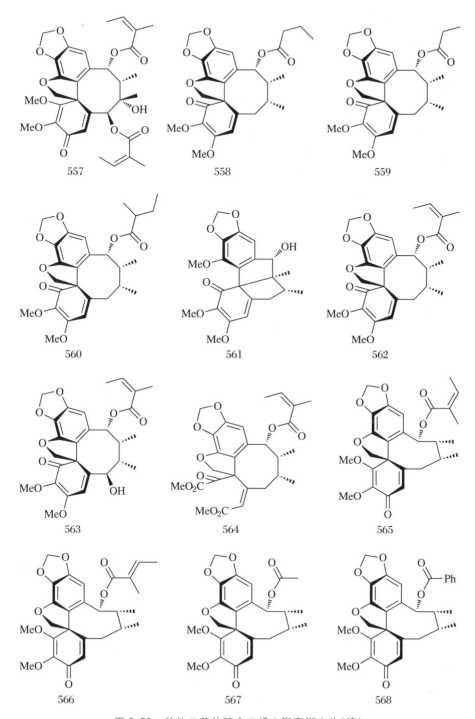

图 2.23 其他二苯并环辛二烯木脂素衍生物(续)

型南五味子己素 564 的结构比较特殊,前者通过 C8 与 C2′ 以 C—C 键相连从而形成一个特殊的骨架结构;后者 4′,5′ 位被氧化开环形成羧酸二甲酯,从而失去了苯环的基本结构,所以严格来讲并不属于二苯并环辛二烯木脂素,甚至不能算作木脂素,但就其结构特点与碳—碳键的连接方式而言,与其他二苯并环辛二烯木脂素并无本质上的区别,可以将其看作是二苯并环辛二烯木脂素的衍生物。

2.3.11 二苯并环辛二烯木脂素的立体化学

由于环辛二烯环和两个苯环上取代基的存在,连接二苯并环辛二烯木脂素两个芳环的碳—碳键(C2—C2′)的自由旋转就受到了限制,因此二苯并环辛二烯木脂素化合物都具有轴手性,为与阻转光学体的 R、S 构型区别开来,联苯轴的绝对构型通常在大写的 R 或 S 字母左下方冠以小写字母,如 aR 和 aS 来表示。通过对非取代的二苯并环辛二烯木脂素位阻异构现象(atropisomerism)的动态核磁共振(dynamic NMR)研究发现其环辛二烯环在溶液中几乎等比例地以扭曲船椅式(twist-boat-chair,TBC)和扭曲船式(twist-boat,TB)两种构象存在。如图 2.24 所示,aS-TB/aS-TBC 和 aR-TB/aR-TBC 构象转化(步骤 A)的势能垒分别为 38 KJ/mol 和 30 KJ/mol;

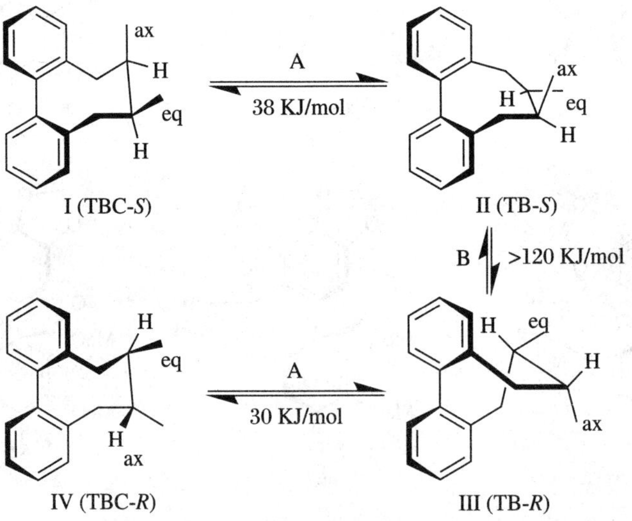

图 2.24 TB 和 TBC 构象的相互转化

而 aS-TB 和 aR-TB 之间的构象转化(步骤 B)需要通过 C2—C2′键的旋转来实现,所以需要克服更高的势能垒(>120 KJ/mol),如果在 C3 和 C3′位还连有取代基,如甲氧基,则碳—碳键旋转的势能垒会更大,一般要大于 145 KJ/mol。因为该势能垒的存在,在 25 ℃下,二苯并环辛二烯木脂素的联苯结构会以稳定的 aS 或 aR 构型存在,但 TBC 和 TB 两种构象能够非常快地相互转化。

由此可见,除 C8 和 C8′手性中心外,二苯并环辛二烯木脂素的立体化学还包括环辛二烯环的不同构象。当两个苯环上连有不同的取代基时,理论上就有八种不同的立体异构体,包括(8a,8′e) TB、(8e,8′a) TB、(8a,8′e) TBC、(8e,8′a) TBC 四种顺式构象异构体和(8a,8′a) TB、(8e,8′e) TB、(8a,8′a) TBC、(8e,8′e) TBC 四种反式构象异构体;当苯环上连有相同的取代基时,就有可能存在四种反式异构体(同上),(8e,8′a) TB、(8a,8′e) TBC 两种顺式异构体和一个内消旋体。而对于五加前胡类二苯并环辛二烯木脂素而言,其优势构象取决于手性轴与其立体中心的相对关系。其中,(-)-五加前胡木脂素 533 主要以 TB 构象存在,因为 TBC 构象的反式内酯环在能量上是不利的;而(+)-异五加前胡木脂素 541 以 TBC 构象存在时,其内酯环不会产生大的张力。

2.4　二芳基环丁烷木脂素

该类木脂素除 C8—C8′键外,还通过 C7—C7′键相连,从而形成环丁烷的基本骨架结构。目前所分离出的该类天然产物的种类较少,根据环丁烷四个手性中心的相对构型不同,可进一步将其分为反-反-顺-顺、顺-顺-反-反、全反三个亚型。反-反-顺-顺型指两个苯丙基单元的芳环与 C9(或 C9′)在环丁烷环上均处于反式取向、而两个芳基以及 C9 和 C9′均为顺式取向,包括巴兰塞樟环木脂素(cinbalansan) 569,石荠苎环木脂素(mosloligan) A 570,石荠苎环木脂素 B 571,高雄细辛环木脂素(heterotropan) 572,栀子皮环木脂苷(itoside) N 573 和卡拉卡萨冠须菊环木脂酸双酰胺(caracasandiamide) 574;顺-顺-反-反型指两个苯丙基单元的芳环与 C9(或 C9′)在环丁烷环上均处于顺式取向、而两个芳基以及 C9 和 C9′均为反式取向，包括安达曼环木脂素(andamanacin) 575 和鼠尾草环木脂素 576；全反型指两个苯丙基单元的芳环与 C9(或 C9′)在环丁烷环上均处于反式、且两个芳基以及 C9 和 C9′也为反式取向，包括柳叶玉兰脂素(magnosalin) 577，土楠环木脂素(endiandrin) A 578，月古柯环木脂素(mooniine) B 579 和月古柯环木脂素 A 580 (图 2.25)。

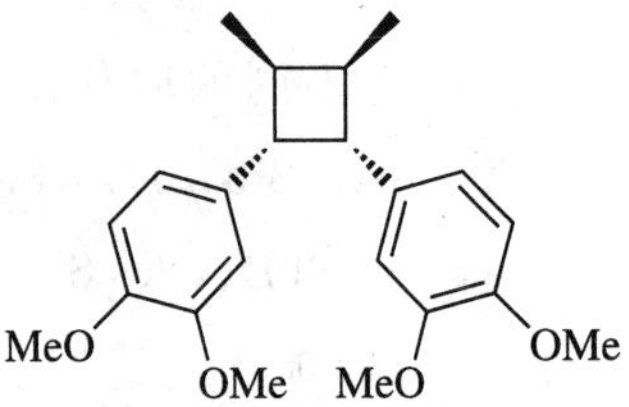

569

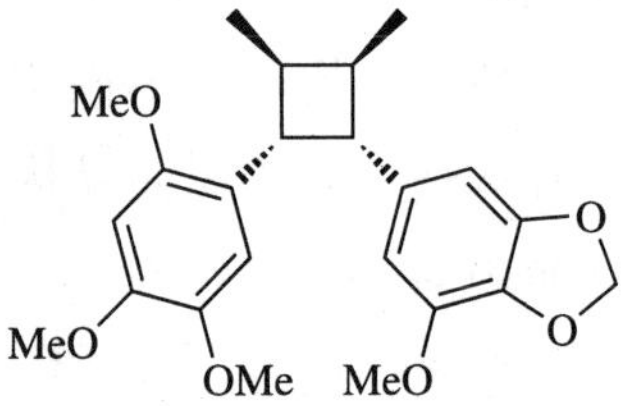

570

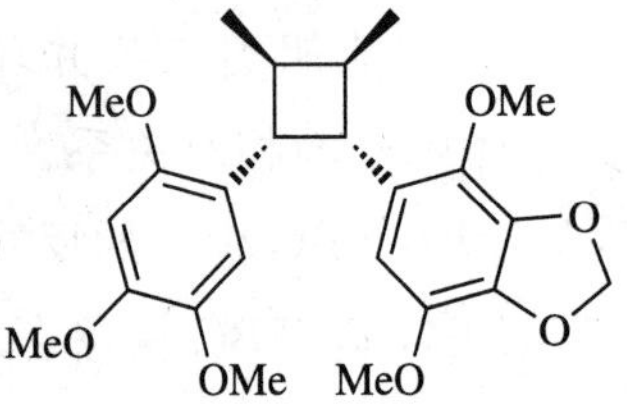

571

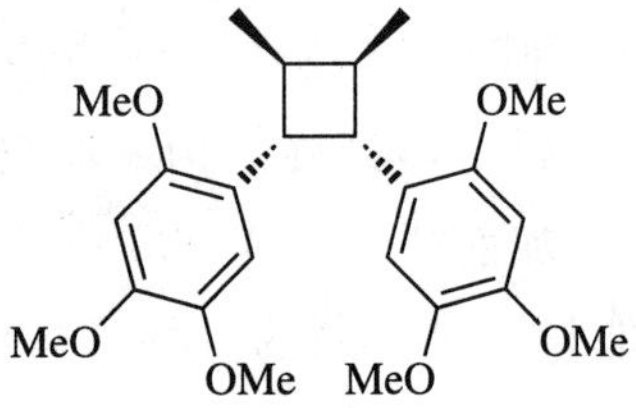

572

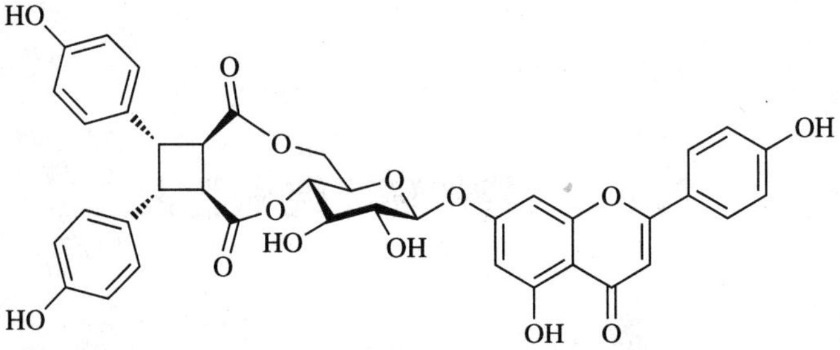

573

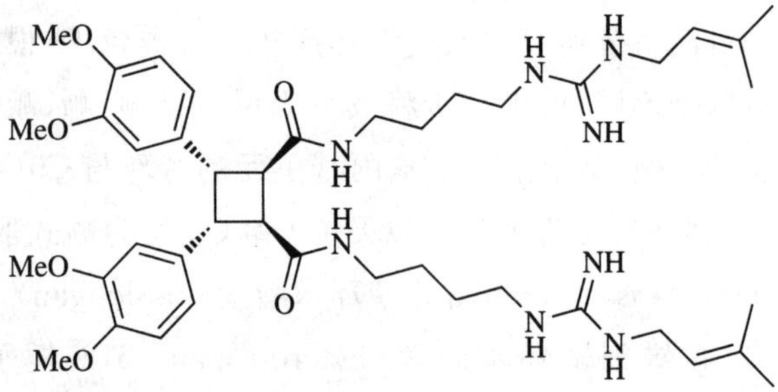

574

图 2.25 二芳基环丁烷木脂素

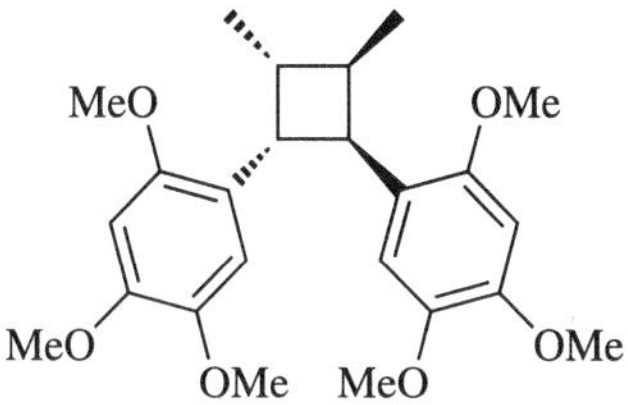

575

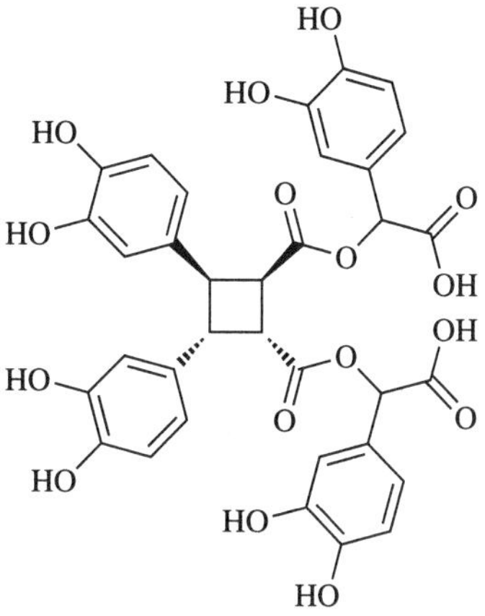

576

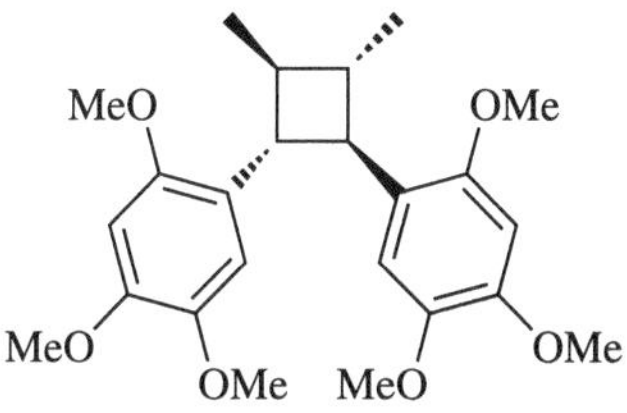

577

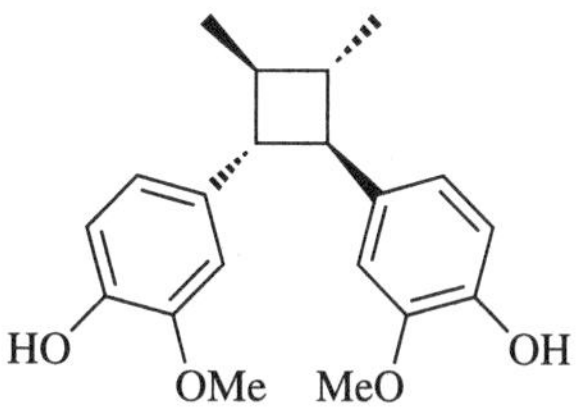

578

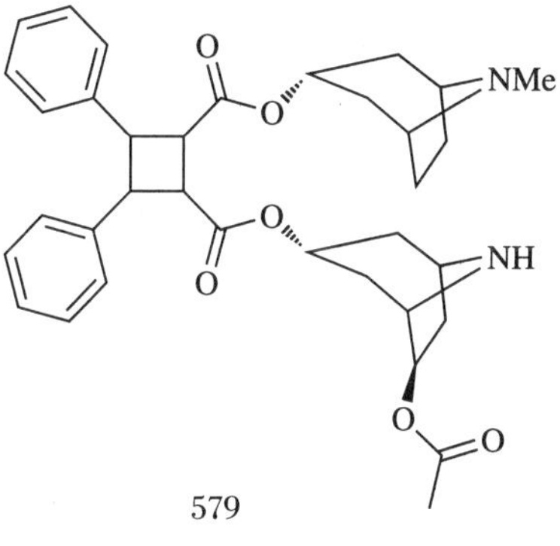

579

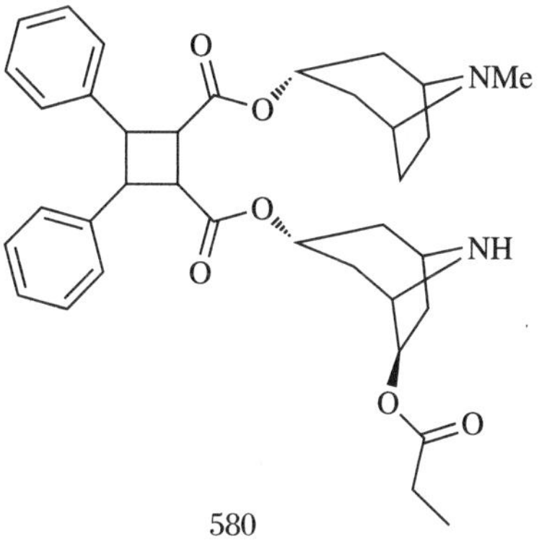

580

图 2.25　二芳基环丁烷木脂素(续)

需要注意的一点是有的文献将此类木脂素归属为新木脂素，但严格按定义划分，这些应该属于木脂素的范畴。由于早期的命名规则不够规范、统一，很多文献对木脂素与新木脂素概念的区分不是非常清楚，关于这一点，我们在前面已经有所提及。

2.5 其他木脂素

除前面所提到的几种常见结构的木脂素外，新结构的木脂素天然产物还在不断地被分离出来，例如从 *Eupomatia laurina* 中所分离出的 eupodienone-1 581，eupodienone-2 582，eupodienone-3 583，eupodienone-4 584，eupodienone-5 585，eupodienone-6 586，eupodienone-7 587，eupodienone-8 588 和 eupodienone-9 599（图 2.26）就不属于上述任何一种类型。该系列天然产物除 C8—C8′键外，还通过 C2—C1′键相连从而形成

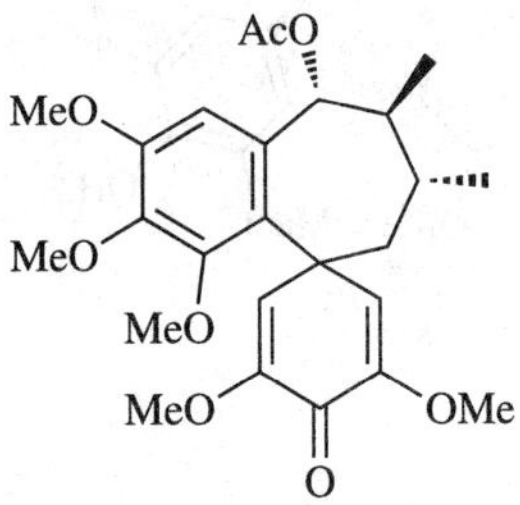

581

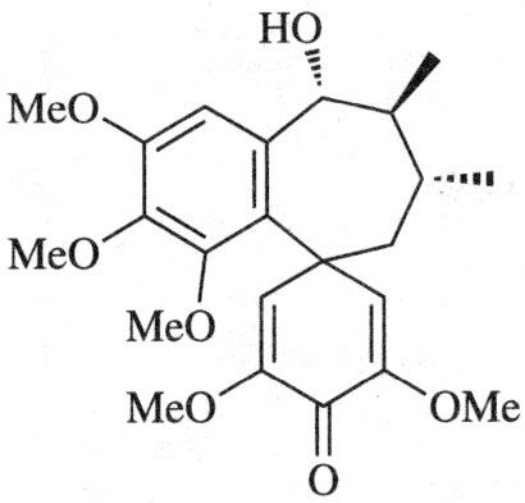

582

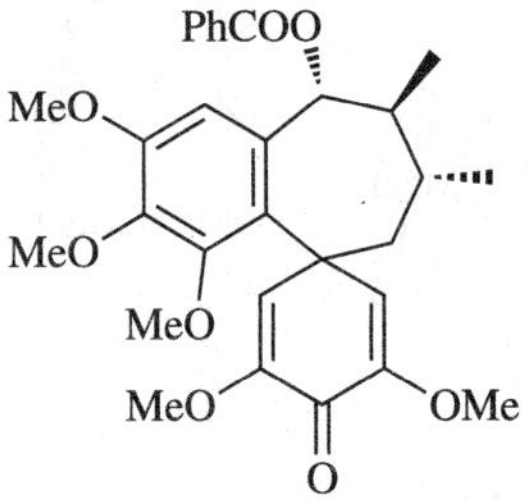

583

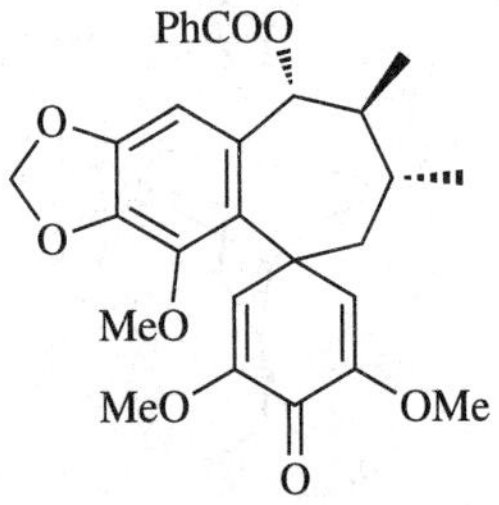

584

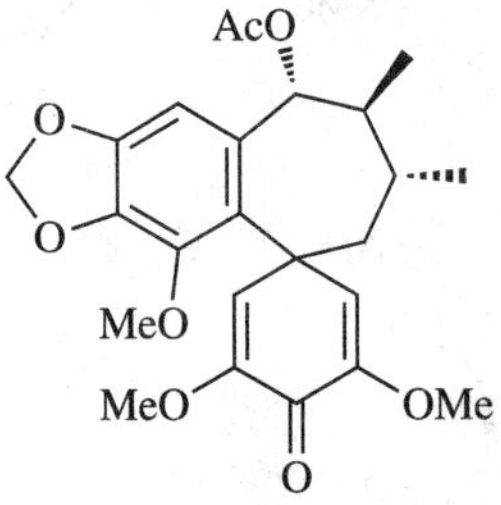

585

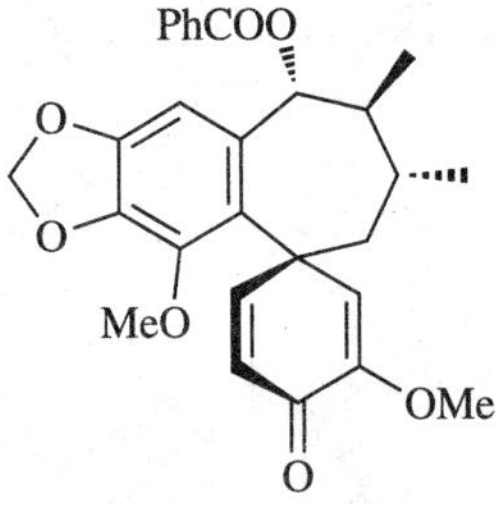

586

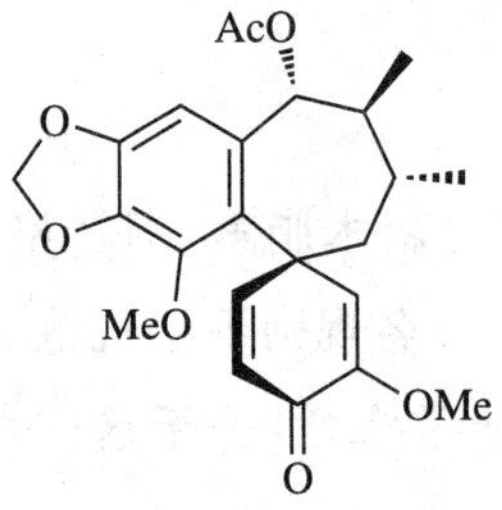

587

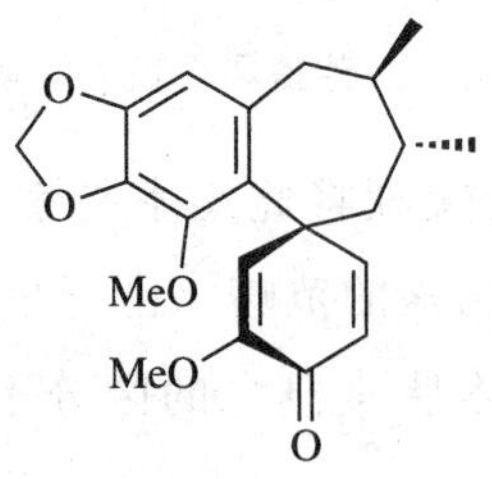

588

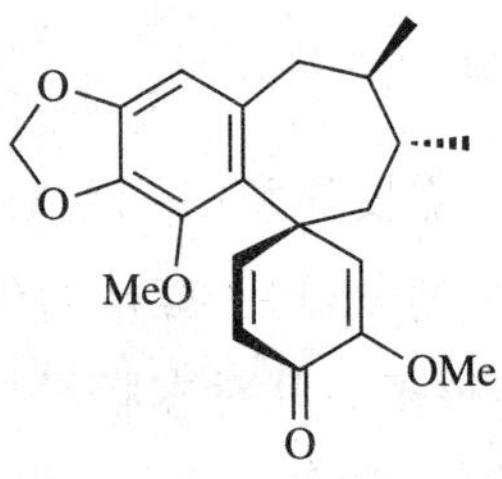

589

图 2.26 其他木酯素

螺环的结构;另一结构特点,与 2.3.10 小节所介绍的二苯并环辛二烯类木脂素化合物一样,是其分子中的 C_6 苯环为环己二烯酮结构所替代从而失去芳香性。有的文献将此类木脂素归入二苯并环辛二烯类,虽然二者在结构上、甚至是生物合成上都比较接近,但其碳—碳键的连接方式不同,除 C8—C8′键外,二苯并环辛二烯木脂素还通过 C2—C2′键相连从而形成辛烷环,而本节所介绍的木脂素是通过 C2—C1′键相连而形成庚烷环,因此二者不能算作同一种类的木脂素。

2.6 小　　结

本章主要讲述了木脂素类天然产物的分类和命名,对其来源及生物活性也有涉及。首先,木脂素类天然产物种类繁多、结构复杂,因此本书对各种木脂素都给出了非常多的实例,以供相关科研工作者参考查阅;其次,木脂素类天然产物的来源也比较复杂,同一种木脂素可以从不同种类的植物中分离得到,同一种植物中也可能会分离出多种不同的木脂素天然产物,本书中所涉及的部分化合物是由五味子植物以外的其他植物中所分离得到的,但考虑到结构上的相似性,故本书也一并列出而没有对其天然来源作非常详细的说明,读者如感兴趣可参阅相关文献资料。除 2.5 节所提到的木脂素外,其他新(结构)的木脂素还在不断地被分离提取出来,读者可以自己积累相关的知识。

第3章 木脂素天然产物的生物合成途径

木脂素类天然产物的生物合成途径[31]有些已经被确立,但对于大多数木脂素化合物而言,其生物合成途径目前尚不清楚。

Erdtman最早提出木脂素的基本结构是由两分子类苯丙烷单体通过偶联而形成的,这个假设后来为同位素示踪所证实。

Umezawa等在1990年首次报道了采用连翘介质(*Forsythia intermedia*)作为酶源,以非手性的类苯丙烷单体松柏醇(coniferyl alcohol)为起始原料来合成光学纯的(-)-开环异落叶松脂醇60的体外模拟实验。作者同时还报道了连翘介质将(-)-开环异落叶松脂醇60选择性的氧化为(-)-罗汉松脂素182的酶催化转化反应。该酶,即开环异落叶松脂醇脱氢酶(secoisolariciresinol dehydrogenase,SIRD)后来被分离纯化且克隆了其cDNA。研究还发现 *Forsythia* 酶能将(+)-松脂醇259选择性地还原为(+)-落叶松脂醇155,再到(-)-开环异落叶松脂醇60。该酶,即松脂醇/落叶松脂醇还原酶(pinoresinol/lariciresinol reductase,PLR)也被分离纯化且克隆了其cDNA。Davin等从连翘组织培养物中分离出了一种特殊的蛋白质,在它的存在下,漆酶(laccase)催化的松柏醇偶联反应能立体选择性地生成(+)-松脂醇259。这个特殊的蛋白质,即dirigent蛋白(dirigent protein,DP),作为不对称反应诱导剂的功能在立体化学上显得非常重要。以上研究表明,连翘dirigent蛋白和酶共同催化的木脂素合成的立体化学能够得到很好的控制。

通过对大量裸子植物和被子植物的研究,得到了一个共同的木脂素类天然产物生物合成的途径。首先在很多植物当中都发现了松脂醇/落叶松脂醇还原酶和开环异落叶松脂醇脱氢酶；此外，通过向多种植物提供[^{2}H]或[^{14}C]松柏醇，都能分离得到^{2}H或^{14}C标记的松脂醇259、落叶松脂醇155、开环异落叶松脂醇60和罗汉松脂素182。这些植物代表了很大范围的被子植物和裸子植物。因此，松柏醇→松脂醇259（双骈四氢呋喃木脂素）→落叶松脂醇155（取代四氢呋喃木脂素）→开环异落叶松脂醇60（二苄基丁烷木脂素）→罗汉松酯素182（二苄基丁内酯木脂素）的转化看来是一个共同的木脂素生物合成的途径（图3.1）。

另一方面，从松柏醇到罗汉松脂素182的转化，其立体化学有非常大的差异。出现在生物合成途径最上游的木脂素，如松脂醇259、落叶松脂醇155和开环异落叶松脂醇60，从多种植物中分离出的这些化合物，都包含两个对映异构体（对映体组成不同），所以是非光学纯的。与此形成鲜明对照的是，所有的二苄基丁内酯木脂素，包括罗汉松脂素182，不管是左旋还是右旋的，经手性HPLC测定都是光学纯的。

以上事实证明，不但由dirigent蛋白控制的起始步骤、而且由松脂醇/落叶松脂醇还原酶和开环异落叶松脂醇脱氢酶所催化的随后的代谢步骤都与木脂素的对映体组成有关。以上事实还表明从不同植物中所分离出的上游木脂素（落叶松脂醇155、开环异落叶松脂醇60和罗汉松酯素182），其对映体组成的不同至少可以部分地归因于由松脂醇/落叶松脂醇还原酶和开环异落叶松脂醇脱氢酶所催化的反应特性和其表达特征。关于这一点，至少可以部分地由下面的酶实验来证实。

首先，从牛蒡的不同部位能分离出开环异落叶松脂醇的不同对映体。从种子里所分离出的是(−)-开环异落叶松脂醇(65% e.e.)，而从叶柄中所分离出的是(＋)-开环异落叶松脂醇(81% e.e.)。对映体差别也可以由牛蒡种子和叶柄酶制剂的体外模拟实验验证。在NADPH和双氧水的存在下，叶柄酶制剂能催化非手性的松柏醇生成(＋)-开环异落叶松脂醇(20% e.e.)的反应；而在相同的条件下，成熟种子的酶制剂能催化(−)-开环异落叶松脂醇(38% e.e.)的生成。上述实验在没有NADPH、只有双氧水存在的情况下会生成大量的松脂醇259，这表明开环异落叶松脂醇很可能是由松脂醇/落叶松脂醇还原酶催化还原松脂醇259而生成的。此外，用种子的松脂醇/落叶松脂醇还原酶制剂培育外消旋松脂醇259和外消旋落叶松脂醇155能高选择性地生成(−)-开环异落叶松脂醇60（e.e.值分别

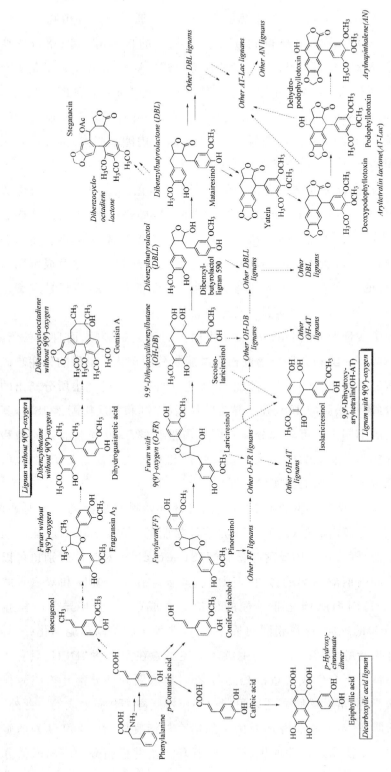

图 3.1 木脂素生物合成途径。实箭头代表经实验证实的途径,虚箭头表示通过化学结构对比所猜测的生物合成途径

为99%和91%);而用叶柄酶制剂培育外消旋松脂醇259和外消旋落叶松脂醇155则只能生成对映体过量值很低的(−)-开环异落叶松脂醇(e.e.值分别为44%和37%)。

连翘和牛蒡开环异落叶松脂醇脱氢酶能选择性地催化由外消旋开环异落叶松脂醇60生成光学纯的(−)-罗汉松脂素182的反应。对于连翘和牛蒡，天然存在的和体外合成的罗汉松脂素是同一个对映体，据此推断，从能产生(+)-罗汉松脂素的瑞香料植物中所分离出的开环异落叶松脂醇脱氢酶应该能催化(+)-罗汉松脂素的生成，但事实并非如此。比如芫花和瑞香开环异落叶松脂醇脱氢酶能选择性催化外消旋开环异落叶松脂醇60生成(−)-罗汉松脂素182的反应，但从这两种植物中所分离出的却是(+)-罗汉松脂素。(+)-罗汉松脂素生物合成的机理仍不清楚，而且上述结果同时也给木脂素生物合成的立体化学提出了一个新的问题。

通过利用连翘和 *Podophyllum peltatum* 开环异落叶松脂醇脱氢酶的重组，证实从开环异落叶松脂醇60到罗汉松脂素182的转化过程中经过了二苄基丁乳醇木脂素590这一中间体，这对于二苄基丁乳醇木脂素生物合成的深入了解有非常大的帮助。例如，从雪松中分离出的二苄基丁乳醇木脂素590就有可能是由开环异落叶松脂醇60通过开环异落叶松脂醇脱氢酶或与其类似的脱氢酶而形成的。

其他很多木脂素的生物合成都可认为是从上游木脂素如松脂醇259、落叶松脂醇155、开环异落叶松脂醇60和罗汉松脂素182开始的。其中，鬼臼毒素6的生物合成为同位素示踪和酶实验所证实。Dewick等通过一系列放射性同位素标记前体的feeding实验证实了鬼臼毒素6是由yatein 195经去氧鬼臼毒素338这一中间体而生成的。后来，他们又通过实验证实罗汉松脂素182的代谢能生成鬼臼毒素6，由此提出yatein 195是介于罗汉松脂素182和鬼臼毒素6之间的一个代谢中间体。

有些木脂素在C7(C7′)或C8(C8′)位含有羟基，这些木脂素可能是由其相应的去氧同系物生成的，如去氧鬼臼毒素338可转化为鬼臼毒素6。

基于芳基萘和四氢芳基萘木脂素天然产物在结构上的相似性，芳基萘木脂素很有可能是由相应的四氢芳基萘木脂素脱氢或羟基化然后脱水而生成的。有些四氢芳基萘木脂素在C9和C9′位都含有羟基取代基，这些9,9′-二羟基四氢芳基萘木脂素，例如异落叶松脂醇362和lyoniresinol

390，可能是由相应的四氢呋喃木脂素，例如落叶松脂醇 155 和 5,5′-二甲氧基落叶松脂醇 164，经重排，或由相应的二苄基丁烷木脂素经氧化环合而得。

根据 C9 和 C9′ 位氧化程度的不同，可将二苯并环辛二烯木脂素分为两大类。其中一类为 C9(C9′)非氧代二苯并环辛二烯木脂素（参见 2.3.1～2.3.7 小节），如五味子丙素 7，可能是由相应的二苄基丁烷木脂素衍生而来；另一类为二苯并环辛二烯木脂素 9,9′-丁内酯（参见 2.3.9 小节），可能是由相应的二苄基丁内酯木脂素衍生而来。

第4章 木脂素化合物的结构鉴定

本章主要涉及鉴定木脂素类化合物结构的光谱学方法,包括紫外吸收光谱、红外光谱、旋光谱和圆二色谱、质谱和核磁共振波谱,同时讲述一些合适的化学方法。[1,3,4,7,54,307,308,352]

4.1 紫外(UV)吸收光谱

所有木脂素类化合物中均显示芳香性化合物的三个基本的典型紫外吸收谱带,在 210 nm、230 nm 和 280 nm 的区域,分别对应于 Platt 所定义的 $^1B_{a,b}$、^1L_a 和 ^1L_b 单重激发态。由于绝大多数木脂素类化合物都具有光学活性,因此它们的最大吸收峰很可能与圆二色谱图(circular dichroism,CD)的吸收峰相关联。当然,这些基本的吸收谱带在一些还具有其他共轭因素的化合物(包括完全芳香性的木脂素类化合物)中会发生相应的改变。

在 210 nm 区域由 ^1B 激发态的一个组分所引起的吸收峰是最强的,其消光度 ε 约为 $5×10^4$,但很少被报道过。在 220~240 nm($ε = 10×10^3$~$20×10^3$)和 280 nm($ε = 2×10^3$~$10×10^3$)区域的吸收峰都非常有诊断价值,因为在这些区域的紫外吸收足够强,所以在分离的整个过程中都可以进行监测。

对于两个芳环不共轭或没有其他与芳环共轭的基团的木脂素类化合

物,其最大波长处的吸收应该是它们的摩尔消光系数的加和。关于这一点可以通过将表 4.1 的两个芳香组分(愈创木酚、二甲氧基苯、三甲氧基苯和亚甲二氧基苯)相加,然后与二苄基丁烷(如 austrobailignan-5)和二苄基丁内酯木脂素(如二氧甲基二羟基 thujaplicatin 甲醚)的消光进行比较而加以证实。即使像四氢芳基萘木脂素(如鬼臼毒素、β-足叶草脂素)这样的两个发色团通过一个共有的苄基碳原子相互作用,这一准则同样有效。α-铁杉脂素、二甲基环橄榄树脂素和 polygamain 的 ϵ 值都比鬼臼毒素的大,说明这些化合物的两个芳环都可能含有两个氧取代基。通过与 1,2,3-三甲氧基苯相比较,可以预计鬼臼毒素的紫外吸收要弱得多,因为这些三氧代苯类化合物的光谱矩能够相互抵消,该效应从二甲基 lyoairesinol 和 yangambin、epiyangambin 以及 diayangambin 这三个异构体的紫外吸收谱中能非常明显地看到。有迹象表明,双骈四氢呋喃木脂素的消光度与其绝对构型有关,但是由于其紫外光谱在总体上非常相似,所以很难将消光度与其几何形状关联起来。需要注意的一点是,虽然在芝麻素及两个取代四氢呋喃木脂素 veraguensin 114 和 calopiptin 121 的紫外吸收光谱中 ϵ 值不具备严格的加和性,但它们仍然显示了氧代的规律。

表 4.1 典型木脂素类化合物的紫外光谱吸收

化合物名称	芳环取代基	(nm)($\epsilon \times 10^{-3}$)
愈创木酚	1-羟基,2-甲氧基	277(2.73) 289
二甲氧基苯	1,2-二甲氧基	274(3.92)
三甲氧基苯	1,2,3-三甲氧基	267(0.69)
亚甲二氧基苯	1,2-亚甲二氧基	282(3.24)
austrobailignan-5	3,4-亚甲二氧基,3′,4′-亚甲二氧基	236(8.20) 288(7.60)
二氧甲基二羟基 thujaplicatin 甲醚	3,4,3′,4′,5′-五甲氧基,8,8′-羟基	240(18.6) 280(5.63)
鬼臼毒素	4,5-亚甲二氧基,3′,4′,5′-三甲氧基	236(13.6) 292(4.88)
β-足叶草脂素	4,5-亚甲二氧基,6-羟基,3′,4′,5′-三甲氧基	276(1.77)
二甲基 lyoniresinol	3,4,5,3′,4′,5′-六甲氧基	234(17.2) 273(1.98)
α-铁杉脂素	4,4′-二羟基,3′,5-二甲氧基	227(15.9) 283(7.07)

化合物名称	芳环取代基	(nm)($\varepsilon \times 10^{-3}$)
二甲基环橄榄树脂素	4,5,3',4'-四甲氧基	230(17.6) 283(7.10)
polygamain	3',4'-亚甲二氧基,4,5-亚甲二氧基	288(3.09)
veraguensin	3,3',4,4'-四甲氧基	232(18.8) 273(6.20)
calopiptin	3,4-二甲氧基,3',4'-亚甲二氧基	234(13.2) 273(6.70)
yangambin	3,4,5,3',4',5'-六甲氧基	232(10.8) 270(1.20)
epiyangambin	3,4,5,3',4',5'-六甲氧基	232(16.6) 270(1.90)
diayangambin	3,4,5,3',4',5'-六甲氧基	231(14.5) 270(1.40)
芝麻素	3,4-亚甲二氧基,3',4'-亚甲二氧基	238(12.7) 287(10.1)

酚羟基取代的木脂素类化合物的紫外光谱与完全被醚化的木脂素类化合物的紫外光谱相比没有太大的区别,但酚类化合物负离子的光谱吸收会向长波方向移动。例如,如果向 haplomyrfolin 的溶液中加入少量的碱,则其在 230 nm ($\varepsilon = 15.1 \times 10^3$) 和 284 nm ($\varepsilon = 10 \times 10^3$) 的最大吸收峰就会偏移到 242 nm ($\varepsilon = 18.2 \times 10^3$) 和 290 nm ($\varepsilon = 11.7 \times 10^3$)。其他酚类木脂素,如 nectandrin A 98 也可以产生类似的红移现象。

与碳—碳双键的共轭,例如愈创木脂酸 1,可使其最大吸收波长向可见光区域移动。当共轭体系进一步扩大而与羰基共轭时,会产生进一步的红移现象,例如图 4.1 所示的二苄基丁内酯木脂素 nibalactone 229。碳—碳双键的几何异构体通过它们的核磁共振氢谱可以很容易地进行区分,但紫外光谱对这些几何异构现象也是非常灵敏的。

当四氢芳基萘的 B 环失去一分子水从而生成二氢芳基萘时就会产生共轭效应,但对于 α-阿朴鬼柏苦 396 而言,由于体系的张力,这种效应并不像 hibalactone 那样显著。α-阿朴鬼柏苦很容易通过其共轭碱而转变为其 β-异构体 397,它的紫外吸收光谱与鬼臼毒素 6 的紫外吸收光谱非常相似,但由于丁烯内酯的一个组分的影响而使其在 265 nm 处的最小吸收波长不是非常的明显。当双键进一步迁移至 7'位时,^1L_b 吸收谱带就会移至 350 nm 处,需要指出的一点是该处的积分吸收要比其他不饱和内酯类化合物大得多。

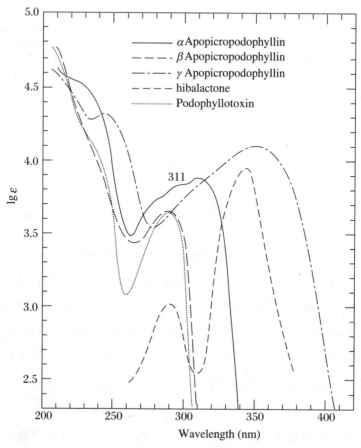

图 4.1 部分木脂素化合物的紫外吸收光谱

4.1.1 二苯并环辛二烯木脂素

当二芳基化合物的两个芳环共平面从而相互作用时,其紫外吸收就会因共轭效应而得到明显增强。二苯并环辛二烯木脂素由于受到四个邻位取代基(C1、C3、C1′、C3 取代基)以及环辛烷环的限制不能自由旋转,从而使两个芳环只能以 60°的角度相互作用,因此该类木脂素天然产物的紫外吸收光谱与表 4.1 所示的化合物的紫外吸收光谱并没有太大的区别,但仍然有一定程度的增加,如表 4.2 所示的五味子乙素 451 和戈米辛 H 493 等。五加前胡木脂酮由于羰基的存在,共轭效应得到进一步加强。

表 4.2　二芳基化合物和芳基萘木脂素的紫外吸收（λ nm，ε×10^{-3}）

二芳基化合物	246(19.3)
4,4′-二羟基二芳基化合物	287(21.7)
五味子乙素	220(47.0) 253(12.6) 279(4.0)
戈米辛 H	219(64.6) 248(20.9) 276(5.75) 285(4.5)
戈米辛 L$_1$	222(38.9) 252(10.0) 282~288(2.75)
五加前胡木脂酮	238(27.6) 276(9.2) 317(5.7)
去氢鬼臼毒素糖苷	258(55.0) 310(10.5) 350(5.7)
去氢愈创木脂酸	237(10.2) 284(13.8) 314(4.16) 329(5.5)

4.1.2　芳基萘木脂素

如表 4.2 的去氢鬼臼毒素糖苷和去氢愈创木脂酸所示，此类木脂素化合物具有非常强的荧光和紫外吸收。它们的紫外光谱不仅可用于芳基萘木脂素天然产物的定性，还可以用于脱氢四氢芳基萘类化合物，包括由其他木脂素环合而成的化合物的定性。可以采用的脱氢方法主要包括 DDQ、氧气/碱、以及钯/碳等。

4.2　红外(IR)光谱

为了确保能得到较好的红外光谱图，需要将木脂素化合物的晶体在 40℃下真空干燥数小时。因为木脂素类化合物有溶剂化小分子物质的倾向，所以这一措施是非常有必要的。对于一个需要做元素分析的样品，也要采取同样的方式来进行处理。

4.2.1　木脂素溶剂化物

所有的木脂素类化合物都有可能被小的客体分子所溶剂化，这些溶剂化小分子化合物的光谱就有可能造成木脂素类化合物结构判断上的错误。以鬼臼毒素 6 为例,鬼臼毒素为一多晶型化合物,它可以与水和苯,以及乙醇和氯仿等其他客体包合物形成五种不同的溶剂化物。木脂素晶体的空穴很有可能具有手性,因此可以包合不对称的小分子化合物,在形成此类包合物方面,鬼臼毒素类木脂素化合物可与其他多数已被深入研究过的主体分子相媲美,如 Dianin 化合物 591 及其硫代类似物 592(图 4.2)。木脂素类化合物在溶液中与客体分子的相互作用可由核磁共振波谱研究加以证实。

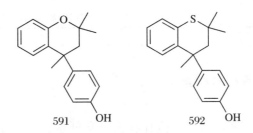

图 4.2　Dianin 化合物及其硫代类似物

4.2.2　官能团响应值

如图 4.3 所示的五种典型木脂素化合物红外光谱,其芳香部分特征频率如下:

(1) Ar—H 的伸缩振动频率出现在 $3\,000 \sim 3\,100\ cm^{-1}$ 范围内,稍高于一般饱和烃的吸收频率($2\,800 \sim 3\,000\ cm^{-1}$)。

(2) 氧代芳环 Ar—H 的摇摆振动频率出现在 $800 \sim 900\ cm^{-1}$ 范围内。

(3) 芳香环的四分体伸缩振动在 $1\,585 \sim 1\,620\ cm^{-1}$ 范围内有一强的吸收谱带,但对不同取代的芳环,其差别并不明显。芳香环半圆形伸缩振动的吸收谱带出现在较低的频率($1\,500\ cm^{-1}$ 左右),但由于与 C—H 面内弯曲振动相重叠而易产生变化。

3,4-二氧代化合物,如罗汉松脂素、二甲基松脂醇和橄榄树脂素等,在 $1\,510\ cm^{-1}$ 处有一强的吸收谱带,但三氧代化合物,如鬼臼毒素和五味子丙素等则在 $1\,480\ cm^{-1}$ 的低频处有一吸收峰。

不对称烯烃在该区域也有吸收,如 calocedrin 226 共轭双键的吸收峰出现在 $1\,640\ cm^{-1}$ 处。

第4章　木脂素化合物的结构鉴定

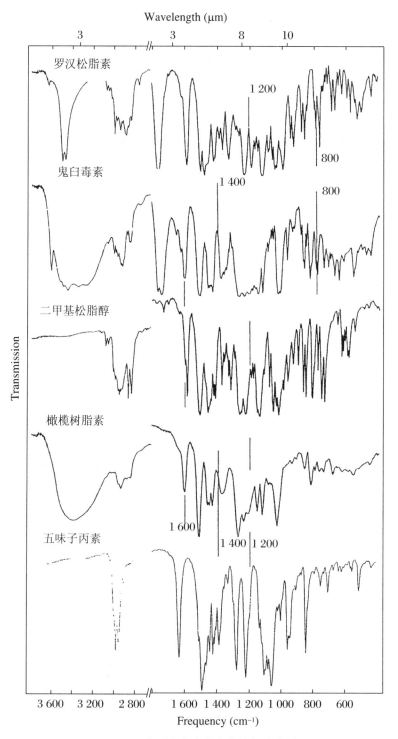

图 4.3　典型木脂素化合物的红外波谱

羰基的伸缩振动是内酯化合物的特征吸收,如罗汉松脂素在 1 755 cm^{-1} 处有一强的吸收峰。但如果五元内酯环进一步扭曲变形,如鬼臼毒素,则该吸收频率会升高至 1 775 cm^{-1}。在共轭酮类化合物中,羰基的吸收峰一般会降低至 1 670 cm^{-1} 附近。

醚类化合物,如二甲基松脂醇和橄榄树脂素等的红外吸收光谱中,由于四氢呋喃环的不对称伸缩振动而在 1 070 cm^{-1} 附近出现一个强的吸收谱带,而由对称伸缩振动所产生的吸收则出现在 910 cm^{-1} 附近。该区域的吸收是非常密集的,其中来自 Ar—OMe 的吸收峰出现在 1 200~1 300 cm^{-1} 范围内,且 Ar—OMe 的伸缩振动吸收峰与四氢呋喃类物质的长波吸收峰相重叠,额外的 C—O 键的吸收峰的出现也会使醇类木脂素化合物的红外吸收光谱变得更加复杂。从罗汉松脂素和橄榄树脂素的红外光谱图中可以看到,在 2 840 cm^{-1} 处有一个来自于苯基甲基醚类化合物的孤峰,但亚甲二氧基醚类化合物,如鬼臼毒素和五味子丙素等,该吸收出现在 930 cm^{-1} 附近。甲基缩醛类化合物结构的判断可通过酸性水解,从而其烷基特征消失,同时伴随羰基吸收的出现来进行确定。

值得庆幸的是随着核磁技术的发展、高频核磁共振波谱仪的出现,核磁共振氢谱所需要的样品量也越来越少,有时候甚至并不比红外吸收光谱所需要的样品量多多少,再结合 NOE 技术一般足以能够进行醚类化合物的结构鉴定。

早在 1908 年,Barger 就建立了亚甲二氧基醚类化合物的选择性裂解方法:在二氯甲烷溶剂中以五氯化磷为反应剂,从而氯原子取代亚甲基的氢原子,产物经水解所生成的碳酸酯在酸性介质中失去二氧化碳而得到邻苯二酚。这一点可以通过其对 Fehling 试剂和 Tollen 试剂的还原来进一步得到证实。亚甲二氧基在核磁共振氢谱中的化学位移一般约为 $\delta = 6.0$ Hz。

虽然亚甲二氧基氯代反应的机理还不确定,但很可能与下式所示五氯化磷的歧化反应有关:

$$2PCl_5 \rightleftharpoons [PCl_4]^+ + [PCl_6]^-$$

上式中的反应生成路易斯酸 $[PCl_4]^+$ 和氯的给体 $[PCl_6]^-$。亚甲二氧基两个氧原子的相互作用使亚甲基被连续进攻,而 1,2-二甲氧基苯类化合物则不受影响。含有 1,2,3-三甲氧基苯基的木脂素类化合物,例如鬼臼毒素,其环上的取代反应比任何亚甲二氧基醚类化合物都要快。

三氯化硼是一个更好的亚甲二氧基基团裂解的试剂,实际操作中如果用等摩尔量的三氯化硼的正己烷溶液进行滴定效果最好,而在醇类溶剂中进行此反应时,则需要用到两倍量的三氯化硼。有趣的是,由于硼酸盐沉淀的析出,用酚作为起始原料时此反应不能发生。三氯化硼的反应具有选择性,在一锅反应中,首先失去亚甲二氧基,然后三甲氧基醚才慢慢裂解生成丁香类衍生物。

愈创木基和紫丁香基的存在可由紫外吸收光谱来加以证实,也可以通过高碘酸对其进行氧化而生成深红色的邻苯醌来进一步证实。1,2,3-三甲氧基苯类化合物中间的一个氧甲基的裂解可用氢溴酸或硝酸/醋酸来实现。在后一种介质中,消除甲基后发生氧化反应所生成的醌化合物与高碘酸氧化 $4'$-去甲基鬼臼毒素所生成的醌化合物是一致的。该反应被用于薄层色谱对鬼臼毒素类化合物的检测,也很有可能可以用于其他天然产物的检测。

4.3 旋光谱(ORD)和圆二色谱(CD)

旋光谱(optical rotatory dispersion,ORD)和圆二色谱(circular dichroism,CD)是同一现象的两个方面,即都是光与物质间的作用,圆二色谱反映了光和分子间的能量交换,旋光谱主要与电子运动有关。

木脂素天然产物立体构型的确定可以借助于圆二色谱和旋光谱中的 Cotton 效应规律。在二苄基丁烷和 3,4-二苄基四氢呋喃木脂素的 CD 谱中,230~250 nm 和 270~280 nm 处均显示呈负的 Cotton 效应时,CD 谱线的特征对应于 $8R,8'R$ 构型。二苄基丁内酯类化合物在 240 nm、283 nm 和 300 nm 处呈现负的 Cotton 效应时,CD 谱线的特征对应于 $8R$ 构型。2,5-二芳基四氢呋喃木脂素在 230 nm 和 290 nm 左右的 Cotton 效应与结构中 $C7'$ 的绝对构型有关,即负 Cotton 效应与 $7'S$ 构型相对应,而正 Cotton 效应与 $7'R$ 构型相对应。对于四氢芳基萘-7-酮衍生物,其 n→π* 跃迁(320 nm 左右)的 Cotton 效应与 C8 的构型密切相关,当 C8 为 R 构型时,在 λ_{max} 320 nm 左右给出正的 Cotton 效应;当 C8 为 S 构型时,在 λ_{max} 320 nm 左右给出负的 Cotton 效应(如 otobanone 372)。对于 9′,9-内酯型的四氢芳基萘,其 $\pi \rightarrow \pi^*$ 跃迁(280~290 nm)的 Cotton 效应与 C7′的构型密切相关,当 C7′为 R 构型时,在 λ_{max} 280~290 nm 呈现正的 Cotton 效应(如(−)-β-足叶草脂素 B 甲基醚 347);当 C7′为 S 构型时,在 λ_{max} 280~290 nm 呈现负的 Cotton 效应(如异去氧鬼柏苦 341)。

二苯并环辛二烯木脂素天然产物的结构中不但存在手性轴和手性碳原子,而且还具有强的共轭体系发色团,因此绝大多数化合物不但具有旋光性和通过电子跃迁吸收紫外光的能量产生紫外光谱,也能够通过电子跃迁吸收紫外光范围的左旋和右旋的圆偏振光产生圆二色谱;由于手性化合物对左旋和右旋偏振光的吸收系数不同,因此在圆二色谱中,可形成对手性碳或手性原子的绝对构型具有诊断作用的 Cotton 效应。对于轴手性为 aR 构型的二苯并环辛二烯木脂素,其 CD 谱可给出两个对构型有诊断价值的特征吸收峰,在 210~230 nm 给出一个(−)-Cotton 效应峰,而在 240~255 nm 给出一个(+)-Cotton 效应峰;对于轴手性为 aS 构型的二苯并环辛二烯木脂素,其 CD 谱也可以给出两个与 aR 构型化合物相反的特征吸收峰,即在 210~220 nm 给出一个(+)-Cotton 效应峰,而在 240~255 nm 出现一个(−)-Cotton 效应峰。常俊标等[308]将 4,4′-二甲氧基-5,6,5′,6′-双亚甲二氧基-2,2′-联苯二羧酸单酯与手性的氨基醇相连,并以此手性氨基醇为诱导,重结晶得到了一系列轴手性联苯衍生物(图 4.4)。其中化合物

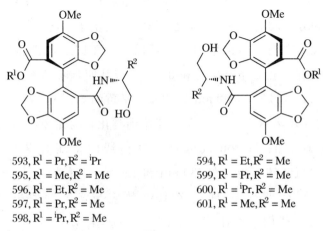

593, R^1 = Pr, R^2 = ^{i}Pr
595, R^1 = Me, R^2 = Me
596, R^1 = Et, R^2 = Me
597, R^1 = Pr, R^2 = Me
598, R^1 = ^{i}Pr, R^2 = Me

594, R^1 = Et, R^2 = Me
599, R^1 = Pr, R^2 = Me
600, R^1 = ^{i}Pr, R^2 = Me
601, R^1 = Me, R^2 = Me

图 4.4

593 和 594 的绝对构型通过 X 射线衍射得到。由 X 射线衍射结果可知,化合物 593 的联苯轴为 aS 构型,其溶解在甲醇中的 CD 谱在 206、262 和 302 nm 处给出(+)-Cotton 效应峰,而在 225 和 284 nm 处给出(-)-Cotton 效应峰;化合物 594 的联苯轴为 aR 构型,其溶解在甲醇中的 CD 谱在 206、263 和 301 nm 处给出(-)-Cotton 效应峰,而在 229 和 285 nm 处给出(+)-Cotton 效应峰,与化合物 593 的 CD 谱在 λ 轴方向上几乎呈对称分布,如图 4.5 所示。其他化合物的轴手性通过比较它们与化合物 593 和 594 的 CD 谱可以得到。其中,化合物 595 溶解在甲醇中的 CD 谱在 206、264 和 305 nm 处给出(+)-Cotton 效应,而在 222 和 285 nm 处给出(-)-Cotton 效应;化合物 596 溶解在甲醇中的 CD 谱在 205、263 和 303 nm 处给出(+)-Cotton 效应,而在 228 和 285 nm 处给出(-)-Cotton 效应;化合物 597 溶解在甲醇中的 CD 谱在 206、265 和 301 nm 处给出(+)-Cotton 效应,而在 227 和 284 nm 处给出(-)-Cotton 效应;化合物 598 溶解在甲醇中的 CD 谱在 207、264 和 303 nm 处给出(+)-Cotton 效应,而在 228 和 286 nm 处给出(-)-Cotton 效应,与化合物 593 溶解在甲醇中的 CD 谱类似,由此可以判断这些联苯化合物的轴手性为 aS 构型。化合物 599 溶解在甲醇中的 CD 谱在 204、262 和 299 nm 处给出(-)-Cotton 效应,而在 227 和 286 nm 处给出(+)-Cotton 效应;化合物 600 溶解在甲醇中的 CD 谱在 206、260 和

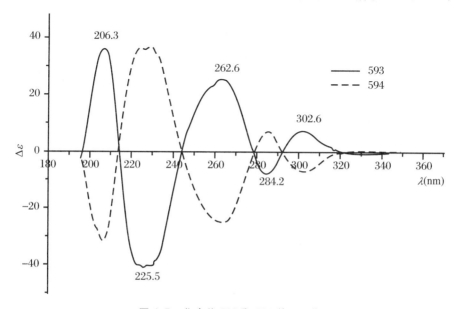

图 4.5　化合物 593 和 594 的 CD 谱

299 nm处给出(-)-Cotton效应,而在225和282 nm处给出(+)-Cotton效应;化合物601溶解在甲醇中的CD谱在204、262和301nm处给出(-)-Cotton效应、而在224和285 nm处给出(+)-Cotton效应,与化合物594溶解在甲醇中的CD谱类似,由此可以判断这些联苯化合物的轴手性为aR构型(图4.6、图4.7)。

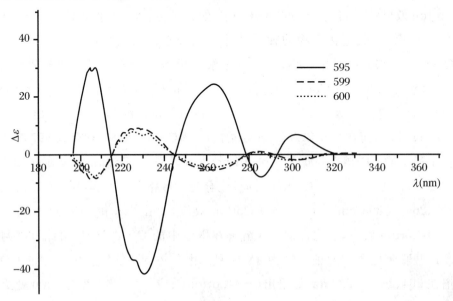

图4.6 化合物595、599和600的CD谱

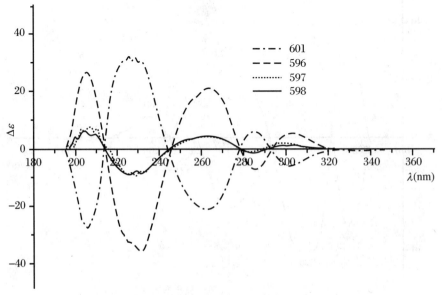

图4.7 化合物596、597、598和601的CD谱

由于在二苯并环辛二烯木脂素的结构中通常含有与手性碳原子连接的具有共轭性质的酯基,这些官能团的存在对其 CD 谱中 Cotton 效应峰的位置和强度有可能产生较显著的影响,因此在应用 CD 谱确定其结构中联苯部分轴手性的过程中需要特别注意,应尽可能与具有类似取代基团的化合物进行比较,同时也应结合其他方法进行综合分析,才能得到比较可靠的结果。$7,7'$-二氧代二苯并环辛二烯木脂素结构中联苯部分均具有 aS 构型,但是它们的 CD 谱与其他具有 aS 构型 C_3 单元无取代和单氧代衍生物明显不同,在 200~220 nm 之间的峰型变化复杂,无明显规律和构型诊断价值,而在 220~235 nm 和 244~256 nm 分别给出(+)-Cotton 和(-)-Cotton 效应峰,同时在 280~290 nm 之间也显示出一个弱的(-)-Cotton 效应峰。同时,如果结构中存在与联苯芳香体系共轭的 $7'$-羰基,对其 CD 谱也会产生比较显著的影响,如(-)-五味子酯 Q 511,其 CD 谱给出的数据为 $\Delta\varepsilon$(MeOH)(λ/nm):-71.7(209)、0(219)、+65.3(230)、0(243)、-8.2(252)、0(262)、+8.8(286)、0(310)和-8.8(340)。显然 340 nm 处出现的(-)-Cotton 效应峰与其结构中存在的与联苯芳香体系共轭的 $7'$-羰基相对应。目前发现的 $7,7',8$-三羟基或酯基取代的二苯并环辛二烯类天然产物的联苯环部分也均具有 aS 构型,在它们的 CD 谱中除给出与具有 aS 构型并且 C_3 单元无取代和单氧代等的衍生物相似的 Cotton 效应峰[即在 210~220 nm 和 240~255 nm 分别给出(+)-Cotton 和(-)-Cotton 效应峰]外,在 300~310 nm 处还显示一个(+)-Cotton 效应峰。对于具有 aS 构型的 $7,7'$-环氧二苯并环辛二烯木脂素类天然产物,在其 CD 谱中,除在 210~220 nm 和 240~255 nm 分别给出(+)-Cotton 和(-)-Cotton 效应峰外,在 285~294 nm 还可显示出一个(-)-Cotton 效应峰,如南五味子木脂素 L 522 和南五味子木脂素 M 523 的 CD 谱给出的数据分别为 $\Delta\varepsilon$(MeOH)(λ/nm):-31.36(223)、0(231)、+76.17(243)、0(260)和-19.71(287),以及 $\Delta\varepsilon$(MeOH)(λ/nm):-22.73(225)、0(232)、+53.03(242)、0(260)和-12.63(290)。对于具有 aS 构型的五加前胡二苯并环辛二烯木脂素,在其 CD 谱中,在 210 nm 和 240 nm 附近分别给出(+)-Cotton 和(-)-Cotton 效应峰,7-位取代基构型的改变对这两个 Cotton 效应峰无影响,如(-)-五加前胡木脂金素 537 和(-)-表五加前胡木脂金素 540 的 CD 谱显示的数据分别为 $\Delta\varepsilon$(MeCN)(λ/nm):+42.9(208)、-31.9(239)和

Δε (MeCN) (λ/nm): +10.8 (211)、-20.1 (239)、-5.98 (293)。内酯环的开裂以及 8,8′构型的变化会对该亚型化合物的 CD 谱中的 Cotton 效应峰的相对强度产生比较明显的影响,而对 Cotton 效应峰的位置影响不明显。对于结构中存在 $\Delta^{\alpha,\beta;\gamma,\delta}$ 共轭环己二烯酮结构特征的 2′,3-氧甲基环合取代的 1,9-碳二苯并环辛二烯木脂素衍生物,目前发现的天然产物均具有 $2'S$ 构型,在它们的 CD 谱的高波数区域呈现出两个可能具有构型诊断意义的 Cotton 效应峰,分别为位于 315～320 nm 的(-)-Cotton 效应峰和 364～372 nm 的(+)-Cotton 效应峰,而在低波数区域可能由于取代基等变化的影响,Cotton 效应峰的变化复杂,无明显规律,如南五味子木脂素 C 553 和南五味子木脂素 H 558 的 CD 谱分别为 Δε (MeOH) (λ/nm): -12.10 (220)、-11.96 (245)、-8.49 (285)、-18.20 (318)、0 (346)、+11.90 (372)和 Δε (MeOH) (λ/nm): -8.10 (220)、0 (228)、+9.20 (240)、0 (265)、-23.75 (317)、0 (346)、+9.75 (367)。结构中存在 $\Delta^{\alpha,\beta;\alpha',\beta'}$ 共轭环己二烯酮结构特征的 2′,3-氧甲基环合取代的 19-碳二苯并环辛二烯木脂素衍生物也均具有 $2'S$ 构型,在它们的 CD 谱的高波数区域也呈现出两个可能具有构型诊断意义的 Cotton 效应峰,分别为位于 290～310 nm 的(-)-Cotton 效应峰和 340～350 nm 的(+)-Cotton 效应峰,在低波数区域 Cotton 效应峰的变化复杂,无明显规律,如南五味子木脂素 F 556 的 CD 谱数据为 Δε (MeOH) (λ/nm): -15.80 (219)、0 (236)、+7.45 (247)、0 (273)、-3.00 (305)、0 (330)和+1.12 (345)。

4.4 质 谱(MS)

木脂素糖苷类化合物不具有挥发性,因此不能采用直接气体进样的方式来进行质谱分析。化学电离法(chemical ionisation, CI)比较适用于低挥发性的化合物,因为它是用甲烷的离子-分子反应所产生的离子来轰击样品:

$$CH_4^{\cdot+} + CH \longrightarrow CH_5^+ + CH_3^{\cdot}$$

$$\text{Sample(M)} + \text{CH}_5^+ \longrightarrow \text{Sample(M+H)}^+ + \text{CH}_4$$

样品仍需加热以产生$(M+H)^+$离子,而甲烷气体的存在对样品的气化显然是有利的。

场解吸(field desorption)技术同样适用于低挥发性的化合物。在该技术中,当样品遇到高电位梯度时,正离子就会从高曲率的正电极上产生并分离出来。木脂素天然产物含有多个氧原子,利用该技术可以得到相当稳定的偶电子低能量的正离子,能够给出很强的分子离子和极少数的碎片离子。对谱图的简化使该技术用于对从植物中提取的混合物进行初步的检测成为可能。

快速原子轰击(fast atom bombardment,FAB)在不挥发样品的质谱分析中发挥着越来越重要的作用,在该方法中,氙气或氩气的自由基正离子与气态分子在热能级上进行能量交换:

$$A^{\cdot+}(\text{fast}) + A(\text{thermal}) \longrightarrow A(\text{fast}) + A^{\cdot+}(\text{thermal})$$

低能量的交换离子被偏转引出,而高能量的氩原子则到达样品,并在室温下分散于可移动的甘油薄层中以确保$(M+H)^+$离子的连续供应。$(M+H)^+$离子和少量的子离子可以通过扣除来自溶剂的背景离子而检测到,背景离子包括$\{(C_3H_8O_3)_n \cdot H\}^+$和它们的碎片。

木脂素糖苷配基化合物一般都可以给出令人满意的质谱图。多数情况下,这些高能量(约70 eV)、易变化的分子经过多次裂解以致在它们的质谱图上找不到太多重要的子离子,但芳环($ArCH_2^+$)和苯丙烷单体($Ar\!-\!CH\!=\!CH\!=\!CH_2^+$)的特征峰都可以得到;通常情况下,分子离子的精确质量都能确定,所以就不需要考虑单个酚基的结构。因此,一般质谱图中的最低质量数与图4.8中所假定的结构A接近,而最高质量数与B接近。

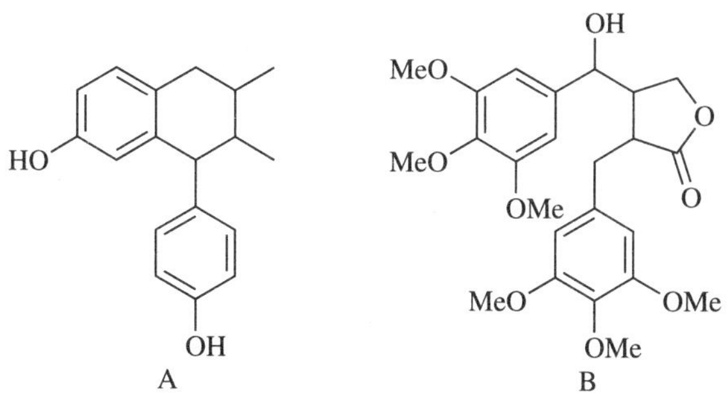

图4.8

4.4.1 二芳基丁烷和二芳基丁内酯木脂素

对于二芳基丁烷木脂素天然产物的质谱的研究相对较少,该类木脂素化合物分子离子最初的裂解主要发生在位阻较大的 8,8′ 位。例如,austrobailigan-5 38 的质谱图中包含一个质荷比为 326 的分子离子峰(丰度为 40%)和一个质荷比为 163 的碎片离子峰(丰度为 5%),其基峰(m/z = 135,100%)来自于亚甲二氧基苄基正离子。对于不具有对称结构的木脂素天然产物 saururenin 47,其亚甲二氧基苄基正离子峰的强度比二甲氧基苄基正离子峰(m/z = 151)的强度要弱,所以基峰为后者。

开环异落叶松脂醇 60 的质谱图中包括分子离子峰(m/z = 362,15%)和一个由对称裂解而产生的弱峰(m/z = 181,4%),其基峰来自于 4-羟基-3-甲氧基苄基碎片离子(m/z = 137,$C_8H_9O_2$)。开环异落叶松脂醇 60 首先失去两分子水,然后通过苄基的裂解而产生一个比较强的离子峰(m/z = 189,11%,图 4.9)。

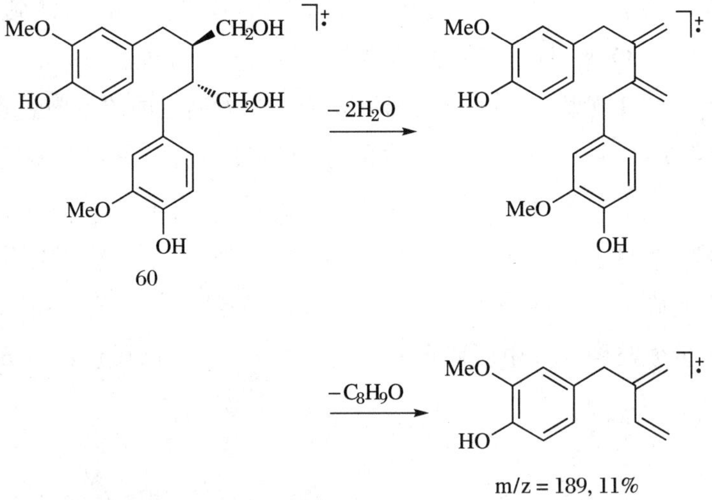

图 4.9

在所有的质谱图中,离子的相对丰度会随操作条件的不同而发生改变。如表 4.3 所示,对(-)-开环异落叶松脂醇 60 和其内消旋体的质谱图进行仔细的比较就能发现二者的不同之处。在这两个质谱图中,由一氧化碳和甲基所引起的质量损失可以得到区分,但在所用质谱条件下,并没有得到来自对称裂解所产生的离子峰($m/z=181$)。

表 4.3 （−）-开环异落叶松脂醇和内消旋开环异落叶松脂醇质谱
主要碎片的质荷比及丰度

	内消旋开环异落叶松脂醇			（−）-开环异落叶松脂醇	
M^+	362（12%）	137（100%）	M^+	362（22%）	137（100%）
	194（4%）	122（10%）		194（6%）	122（16%）
	189（5%）	94（8%）		189（10%）	94（12%）
	163（4%）	91（4%）		163（7%）	94（12%）
	138（21%）			138（38%）	

在开环异落叶松脂醇二酯 602（图 4.10）的质谱图中，除分子离子峰（$C_{45}H_{62}O_{10}$，$m/z=762$，丰度 7%）外，还有两个显著的峰，分子离子首先失去阿魏酰氧基产生 $m/z=568$（$C_{35}H_{52}O_6$，17%）的离子峰，然后失去甲基十四烷酰氧基而得到 $C_{20}H_{22}O_4$（$m/z=326$，25%）的碎片峰。其中，后者相当于开环异落叶松脂醇失去两分子水而得到的离子峰。

以上化合物苄基的裂解都是非常容易发生的，其基峰（$C_8H_9O_2$，$m/z=137$）也都是由苄基裂解而产生的。

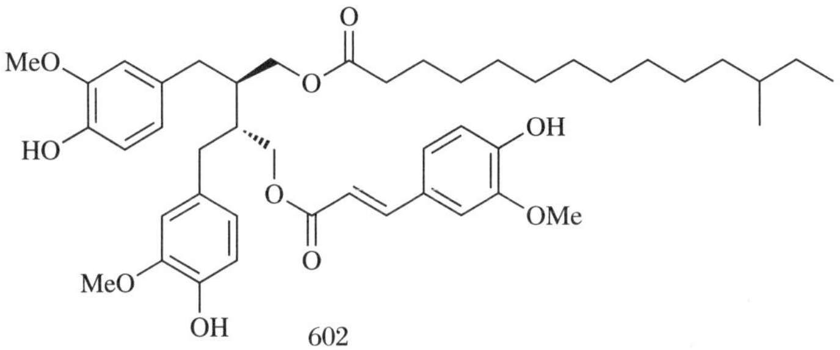

图 4.10

二苄基丁内酯木脂素芳基部分的特征可以通过苄基的裂解进行推断，并且据此可以推断它们与羰基的相对位置关系。通过苄基的裂解，紫花络石苷元 199 的质谱图给出质荷比分别为 137 和 181 的环 A 和环 B 苄基碎片离子峰，以及与之对应的另一对裂解产物 603（图 4.11）；自由基正离子 604 由图 4.11 所示的裂解方式产生，它的形成表明 4-羟基-3-甲氧基苄基自由基连在 C8 位。类似的方法也曾用于从洋豆蔻的果实中所分离出的四种丁内酯的芳基取代基的定位。Badheka 等人对(-)-荜澄茄脂酮 203 的质谱进行了研究,得到了碎片离子峰 605 和 606。甲氧基和亚甲二氧基取代的苯环与丁内酯的相对位置关系可以通过离子峰 607 的形成来加以确定。

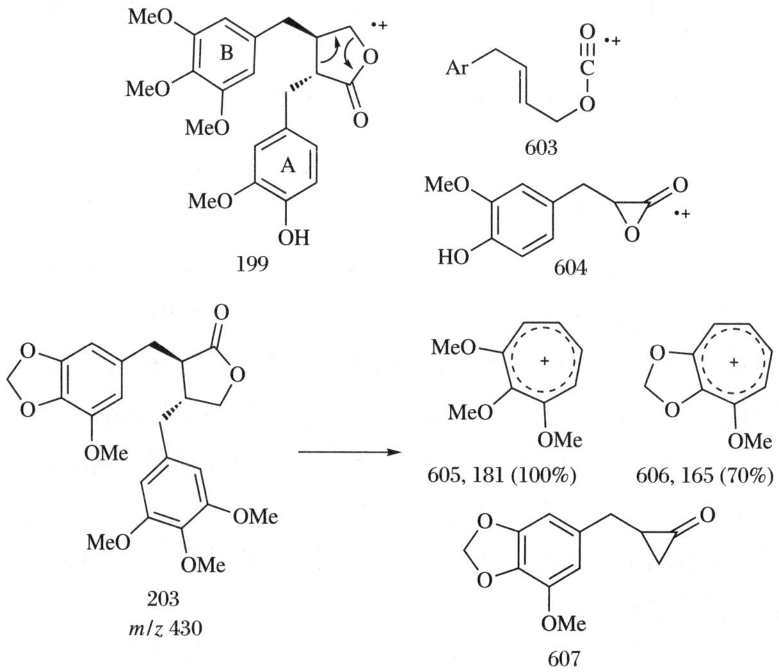

图 4.11

Harmatha 等人对木脂素化合物的裂解方式作了详细的研究,其中包括氘标记的主要离子的精确质量的确定。用氘代水淬灭 yatein 195 的碳负离子可选择性地在 C8 位引入氘原子,氘代产物经裂解可以生成离子 608(m/z = 265)(图 4.12);由与之相对应的裂解方式可以得到含有亚甲二氧基基团的结构碎片,这一点可通过非标记的离子 609 的产生来得到验证。对此作进一步改进,则可将其应用范围扩展到由氢化铝锂和氘化铝锂对 yatein 进行还原而得到的二醇的质谱分析。在用氢化铝锂还原 yatein 所得到的二醇的质谱图中发现了由对称裂解所产生的离子峰 $(MeO)_3C_6H_2$—CH_2—CH—CH_2—OH (m/z = 225,2%);在用氘化铝锂还原 yatein 所得到的二醇的质谱图中所发现的是其双氘代的离子峰 (m/z = 227);而在两个质谱图上都没有发现含有亚甲二氧基的对称裂解碎片。

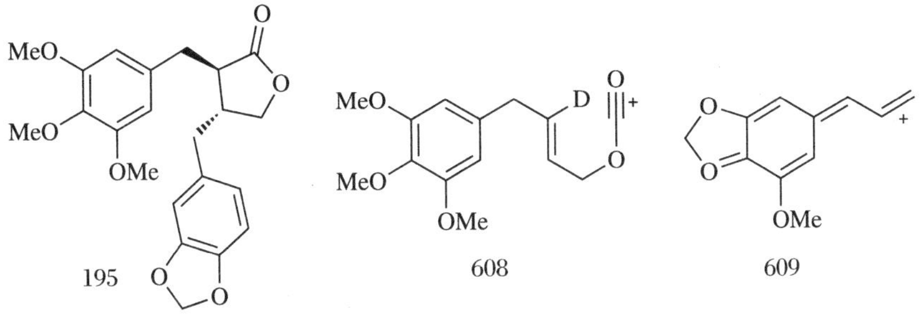

图 4.12

对于含有酚羟基的木脂素化合物,如 pluviatolide 192,在重水存在下测定其质谱就可以对其游离的酚羟基进行标记。当用质谱手段来确定具有不对称结构的化合物时都可用这种方法进行标记,或者对其共轭碱进行标记。

对于不饱和内酯,苄基裂解的方式是非常明确的。Mikaya 等对 kaerophyllin 222 的主要离子的精确质量都进行了测定,其中基峰 ($C_{13}H_{13}O_4$)是由图 4.13 所示的裂解 a 所产生的,与之相对应的离子峰 ($C_8H_7O_2$)也很强,而由另一种苄基裂解所产生的离子峰($C_9H_{11}O_2$, m/z = 151)却非常弱。这与对 hibalactone 229、calocedrin 226 以及 nemerosin 223 的研究结果是一致的。

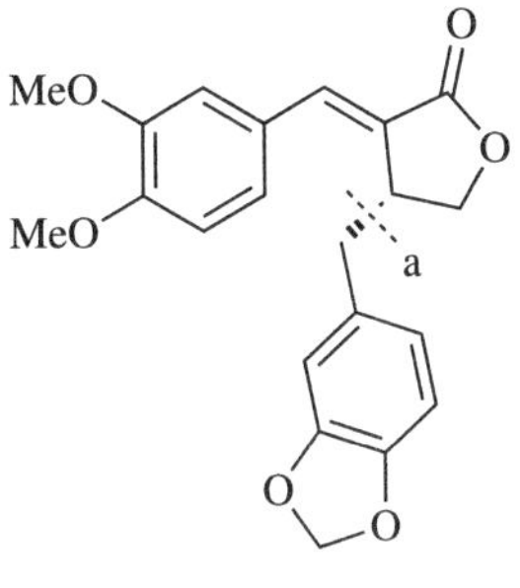

图 4.13 kaerophyllin 222 苄基的裂解方式

4.4.2 取代四氢呋喃木脂素

如 2.1.2 节所述,取代四氢呋喃木脂素天然产物可分为 2,5-二芳基、2-芳基-4-苄基以及 3,4-二苄基四氢呋喃木脂素三个亚类(图 4.14)。

2,5-二芳基四氢呋喃木脂素主要通过两种途径进行裂解。其中,

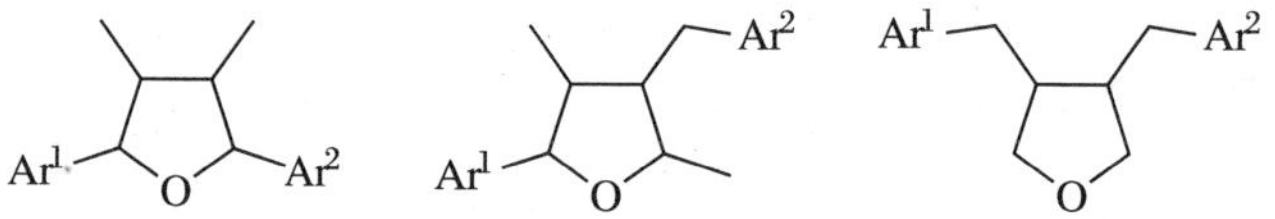

图 4.14

galgravin 105 和其异构体 galbelgin 124 具有相似的质谱图。图 4.15 给出了 galgravin 105 的裂解过程,其分子离子峰($M = 373$)为一弱峰(丰度 2%),M—H 峰稍强(丰度 10%),而基峰($m/z = 206$)是由其主要裂解所产生的;随之进行的裂解生成能体现芳环特征的离子峰,其中二甲氧基苄基正离子 Ar—CH$_2^+$($m/z = 151$)的形成途径可通过一个亚稳态峰的产生来加以确定。这两个化合物(galbelgin、galgravin)以及 galbacin 125,其分子离子的裂解还可以通过如图 4.12 所示的另一条次要的途径进行。

Grandisin 126 也可以通过上述两种途径进行裂解,但其分子离子裂解主要产生离子峰 ArCH=CHMe$^{·+}$(其中 Ar = 3,4,5-三甲氧基苯基),可能的原因是裂解方式的平衡在能量上更倾向于形成这种三氧代的离子。

几何异构体的质谱图之间并没有太大的区别。但 Takaoka 等人认为 machilusin 正确的结构应该如 610 所示,原因是其四氢呋喃环的 2,3-键取代基处于顺式从而优先发生裂解形成基峰 611,而结构式 103 该键的张力较小,不会优先发生裂解。通过对 calopiptin 121 及其选择性硝化产物(612,$X = NO_2$)核磁共振氢谱的比较可以证实其二甲氧基苯基与相邻的甲基处于顺式;对其质谱的研究结果表明其基峰 613 来自于反式取代的键的裂解,而由顺式取代的键的裂解所产生的含有二甲氧基苯基基团的离子峰 614 的丰度较小,此结果表明上述对于 machilusin 结构的讨论并没有太大说服力。由 calopiptin 硝化产物(612,$X = NO_2$)的质谱图可以证实 calopiptin 优先发生单取代,其质谱图中包括不含有硝基基团的离子 613(丰度 85%)和另一个质荷比为 206 的离子峰。但后者不同于由 calopiptin 发生 α-裂解所产生的碎片离子 614,由精确质量(206.082 6,$C_{11}H_{12}NO_3$ 要求 206.081 7)的测定可知其为硝化后的产物。

研究表明 2-芳基-4-苄基四氢呋喃木脂素的裂解方式会随其醇衍生物的不同而发生非常大的变化,例如二甲基橄榄树脂素 615,羟基取代基的存在使苄基基团很容易以自由基或正离子的形式失去而生成碎片离子 616

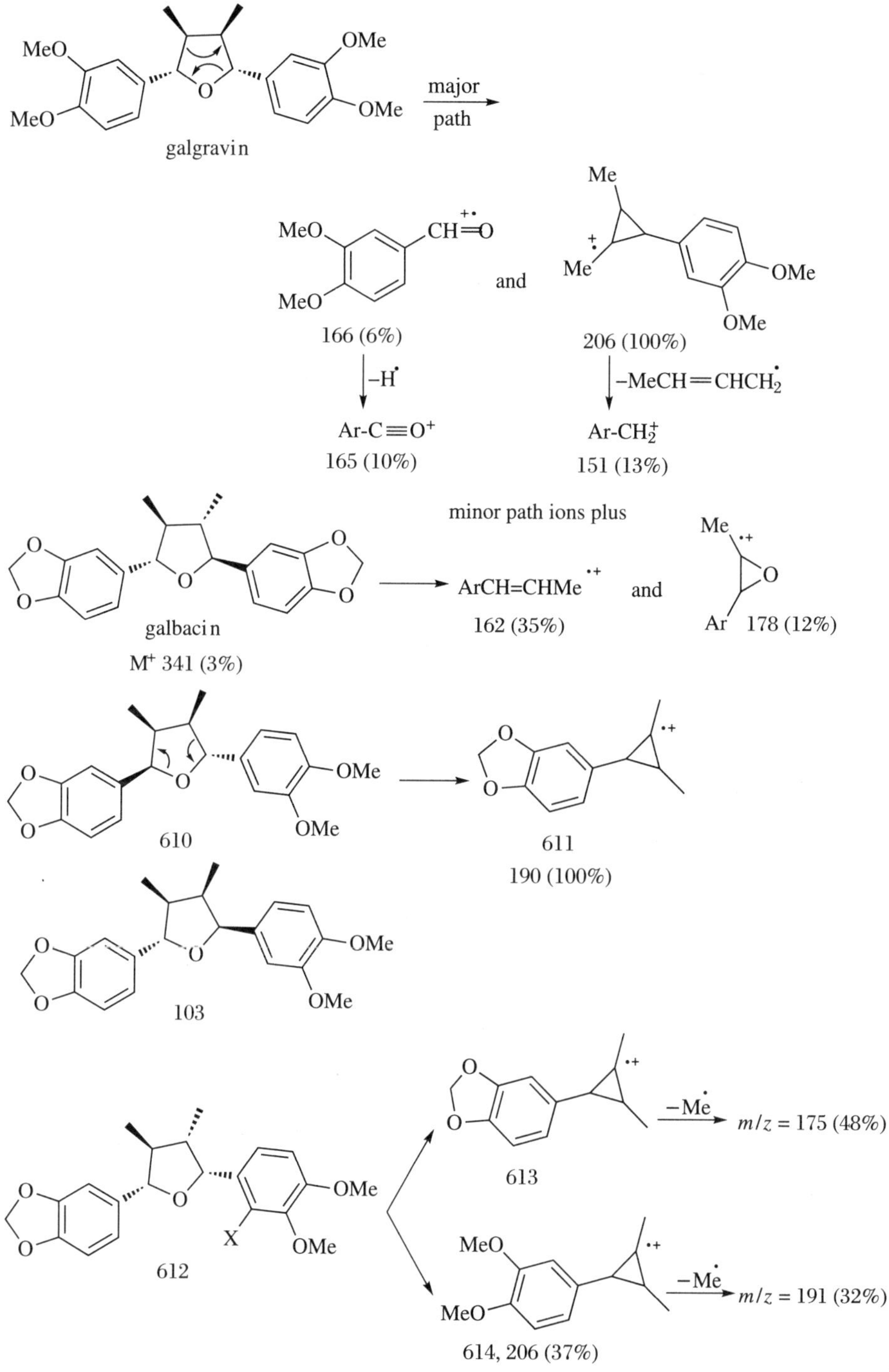

图 4.15 2,5-二芳基木脂素的裂解过程

（图 4.16）。在伯醇 taxiresinol 165 的质谱图中，丰度为 4% 的弱峰（$C_{19}H_{20}O_5$, $m/z=328$）是由分子离子失去一分子水而产生的，而羟甲基基团的存在可以通过分子离子失去一分子甲醛而产生的另一个强峰（$C_{18}H_{20}O_5$, $m/z=316, 21\%$）来得到证实。

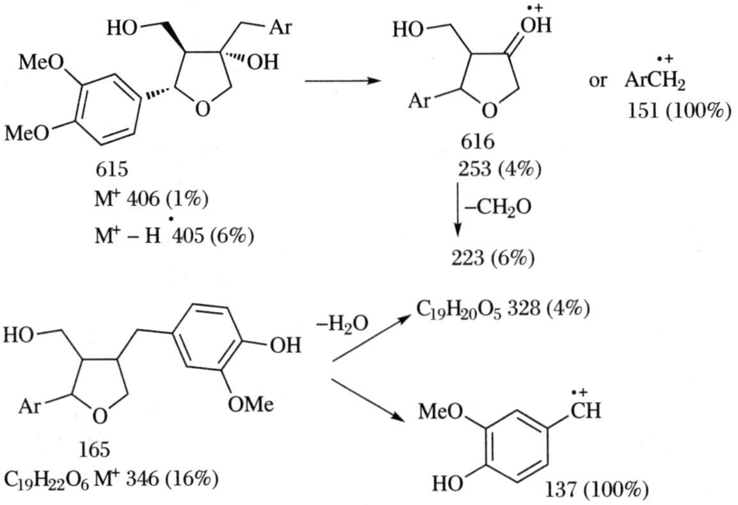

图 4.16　羟基取代的 2-芳基-4-苄基四氢呋喃木脂素的裂解方式

作为 3,4-二苄基四氢呋喃木脂素的顺式裂榄素 143 和反式裂榄素 144 的质谱图中除分子离子峰外，还包括能体现两个苄基基团特征的离子峰，以及一个来自于四氢呋喃环的碎片峰（C_4H_5O, $m/z=69$）。

在假定新石梓醇的结构为 617 的基础之上，Birch 等在 1964 年提出二氢新石梓醇的结构为 618，后来发现二氢新石梓醇和二氢石梓醇具有相同的质谱图，而且碎片峰中包含失去一个苄基（M-151）而不是 α-羟基苄基（M-167）的峰，由此证明二氢新石梓醇的正确结构应如 619 所示（图 4.17）。所以，新石梓醇 312 不是石梓醇 310 的位置异构体，而是它的几何异构体。

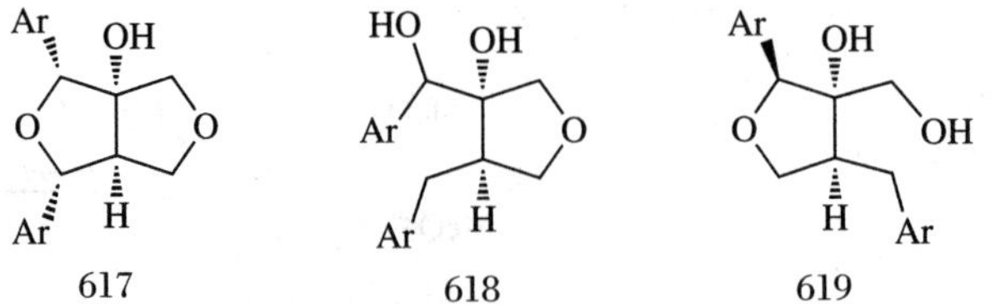

图 4.17

4.4.3 双骈四氢呋喃木脂素

就像上一节所提到的关于新石梓醇的例子一样,双骈四氢呋喃木脂素类化合物很难区分其 7,9′:7′,9-双环氧和 7,7′:9,9′-双环氧取代类型的不同。目前关于天然存在的 7,7′:9,9′-双环氧类型的双骈四氢呋喃木脂素化合物的文献报道非常少,有少数的报道后来经证实也是错误的。虽然利用质谱和核磁共振氢谱很难区分 7,9′:7′,9-双环氧和 7,7′:9,9′-双环氧这两种异构体,但利用核磁共振碳谱却可以比较可信地将二者区分开来。

双骈四氢呋喃木脂素的分子离子峰一般都很强,其原因可能是因为二元环结构的刚性。对一些亚稳态的峰的研究显示它们都直接裂解为子离子 620 和 621 (图 4.18)。离子 620 和 622 由横向裂解产生;而碎片离子 621 和 623 由 α-裂解产生,它们与取代四氢呋喃木脂素,如 galgravin 105 的质谱图中的一些碎片离子类似,可用于芳基取代基的定性,同时还能证明芳基取代基与双骈四氢呋喃环上的氧原子邻近;芳基取代基的定性也可以通过丰度较高的苄基离子 624 来进行。在确定极少数含单氧代芳基的木脂素类化合物的结构方面,如 ligballinol,质谱也发挥了非常重要的作用。

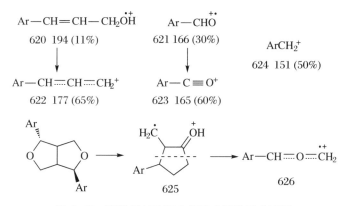

图 4.18 双骈四氢呋喃木脂素典型的碎片离子

弱峰 626 是由纵向裂解所产生的,对于羟基取代的双骈四氢呋喃木脂素,例如石梓醇 310,这种离子峰的丰度会变大,但对于二甲基橄榄树脂素 615 而言,对与羟基相邻的自由基的稳定作用使得离子 625 更易形成,这同时也说明两个芳基取代基在不同的环上,从而排除了 7,7′:9,9′-双环氧取代类型的可能性。7,7′:9,9′-双环氧取代类型的双骈四氢呋喃木脂素应该会产生一个非常强的 Ar—CH—O—CH—Ar$^+$ 的离子峰,但在实际中并没有观察到。

  Tsukamoto 等对其他羟基取代的双骈四氢呋喃木脂素天然产物的质谱也进行了测定。在(+)-fraxiresinol 314 的质谱图中,除其分子离子峰为基峰外,其他主要的离子峰包括 622 和 624 这两种类型的碎片峰,以及芳基取代基的特征峰 621 和碎片峰 625。在双骈四氢呋喃半缩醛木脂素,如 9-羟基杜仲树脂酚 326 的质谱图中,质荷比分别为 163 和 166 的碎片离子峰分别由横向和纵向裂解产生,分子离子也可以失去一个水分子而产生 M—H$_2$O 峰。对类似结构的化合物,如芝麻酚精(sesamolin) 627 的质谱的研究发现其分子离子易失去芳氧基而产生离子峰 628(图 4.19),双骈四氢呋喃双半缩醛木脂素 simplexolin 629 也以同样的方式进行裂解。芝麻酚精 627 的质谱图中还包含一个质荷比为 203 的碎片峰,是由离子 628 失去一分子甲醛而产生的,在双半缩醛 simplexolin 629 的质谱图中也可以发现类似的芳氧离子峰(m/z = 219)。此外,上述两个化合物的质谱图中都包含芳氧离子的特征峰 630。

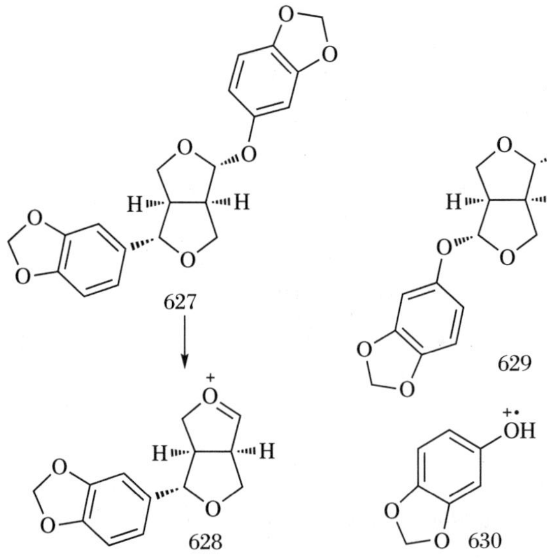

图 4.19

4.4.4 双骈四氢呋喃单内酯木脂素

目前所发现的该亚类木脂素的数量比较少,而且对其结构的鉴定一开始被 7,7′:9,9′-双环氧结构所混淆。例如,从山羊草中所分离出的种子萌芽抑制剂 331 以及从 *Aptosimon spinescens* 中所分离出的(+)-aptosimone 332 一开始分别被 Lavie 以及 Brieskorn 和 Huber 错误的报道为具有 7,7′:9,9′-双环氧结构的 631 和 632(图 4.20)。后来通过质谱并结合其他光谱分析手段才对上述报道进行了纠正。在上述两种情况中,都认为离子峰[M-84(85)]是由分子离子失去一个内酯环而产生的,是 B 环的特征峰。后来,Lavie 通过合成模型化合物 633,才将种子萌芽抑制剂的结构修正为具有 7,9′:7′9-双环氧结构的 634。化合物 633 通过路径 *a* 裂解生成子离子 $C_{17}H_{16}O$,通过路径 *b* 裂解生成子离子 C_7H_6O,也可以经纵向裂解生成子离子 C_9H_9。以 styraxin 330 的裂解作为比较,其中两个不同的芳基取代基可由纵向裂解所产生的离子峰 635 来加以区分,失去二氧化碳(路径 *a*)和 α-裂解(路径 *b*)也很重要,但在这两个化合物中都没有发现失去内酯环的裂解方式。此结构修正后来为核磁共振波谱实验所证实。后来,Stevens 和 Whiting 通过对相关化合物的合成工作也将 aptosimone 的结构进行了

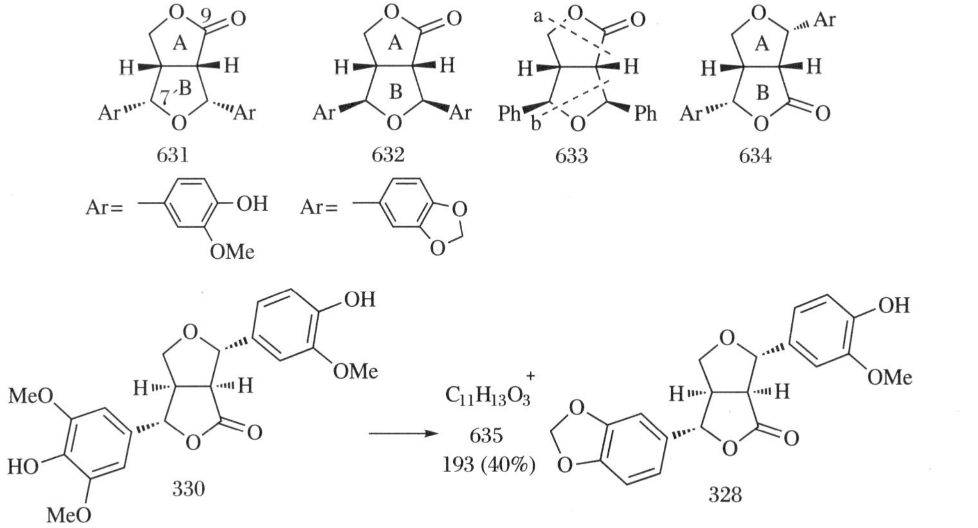

图 4.20

修正。抗肿瘤化合物 Styraxin 329 的正确结构被 Ululeben 等的工作所证实,其中两个芳基取代基的相对位置由纵向裂解所生成的碎片离子 $C_{10}H_9O_2$(m/z = 161)以及由该碎片离子通过失去甲醛和一氧化碳而生成的子离子来加以确认;愈创木基与双骈四氢呋喃环氧原子之间的关系可由离子 $C_7H_7O_2C\equiv O^+$ 得到证实。这些结构的鉴定最终通过 X 射线衍射的方法进行了确认。

4.4.5　四氢芳基萘木脂素

Pelter 早在 1968 年就发现逆狄尔斯-阿尔德反应是 galbulin 636 和 galcatin(637,R^1,R^2 =—CH_2—;R^3,R^4 = Me)等化合物的光谱特征之一。在这两个化合物的质谱图中,除去一个强的分子离子峰 M^+(丰度分别为 67% 和 55%)外,还包括 M^+—C_4H_8 或 M^+—C_4H_9 的峰;基峰(M-87)由分子离子峰同时失去 C_4H_8 和甲氧基而得。Isogalcatin(637,R^1,R^2 = Me;R^3,R^4 =—CH_2—)的质谱图与 galcatin 的不同之处在于其基峰为分子离子峰,且分子离子裂解失去 C_4H_8(M^+-56)或 C_4H_9(M^+-57)而产生的离子峰更加明显;此外,同时失去 C_4H_8 和甲氧基以及同时失去 C_4H_8 和甲醛的碎片峰也很强,这说明环 A 和环 C 都参与了最开始的裂解过程。经由逆狄尔斯-阿尔德反应和环加成反应生成的中间体 638 通过氢迁移和甲氧基自由基的离去而形成更稳定的结构 639(图 4.21)。

对于四氢芳基萘伯醇类木脂素天然产物,如异落叶松脂醇 362 和异落叶松脂醇 4-氧甲基醚 364,在其质谱图中分子离子峰的丰度最大,且由逆狄尔斯-阿尔德反应所产生的裂解峰也非常强,其他还包括失去水分子和羟甲基所产生的离子峰。而在四氢芳基萘叔醇类木脂素化合物二甲基环橄榄树脂素 641 中,分子离子峰是一弱峰(丰度 4%),因为该化合物非常容易失去一分子水,然后再失去两个羟甲基从而得到如 640 所示的基峰(图 4.21)。从羟基到芳环的氢转移是四氢芳基萘醇类化合物质谱的又一特点,图 4.22 所示为二甲基环橄榄树脂素 641 氢转移的机理。其中苄基离子峰通过裂解路线 a 得到了加强,且 Ar—CH—CH—CH_2 碎片峰的丰度也比 galbulin 636 类的四氢芳基萘要高得多。

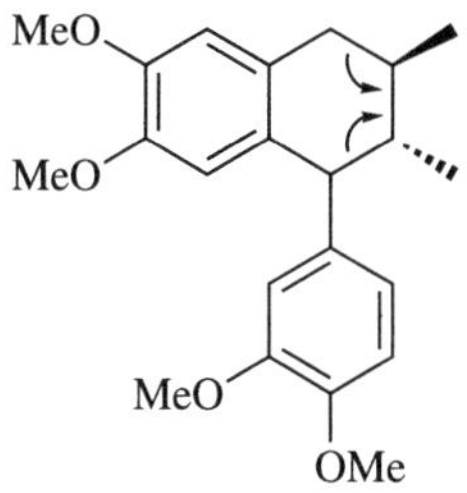

图 4.21　四氢芳基萘木脂素化合物的裂解方式

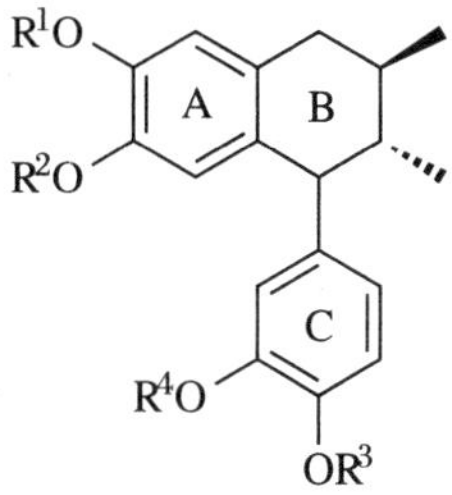

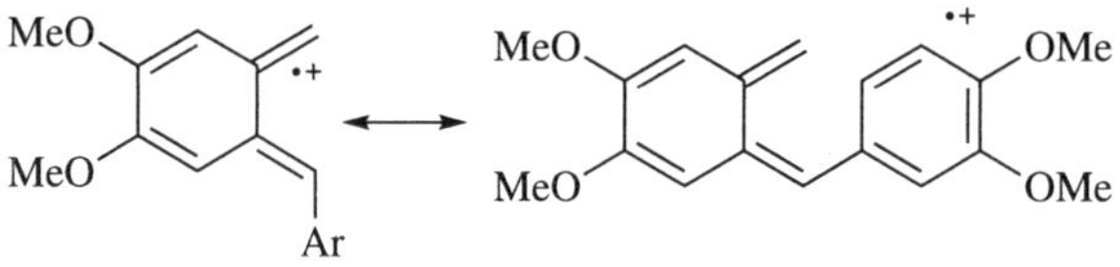

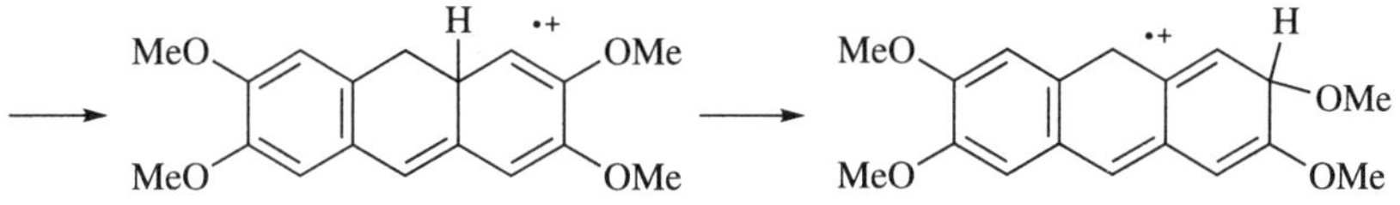

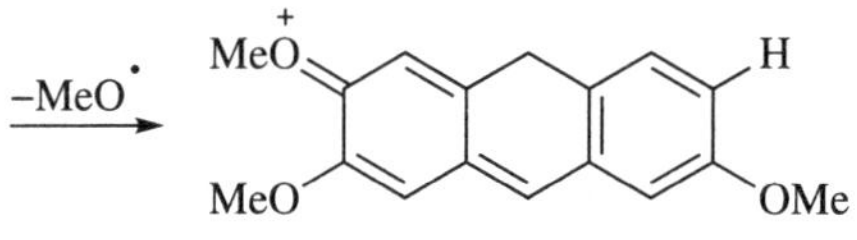

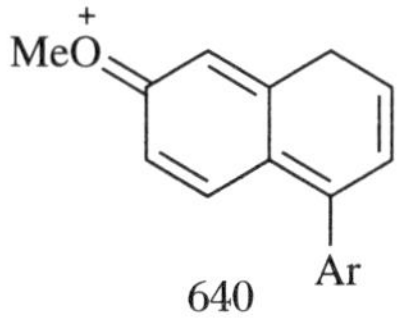

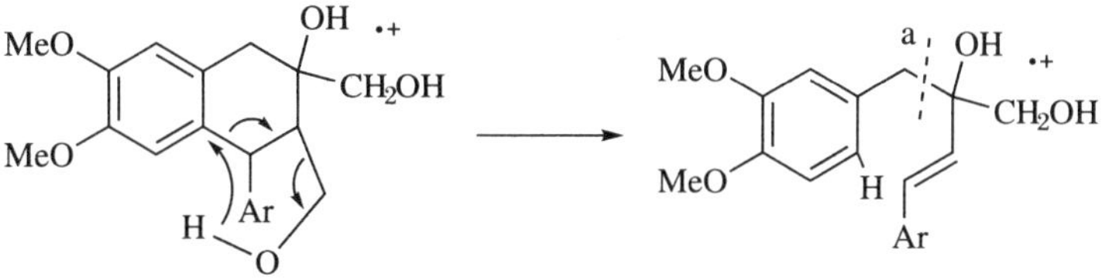

图 4.22　氢转移机理

在四氢芳基萘酮木脂素 642 的质谱图中,其分子离子峰($m/z=386$)为一强峰,丰度为 37%,基峰(M-56)是通过逆狄尔斯-阿尔德反应所产生的离子峰;在结构类似的开环化合物 4'-O-methyl-7-oxo-austrobailignan-6 78 的质谱图中,主要裂解方式是通过羰基引发的 McLafferty 重排反应而发生的(图 4.23),整个化合物的结构都可以通过此裂解所产生的碎片离子峰来进行确认。

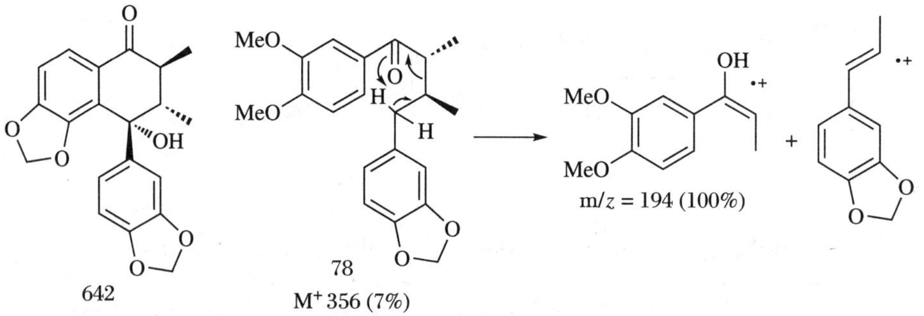

图 4.23 McLafferty 重排反应

四氢芳基萘-9,9'-内酯木脂素天然产物,如鬼臼毒素 6,是一类非常重要的化合物。该类木脂素化合物的质谱与 galbulin 636 类 9,9'-无氧取代的木脂素化合物的不同之处在于其分子离子峰通常为基峰,而子离子的丰度相对较低,例如在去氧鬼臼毒素 338、α-足叶草脂素 342 和 β-足叶草脂素 343 的质谱图中,由逆狄尔斯-阿尔德反应所生成的离子峰 M-(84+H) 和 M-(84+OMe) 的丰度都很低;在甲基铁杉脂素的质谱图中,由逆狄尔斯-阿尔德反应形成的离子峰 M-(84+OMe) 的丰度为 44%,而在铁杉脂素中,相应的离子峰($m/z=241$)的丰度为 18%。鬼臼毒素还可以失去羟基而生成 M-18 的离子峰,此裂解途径在一定程度上降低了分子离子峰的丰度,该组分(M-18)在其他同类化合物中的丰度比较见表 4.4。

表 4.4 鬼臼毒素类似物质谱图中的主要离子峰的丰度(%)

643	M+1	M	M-18	M-115
$R^1=H;R^2=H;4\beta$-OH	18	59	77	—
$R^1=H;R^2=H;4\alpha$-OH	31	100	—	—
$R^1=H;R^2=Me;4\alpha$-OH	23	74	28	10
$R^1=Me;R^2=Me;4\alpha$-OH	24	100	10	—

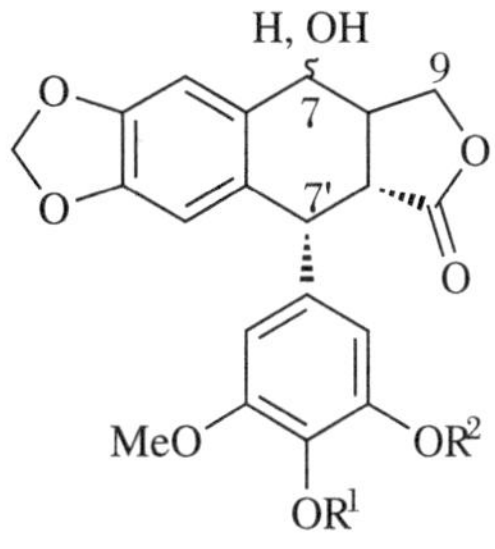

鬼臼毒素类化合物芳环上的亲电取代反应发生在2′位,反应所得产物的质谱图往往与其起始原料的质谱图差别非常大,关于这一点在2′-溴表鬼臼毒素(644,R = H)的裂解中非常明显(表4.5)。由表4.5可见,其基峰仍然为分子离子峰,但失去水分子在这里只是一个非常次要的裂解方式;但当对自由的羟基进行乙酰化从而使消除反应变得更加容易的时候,该裂解方式又成为主要的裂解方式。离子645($m/z = 395$)由乙酰化2′-溴表鬼臼毒素(644,R = Ac)通过消去乙酸和溴原子而得到,该离子为四氢芳基萘和芳基萘木脂素之间的联系提供了桥梁作用,因为它进一步失去两个氢原子所生成的离子646与相应的芳基萘木脂素裂解所产生的离子是一致的(图4.24)。

表 4.5　2′-溴表鬼臼毒素衍生物的主要离子峰

644	M	M—ROH	M—Br	M—Br—ROH
R = H	494(100%)	476(2)	413(24)	395(11)
	492(100%)	474(2)		
R = Ac	536(92%)	476(50)	455(5)	395(100)
	534(95%)	474(40)		

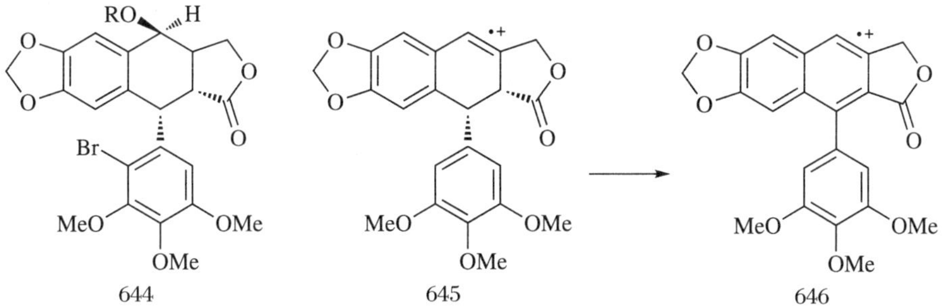

图 4.24

4.4.6　芳基萘木脂素

Burden等人对赛菊芋黄素440的质谱进行了研究,发现该木脂素天然产物的裂解是通过失去其中的一个亚甲氧基同时伴随着氢原子的转移而开始的(M-29,16%),随后接连失去一个氧原子和一个碳原子从而得到 M-29－28(4%)、M-57－58(6%)等离子峰。Ghosal 等人对 Prostalidin C 412 的质谱进行了研究,得到了与上述赛菊芋黄素相似的结果。

芳基萘木脂素类化合物质谱的一个显著特点就是其分子离子的稳定性,因此分子离子峰一般是基峰,而子离子的丰度相对较低。双电荷离子的存在是此类化合物的又一特征,例如在台湾脂素 H 415 和 plicatinaphthol 647 的质谱图中除分子离子峰外,还包括丰度为 4%～6% 的此类离子峰(图 4.25)。由于失去内酯环而产生的碎片离子峰(M-58)是非常强的,所以在该类化合物的质谱图中都能检测到该碎片离子峰,例如在四去氢铁杉脂素 419 的质谱图中该离子峰是最主要的碎片峰。

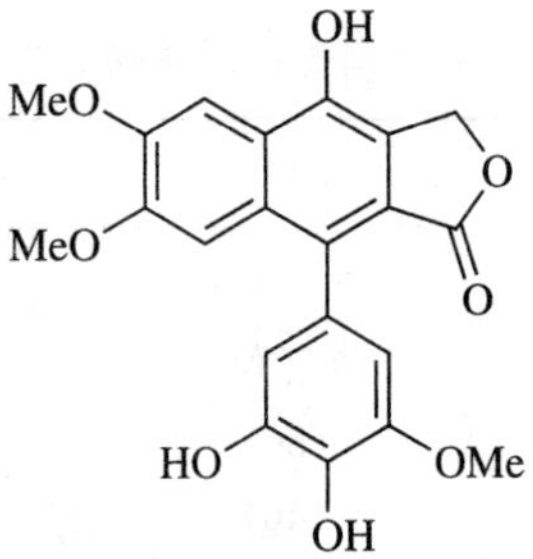

647
$M^+ = 384\ (100\%)$
$M^{++} = 192\ (4\%)$

图 4.25

在 plicatinaphthol 和台湾脂素 H 的质谱图中,羟基失去的同时伴随着氢原子的转移,从而产生一个 M-16 的离子峰(丰度 18%),同时还存在由于内酯环的裂解所形成的离子峰(M-58,6%;M-89,12%)。爵床脂素 A 424 的裂解产生失去质量数为 43(C+OMe)的离子峰和失去内酯环的离子峰($m/z = 293$,18%),后者在山荷叶素 433 的质谱图中也能发现。

4.4.7 二苯并环辛二烯木脂素

二苯并环辛二烯木脂素天然产物八元碳环碳—碳键的强度比芳香环

碳—碳键的强度要弱,因此在该类化合物的质谱图中,键的断裂倾向于发生在八元环脂肪碳的位置。由此产生的质谱碎片峰可以用来推测脂肪环碳的氧化方式(包括 C7、C8、C7′和 C8′),下面分别加以讨论。

4.4.7.1 非氧代二苯并环辛二烯木脂素

在较低的质量数范围内,碎片离子 a^1、b^1、a^2、b^2 和 c 对于结构的鉴定都是非常有用的(图 4.26),其中离子 a^1 和 b^1、a^2 和 b^2 都是互补的。如果两个苯环上的取代基是相同的,那么离子 a^1 和 a^2、b^1 和 b^2 的质量数就是相同的,

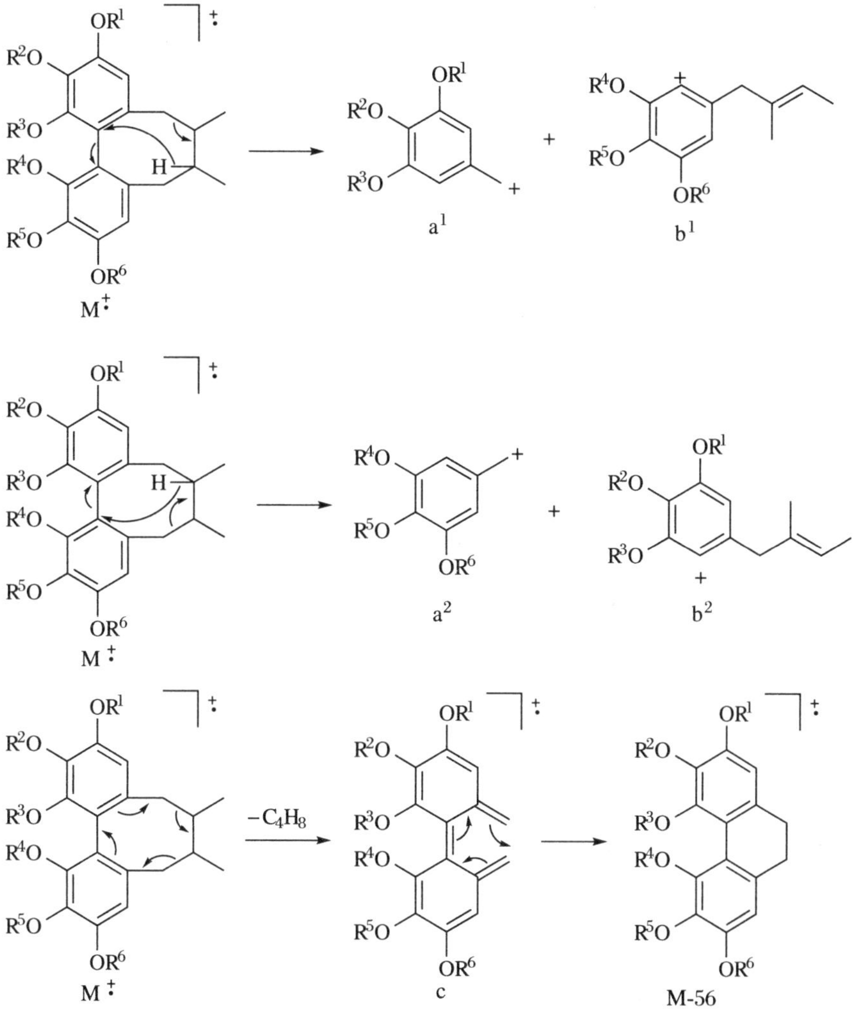

图 4.26 非氧代二苯并环辛二烯木脂素的裂解方式

因为他们是由同一种裂解方式所产生的,而离子 c 是由八元环失去 C_4H_8 (M-56)后所产生的。离子峰 M-56 是非氧代二苯并环辛二烯木脂素的特征碎片峰。这些离子峰的丰度相对都比较弱,因为这些裂解方式都是非常困难的。由于 C7—C8 或 C7′—C8′ 键的断裂而生成的两对互补离子对于芳香环取代基的判定也都是非常有用的。

4.4.7.2　C7(C7′)-氧代二苯并环辛二烯木脂素

C7(C7′)-羟基取代的二苯并环辛二烯木脂素天然产物主要的裂解方式为失去水分子和 C_4H_8,而 C7(C7′)-酰氧基取代的二苯并环辛二烯木脂素的裂解主要是失去一分子羧酸和 C_4H_8,但有些该亚类木脂素衍生物在裂解时会失去一个甲基或者甲氧基基团而不是 C_4H_8(图 4.27)。失去水分子或羧酸分子而产生的 M—HOR 离子(R = H 或酰基)会进一步裂解产生失去 C_4H_8 或者甲基和甲氧基基团的离子峰。

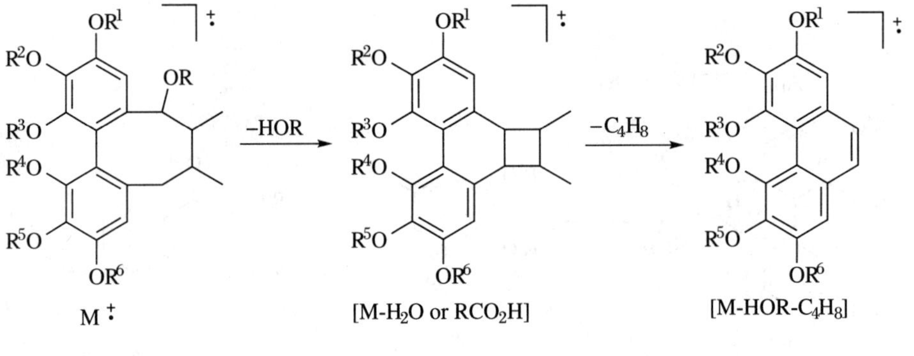

图 4.27　C7-氧代二苯并环辛二烯木脂素的裂解方式

4.4.7.3　C8(C8′)-羟基取代的二苯并环辛二烯木脂素

C8(C8′)-羟基取代的二苯并环辛二烯木脂素的特征离子峰如下:M-43 峰是通过 1,3-氢迁移然后失去乙酰基而得到的;而丰度相对较高的 M-102 峰是由分子离子峰通过失去 C8、C8′ 及其取代基以及一分子甲醛而得到的;M-72 的丰度通常比较低(图 4.28)。

4.4.7.4　C7′,C8′-二氧代二苯并环辛二烯木脂素

该亚类木脂素化合物的裂解方式主要为失去水分子和羧酸分子,因此在它们的质谱图中最重要的子离子峰为 M-72 峰或者 M—HOR 峰(R 为 H

或者酰基)。该亚类木脂素天然产物的质谱图中都包含有质荷比为 343、342、328、313、312、301 和 300 的离子峰,其中质荷比为 343 和 342 的离子峰与 M—HOR = -71 或 -72 相对应,其他的离子峰都是通过这两个离子峰的进一步裂解而产生的。除了分子离子失去 C_4H_8O (M-72)的裂解方式以外,$C7'$、$C8'$ 二醇衍生物也会生成 $C7'=C8'$ 双键、α-裂解和联苯键断裂的产物。所有的酯类衍生物都会产生酰基正离子(图 4.29)。因此,$C7'$,$C8'$ 二氧代二苯并环辛二烯木脂素类化合物的主要裂解方式为失去水分子和羧酸,进而失去 C_4H_7O 和 C_4H_8O。此外,自由的 $C7'$,$C8'$ 二醇衍生物也会发生联苯键的断裂,这一点对于该亚类木脂素化合物的结构鉴定是非常重要的。

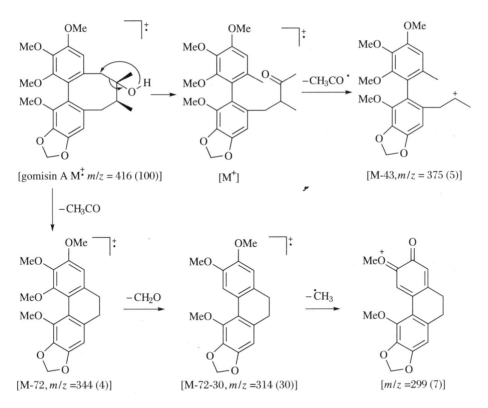

图 4.28　C8(C8')-羟基二苯并环辛二烯木脂素戈米辛 A 的裂解方式

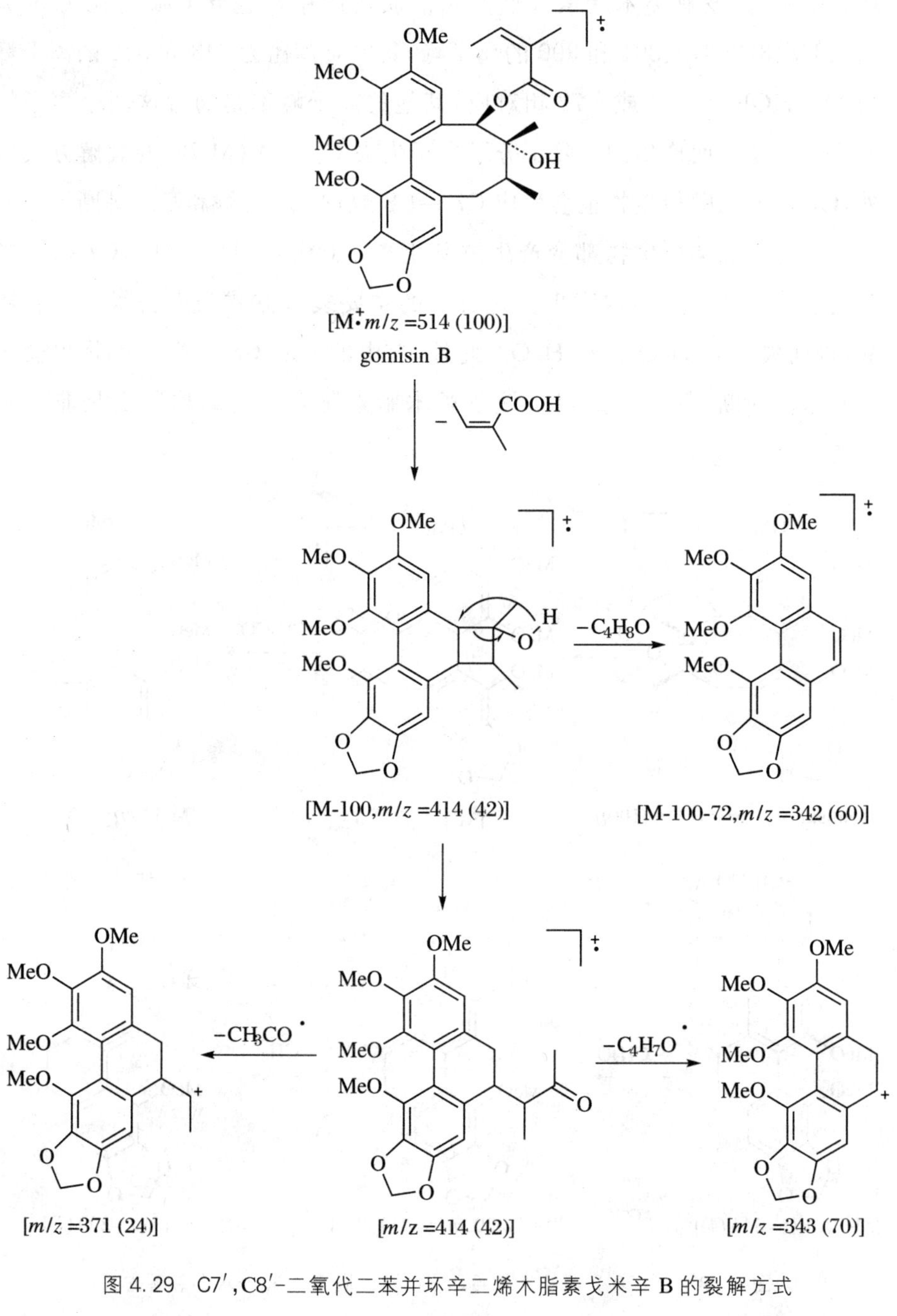

图 4.29 C7′,C8′-二氧代二苯并环辛二烯木脂素戈米辛 B 的裂解方式

4.5 核磁共振(NMR)波谱

4.5.1 绪言

核磁共振波谱技术是研究木脂素天然产物结构最为常用的手段。除了普遍使用的饱和去偶技术之外,核间双共振法在木脂素化学中也有应用,特别是当脂肪氢的信号被来自于醚类等官能团的强峰所掩盖的时候,该技术就会显得尤为重要。二维谱和NOE(nuclear Overhauser effect)技术在木脂素类化合物的结构鉴定方面发挥着非常重要的作用,是目前最为有效的分析手段。核磁共振波谱对化合物的结构变化非常敏感,所以对于不同类型的木脂素天然产物,其差异也会非常大,下面逐一进行讨论。

4.5.2 芳环取代类型

最为常见的取代类型为3,4-二氧代。对于该取代类型的化合物,芳环上的质子出现在正常的化学位移范围内,表现为ABX系统的多重峰,表4.6所示为木脂素类化合物质子的典型化学位移。由积分面积可以知道甲基醚基团的数目,亚甲二氧基出现在低场,通常为宽的单峰,但有时也会表现为磁不等性的AB系统。对于3,4-二甲氧基苄基的取代产物,如硝化产物,其核磁共振谱图就被简化为两个对位偶合(约0.5 Hz)的去屏蔽峰,其中在硝基邻位的氢出现在最低场(化学位移约为7.6 ppm)。对于3,4,5-三甲氧基苯基取代类型,苯环上的两个氢是等同的,所以表现为一个单峰。通过照射7(7′)位氢,2,6-位的氢就可以通过去偶或NOE技术来得到确认。

表4.6 木脂素化合物中质子的典型化学位移 δ^*

质子类型	化学位移（ppm）**
Ar—H	6.5～7.2
=C—H	6.6～7.5
O—CH$_2$—O	6.0
Ar—CH(OAc)—	5.7～6.0
Ar—CH(OH)—	4.4～4.9
Ar—O—H	3.5～4.5**
Ar—CH(Ar)—	3.8～4.6
Ar—O—CH$_3$	3.8～4.1
Ar—CH$_2$—OH	3.4～3.6
Ar—CH$_2$—OC=O	3.8～4.1
Ar—CH$_2$—R	2.2～2.7
—CH—CO$_2$R	2.6～3.2
R—C—H	1.7～2.1
R—CH$_3$	0.9

注：* 氘代氯仿作为溶剂。
** 该化学位移范围会随着温度和浓度的变化而发生变化，并且当氢交换很快的时候，该信号峰将会消失。

以氘代氯仿作为溶剂，在室温及稀溶液（<5% wt/vol）的条件下，自由的酚羟基可能在 $\delta = 3.5\sim4.5$ ppm 范围内给出一个宽峰。该峰对氢键比较敏感，如果向体系中加入少量的极性溶剂，如丙酮，则该峰的化学位移将会发生比较大的变化；而如果用氘代水作溶剂，则该信号峰会因为氢交换而消失。酚羟基邻位的氢的数目也可以通过与氘代水一起加热来测定，加热数小时之后，这些氢会发生交换，它们的信号峰也将随之消失。对酚羟基的乙酰化引入了一个具有标记性的甲基信号峰（$\delta = 2.0$ ppm），且对邻位的氢都产生了屏蔽作用。

4.5.3 二苄基丁烷和二苄基丁内酯木脂素

对简单的二苄基丁烷木脂素类化合物的核磁共振谱图研究的文献报道

比较少，因为大多数该类木脂素天然产物的结构特征的归属都是非常直接的。其中甲基氢出现在 $\delta=0.8$ ppm ($J=6$ Hz)处，而苄基氢的化学位移则在 $\delta=2.2\sim2.7$ ppm 范围内。有些二苄基丁烷木脂素天然产物，如 conocarpol 29 和二氢愈创木脂酸 31 等是以内消旋体的形式存在的，但大多数化合物都是具有光学活性的。次甲基氢的化学位移在 $\delta=1.7\sim2.1$ ppm 范围内，但通过核磁共振波谱的方法不能对不同的异构体进行区分。部分原因是这样大小的分子其溶解度是有限的，因此这些宽的多重峰的细节就无法观察到。Setchell 等发现，在非对映异构二醇 648（图 4.30）100 MHz 的核磁共振氢谱中，外消旋混合物的 8,8′-氢表现为在 $\delta=1.90$ ppm 左右的宽度为 20 Hz 的多重峰，而在内消旋化合物中，相应的信号峰的宽度为 30 Hz，对于这一点，利用一级近似法是不能给出比较合理的解释的。

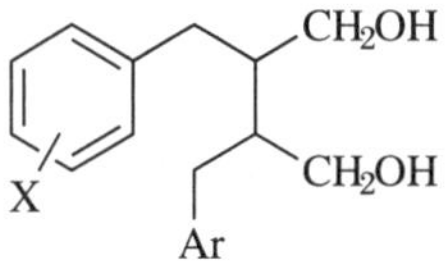

图 4.30

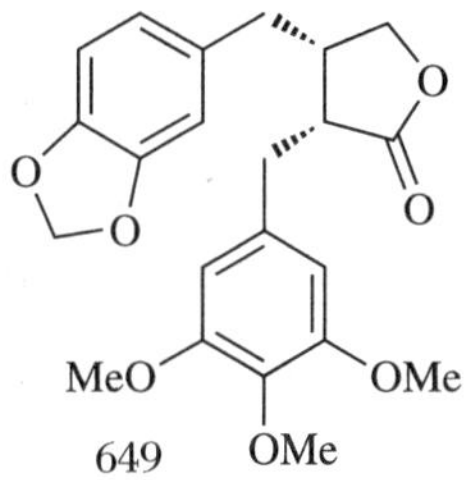

当相互偶合的两组氢的化学位移的差值小于它们的偶合常数的 5 倍时，其一级特征就有可能会失真。在这种情况下二级特征就出现了，即谱峰的数目比从 Pascal 三角所预测的谱峰数目要多，而且每个谱峰的强度也不同于一级谱图的谱峰强度。这个现象在其他二苄基丁烷木脂素化合物的核磁共振氢谱的文献报道中也都有出现，如 austrobailignan-5 38、austrobailignan-6 46、叶下珠脂素 72 以及 niranthin 75 等。其中后两个化合物曾经被错误地认为是内消旋体，但它们都是具有光学活性的化合物。McKechnie 和 Paul 在对去甲二氢愈创木脂酸 30 的二溴衍生物 X 射线研究的基础上证明了该母体化合物为一内消旋体而不是外消旋混合物，这使得去甲二氢愈创木脂酸成为研究此类木脂素天然产物的可靠的依据。

在对二苄基丁内酯木脂素天然产物（如 prestegane A 191 和 pluviatolide 192）的核磁共振谱图的研究过程中，由于对二级特性的忽视，对谱图的解析一开始也出现了错误。这一问题甚至在牛蒡子苷元 187 250 MHz 的核磁共振氢谱中也不能完全避免，来自于苄基氢的复杂信号以及它们与来自于 8,8'-氢的信号的部分重叠使图谱的解析变得非常困难（表 4.7）。

表 4.7 二苄基丁内酯木脂素脂肪氢的化学位移 δ(ppm)

	反式-	顺式-
$7'\alpha$-H	2.50	2.33
$7'\beta$-H	2.61	2.95
7α-H	2.91	2.76
7β-H	3.00	3.25
$8'$-H	2.50	2.66
8-H	2.59	3.07
$9'\alpha$-H	3.87	4.04
$9'\beta$-H	4.14	4.06

Harmatha 等对 yatein 195 及其顺式异构体 649 的核磁共振谱图进行了比较，发现这两个化合物在 100 MHz 的核磁共振氢谱只有当利用镧系位移试剂使八个脂肪氢的信号从 δ = 2.50～4.13 ppm 移到 δ = 3.30～4.96 ppm 的低场时，才能确定它们的化学位移和偶合常数。而且因为所有质子的化学位移的变化都与镧系位移试剂的浓度成线性关系，所以这样得到的谱峰才能与 350 MHz 时的谱峰相吻合，也才能对每个质子进行归属。

完整的质子化学位移的归属、化合物在溶液中的构型和构象与 X 射线衍射所得结果的关联，均可通过 NOE 实验来得到。如图 4.31 所示，通过照射二甲基肠内酯 650 的 $9'$b-H，其同碳氢即 $9'$a-H 的信号会产生一个非常大的正响应，同时 $8'$-H 也会产生正的响应（15%），而在 δ = 3.69 ppm 处的甲氧基的峰则产生负的响应，$2'$-H 和 $4'$-H 通过芳环的旋转而被激发，有微弱的正响应。进一步的实验表明通过照射 $9'$a-H，不能使 $8'$-H 的信号峰增强，却可以使芳环上的氢和 $C7'$ 的氢信号峰增强。很显然，一旦内酯环的信号峰能够确定下来，通过 NOE 实验就可以将芳环与内酯环关联起来。例如在 yatein 的优势构象 651 中，通过照射 $C9'$ 上的任何一个氢，或两个氢同时照射，都可使 A 环产生响应，反之亦然；而通过照射 B 环上的 2-H 和 6-H（这两个氢是等同的），则可使 C7、$C7'$ 和 C8 的氢的信号得到增强。

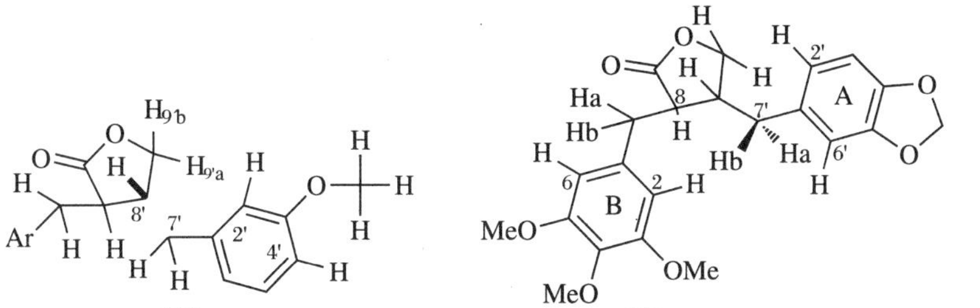

650　　651

图 4.31　丁内酯木脂素的优势构象

苯乙烯的不同异构体也可以通过它们的核磁共振氢谱来加以区分。如图 4.32 所示，在 7*Z* -异构体 652 的核磁共振氢谱中，双键氢被屏蔽，表现为一宽的单峰（$\delta = 6.51$ ppm），芳环上烯烃取代基邻位的两个氢，即 H2 和 H6 分别出现在 $\delta = 6.70$ ppm 和 $\delta = 6.67$ ppm 处；而在 7*E* -异构体 89 的核磁共振氢谱中，H2 和 H6 被屏蔽，分别出现在 $\delta = 6.41$ ppm 和 $\delta = 6.49$ ppm 处，乙烯氢则处于去屏蔽区，出现在 $\delta = 7.66$ ppm 处。

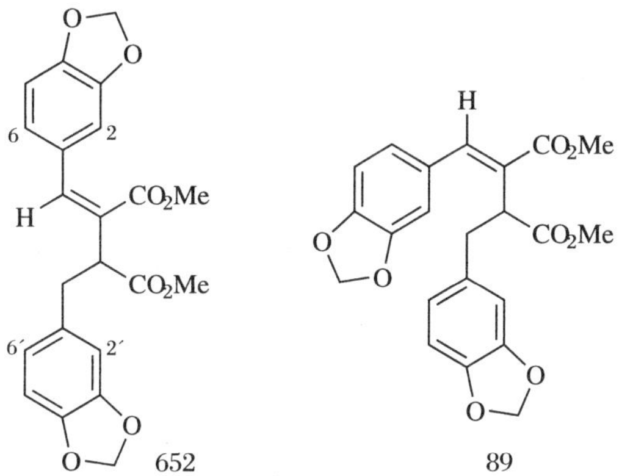

652　　89

图 4.32

二苄基丁烷和二苄基丁内酯木脂素天然产物 ^{13}C 的化学位移如图 4.33 和表 4.8 所示。其中作为二苄基丁烷木脂素模型化合物的内消旋-二甲基二氢愈创木脂酸 32 芳环上与侧链相连的碳（C1、C1′）出现在 134 ppm 的低场，而与氧相连的碳（C3、C4、C3′、C4′）则出现在更低场（图 4.33）。甲基醚的甲基碳的化学位移一般在 55 ppm 左右，但联苯三酚三甲基醚中间的一个甲氧基的甲基碳则出现在约 60 ppm 的低场，亚甲二氧基的亚甲基碳的化学位移约为 101 ppm。当氢原子被氧原子所取代时，相应脂肪碳的化学位移就会向低场移动。例如在去甲络石苷元 230 的核磁共振碳谱中,C8 的信号峰出现在约 77 ppm 处;在 7′-羟基牛蒡子苷元 247 的核磁共振碳谱中,C7′的信号峰出现在 73.9 ppm 处;在 9,9′-羟基化合物中,9,9′-位碳原子的化学位移在约 61 ppm 处。

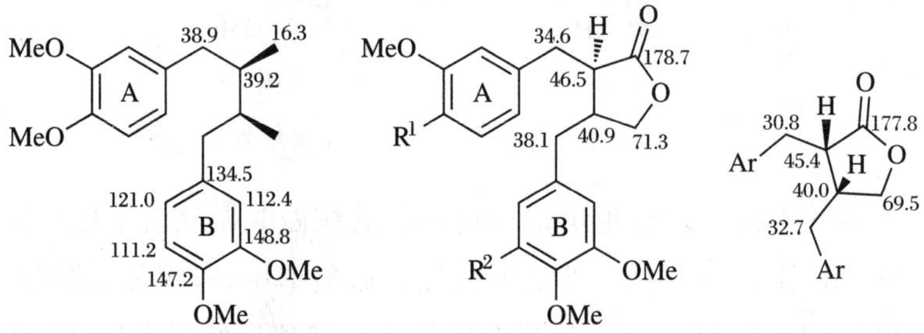

图 4.33 二苄基丁烷和二苄基丁内酯木脂素 ^{13}C 化学位移

表 4.8 二苄基丁内酯木脂素芳基碳的化学位移(ppm)

芳环碳原子	(环 A, R^1 = OH)	(环 B, R^2 = H)	(环 B, R^2 = OMe)
1	130.4	129.5	133.6
2	111.4	111.2	105.5
3	146.6	144.5	153.2
4	147.8	146.7	136.7
5	114.1	111.7	153.2
6	122.0	120.5	105.5

4.5.4 取代四氢呋喃木脂素

4.5.4.1 3,4-二苄基四氢呋喃木脂素

在反式裂榄素 144 的核磁共振氢谱中,9,9′位氢出现在 $\delta = 3.3 \sim 4.0$ ppm 范围内、8,8′位氢出现在 $\delta = 2.0 \sim 2.3$ ppm 范围内、表现为多重峰,而 7,7′位氢则出现在 $\delta = 2.5$ ppm 附近。以氘代氯仿作为溶剂,荜澄茄素 148 的 9 位氢出现在 $\delta = 5.22$ ppm 处,其自由的羟基氢的信号峰也可以观察到,表现为 $\delta = 3.4$ ppm 处的宽峰。与反式裂榄素相比,顺式裂榄素 143 脂肪碳的化学位移出现在高场(表 4.9)。

表 4.9 顺式-及反式-裂榄素脂肪碳的化学位移比较(ppm)

脂肪碳	顺式	反式
9 9′	72.0, 71.9	73.2, 73.2
8 8′	43.8, 43.6	46.6, 46.3
7 7′	33.9, 33.4	39.9, 39.2

4.5.4.2 2,5-二芳基四氢呋喃木脂素

根据四氢呋喃环四个取代基的相对位置关系,该亚类木脂素可以以六种可能的立体异构体的形式存在(图 4.34),而当两个芳基完全相同时,就有两种可能的内消旋体(A,B)与另外四种具有光学活性的异构体(C—F)。

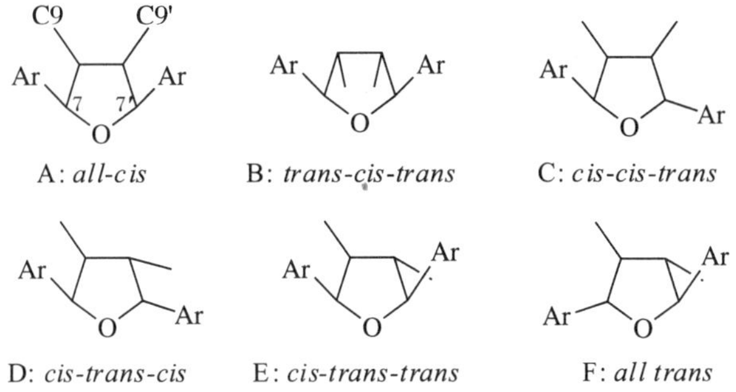

A: *all-cis*   B: *trans-cis-trans*   C: *cis-cis-trans*

D: *cis-trans-cis*   E: *cis-trans-trans*   F: *all trans*

图 4.34

利用 Karplus 对应关系来确定化合物的构型往往并不可靠,但由于受到五元环的限制,基团的化学位移可以通过与芳基取代基的相对位置关系来进行确认。通过对化合物的结构与表 4.10 所列的化学位移的比较可以明显看出,两种具有对称结构的异构体 A、B 和全反式异构体 F 的核磁共振谱图要比其他异构体的谱图简单。在异构体 C 和 E 中,来自于 C9 或 C9′甲基的信号如果被与其处于顺式的芳基基团所屏蔽,则会出现在较高场。由于环的扭曲而使得四氢呋喃环的顺式氢和反式氢的偶合常数相差不大,因此就不可能对偶合常数与化合物的构型进行关联,例如在 tetrahydrofuroguaiacin B 132(全顺式)的核磁共振氢谱中,$J_{7,8} = 6.5$ Hz,而在 galgravin 105(反式-顺式-反式)的核磁共振氢谱中,$J_{7,8} = 6.2$ Hz,可

见二者的差别是非常小的。

表 4.10 2,5-二芳基四氢呋喃木脂素核磁共振氢谱的化学位移

	A 全顺式	B 反式-顺式-反式	C 顺式-顺式-反式	E 顺式-反式-反式	F 全反式
9′—Me	0.55 d	1.08 d	0.60 d	0.67 d	1.00 d
9—Me			1.02 d	1.07 d	
8,8′—H	2.6 m	2.36 m	2.50 m	1.6~2.5	1.7 m
7′—H	4.95 d	4.55 d	5.46 d	5.11 d	4.60 d
7—H			4.66 d	4.43 d	

注：① m = multiplet；d = doublet
② 实例化合物：A：tetrahydrofuroguaiacin B 132，anolignan C 96；B：galgravin 105；C：henricine 97；E：veraguensin 114，eupobennettin 112；F：grandisin 126，galbelgin 124。
③ 除异构体 A 用 CS_2 作溶剂外，其余均为 $CDCl_3$ 作溶剂。

Fonseca 等研究了 2,5-二芳基四氢呋喃木脂素的核磁共振碳谱，四氢呋喃环上碳（C7、C7′、C8、C8′）的化学位移如表 4.11 所示。这些碳的化学位移不受芳环上取代基变化的影响，因此对于具有对称结构的两种异构体 A 和 B，C7 和 C7′以及 C8 和 C8′碳原子的化学位移是相同的。

表 4.11 2,5-二芳基四氢呋喃木脂素 ^{13}C 化学位移（ppm）

碳原子	异构体			
	A	B	E	F
7	82.4	87.1	87.1	88.1
8	41.2	44.3	45.9	50.9
8′	41.2	44.3	47.8	50.9
7′	82.4	87.1	82.8	88.1

具有顺式-反式-反式构型 E 的 2,5-二芳基四氢呋喃木脂素化合物 aristoligin 120，其 H7 和 H7′的化学位移分别为 5.14 ppm 和 4.41 ppm。Urzua 对其进行了 NOE 的研究，结果如图 4.35 所示。2-H 的信号被确定来自于 A 环，因为该信号峰和来自于 5-H 的信号峰都能通过照射甲氧基（δ = 3.86，3.88 ppm）而得到加强；而在 B 环中，通过对甲氧基的照射，只有来自于 2′-H 的信号峰会产生响应，来自 5′-H 的信号峰则没有相应。通过照射 2′-H，来自于 7′-H（δ = 4.41 ppm）的信号峰增强了 10%；而对 2-H 进行照射，来自于 7-H（δ = 5.14 ppm）的信号则增强了 29%，由此便可以确定这两个质子的位置。7-H 产生的响应值较 7′-H 的为大，说明在溶液中该质

子与相邻的芳环更加共平面,其相对较大的化学位移值也证实了这一点。$7'$-H 和 8-H 的 NOE 以及 C9 甲基氢($\delta = 0.67$ ppm)相对于 C9′甲基氢($\delta = 1.07$ ppm)的屏蔽效应也都与 aristolignin 的几何形状有关。

在全顺式异构体 A 中,芳基和甲基之间的位阻使得该结构非常不稳定,在酸性条件下易发生重排而生成顺式-顺式-反式异构体 B。还原裂解也很重要,因为它提供了一个木脂素天然产物间绝对构型关联的方法。例如,肉豆蔻脂素 A_2 123 经还原裂解可以生成(-)-二氢愈创木脂酸,后者可通过 $9,9'$-二醇中间体(-)-开环异落叶松脂醇 60 与二苄基丁内酯木脂素天然产物(-)-罗汉松脂素 182 关联起来(图 4.36)。

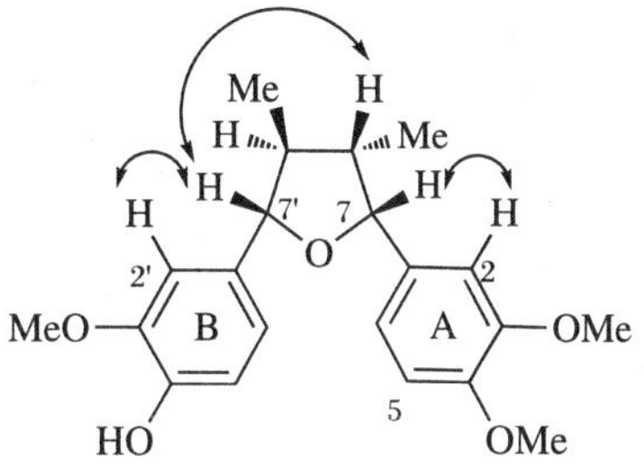

图 4.35

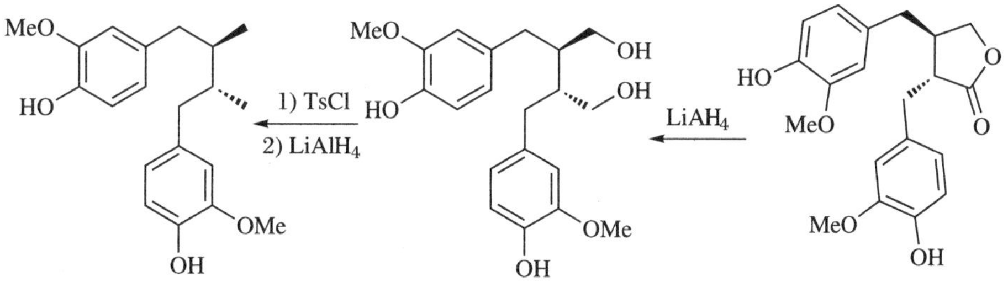

(-)-二氢愈创木脂酸　　(-)-开环异落叶松脂醇　　(-)-罗汉松脂素

图 4.36　木脂素绝对构型的关联

4.5.4.3　2-芳基-4-苄基四氢呋喃木脂素

与 2,5-二芳基四氢呋喃木脂素化合物所不同的是,大多数 2-芳基-4-苄基四氢呋喃木脂素天然产物的 C9 位都连有羟基取代基(见图 2.6),而且除形成醚键的 C7 和 $C9'$外,其他一个或多个脂肪碳也有可能会连有羟基取代基。羟基的引入进一步降低了分子的对称性,但同时也简化了其核磁共振氢谱。该类化合物的核磁共振氢谱中没有甲基的峰(来自芳环甲氧基取代基的甲基峰除外)。在橄榄树脂素 171 的核磁共振氢谱中,出现在 4.71 ppm 处的双重峰来自于 $C7'$的两个非对映氢,明显不同于落叶松脂醇 155 同一苄基氢的信号峰。通过对落叶松脂醇 155 和 5-甲氧基落叶松脂醇 163 芳环 [13]C 的化学位移进行比较就能确定甲氧基取代基的位置。马尾松树脂醇 174 的核磁共振氢谱中包括来自于 H7 的单峰（$\delta = 5.01$ ppm），来自于 C7′ 的两个苄基氢的信号峰（$\delta = 2.93$ ppm），以及出现在 3.6～4.0 ppm 范围内的两个氧亚甲基的信号，由此可以判断另一个羟基取代基在 C8′ 位。

sylvone 653（图 4.37）是 hernone 179 的异构体，在 200 MHz 的核磁共振波谱仪上，其 C8′-H 和 C9′-H 的信号出现在 $\delta = 4.00$～4.44 ppm 范围内，通过照射这两个氢都可以简化 $\delta = 3.14$ ppm 处的 C8-H 的信号，说明该化合物的核磁共振氢谱图仍然包含有二级特征，但去偶实验证明 C7-H 和 C8′-H 是与 C8-H 相互关联的；在 360 MHz 的核磁共振波谱仪上，C8-H 和 C9 的两个氢仍然表现为 ABC 系统，但通过 NOE（表 4.12）可确立该化合物的几何构型。同时，通过 NOE 实验还可以证实二甲氧基苯基的 2 位氢与 C7-H 是相互关联的。

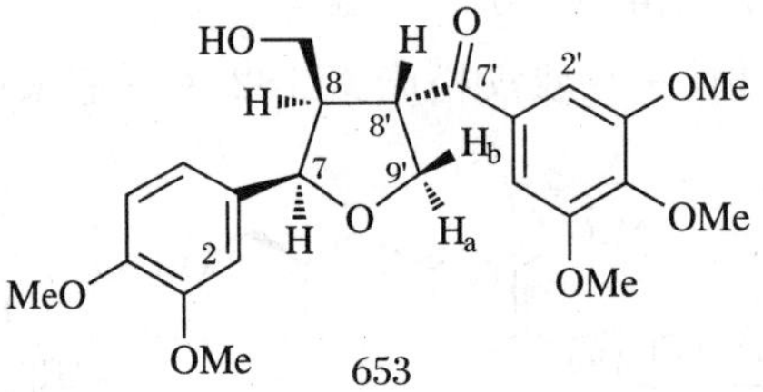

图 4.37

表 4.12 sylvone 核磁共振氢谱的 NOE 效应

被照射的质子	信号得到增强的质子	结论
C7-H	8H(6.6%)	7H, 和 8H 顺式
C8-H	7H(13.9%)；8′H(2.8%)	8H 和 8′H 反式
C8′-H	8H(3.3%)；9′βH(9.7%)	8H 和 8′H 反式
C9′-αH	7H(3.5%)；9′βH(18.3%)	9′αH 和 7H 顺式
C9′-βH	8′H(9.7%)；9′αH(26.3%)	9′βH 和 8′H 顺式

4.5.5 双骈四氢呋喃木脂素

Pelter 等研究了该类木脂素天然产物的核磁共振波谱图，三种不同的异构体的化学位移如表 4.13 所示。其中，模型化合物 656 由于两个芳基

第4章 木脂素化合物的结构鉴定

与 C9 和 C9′ 的 β-氢原子的非键作用而不稳定,因此在平衡混合物中所占的比例最少,而占比例最多的是 654。这些异构体可以通过 HPLC 进行分离。

表 4.13 双骈四氢呋喃木脂素 ^{1}H 和 ^{13}C 的化学位移（ppm）

	654	655 epi-	656 dia-
H7	4.75(85.77)	4.45(87.53)	4.90(83.96)
H7′		4.85(81.96)	
H8	3.15(54.31)	2.90(54.44)	3.15(49.49)
H8′		3.30(50.11)	
H9′β	3.8~4.0(71.72)	3.35(70.92)	3.3~3.65(68.75)
H9β		3.85(69.64)	
H9′α	4.2~4.4(71.72)	3.85(70.92)	3.65~4.0(68.75)
H9α		4.13(69.64)	

通过表 4.13 的数据可以得出如下结论：

（1）654 和 656 都是对称的结构,因为 H7 和 H7′ 以及 H8 和 H8′ 都是相同的。

（2）对于具有结构 655 的化合物,9,9′-质子其中的一个与另外三个以及 654 中的 9,9′-质子相比,化学位移出现在高场,说明该质子受到了屏蔽作用。

（3）对于具有结构 656 的化合物,9,9′-氢的化学位移出现在高场,表明它们受到了屏蔽作用。

由于二甲基松脂醇 260 具有对称的结构,其核磁共振氢谱图比较简单。其中,9β- 和 9β′-质子的信号被来自甲基醚的信号峰（δ = 3.9 ppm）所掩盖；但二维 COSY 谱（图见 4.38）显示在 δ = 3.9 ppm 附近的信号峰与 δ = 4.25 ppm（9α-H,9′α-H）和 δ = 3.1 ppm（8-H,8′-H）处的信号峰存在偶合,由此可以证明 9β- 和 9β′-质子的信号峰的确被来自于甲基醚的强峰所掩盖。

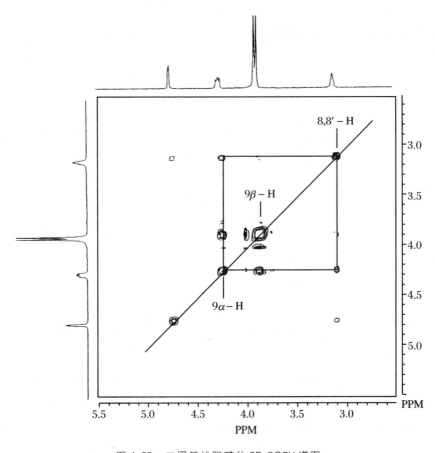

图 4.38　二甲基松脂醇的 2D-COSY 谱图

　　双骈四氢呋喃木脂素化合物的几何形状并不能通过其偶合常数来进行判断,例如对于具有结构 655 和 656 的木脂素化合物,$J_{7,8}$ 都约为 5 Hz;并且对于三种不同的异构体,C7,7′-质子的化学位移并没有明显的差别。与核磁共振氢谱所不同的是,核磁共振碳谱的化学位移数据(表 4.13)是与化合物的立体化学密切相关的。由表 4.13 中的核磁共振碳谱的数据可以看出异构体 655 是不对称的;三个异构体中,656 的 C9 和 C9′的信号出现在最高场,而 633 的相同的碳的信号出现在最低场。一般来讲,脂肪碳原子的化学位移与其扭转变形程度有关,芳基中的 C1、C1′的化学位移也是如此,例如异构体 654（Ar = 3,4 - 亚甲二氧苯基）的 C1,C1′在 134.04 ppm 处给出一个单峰,异构体 655 的 C1,C1′分别在 133.51 和 130.80 ppm 处给出两个单峰,而异构体 656 的 C1,C1′只在 131.38 ppm

的高场给出一个单峰,且这些化学位移的数据随芳环上氧取代基的不同变化很小。表 4.14 列出了羟基取代基对松脂醇(657, X = Y = H)及其衍生物脂肪碳化学位移的影响。由表 4.14 可知,C8 羟基取代对 C7 和 C9 化学位移的影响不大。

表 4.14 松脂醇及其衍生物 ^{13}C 化学位移(ppm)

碳原子	松脂醇	657 (X = OH; Y = H)	657 (X = H; Y = Me)	657 (X = OH; Y = Me)
C7	85.2	87.1	85.0	86.9
C8	53.6	91.0	53.7	91.0
C8′	53.6	60.8	53.7	60.8
C9	70.9	74.7	71.0	74.7

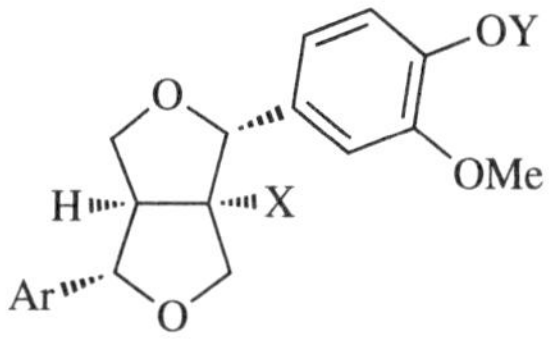

4.5.6 四氢芳基萘木脂素

该亚类木脂素化合物脂肪环的构型与构象对其生理活性有着决定性的作用,因此脂肪环是非常重要的。Ayres 研究了质子的偶合常数与几何构型之间的关系,结果如表 4.15 所示。对谱图的解析存在以下几个难点:

(1) 在很多情况下仅有来自 C7′质子的双峰能够得到很好的解析。

(2) 该亚类木脂素化合物有两种可能的准椅式构象存在,且随芳基取代基的不同,这两种构象与两种可能的船式构象之一相比并不占优势。

(3) 如图 4.39 所示,芳环 C 的取代基与芳环 A 之间的相互作用对椅式构象 658 是不利的。

(4) 四氢芳基萘环己烯环上处于直立键的基团仅感受到一个 1,3 -相互作用的不稳定因素。

表 4.15　四氢芳基萘木脂素类化合物的化学位移及偶合常数

660 取代基	化学位移		偶合常数			构型
	9-Me	9'-Me	$J_{7',8'}$	$J_{7,8}$	$J_{7,8}$	
无			4.5	9.2	4.5	顺式,反式
无			4.5	9.8	5.0	顺式,反式
无			5.8	6.9	5.0	反式,顺式
B=E=OH	1.05	0.85	9.0	—	—	反式,反式
A,D,F=OMe B,E,H=OAc, G=Ac, xylosyl			9.0			反式,反式
G,H=OH	—	—	10.0 5.0			反式,反式 顺式,反式
A,B=O—CH$_2$—O; E=OH	0.99	0.78	10	11	4*	反式,反式
A,B,D,E=OMe	0.9	0.9	5.5	5.4	7.0**	顺式,反式
A,B=O—CH$_2$—O, D,E=OMe	0.9	0.9	5.5	5.3	7.3	顺式,反式
A,B,D,E=OMe	1.1	0.9	10	10	4.2	反式,反式
A,B=O—CH$_2$—O D,E=OMe	1.08	0.9	9.8	10	4.1	反式,反式
A,B,D,E=OMe	1.15	0.74	7.4	—	—	顺式,反式

注：* $J_{8,8'}$ =10 Hz；** $J_{8,8'}$ =3 Hz.

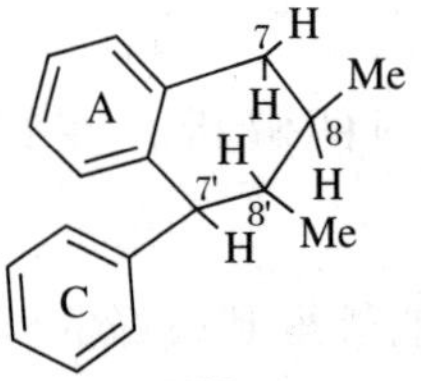

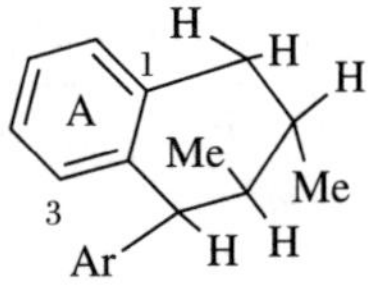

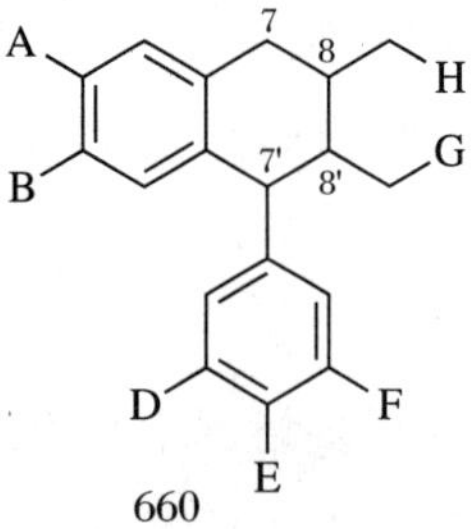

图 4.39

由表 4.15 可知,反式,反式-取代的异构体的 $J_{7,8}$ 值其中的一个较大(10～11 Hz),而另一个较小；顺式,反式-取代的异构体的 $J_{7',8'}$ 值较小(4.5～5.5 Hz),但 $J_{7,8}$ 值没有什么规律。由 C9 和 C9′甲基质子的化学位移可以推测该化合物的构象,例如全反式化合物以椅式构象 658 存在,所有的取代基均处于平伏键位置,C9 甲基质子的化学位移出现在 $\delta = 1.10$ ppm 的低场,而 C9′ 甲基的质子由于受 C 环的屏蔽作用而出现在 $\delta = 0.9$ ppm 的高场。

除极少数例外,绝大多数四氢芳基萘木脂素化合物两个芳环上都含有邻位二氧取代基,目前还没有发现芳环被完全取代的化合物存在。如果芳环 A 中有两个 Ar—H 键存在,那么它们一般会处于邻位或对位,前者的偶合常数约为 9 Hz,而后者的偶合常数通常小于 1 Hz。C 环上最常见的取代类型为 3′,4′-二取代和 3′,4′,5′-三取代,如果在 C2′ 位有取代基存在,则该化合物的最优势构象为 C2′-取代基处于 A 环屏蔽区以外,而 C6′-H 处于 A 环屏蔽区以内。关于这一点,在鬼臼毒素的衍生物中尤为明显。鬼臼毒素 C 环的取代类型为 3′,4′,5′-三甲氧基取代,因此 2′-H 和 6′-H 是相同的,表现为一单峰($\delta = 6.29$ ppm),而当 2′-位氢被氯原子取代以后,6′-H 的单峰就移至 $\delta = 5.88$ ppm 的高场。

Ward 等比较了四种 A 环三氧代的四氢芳基萘木脂素 ^{13}C 的化学位移,结果如图 4.40 所示。其中,只有类型 D 的两个季碳的化学位移比较相近,其他取代类型的化合物的两个季碳的化学位移相差都比较大,其中类型 B 的两个季碳的化学位移相差最大。

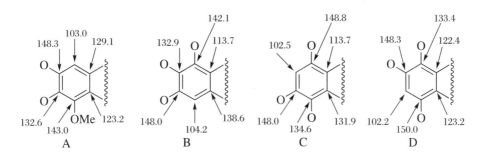

图 4.40 三氧代四氢芳基萘木脂素 A 环 ^{13}C 化学位移

对于二取代的苯环,可以对由单个取代基所引起的芳环 ^{13}C 的化学位移进行估计,但对于多取代苯环的化合物,则无法对芳环 ^{13}C 的化学位移进行同样的估计,这是因为邻位取代基的位阻使它们往往不能与苯环共平面,从而影响了其电子效应。四氢芳基萘木脂素基本骨架 ^{13}C 典型的化学位移如图 4.41 所示(R = H 或 Me)。对于含有亚甲二氧基取代基的化合物,其芳环碳的化学位移与二羟基或二甲氧基取代的化合物会略有不同,具体数据如括号中所示。

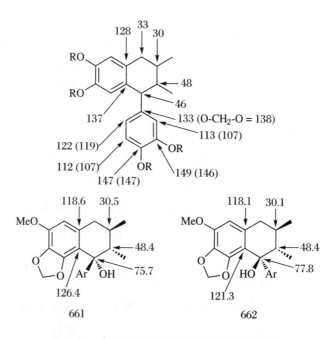

图 4.41　部分四氢芳基萘木脂素 ^{13}C 化学位移

对于海波叶下珠脂素 360,其顺式和反式异构体的化学位移并没有太大的差别;但对于羟基甲氧基 otobain 的两个异构体 661 和 662,取代基的位阻不同使 C2 的化学位移产生了一定的差异。

对于四氢芳基萘内酯木脂素,由于反式内酯的刚性结构不能发生构象的转化,因此它们的偶合常数只与构型有关。在鬼臼毒素类四氢芳基萘木脂素化合物中,反式内酯的刚性结构使得两个芳环的二面角在体内得以保持,这对于其与蛋白质的相互作用以及对微管蛋白合成的抑制作用至关重要。虽然抗癌药物足叶乙甙 8 和替尼泊甙 9 的作用方式不同,且需要与拓扑异构酶发生相互作用,但反式内酯的几何结构是必不可少的。在碱性条件下发生酯的水解平衡,这些分子的张力一旦被解除就会得到灵活但同时没有生物活性的顺式内酯。有人可能会认为顺式内酯的灵活性可以使它们具有至关重要的几何形状,但显然在体内不能提供此转变所需要的能量。

通过对鬼臼毒素和 α-铁杉脂素核磁共振氢谱中质子的化学位移进行比较可以发现 C8—H 以及 C8′—H 的化学位移在 9,9′-内酯和 9′9-内酯化合物中都非常接近(表4.16)。但这两种内酯化合物的核磁共振氢谱之间也有一些不同之处将它们区分开来:在鬼臼毒素6的核磁共振氢谱中,C2′—H和C6′—H的单峰出现在低场,C7′—H受到羰基的明显的去屏蔽作用;α-铁杉脂素382处于平伏键的C7—H受到9-羰基的去屏蔽作用,化学位移3.18 ppm,C3—H出现在$\delta = 6.28$ ppm的高场,与C7′—H有很弱的偶合($J = 0.75$ Hz),说明C7′芳基取代基处于平伏键位置,而鬼臼毒素的C3—H出现在$\delta = 6.51$ ppm的低场,说明其C7′芳基取代基处于直立键位置。

表4.16 鬼臼毒素和α-铁杉脂素核磁共振氢谱质子的化学位移δ比较($CDCl_3$)

质子	鬼臼毒素	α-铁杉脂素二苯甲酸酯
9 (9′)	4.60 4.09	4.17 (eq) 3.97 (ax)
8′	2.83	2.48
7′	4.59	3.80
8	2.77	2.55
7	4.77	2.95 (ax) 3.18 (eq)
6	7.11	6.68
3	6.51	6.28
2′ 6′	6.37	6.42 6.57

鬼臼毒素和α-铁杉脂素的反式-8,8′构型可通过8,8′-质子的偶合常数来加以确认,其范围在13.5~15 Hz之间(表4.17),顺式-8,8′内酯8,8′-质子的偶合常数要比反式异构体的小得多。

表4.17 四氢芳基萘内酯化合物质子的偶合常数(Hz)

偶合质子	反式-8,8′内酯		顺式-8,8′内酯	
	鬼臼毒素	α-铁杉脂素	α-铁杉脂素 (8α)	鬼臼毒素 (8′β)*
8,8′	14~15	13.5	9.0	9.0
7′,8′	3.5	10	9.8	6.75
7,8	8.0	—	—	9.0

注:* $DMSO—d_6$

C7′—H 和 C8′—H 的偶合常数的大小(9.8 Hz)以及 C3—H 的化学位移($\delta = 6.24$ ppm)都表明 β-铁杉脂素 383 采取船式构象。根据 Cambie 和 Dahl 的报道,天然存在的 β-铁杉脂素丁乳醇的 $J_{8,9}$ 值为零,说明 C8—H 和 C9—H 的二面角接近 90°,因此很有可能该化合物也主要采取如 663 所示的船式构象(图 4.42)。

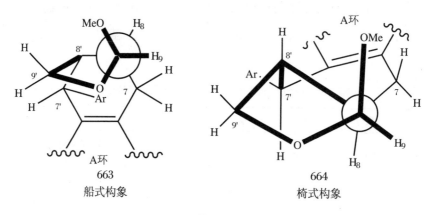

图 4.42

在利用 Karplus 关系式来确定四氢芳基萘 9,9′-丁乳醇木脂素异构体的构型时往往会出现错误,这是因为 C8—H 和 C9—H 的偶合常数受 C9 氧取代基的影响非常大。关于这一点在 3,4-二苄基丁乳醇木脂素如荜澄茄素中也表现得非常明显,β-荜澄茄素的 $J_{8,9} = 4.6$ Hz,但 α-异构体相应的偶合常数仅为 1.8 Hz。^{13}C 化学位移在确定具有丁乳醇结构的木脂素化合物的构型方面是比较可信的,例如 β-丁乳醇木脂素化合物 664 C9 的化学位移为 105.0 ppm,而其 α-异构体的 C9 则出现在 110.2 ppm 的低场。

Schrecker 和 Hartwell 通过合成具有图 4.43 所示绝对构型的化合物的四种可能的异构体,从而将表 4.18 中的化合物相互关联起来。由相应的 7-氯衍生物氢解而生成的去氧鬼臼毒素 338 很容易发生异构化而得到去氧鬼柏苦 340。鬼柏苦 336 失去一分子水生成 α-阿朴鬼柏苦 396 和 β-阿朴鬼柏苦 397。α-阿朴鬼柏苦 396 氢化得到去氧鬼柏苦 340 和异去氧鬼臼毒素 339;而由 β-阿朴鬼柏苦 397 顺式加氢可得异去氧鬼柏苦 341。如上所述,既然去氧鬼柏苦 340 和异去氧鬼臼毒素 339 C7′和 C8′的构型相同,但又不是相同的化合物,且二者与异去氧鬼柏苦 341 又都不相同,那么它们的

7′和8′的取代基就应该是反式的。去氧鬼臼毒素338与异去氧鬼柏苦341的7′和8′取代基都处于顺式,它们的不同之处在于前者具有反式内酯的结构,而后者为顺式内酯结构。

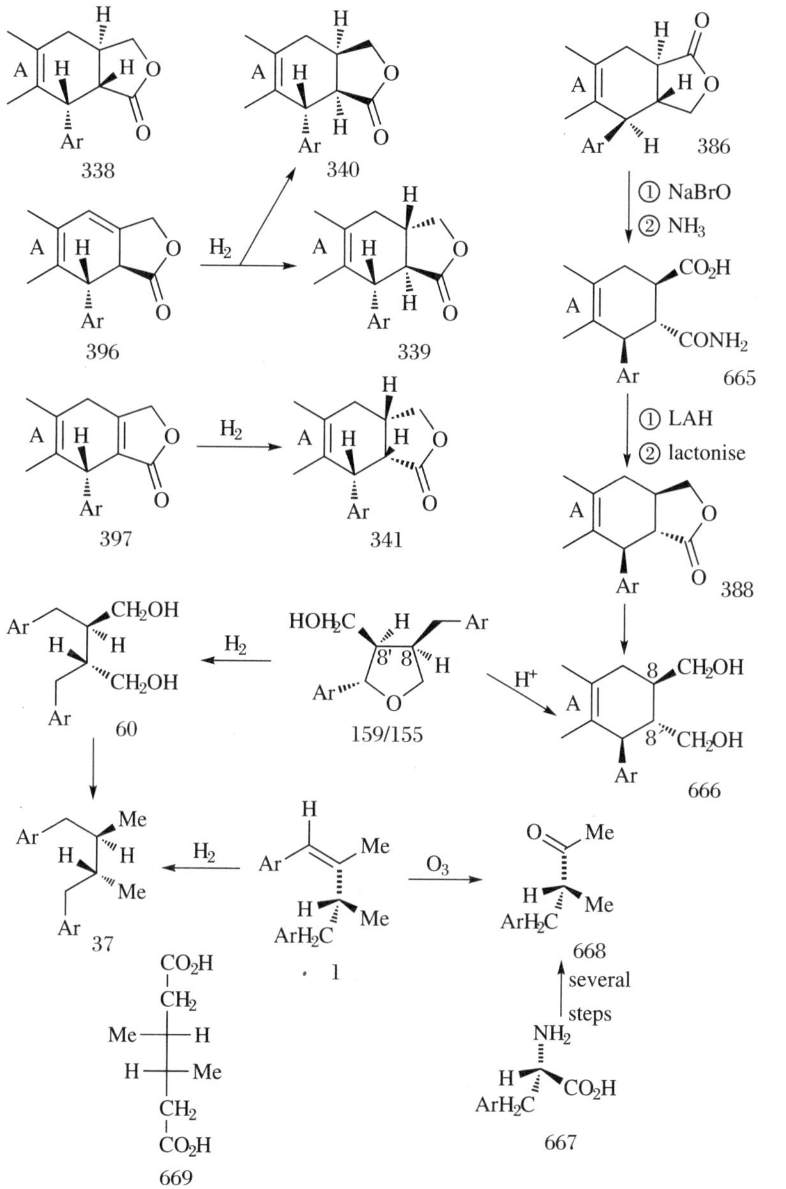

图 4.43 四氢芳基萘木脂素的构型

表 4.18　鬼臼毒素及其异构体 B 环碳的构型

化合物	B 环碳构型			
鬼臼毒素	$8'\alpha$	8β	7α	$7'\alpha$
表鬼臼毒素	$8'\alpha$	8β	7β	$7'\alpha$
鬼柏苦	$8'\beta$	8β	7α	$7'\alpha$
表鬼柏苦	$8'\beta$	8β	7β	$7'\alpha$
异鬼臼毒素	$8'\beta$	8α	7α	$7'\alpha$
表异鬼臼毒素	$8'\beta$	8α	7β	$7'\alpha$
异鬼柏苦	$8'\alpha$	8α	7α	$7'\alpha$
表异鬼柏苦	$8'\alpha$	8α	7β	$7'\alpha$

（-）-二甲基-α-铁杉脂素 386 经过丁二酸酐单酰胺中间体 665 可转化为（-）-二甲基-α-retrodendrin 388。（-）-二甲基-α-retrodendrin 388 经还原可得（+）-环落叶松脂醇 666，从而提供了一个与其他种类的木脂素相关联的纽带，因为后者也可以通过落叶松脂醇二甲醚 159 的酸催化环合得到，因此 C8 和 C8′的构型得以保持。（+）-落叶松脂醇 155 经还原得（-）-开环异落叶松脂醇 60，后者与（-）-二氢愈创木脂酸 37 的关联在前文已有述及。Hartwell 和 Schrecker 以 L-二羟基苯丙氨酸 667 为原料合成了（-）-愈创木脂酸 1 的裂解产物 3-甲基-2-丁酮 668，从而证明（-）-愈创木脂酸 1 具有 L 构型。通过（+）-lyoniresinol 390 的臭氧化可知其具有与（-）-(3R,4R)-二甲基己二酸 669 相同的构型，前者用三氧化铬/吡啶氧化还可以与（-）-α-铁杉脂素 382 进行关联，由此就可以得到（-）-α-铁杉脂素的绝对构型。

Petcher 通过 X 射线衍射确定了 2′-溴鬼臼毒素的绝对构型，从而证实了上述化合物之间的相互关联。

4.5.7　二苯并环辛二烯木脂素

五味子素 490 是 Kochetkov 等于 1961 年分离出的第一个二苯并环辛二烯木脂素天然产物。最初认为该化合物八元环上的两个甲基处于反式，并因此产生光学活性，但后来发现两个甲基是顺式相关的，而该化合物的光学活性是由于两个芳环的旋转阻转异构现象而产生的。在二苯并环辛二烯木脂素化合物中，这种几何结构是非常普遍的，只有当在 8α 位引入一个羟基后，C9 与 C9'甲基才会以反式构型存在。

该亚类木脂素天然产物联苯环与环辛烷环相互包合的特殊结构使其不能自由旋转，因此整个体系是不对称的，这一结构特点与新二氢蒂巴因（neodihydrothebaine）670 是非常相似的（图 4.44）。新二氢蒂巴因 670 的联苯环为 aS-构型，通过戈米辛 D 671 的二溴衍生物的 X 射线衍射证实其联苯环也为 aS-构型，从而为该类木脂素的绝对构型的确定奠定了基础。

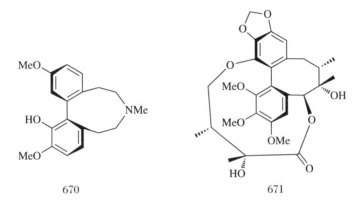

图 4.44

4.5.7.1 核磁共振氢谱

核磁共振氢谱是目前研究二苯并环辛二烯木脂素类化合物立体结构最为有效的手段。两个芳基氢（H6，H6'）的化学位移在 6.4 ppm 和 7.0 ppm 之间，它们对于该亚类木脂素天然产物的立体化学和构象的研究非常重要。如果两个芳基基团有一个对称面，例如五味子甲素 450，那么两个芳基氢就是相同的，8,8'-甲基如果处于反式，也是相同的。如果在 C8 和 C8'位没有氧取代基并且两个甲基是顺式的，那么它们的化学位移就会是不相同的。在扭曲船椅式构象中，7-H、8-H、7'-H 和 8'-H 的化学位移不仅受到八元环上的取代基的影响，而且还受到八元环的构型和构象的影响。当八元环所采取的构型或构象将这些氢置于芳环的屏蔽区内时，这些氢的化学位移就会向高场移动。反过来，这些化学位移的特征又可以用来证实环辛二烯木脂素化合物的构型或构象。同样的，3-甲氧基和 3'-甲氧基由于受到其邻位芳环的屏蔽作用，其化学位移出现在高场。处于直立键的 C8 和 C8'质子以及 C9 和 C9'-甲基上的质子在两个芳环的屏蔽区内，所以其化学位移出现在高场；而处于平伏键的基团的化学位移受到芳环的影响非常小。此外，两个手性中心的平伏键和直立键基本上是相互垂直的,因此顺式异构体的偶合常数 $J_{8,8'}$ 值接近 0 Hz,而反式异构体的偶合常数 $J_{8,8'}$ 值大于 0 Hz。C8 质子与 C7 质子的偶合常数的情况也与此类似。

与氯代溶剂相比,当用氘代苯作为 ^{1}H NMR 的溶剂时,与芳基质子邻近的甲氧基取代基的质子的化学位移会发生很大的变化,这个方法可以用来确定芳环上甲氧基取代基的位置。实际操作过程中首先用 CDCl$_3$ 或 CCl$_4$ 作溶剂,然后用氘代苯作溶剂来测定化合物的核磁共振氢谱,如果甲氧基质子的化学位移向高场移动 0.45 ppm 以上,就说明该甲氧基处于连接两个芳环的碳—碳键的邻位。

分子内的 NOE 是确定芳环取代方式与木脂素立体结构的强有力的手段。例如,(−)-五味子乙素 462 和(−)-五味子丙素 7 的亚甲二氧基最开始被错误地认为在 3/4 位,后来通过 NOE 技术和位移试剂相结合才得到了这两个化合物的正确结构。(−)-五味子乙素 462 仅有一个甲氧基与芳基氢有 NOE 效应,且用氘代苯作溶剂时该甲氧基的化学位移向高场移动超过 0.45 ppm;(−)-五味子丙素 7 没有甲氧基与芳基氢产生 NOE 效应,且用氘代苯作为核磁共振氢谱的溶剂没有甲氧基发生较大的化学位移。由此可以证明(−)-五味子乙素的芳环上仅有一个甲氧基与芳基氢相邻,而(−)-五味子丙素的芳环上没有甲氧基与芳基氢相邻。将酚羟基衍生为乙基或苄基醚衍生物也有助于木脂素结构的确定。通过乙氧基或苄氧基取代基的亚甲基的质子与邻近的芳基质子的 NOE 效应就可以准确地判断出酚羟基的位置。八元环的构型与构象也可以通过环上质子的 NOE 效应而加以确认。目前在木脂素的结构测定中,还没有比 NOE 效应更为有效的其他的分析手段。

4.5.7.2 核磁共振碳谱

与其他的甲氧基碳相比,3-甲氧基和 3′-甲氧基碳由于处在芳环的屏蔽区,化学位移向高场移大约 5 ppm。例如,一般甲氧基碳的化学位移出现在约 60.0 ppm 处,而 3-甲氧基和 3′-甲氧基碳的化学位移约为 55.0 ppm。同时,芳基碳的化学位移也受到芳环上不同取代基的影响。表 4.19 给出了不同的氧取代基对芳环碳的化学位移的影响。如果八元环采取扭曲船椅式构象,则可以得出如下结论:(1)如果邻近的甲基处在直立键的位置,则未取代的芳香碳(C6)的化学位移大约在 110.6 ppm 处;如果邻近的甲基处在平伏键的位置,则该碳的化学位移大约为 107.3 ppm;(2)当邻位的甲氧基基团(CH₃O—X)被羟基或乙酰氧基代替后,未取代的芳香碳的化学位移就会向低场移 3～10 ppm;(3)当对位的甲氧基(CH₃O—Z)被羟基取代后,未取代的芳香碳的化学位移就会向高场移大约 3 ppm;(4)当邻位、间位的二甲氧基(CH₃O—X 和 CH₃O—Y)被亚甲二氧基基团所取代时,未取代的芳香碳的化学位移就会向高场移大约 4 ppm。取代基对其他芳香碳化学位移的影响见表 4.19。

表 4.19　用羟基、乙酰氧基或亚甲二氧基取代基代替甲氧基对芳环 ¹³C 化学位移的影响(ppm)

芳环碳	δ	OCH₃(X)→OH	OCH₃(X)→OAc	OCH₃(Z)→OH	OCH₃(X,Y)→OCH₂O	OH(X)→OAc
C-a	133.9	+1.2± 0.4	+0.7	+0.5	−0.9 to 2.0	−0.5
C-b	110.6	+2.8± 0.3	+10.5	−2.8	−4.1± 0.5	+7.5
C-c	151.7	−3.9± 0.2	−9.0	−1.3	−3.5± 0.5	−5.1
C-d	139.9	−2.4± 0.3	+2.8	−6.7	−4.5± 0.5	+4.9
C-e	151.5	−1.2± 0.2	+0.1	−4.7	−10.4± 0.4	+1.3
C-f	123.5	−0.8± 0.2	+5.8	−6.3	−0.8 to −2.7	+6.4

注：+表示化学位移向低场移动；−表示化学位移向高场移动。

C7 和 C7′的化学位移受羟基或酯基取代基的影响与这些取代基的构象有关。对于 7-β 取代的化合物,取代基使 C7 或 C7′的化学位移向低场移动(δ≥80 ppm);而对于 7-α 取代的化合物,取代基使 C7 的化学位移向高场移动(δ≈73 ppm)。这些 ¹³C 化学位移的特征对于确定芳环取代基的位置以及八元环的构型和构象都非常有帮助。

4.5.7.3　非氧代二苯并环辛二烯木脂素

对于两个 C₃ 单元上无取代的二苯并环辛二烯木脂素,其 ¹H NMR 谱中质子共振信号的位置取决于两个 C₆ 单元的 3,4,5-和 3′,4′,5′-位上取代基团的种类和相对位置。其中一个 C₆ 单元上取代基的变化对另一个 C₆ 单元的 H6 或 H6′影响很小,不同取代情况下 H6 或 H6′的化学位移变化范围如表 4.20 所示。

表 4.20 C₃ 单元无取代的二苯并环辛二烯木脂素化合物 H6/H6′的化学位移特征

取代特征	H-6/H′6′化学位移（δ ppm）
3,4,5-三甲氧基和 3-甲基-4,5-亚甲二氧基或 3′,4′,5′-三甲氧基和 3′-甲基-4′,5′-亚甲二氧基	6.44～6.58
3,4-二甲氧基-5-羟基或 3′,4′-二甲氧基-5′-羟基	6.63～6.66
3-羟基-4,5-二甲氧基或 3′-羟基-4′,5′-二甲氧基	6.34～6.42
3-羟基-4,5-亚甲二氧基或 3′-羟基-4′,5′-亚甲二氧基	～6.66
3-酰氧基-4,5-二甲氧基(亚甲二氧基)或 3′-羟基-4′,5′-二甲氧基(亚甲二氧基)	6.70～6.72

在 C₃ 单元上无取代的化合物中,联苯并环辛烯环在溶液状态下均以扭曲船椅式的优势构象存在,两个 C₃ 单元上的质子所处的化学环境不同,共振频率不同,出现在不同的位置。H_2-7/7′～H_2-9/9′的化学位移范围见表 4.21。对于轴手性为 aR 的化合物,例如五味子甲素 450、(+)-五味子乙素 451、南五味子木脂宁 453、(+)-冷饭团素 457 以及(+)-五味子丙素 458,其 H_2-7 均处于准 e 键,受到芳香环的去屏蔽效应,以多重峰的形式出现在较低场 δ = 2.45～2.60 ppm 之间;H_2-7′分别处于准 a 键和准 e 键,其中处于准 e 键的质子趋向于邻近芳香环,受到屏蔽作用,位于较高场 δ = 2.00～2.10 ppm,处于准 a 键的质子无此作用,位于较低场 δ = 2.20～2.30 ppm 之间。同样,由于 H-8 和 H-8′分别处于准 e 键和准 a 键,二者通常出现在 δ = 1.82～1.92 ppm 之间,其中前者较后者出现在相对较低场一些。H_3-9 和 H_3-9′均以偶合常数约为 7 Hz 的双重峰分别位于 δ = 0.73～0.78 ppm 和 δ = 0.93～1.00 ppm 之间。对于轴手性为 aS 的情况,如(-)-五味子丙素 7、(-)-戈米辛 L₂ 甲基醚 454、去氧戈米辛 U 甲基醚 455、(-)-五味子甲素 456、戈米辛 J 459 以及(-)-五味子乙素 462 等,与 aR 的情况完全相同,只需要对结构中的编号进行交换,即把 aR 中编号为 1～9 的归属置换为 aS 的 1′～9′,把 aR 中编号为 1′～9′的归属置换为 aS 的 1～9 即可。

表 4.21 C₃ 单元无取代的二苯并环辛二烯木脂素 H_2-7/7′～H_2-9/9′的化学位移特征

构型特征	H_2-7/7′（δ ppm）	H-8/8′（δ ppm）	H_3-9/9′（δ ppm）
aR	2.45～2.60/2.00～2.10	1.82～1.92	0.73～0.78/0.93～1.00
aS	2.00～2.10/2.45～2.60	1.82～1.92	0.93～1.00/0.73～0.78

对于 C_3 单元无取代的二苯并环辛二烯木脂素，C3 或 C3′ 上甲氧基的化学位移受 C4 和 C5 或 C4′ 和 C5′ 上取代基的影响，也表现出一定的特征，具体情况如表 4.22 所示。

表 4.22 C_3 单元无取代的二苯并环辛二烯木脂素化合物取代基的化学位移特征

构型特征	MeO-3/3′
3,4,5,3′,4′,5′-六甲氧基/3,4,3′,4′,5′-五甲氧基-5-羟基	3.55～3.58
3,4,3′,4′-四甲氧基-5,5′-羟基	～3.50
3,4-二甲氧基-3′-羟基/3′,4′-二甲氧基-3-羟基	3.57～3.63
3,4,3′-三甲氧基-4′,5′-亚甲二氧基或 3,3′,4′-三甲氧基-4,5-亚甲二氧基	3.52～3.57/3.78～3.87 或 3.78～3.87/3.52～3.57

在该类化合物的 ^{13}C NMR 谱中，归属于两个 C_3 单元的碳信号出现在比较固定的范围内，两个 C_6 单元上取代基的变化对其影响很小。其中，C7 和 C7′分别出现在 $\delta=35.4\pm0.4$ ppm 和 $\delta=39.0\pm0.3$ ppm 范围内，C8 和 C8′分别出现在 $\delta=33.6\pm0.3$ ppm 和 $\delta=40.8\pm0.1$ ppm 范围内，而 C9 和 C9′分别出现在 $\delta=21.6\pm0.3$ ppm 和 $\delta=12.7\pm0.4$ ppm 范围内。但是归属于两个 C_3 单元的碳信号的化学位移与联苯环的轴手性密切相关，相关碳信号的化学位移特征见表 4.23 所示。对于具有 aR 构型的化合物，Ikeya 等通过对五味子甲素 450 的单频偏共振去偶和 NOE 等试验，确定位于低场的亚甲基碳归属于与 a 键甲基同侧的 C7，而位于高场的亚甲基碳信号归属于与 e 键甲基同侧的 C7′；位于较高场的甲基和次甲基碳信号分别归属于 a 键甲基碳(C9)以及与其相连的次甲基碳(C8)；位于较低场的甲基碳和次甲基碳分别归属于 C9′和 C8′。对于 aS 构型的化合物，其两个 C_3 单元碳信号的归属与 aR 构型的化合物类似。

表 4.23 C_3 单元无取代的二苯并环辛二烯木脂素化合物 C-7/7′～C-9/9′ ^{13}C NMR 化学位移特征

C_3 单元编号	化学位移范围		C_3 单元编号	化学位移范围	
	aR	aS		aR	aS
C7	39.0±0.3	35.4±0.4	C7′	35.4±0.4	39.0±0.3
C8	33.6±0.3	40.8±0.1	C8′	40.8±0.1	33.6±0.3
C9	12.7±0.4	21.6±0.3	C9′	21.6±0.3	12.7±0.4

4.5.7.4 C7 单取代二苯并环辛二烯木脂素

对于 C7 单取代的二苯并环辛二烯木脂素，其 ^{1}H NMR 谱中的质子共振信号的位置取决于两个 C_6 单元的 3,4,5-和 3′,4′,5′-位上取代基团的种类和相对位置，以及 C7 上取代基团的种类。

该类化合物芳香环上质子的化学位移变化与 C_3 单元无取代的化合物相似，其中一个 C_6 单元上取代基的变化对另一个 C_6 单元 H6 或 H6′ 的化学位移影响很小，但是 C7 或 C7′ 位的取代基团的变化对 6 或 6′ 位质子的化学位移有较大影响，具体情况见表 4.24 所示。

表 4.24　C7 单取代二苯并环辛二烯木脂素类化合物 H-6/6′ ^{1}H NMR 化学位移特征

取代特征	H-6/6′
7-羟基-3,4-二甲氧基-5-羟基/3′-当归酰氧基-4′,5′-二甲氧基	6.42/6.66
7-羟基-3-甲氧基-4,5-亚甲二氧基/3′,4′,5′-三甲氧基	6.32/6.36
7-酰氧基-3,4,5-三甲氧基(或 3-甲氧基-4,5-亚甲二氧基)/3′,4′,5′-三甲氧基(或 3′-甲氧基-4′,5′-亚甲二氧基)	6.46～6.54/6.55～6.58
7-苯甲酰氧基-3-甲氧基-4,5-亚甲二氧基/3′-羟基-4′,5′-二甲氧基	6.58/6.64
7-酰氧基-3,4,5-三甲氧基(或 3-甲氧基 4,5-亚甲二氧基)/3′,4′,5′-三甲氧基	6.54/6.66
7-酰氧基-3,4,5-三甲氧基(或 3-甲氧基 4,5-亚甲二氧基)/3′-羟基-4′,5′-二甲氧基	6.47～6.50/6.33～6.41
7-羰基-3,4,5-三甲氧基(或 3,4-二甲氧基-5-羟基)/3′,4′,5′-三甲氧基	7.56～7.57/6.52～6.54
7-羰基-3,4,5-三甲氧基/3′-甲氧基-4′,5′-亚甲二氧基	7.56/6.45
7-羰基-3-甲氧基-4,5-亚甲二氧基/3′-甲氧基-4′,5′-亚甲二氧基	7.39/6.44
7-羰基-3-甲氧基-4,5-亚甲二氧基/3′-苯甲酰氧基-4′,5′-二甲氧基	7.42/6.73

在 C7 取代的二苯并环辛二烯木脂素化合物的 ^{1}H NMR 谱中，C_3 单元上质子的化学位移也随 C7 上取代基以及联苯环构型的改变而改变，其具体特征见表 4.25。

联苯环上取代基团的主要特点表现在亚甲二氧基的两个氢通常不等价，均以偶合常数为 1.0～1.5 Hz 的双峰出现在 $\delta=5.90～6.00$ ppm 之间；甲氧基的情况与 7 位无取代的化合物相似，但是 C7 上有苯甲酰氧基或苯丙烯酰氧基取代的化合物,如苯甲酰异戈米辛 484 和苯甲酰日本南五味子木脂素 A 487,由于受到酯基苯环的屏蔽作用使它们的 C4′上的甲氧基明显处于高场,出现在 $\delta=3.40\sim3.67$ ppm 之间。

表 4.25 C_3 单元无取代的二苯并环辛二烯木脂素类化合物
H_2-7/7′~H_2-9/9′的化学位移特征

取代基和构型特征	H-7	H_2-7′	H-8/8′	H_3-9	H_3-9′
C7 酰氧基,aS	5.55~5.93 brs	2.62~2.70	1.95~2.15	1.04~1.15	0.91~1.00
C7 羟基,aS	4.60~4.70 brs	2.62~2.70	1.95~2.15	1.04~1.15	0.91~1.00
C7α 酰氧基,aR	5.41 brs	2.04/2.18	2.04	0.70	1.00
C7β 羟基,aR	4.50 brs	2.18/2.00	2.01/1.98		0.71
C7β 酰氧基,aR	4.58 brs	2.39/2.06	2.06	0.71	1.06
C7 羰基,aR		2.18~2.21/ 2.63~2.65	2.60/1.80	1.00	0.80

另外,由于联苯环的各向异性效应,C7 酯基取代基上的氢的信号具有比较明显的特征。其中,具有 aS 构型的化合物,如(-)-南五味子木脂素 471,其 C7 乙酰氧基处于准 a 键,趋向于苯环的屏蔽区,出现在较常规乙酰氧基明显高场的 $\delta=1.55\sim1.57$ ppm 之间;而具有 aR 构型的化合物,其 C7 上的乙酰氧基处于准 e 键,趋向于远离苯环,因此受到苯环的影响较小,乙酰氧基的质子出现在常规位置 $\delta=1.99$ ppm 附近。其他具有 aS 构型的化合物,C7 上的酰氧基均处于准 a 键,受到邻近苯环的影响,相关质子呈现不同程度的高场位移。例如异型南五味子乙素 469 中当归酰基的质子分别出现在 $\delta=5.91$ (m)、1.88 (dq, $J=7.2$, 1.5 Hz)和 1.27 (dq, $J=2.9$, 1.5 Hz) ppm,其中 1.27 ppm 处的信号来自于 α 位的甲基上的氢,由于其更接近苯环而受到较大的影响。而异型南五味子丙素 470 的顺芷酰基的质子信号分别出现在 $\delta=5.88$ (m)、1.60 (brq, $J=7.1$, 1.0 Hz)和 1.48 (brs) ppm,其中 β-H 和 α 位甲基质子受到的影响也很显著。

在核磁共振碳谱中,C7 羟基或酯基取代时,C7 的化学位移在 $\delta=82\sim84$ ppm 范围内,且对其邻近的碳的共振信号有比较明显的影响。

4.5.7.5 C7′单取代二苯并环辛二烯木脂素

虽然目前发现的 C7′单取代的二苯并环辛二烯木脂素均具有 aS 构型,但是由于 C7′上取代基团有 α 和 β 两种不同的取向,并且在常温条件下,部分化合物的联苯并环辛二烯环以常见的扭曲船椅式构象存在,而另一些化合物以扭船式的优势构象存在,因此其 ^{1}H NMR 图谱的变化情况较 7 位单取代化合物的更为复杂。不同优势构象和取代基变化对 H6 和 H6′以及 C_3 单元质子化学位移的影响分别见表 4.26 和 4.27 所示。

表 4.26　C7′单取代二苯并环辛二烯木脂素类化合物 H-6/6′的化学位移特征

优势构象和取代特征	δ H-6/6′
7′β-羟基,扭船式优势构象/3-甲氧基-4,5-亚甲二氧基/3′,4′,5′-三甲氧基	6.42/6.57
7′β-羟基,扭船式优势构象/3-甲氧基-4,5-亚甲二氧基/3′-甲氧基-4′,5′-亚甲二氧基	6.40/6.47
7′β-酰氧基,扭船式优势构象/3-甲氧基-4,5-亚甲二氧基/3′,4′,5′-三甲氧基	6.39~6.50/6.64~6.76
7′β-羟基,扭曲船椅式优势构象/3,4-二甲氧基-5-羟基/3′,4′,5′-三甲氧基	6.59/6.55
7′α-羟基,扭曲船椅式优势构象/3,4-二甲氧基-5-羟基/3′,4′,5′-三甲氧基	6.60/7.02
7′α-羟基,扭曲船椅式优势构象/3-甲氧基-4,5-亚甲二氧基/3′-甲氧基-4′,5′-亚甲二氧基或3′,4′,5′-三甲氧基	6.43~6.46/6.91~7.04
7′β-酰氧基,扭曲船椅式优势构象/3-甲氧基-4,5-亚甲二氧基/3′-甲氧基-4′,5′-亚甲二氧基或3′,4′,5′-三甲氧基	6.43~6.67/6.70~6.80

表 4.27　C7′单取代二苯并环辛二烯木脂素类化合物 H_2-7/7′~H_2-9/9′的化学位移特征

取代基和构型特征	δ H_2-7	δ H-7′	δ H-8/8′	δ H_3-9	δ H_3-9′
7′β-羟基,扭船式优势构象	2.32/2.02	4.34 (d, 8.3)	1.85/1.67	0.90	0.92
7′β-羟基,扭船式优势构象	1.90~2.06	4.27 (d, 8.0)	1.72	0.88	0.88
7′β-酰氧基,扭船式优势构象	2.34/2.02	5.53~5.88 (d, 7.5~9.1)	1.78~2.08	0.82~1.02	0.80~0.9
7′β-羟基,扭曲船椅式优势构象	2.06/2.27	4.42 (d, 7.7)	1.88/1.67	0.94	0.88
7′α-羟基,扭曲船椅式优势构象	2.13/1.98	4.59 (d, 1.0)	1.97/2.00	1.01	0.70
7′α-羟基,扭曲船椅式优势构象	2.12/1.96	4.52 (d, 1.5)	1.91~1.97/2.00	1.00	0.70
7′β-酰氧基,扭曲船椅式优势构象	2.00~2.40	5.74~6.01 (d, 8.0)	1.83~1.96	0.96~1.01	0.80~0.87

尽管在扭曲船椅式优势构象的化合物中,7′位酰氧基处于准 a 键,但是酯基质子受到联苯环的影响明显较 7 位酰氧基取代的要小,如巴豆酰戈米辛 O 489 的顺芷酰基的质子出现在 $\delta = 6.27$ (brq, $J = 7.0$ Hz)、1.67 (dq, $J = 7.0$, 1.2 Hz)和 1.62 (qunit, $J = 1.2$ Hz) ppm。以扭船式优势构象存在的化合物,如当归酰戈米辛 R 483,其 7′位酰氧基处于准 e 键,受到邻近苯环的影响较小,当归酰基的质子出现在 $\delta = 5.96$ (m)、1.85 (dq, $J = 7.2$, 1.2 Hz)和 1.60 (q, $J = 1.5$ Hz) ppm。

与 ^{1}H NMR 谱相似,尽管目前发现的 7′-取代的二苯并环辛二烯木脂素类化合物均具有 aS 构型,但是由于 7′位的取代基团有 α 和 β 两种不同的取向,并且在常温条件下,一些该类化合物的联苯并环辛二烯环以常见的扭曲船椅式优势构象存在,而另一些化合物以扭船式的优势构象存在,因此,其 ^{13}C NMR 谱的变化情况较 7-取代的化合物复杂,其中,两个 C_3 单元碳的共振信号的化学位移变化范围如表 4.28 所示。

表 4.28 7′-取代的二苯并环辛二烯木脂素类化合物
C-7/7′~C-9/9′的 ^{13}C NMR 数据特征

碳原子	7′β-OH	7′β-酯基	7′α-OH
C7	38.0±0.1	37.8±0.4	34.6±0.1
C8	37.1±0.1	37.1±0.2	39.2±0.1
C9	17.0±0.5	18.0±1.5	21.1±1.1
C7′	81.2±0.2	80.2±0.5	73.4±0.2
C8′	40.1±0.0	37.3±0.5	42.8±0.4
C9′	17.0±0.5	15.1±1.3	7.7±0.1

由表 4.28 可知,7′-羟基酯化后对 C7′的化学位移影响很小,但是乙酰化、当归酰化或苯甲酰化后,使 C2、C2′和 C6′分别被去屏蔽 0.9~1.2、1.2~1.5 和 0.9~1.3 ppm,使 C1′、C8′和 C9′分别被屏蔽 4.1~4.7、2.3~3.3 和 0.8~3.3 ppm,特别是苯甲酰化对 C9 和 C1′的影响显著。从表 4.29 中几个代表性化合物的 ^{13}C NMR 数据可以看出取代基团对母核结构碳原子化学位移的影响。

表 4.29　取代基团对 7′-取代的二苯并环辛二烯木脂素类
化合物 ^{13}C NMR 数据的影响情况

编号	戈米辛 O 466	戈米辛 R 480	乙酰戈米辛 R	当归酰戈米辛 R 483	Interiotherin A 477
C1	135.5	135.7	135.1	135.3	136.0
C2	120.7	120.4	121.6	121.3	121.5
C3	141.5	141.6	141.8	141.4	141.4
C4	134.6	134.5	134.7	134.2	134.4
C5	149.2	149.3	148.8	148.8	149.2
C6	102.5	102.7	102.5	102.2	102.7
C7	38.1	37.9	38.3	37.4	37.9
C8	37.2	37.1	37.2	37.1	36.9
C9	17.5	16.5	16.7	17.5	19.5
C1′	137.0	136.0	131.9	131.9	131.3
C2′	122.2	121.5	123.2	123.2	122.7
C3′	151.9	141.6	141.4	141.6	141.8
C4′	141.7	136.4	137.1	135.0	137.0
C5′	152.1	148.2	148.0	147.9	148.1
C6′	110.2	105.6	106.9	106.8	106.5
C7′	81.4	81.1	81.1	80.7	81.7
C8′	40.1	40.1	37.0	37.9	36.8
C9′	16.6	17.5	16.7	16.0	14.4
3-OMe	59.0	59.5	59.6	59.1	
4,5-OCH$_2$O-	100.7	100.8	100.8	101.5	
3′-OMe	60.3	59.6	59.5	59.5	
4′-OMe	60.8				
5′-OMe	56.0				
4′,5′-OCH$_2$O-		101.2	101.3	100.5	

4.5.7.6　C8(8′)羟基取代二苯并环辛二烯木脂素

目前发现的 C8(8′)羟基取代的二苯并环辛二烯木脂素天然产物均具有 aR 构型,并且除了(+)-异五味子素 491 的 8′-羟基为 α 取向外,其他化合物的 8′-羟基均为 β 取向。在该类化合物的 ^{1}H NMR 谱中,质子共振信号比较简单,主要有 C$_6$ 单元上取代基的变化引起如表 4.30 和 4.31 所示的差别。

表 4.30　C8′羟基取代的二苯并环辛二烯木脂素类化合物 H-6/6′的化学位移特征

优势构象和取代特征	H-6/6′
8′β-羟基-3,4,5-二甲氧基/3′,4′,5′-三甲氧基	6.52～6.56/6.62～6.68
8′β-羟基-3-甲氧基-4,5-亚甲二氧基/3′,4′,5′-三甲氧基	6.49/6.62
8′β-羟基-3-羟基-4,5-二甲氧基/3′,4′,5′-三甲氧基	6.35/6.63
8′β-羟基-5-羟基-3,4-二甲氧基/3′,4′,5′-三甲氧基	6.62/6.63
8′β-羟基-3-苯甲酰氧基-4,5-二甲氧基/3′,4′,5′-三甲氧基	6.53/6.77
8′α-羟基-3,4,5-二甲氧基/3′,4′,5′-三甲氧基	6.52/6.54

表 4.31　C8′羟基取代的二苯并环辛二烯木脂素类化合物 H_2-7/7′～H_2-9/9′的化学位移特征

取代基特征	H_2-7	H_2-7′	H-8	H_3-9	H_3-9′
8′β-羟基	2.30～2.40/2.61～2.78	2.30～2.37/2.68～2.80	1.80～1.93	0.80～0.88	1.23～1.27
8′α-羟基	2.53/2.54	2.82/2.32	1.89	0.89	1.19

除 C8′羟基为 α 取向的(+)-异五味子素 491 外，其他化合物的 H_2-7 分别处于准 a 键和准 e 键，不等价并且化学位移差别较大，分别以双二重峰的形式出现在 $\delta = 2.30 \sim 2.40$ ppm 和 2.61～2.78 ppm 之间。其中，处于准 a 键(α)的质子出现在较高场，与 H-8 的偶合常数为 2.0 Hz；处于准 e 键(β)的质子出现在较低场，与 H-8 的偶合常数为 7.0～8.0 Hz，同碳质子的偶合常数为 13.5～14.0 Hz。由于 C8′羟基的影响，H_2-7′的化学位移差别也较大，以典型的 AB 系统分别出现在 $\delta = 2.30 \sim 2.37$ ppm 和 2.68～2.80 ppm 之间，同碳质子的偶合常数也为 13.5～14.0 Hz，在部分化合物中分别与 H_2-7 部分重叠。H-8 以多重峰的形式出现在 $\delta = 1.80 \sim 1.93$ ppm 之间；H_3-9 和 H_3-9′分别以偶合常数为 7 Hz 的双重峰和单峰出现在 $\delta = 0.80 \sim 0.88$ ppm 和 1.23～1.27 ppm 之间。C8′羟基为 α 取向的(+)-异五味子素 491 与其他化合物的主要差别表现在：H_2-7 部分重叠，分别出现在 $\delta = 2.53$ ppm 和 2.54 ppm，H_3-9 和 H_3-9′分别以偶合常数为 7 Hz 的双峰和单峰出现在 $\delta = 0.89$ ppm 和 1.19 ppm。

(+)-异五味子素 491 和戈米辛 T 494 C7/7′～C9/9′的化学位移比较如表 4.32 所示，由该表数据可以看出 8′-羟基的取向变化对 C_3 部分碳原子的化学位移的影响。

表 4.32 （＋）-异五味子素 491 和戈米辛 T 494 C7/7′～C9/9′的化学位移比较

	（＋）-异五味子素 491	戈米辛 T 494
C7	35.4	34.0
C8	40.8	41.5
C9	13.5	15.8
C7′	42.1	40.9
C8′	74.1	71.9
C9′	29.2	29.8

4.5.7.7　7′-酰氧基-8′-羟基取代的二苯并环辛二烯木脂素

目前发现的 7′-酰氧基-8′-羟基取代的二苯并环辛二烯木脂素类天然产物均具有 aS 构型，并且除巴豆酰戈米辛 P 503、苯甲酰戈米辛 P 506 和当归酰戈米辛 P 的 7′-酰氧基为 α 取向、8′-羟基为 β 取向外，其他化合物均具有 7′β-酰氧基和 8′α-羟基取代特征。^{1}H NMR 谱中的质子共振信号的变化范围如表 4.33 和表 4.34 所示。

表 4.33　7′-酰氧基-8′-羟基取代的二苯并环辛二烯木脂素类化合物 H-6/6′的化学位移特征

取代特征	H-6/6′	代表化合物
7′β-酰氧基-8′α-羟基	6.39～6.49/6.71～6.83	Interiotherin B 497、戈米辛 B 499、戈米辛 F 500
7′β-苯甲酰氧基-8′α-羟基	6.57～6.74/6.75～6.89	戈米辛 C 498、戈米辛 G 504、五味子酯丁 501
7′α-酰氧基-8′β-羟基	6.13～6.53/6.95～6.97	巴豆酰戈米辛 P 503、苯甲酰戈米辛 P 506

表 4.34　7′-酰氧基-8′-羟基取代二苯并环辛二烯木脂素化合物 H_2-7/7′～H_2-9/9′的化学位移特征

取代特征	H_2-7	H-7′	H-8	H_3-9	H_3-9′
7′β-酰氧基-8′α-羟基	2.00～2.60/ 2.61～2.78	5.50～5.88	1.80～1.93	1.05～1.13	1.12～1.33
7′β-苯甲酰氧基-8′α-羟基	2.0～2.5	5.72～5.93	1.65～2.16	1.16～1.31	1.33～1.36
7′α-酰氧基-8′β-羟基	2.10～2.23	5.72～5.97	1.88～1.98	1.08～1.17	1.11～1.21

7′β-当归酰氧基-8′α-羟基取代的化合物 inteiotherin B 497、戈米辛 B 499 和戈米辛 F 500，它们的当归酰氧基的质子分别位于 δ＝6.00（qq，

$J = 7.0$, 1.5 Hz)、1.86 (dq, $J = 7.0$, 1.5 Hz)、1.40 (q, $J = 1.5$ Hz), $\delta = $ 5.63 (qq, $J = 7.0$, 1.0 Hz)、1.82 (dq, $J = 7.0$, 1.0 Hz)、1.33 (q, $J = $ 1.0 Hz)以及 $\delta = 6.01$ (m)、1.86 (m)、1.41 (s) ppm。由于 $7'\beta$-酰氧基处于准 a 键,趋向于联苯环,致使 β-甲基氢受到明显的屏蔽作用,出现在较高场。$7'\alpha$-顺芷酰氧基-$8'\beta$-羟基取代的巴豆酰戈米辛 P 503 酰氧基部分的质子出现在 $\delta = 5.70$ (m)、1.87 (dq, $J = 7.0$, 1.5 Hz)和 1.80 (s) ppm,由于 $7'\alpha$-酰氧基处于准 e 键,趋向于远离苯环,β-甲基氢出现在较低场。$7'\beta$-苯甲酰氧基-$8'\alpha$-羟基取代的化合物戈米辛 C 498、戈米辛 G 504、苯甲酰戈米辛 Q 505、五味子酯丁 501 以及五味子酯戊 502,它们的苯甲酰氧基质子以多重峰出现在 $\delta = 7.26 \sim 7.70$ ppm 之间;$7'\alpha$-苯甲酰氧基-$8'\beta$-羟基取代的巴豆酰戈米辛 P 503 的苯甲酰氧基质子分别出现在 $\delta = 8.02 \sim $ 8.07 ppm 和 7.31~7.57 ppm。可见在 $7'\beta$-苯甲酰氧基-$8'\alpha$-羟基取代的化合物中,苯甲酰氧基的 H2 和 H6 受到联苯环较显著的屏蔽作用。

$7'$-酰氧基-$8'$-羟基取代的二苯并环辛二烯木脂素 ^{13}C NMR 谱中对取代情况有诊断意义的碳共振信号见表 4.35。

表 4.35　$7'$-酰氧基-$8'$-羟基取代的二苯并环辛二烯木脂素类化合物的 ^{13}C NMR 特征

编号	$7'\beta$-酰氧基-$8'\alpha$-羟基	$7'\alpha$-酰氧基-$8'\beta$-羟基
C7	36.4±0.1	36.7±0.0
C8	42.6±0.1	46.6±0.1
C9	18.8±0.1	18.8±0.0
C1$'$	130.3±0.5	133.0±0.1
C2$'$	121.1±0.4	119.6±0.0
C7$'$	84.5±0.4	77.8±0.5
C8$'$	72.4±0.2	75.2±0.0
C9$'$	28.1±0.1	17.6±0.1

4.5.7.8　7,7$'$-双取代二苯并环辛二烯木脂素

目前发现的 7,7$'$-双取代二苯并环辛二烯木脂素类天然产物 507~512 均具有 aS 构型,除 $7\alpha,7'\alpha$-双羟基取代的五味子酯 P 510 和 7-羟基-7$'$-羰基取代的五味子酯 Q 511 外,其他化合物的 7 和 7$'$ 位上的取代基团均具有 7α 和 $7'\beta$ 取向的羟基。由于 7,7$'$-位取代基团的变化情况较多,因此它们的 ^{1}H NMR 谱中质子共振信号的变化比较复杂,具体见表 4.36 和表 4.37。

表4.36　7,7'-双取代二苯并环辛二烯木脂素类化合物H-6/6'的化学位移特征

取代特征	H-6/6'
7'β-当归酰氧基或乙酰氧基-7α-羟基	6.29~6.34/6.67~6.71
7'β-当归酰氧基或乙酰氧基-7α-酰氧基	6.41~6.47/6.61~6.71
7'β-苯甲酰氧基-7α-酰氧基	6.36~6.49/6.65~6.67
7'β-苯甲酰氧基-7α-羟基	6.66/6.72
7α,7'α-双羟基	6.28/6.90
7α-羟基-7'-羰基	6.45/6.87

表4.37　7,7'-双取代二苯并环辛二烯木脂素类化合物 H_2-7/7'~H_2-9/9'的化学位移特征

取代特征	H-7	H-7'	H-8/8'	H_3-9	H_3-9'
7'β-当归酰氧基或乙酰氧基-7α-羟基	4.64~4.71	5.67~5.87	2.00~2.25	1.07~1.18	0.92~0.98
7'β-当归酰氧基或乙酰氧基-7α-酰氧基	5.61~5.73	5.68~5.84	2.19~2.27/2.02~2.12	0.99~1.04	0.89~0.95
7'β-苯甲酰氧基-7α-酰氧基	5.64~5.94	5.86~5.98	2.33~2.52/2.25~2.38	1.11~1.20	0.96~1.10
7α,7'β-二乙酰氧基	5.83	5.75	2.15/2.05	0.99	0.90
7α,7'α-双羟基	4.57	4.64	2.00/2.10	1.18	0.88
7α-羟基-7'-羰基	4.74	—	1.95/2.75	0.95	0.88
7α-羟基-7'β-乙酰氧基	4.75	5.81	1.92/2.31	1.12	0.96

该类化合物[13]C NMR谱中,碳原子共振信号的变化也比较复杂,具有结构特征诊断价值的碳共振信号的基本情况见表4.38。

表4.38　7,7'-双取代二苯并环辛二烯木脂素类化合物的C7/7'~C9/9'化学位移特征

	7α-酰氧基-7'β-酰氧基(OH)-9'α(甲基)	7α-酰氧基-7'β-酰氧基(OH)-9'β(甲基)
C7	80.6±0.1	81.0±0.3
C8	39.1±0.1	39.0±1.8
C9	15.9±0.2 (30.4±0.7)	16.0±0.5
C7'	80.5±0.2	81.0±0.3
C8'	38.7±0.1	38.5±0.3
C9'	15.0±1.5	20.5±0.5

目前发现的7,7'-环氧二苯并环辛二烯木脂素数量较少,具有aS或aR构型,但两种构型之间容易异构化而形成外消旋混合物。由于结构中的取

代基团只有联苯环的甲氧基、亚甲二氧基或羟基,其 ¹H NMR 谱相对较简单,主要特征见表 4.39 和表 4.40。

表 4.39　7,7′-环氧二苯并环辛二烯木脂素类化合物 H6/6′ 的化学位移特征

构型和取代特征	H-6/6′
aS,3,4,5-三甲氧基或 3-甲氧基-4,5-亚甲二氧基/3′,4′,5′-三甲氧基或 3′-甲氧基-4′,5′-亚甲二氧基	6.30～6.35/6.44～6.49
aS,3-甲氧基-4,5-亚甲二氧基/3′,4′-二甲氧基-5′-羟基	6.31/6.53
aR,3,4,5-三甲氧基/3′-甲氧基-4′,5′-亚甲二氧基	6.44/6.35

表 4.40　7,7′-环氧二苯并环辛二烯木脂素类化合物 H₂-7/7′～H₂-9/9′ 的化学位移特征

构型和取代特征	H-7	H-7′	H-8/8′	H₃-9	H₃-9′
aS	4.90～4.96	4.31～4.39	2.04～2.08/2.63～2.66	1.01～1.07	1.01～1.07
aR	4.33	4.96	2.66/2.06	1.05	1.05

7,7′-环氧二苯并环辛二烯木脂素的 ¹³C NMR 谱相对也比较简单,对结构鉴定有重要诊断意义的碳共振信号见表 4.41。

表 4.41　7,7′-环氧二苯并环辛二烯木脂素类化合物的 C7/7′～C9/9′ 的化学位移特征

	δ		δ		δ
C7	90.1±0.2	C8	52.3±0.1	C9	14.0±0.2
C7′	90.3±0.2	C8′	37.5±0.3	C9′	13.3±0.3

4.5.7.9　7,7′-双酰氧基-8′-羟基取代的二苯并环辛二烯木脂素

目前发现的 7,7′-双酰氧基-8′-羟基取代的二苯并环辛二烯木脂素类天然产物均具有 aS 构型,并且 7 和 7′位的酰氧基均具有 7α 和 7′β 取向,8′位羟基均为 α 取向,9-和 9′-甲基呈反式。它们的 ¹H NMR 谱中质子共振信号的特征变化如表 4.42 和 4.43 所示。

表 4.42　7,7′-双酰氧基-8′-羟基取代的二苯并环辛二烯木脂素类化合物 H-6/6′ 的化学位移特征

取代特征	H-6/6′
4,5-亚甲二氧基-7,7′-双酰氧基-8′-羟基	6.36～6.44/6.55～6.90
4,5-亚甲二氧基-7-酰氧基-7′-苯甲酰氧基-8′-羟基	6.51/6.82
3,4-二甲氧基-5-羟基-7,7′-双酰氧基-8′-羟基	6.67～6.71/6.79～6.80
3,4-二甲氧基-5-羟基-7-酰氧基-7′-苯甲酰氧基-8′-羟基	6.77/6.87

表 4.43 7,7'-双酰氧基-8'-羟基取代二苯并环辛二烯木脂素
化合物 H_2-7/7'～H_2-9/9'化学位移特征

取代特征	H-7	H-7'	H-8	H_3-9	H_3-9'
7α-己酰氧基-7'β-苯甲酰氧基	5.78～5.88	5.97～6.05	2.36～2.37	1.32～1.33	1.37～1.38
7α-酰氧基-7'β-当归酰氧基	5.57～5.70	5.53～5.60	2.06～2.19	1.19～1.27	1.28～1.38

该类化合物^{13}C NMR 谱中对取代情况有诊断意义的碳共振信号如表 4.44 所示。

表 4.44 7,7'-双酰氧基-8'-羟基取代二苯并环辛二烯木脂素
化合物 C7/7'～C9/9'化学位移特征

	δ		δ		δ
C7	83.5±0.4	C8	43.2±0.4	C9	17.0±0.2
C7'	84.8±0.5	C8'	74.0±0.3	C9'	28.8±0.1

4.5.7.10 7,9'-环氧二苯并环辛二烯木脂素

7,9'-环氧二苯并环辛二烯木脂素包括八个化合物,来自于同一种植物,存在 aS 和 aR 两种构型。由于结构中的取代基团只有联苯环的甲氧基、亚甲二氧基或羟基,其核磁共振图谱的信号并不复杂,相关化合物的基本特征信号见表 4.45～4.47。

表 4.45 7,9'-环氧二苯并环辛二烯木脂素类化合物 H-6/6'的化学位移特征

构型和取代特征	H-6/6'	化合物
aR,3,4,5-三甲氧基/3',4',5'-三甲氧基	6.39/6.46	pyramidatin A 525
aR,3,4,5-三甲氧基/3'-羟基-4',5'-二甲氧基	6.43/6.29	pyramidatin C 527
aR,3-羟基-4,5-二甲氧基/3',4',5'-三甲氧基	6.23/6.52	pyramidatin D 528
aR,3-甲氧基-4,5-亚甲氧基/3'-甲氧基-4',5'-亚甲二氧基	6.36/6.41	pyramidatin H 532
aS,3,4,5-三甲氧基/3',4'-亚甲二氧基-5'-羟基	6.77/6.25	pyramidatin B 526
aS,3-羟基-4,5-二甲氧基/3'-甲氧基-4',5'-亚甲二氧基	6.40/6.53	pyramidatin F 530
aS,3,4,5-三甲氧基/3'-甲氧基-4',5'-亚甲二氧基	6.22/6.54	pyramidatin E 529
aS,3,4,5-三甲氧基/3'-羟基-4',5'-二甲氧基	6.40/6.40	pyramidatin G 531

表4.46　7,9′-环氧二苯并环辛二烯木脂素类化合物 H_2-7/7′～H_2-9/9′的化学位移特征

H-7	H_2-7′	H-8/8′	H_3-9	H_2-9′
4.71～4.77	2.77～2.90/ 2.29～2.56	2.06～2.09/ 2.02～2.09	0.96～1.20	3.62～3.65/ 3.26～3.34

表4.47　7,9′-环氧二苯并环辛二烯木脂素类化合物 C7/7′～C9/9′的化学位移特征

	S	R		S	R
C7	89.0±0.3	87.7	C7′	38.8±0.3	87.7
C8	41.9±0.1	35.1	C8′	51.2±0.2	35.1
C9	20.5±0.1	19.4	C9′	70.6±0.1	19.4

4.5.7.11　二苯并环辛二烯木脂素9,9′-内酯

该亚类木脂素化合物联苯环上的取代模式不同于其他亚型二苯并环辛二烯木脂素,表现在绝大多数化合物 C_6 单元的3位或/和3′位存在无取代的情况。其核磁共振谱特征信号如表4.48～4.50所示。

表4.48　二苯并环辛二烯木脂素9,9′-内酯类化合物 C_6 单元质子化学位移特征

取代特征	H-3/3′(H-5/5′)	H-6/6′
4,5-亚甲二氧基/3′,4′,5′-三甲氧基-7α-羟基	6.45/	6.78/6.57
4,5-亚甲二氧基/3′,4′,5′-三甲氧基-7-羰基	6.46/	7.45/6.56
4,5-亚甲二氧基/3′,4′,5′-三甲氧基-7α-酰氧基	6.32～6.43	6.87～6.89/ 6.45～6.58
3,4-二甲氧基/4′,5′-亚甲二氧基-7β-酰氧基	/6.71	7.10/6.93
4,5,3′,4′-四甲氧基-7β-酰氧基	6.83/(6.88)	6.81/6.25
4,5,6,4′,5′,6′-六甲氧基	6.52/6.52	—
4,5-亚甲二氧基/3′,4′,5′-三甲氧基-7β-酰氧基	6.76/	6.80/6.51
4,5-亚甲二氧基-3′,4′-二甲氧基	6.70/(6.82)	6.41/6.53
4,5,4′,5′,6′-五甲氧基	6.52/6.72	6.69/
4,5-亚甲二氧基-3′,4′,6′-三甲氧基	6.75/(6.45)	6.83/

表4.49　二苯并环辛二烯木脂素9,9′-内酯类化合物 H-7/7′～H_2-9 化学位移特征

取代特征	H-7	H_2-7′	H-8/8′	H_2-9
7α-酰氧基	5.73～5.81			
7-酮				4.39～4.42
7β-酰氧基	5.86～6.07	3.17～3.28/ 2.69～2.88	3.02～3.10	4.22～4.27/ 4.02～4.05
7-无取代	2.96～3.69 1.91～2.90	2.96～3.69/ 1.91～2.46	2.04～2.54/ 1.94～2.97	3.51～4.39/ 3.01～3.79

表 4.50　二苯并环辛二烯木脂素 9,9'-内酯类化合物 C-7/7'～C-9/9'化学位移特征

	C7 酰氧基	R,C7 无取代	S,C7 无取代	R,内酯环开裂呈醚和酯, 8,8'-顺式,7-无取代	R,内酯环开裂呈醚和酯, 8,8'-反式,7-无取代
C7	70.6	33.9	34.4	29.3	23.2
C8	45.2	39.7	47.0	34.9	36.8
C9	65.7	70.5	70.0	73.8	74.2
C7'	33.9	31.9	24.3	30.8	30.5
C8'	43.1	43.6	49.8	43.1	41.5
C9'	177.5	177.6	176.0	174.7	175.7

4.5.7.12　3,2'-环氧二苯并环辛二烯木脂素

目前发现的 3,2'-环氧二苯并环辛二烯木脂素天然产物均具有 4,5-亚甲二氧基取代特征,联苯环存在 3'-酮羰基化和 5'-酮羰基化的两种结构变化,并且有 7-酰氧基和 7,7'-双酰氧基两类酯化模式。相关化合物 ^{1}H NMR 谱中的主要特征见表 4.51 和 4.52。

表 4.51　3,2'-环氧二苯并环辛二烯木脂素类化合物 H-6/6'的化学位移特征

构型和取代特征	H-6/6'
3S-4,5-亚甲二氧基-4',5'-二甲氧基-3'-羰基-7-酰氧基	6.26～6.38/6.06～6.16
3S-7-苯甲酰氧基和 7-苯丙烯酰氧基	6.33～6.48/6.03～6.04
3S-4,5-亚甲二氧基-3',4'-二甲氧基-5'-羰基-7-酰氧基	6.3～6.5/6.2～6.4
3S-4,5-亚甲二氧基-4',5'-二甲氧基-3'-羰基-7-酰氧基-7'-羟基	6.32～6.38/6.24～6.26
3S-4,5-亚甲二氧基-4',5'-二甲氧基-3'-羰基-7-酰氧基-7'-酰氧基-8'-羟基	6.40～6.49/6.45～6.50
3S-4,5-亚甲二氧基-3',4'-二甲氧基-5'-羰基-8'-羟基-7,7'-双酰氧基	6.25～6.44/6.49～6.57

表 4.52　3,2'-环氧二苯并环辛二烯木脂素类化合物 H-7/7'～H$_3$-9/9'的化学位移特征

构型和取代特征	H-7	H$_2$-7'	H-8/8'	H$_3$-9/9'	环氧次甲基
3S-4,5-亚甲二氧基-4',5'-二甲氧基-3'-羰基-7-酰氧基	5.89～5.98	2.15～2.36/ 2.53～2.60	1.75～2.03	0.86～1.12/ 0.82～0.92	4.48～4.56/ 4.24～4.28
3S-4,5-亚甲二氧基-3',4'-二甲氧基-5'-羰基-7-酰氧基	5.50～5.80	2.28～2.30/ 2.63～2.70	2.0/1.7	0.9～1.1/ 0.8～0.9	4.5～4.7/ 4.4～4.5

续表

构型和取代特征	H-7	H$_2$-7′	H-8/8′	H$_3$-9/9′	环氧次甲基
3S-4,5-亚甲二氧基-4′,5′-二甲氧基-3′-羰基-7-酰氧基-7′-羟基	5.68~5.99	4.09~4.12	1.80~2.10	0.90~1.04	5.04~5.08/ 4.56~4.62
3S-8′-羟基-7,7′-双酰氧基	5.69~5.82	5.69~5.82	2.13~2.19	1.32~1.36/ 1.25~1.30	4.68/4.04
3S-4,5-亚甲二氧基-3′,4′-二甲氧基-5′-羰基-8′-羟基-7,7′-双酰氧基	5.45~5.70	5.75~5.83	1.95~2.13	1.22~1.35/ 1.16~1.30	4.40~4.46/ 4.33~4.34

联苯环上的4,5-亚甲二氧基的两个质子等价或不等价,以单峰或偶合常数为1.0~1.5 Hz的特征信号分别出现在$\delta=6.00~6.10$ ppm和5.8~6.0 ppm之间。4,5-亚甲二氧基-4′,5′-二甲氧基-3′-羰基-7-酰氧基化合物4′和5′位的甲氧基分别位于$\delta=3.74~3.76$ ppm和4.03~4.04 ppm之间。4,5-亚甲二氧基-3′,4′-二甲氧基-5′-羰基-7-酰氧基取代的化合物,以及具有3R构型的化合物,它们的3′和4′位甲氧基均出现在$\delta=3.6~3.8$ ppm之间,两个甲氧基的化学位移比较接近;但7-苯甲酰氧基取代的化合物(-)-凤庆南五味子木脂素D 568,其3′和4′位甲氧基质子分别位于$\delta=2.8$ ppm和3.6 ppm。由此可见7-苯甲酰氧基应该处于准a键,趋向于联苯并环辛二烯环的对侧苯环,因而苯甲酰氧基的苯环对3′位产生了非常显著的屏蔽作用。

根据以上^{1}H NMR的数据分析,7位酰氧基处于准a键,趋向于联苯环的异侧苯环,因此酰氧基上的质子会受到联苯环的屏蔽作用,如异型南五味子丁素562的当归酰氧基的质子分别位于$\delta=5.74$ ppm、1.66 ppm和1.73 ppm。

4,5-亚甲二氧基-4′,5′-二甲氧基-3′-羰基-7-酰氧基-7′-羟基取代的化合物,如异型南五味子戊素563的4′和5′位的甲氧基分别位于$\delta=3.70$ ppm和4.10 ppm;7,7′-双当归酰氧基取代的化合物南五味子木脂素D 554的4′和5′位的甲氧基分别位于$\delta=3.70$ ppm和4.02 ppm;但7-苯甲酰氧基取代的化合物,如南五味子木脂素C 553的4′和5′位的甲氧基出现在明显的高场,分别位于$\delta=3.15$ ppm和3.87 ppm。由此表明,7-苯甲酰氧基的苯环趋向于 4′ 和 5′ 位甲氧基并对它们产生强的屏蔽效应,致使其化学位移处于高场。4,5-亚甲二氧基-3′,4′-二甲氧基-5′-羰基-8′-羟基-7,7′-双酰氧基取代的化合物南五味子木脂素 E 555、南五味子木脂素 F 556、以及南五味子木脂素 G 557,其中化合物 556 和 557 的 3′ 位的甲氧基质子分别位于 δ = 3.73 ppm 和 3.79 ppm,4′ 位的甲氧基质子分别位于 δ = 3.85 ppm 和 3.86 ppm;而 7-苯甲酰氧基取代的化合物 555,其 3′ 和 4′ 位的甲氧基分别位于 δ = 2.84 ppm 和 3.96 ppm。由此可见,在化合物 555 中,7-苯甲酰氧基的苯环也趋向于 3′ 和 4′ 位的甲氧基,并对它们产生强的屏蔽作用。由于 7 和 7′ 位上的酰氧基取代基团均处于准 a 键,趋向于联苯环的异侧苯环,因此取代基团上的质子均会受到联苯环的屏蔽作用,化学位移出现在相对高场的位置,7′ 位酰氧基质子受到联苯环的屏蔽作用尤其明显,如南五味子木脂素 F 556 的当归酰氧基的质子分别位于 δ = 6.03 ppm、1.84 ppm 和 1.28 ppm,乙酰氧基的质子位于 1.86 ppm;而南五味子木脂素 G 557 的两个当归酰氧基的质子分别位于 δ = 6.07 ppm、1.94 ppm、1.32 ppm 和 δ = 6.18 ppm、1.88 ppm 和 1.73 ppm。

不同取代的 3,2′-环氧二苯并环辛二烯木脂素[13]C NMR 谱中部分碳的共振信号如表 4.53 所示。

表 4.53　3,2′-环氧二苯并环辛二烯木脂素类化合物部分碳共振信号的化学位移特征

	3′-羰基-4′,5′-二甲氧基	5′-羰基-7-羟基-3′,4′-二甲氧基 (3S)	5′-羰基-7-羟基-3′,4′-二甲氧基 (3R)	3′-羰基-7,7′-二羟基-4′,5′-二甲氧基 (3S)	3′-羰基-7,7′-双酯基-8′-羟基-4′,5′-二甲氧基 (3S)	5′-羰基-7,7′-双酯基-8′-羟基-3′,4′-二甲氧基 (3S)
C7	77.4±0.5	79.8±0.6	80.1	78.1	83.1±0.5	84.6±0.8
C8	43.2±0.5	43.4±0.5	43.5	42.4	44.2±0.1	45.1±0.5
C9	21.3±0.3	10.5±0.5	14.7	10.0	14.8±0.1	17.8±0.2
C3′	196.0±0.3	167.7±0.7	163.3	195.0	194.9±0.0	165.8±0.4
C5′	157.7±0.7	183.9±0.2	179.3	155.1	154.8±0.1	182.7±0.2
C7′	40.4±0.2	39.8±0.1	41.7	81.7	82.4±0.2	81.5±0.2
C8′	32.3±0.5	32.0±0.1	35.8	38.4	75.2±0.1	75.5±0.0
C9′	9.2±0.5	21.6±0.1	21.5	20.4	28.4±0.1	28.6±0.1
2′-OCH$_2$	78.4±0.5	83.3±0.2	81.8	79.6	79.1±0.2	83.3±0.6

4.5.8 二芳基环丁烷木脂素

二芳基环丁烷木脂素天然产物结构的对称性使得他们在核磁共振谱图上的信号重叠。苯环上的取代方式通常有 4/4′-、3,4/3′,4′-或 3,4,6/3′,4′,6′-取代。在 ^{1}H NMR 谱的芳基质子信号区域,能依次显示出相应的 AABB、ABX 或 AX 系统的特征质子共振信号。由于芳环上氧取代基的供电效应,使芳环质子周围的电子云密度增加,芳环质子信号出现在 $\delta=6.35\sim7.00$ ppm。对于不同亚型的二芳基环丁烷木脂素,其 H$_3$-9/9′ 均出现在 $\delta=1.12\sim1.20$ ppm,而 H-7,8/7′,8′ 的化学位移和偶合常数由于亚型不同或 C-9/9′氧化程度的不同,表现出比较明显的差别。C-9/9′未氧化的反-反-顺-顺型和顺-顺-反-反型化合物的 H-8/8′以多重峰出现在 $\delta=2.70\sim3.00$ ppm,H-7/7′也呈多重峰出现在 $\delta=3.70\sim4.15$ ppm;而全反型化合物的 H-8/8′出现在 $\delta=1.70\sim1.83$ ppm,H-7/7′出现在 $\delta=2.70\sim3.30$ ppm。C-9/9′被氧化为羧酸并成酯后,反-反-顺-顺型化合物的 H-8/8′位于 $\delta=3.80\sim4.32$ ppm,H-7/7′出现在 $\delta=3.95\sim4.20$ ppm;而顺-顺-反-反型化合物的 H-8/8′出现在 $\delta=3.15\sim3.60$ ppm,H-7/7′出现在 $\delta=3.44\sim4.07$ ppm。C-9/9′无氧化或者氧化后与长链脂肪醇或脂肪胺形成酯或酰胺时,反-反-顺-顺型和顺-顺-反-反型化合物的 H-7/7′和 H-8/8′的最大偶合常数都在 6.0 Hz 左右,如卡拉卡萨冠须菊环木脂酸双酰胺 574;全反型化合物的 H-7/7′和 H8/8′的最大偶合常数在 9.0 Hz 左右。C-9/9′氧化后与黄酮苷连接的反-反-顺-顺型和顺-顺-反-反型化合物的 H-7/7′和 H-8/8′的偶合常数大于 9.0 Hz,这可能是由于大基团的空间位阻或环化使得环丁烷部分的构象相对固定所致。

在核磁共振碳谱中,连有氧取代基的碳的信号向低场移动,出现在 $\delta=140.0\sim160.0$ ppm,而邻位碳的共振信号向高场移动,出现在 $\delta=98.0\sim115.0$ ppm。C9/9′未被氧化时,反-反-顺-顺型和顺-顺-反-反型化合物的 C1/C1′出现在 $\delta=122.0$ ppm 附近;全反型化合物的 C1/C1′出现在 $\delta=125.0\sim137.0$ ppm。C9/9′被氧化成羧酸后,反-反-顺-顺型和顺-顺-反-反型化合物的 C1/C1′向低场移动,出现在 $\delta=128.0\sim133.6$ ppm。对于不同亚型和 C9/9′氧化程度不同的化合物,C7/C7′的化学位移变化不明显,均出

现在 $\delta = 42.0 \sim 50.0$ ppm 之间,但是 C8/C8′ 共振信号的差别显著。C9/9′ 未被氧化时,反-反-顺-顺型和顺-顺-反-反型化合物的 C8/C8′ 位于 $\delta = 34.0$ ppm 左右,而全反型化合物的 C8/C8′ 位于 $\delta = 43.0$ ppm 左右;C9/9′ 被氧化成酯时,反-反-顺-顺和顺-顺-反-反型化合物的 C8/C8′ 出现在 $\delta = 43.0$ ppm 左右。C9/9′ 未被氧化时,C9/9′ 出现在 $\delta = 15.0$ ppm 左右,C9/9′ 被氧化并形成酯后出现在 $\delta = 174.0$ ppm 左右。

第5章 木脂素的化学合成

5.1 二苄基丁烷和二苄基丁内酯木脂素的合成

5.1.1 Stobbe 反应合成二苄基丁烷和二苄基丁内酯木脂素

Stobbe 缩合反应非常适用于木脂素基本碳骨架的建立。很多早期的文献都指出在 Stobbe 反应的第一阶段会生成 E 和 Z 两种异构体的混合物,但 Hart 和 Heller 的工作证实无论是第一还是第二反应阶段都是以生成 E-构型的产物为主。如图 5.1 所示,丁二酸二甲酯负离子与胡椒醛(3,4-亚甲二氧基苯甲醛)反应生成张力较小的反式构型的内酯中间体 672,然后消去质子生成碳负离子中间体 673A,后者通过消除反应生成稳定的酯基负离子 674 后,第一阶段的反应就结束了。在消除反应这一关键步骤中,甲氧羰基与芳基之间的相互影响因为反式构型而减至最小,由此生成 E 构型的化合物 674,其结构可由核磁共振氢谱得到证实。在其核磁共振氢谱中,H^a 由于受到酯羰基的去屏蔽作用,与 Z 构型化合物相应的氢相比出现在低场。另一方面,碳负离子中间体 673A 与 673B 之间形成平衡,后者与第二分子醛反应生成二环内酯中间体化合物 675。该中间体化合物的分子张力与双骈四氢呋喃木脂素化合物相似。化合物 675 通过消除反应生成 676 和 677,其中化合物 677 的两个双键都为 E-构型。实际操作过程中,随着单酯羧酸盐 674 从反应体系中析出,673B 与 673A 的平衡被破坏,673B 与第二分子醛的反应受到限制,从而进一步影响到整个第二阶段的反应。因此即使对于具有相同的芳基基团的木脂素化合物,也最好是将单酯 674 完全酯化后再进行第二阶段的反应。

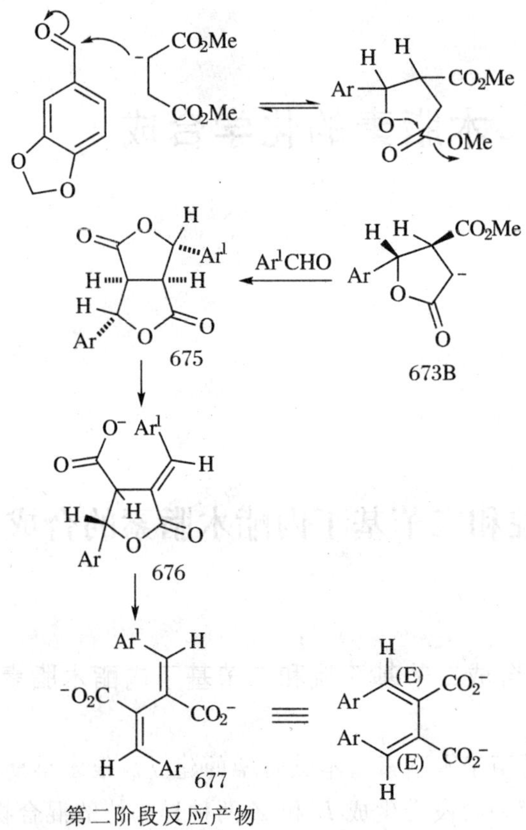

图 5.1 Stobbe 反应的过程

合成具有不同芳基基团的木脂素化合物可以由如图 5.2 所示的例子开始。首先由胡椒醛与丁二酸二乙酯通过 Stobbe 缩合反应生成单酯中间体，然后与乙醇酯化得到二乙酯化合物 678，再与 3,4,5-三甲氧基苯甲醛反应

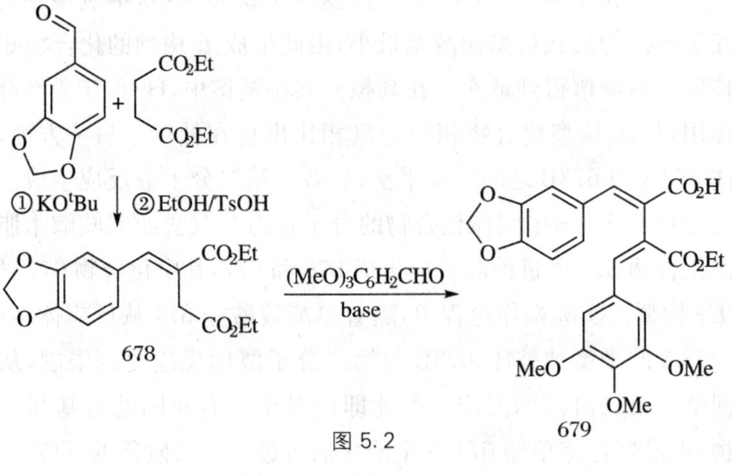

图 5.2

生成单酯化合物679。

Stobbe 缩合反应的产物 674、677、678 和 679 通过适当的化学反应可进一步转化为其他的二苄基丁烷和二苄基丁内酯木脂素。如图 5.3 的例子所

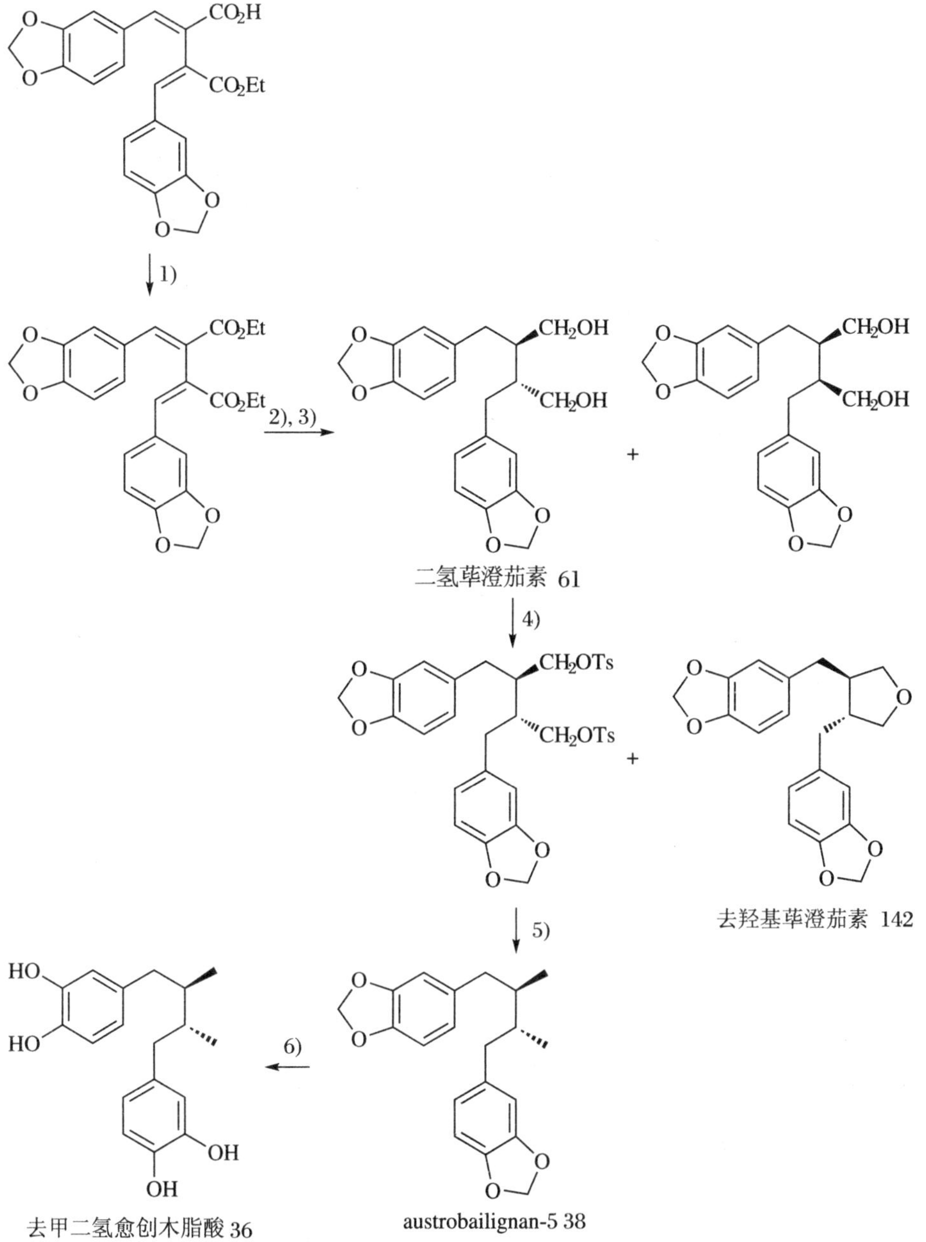

去甲二氢愈创木脂酸 36　　austrobailignan-5 38

试剂和反应条件：1) EtOH, H$^+$, reflux；2) H$_2$, Pd/C(10%)；3) LiAlH$_4$, THF, reflux；
4) TsCl, pyridine, CH$_2$Cl$_2$；5) LiAlH$_4$, THF, reflux；6) PCl$_5$, CCl$_4$, reflux, then H$_2$O reflux

图 5.3　二氢荜澄茄素和去甲二氢愈创木脂酸的合成路线

示,首先将 Stobbe 缩合反应的单酯产物酯化,然后分别对双键与酯基官能团进行还原得二氢荜澄茄素 61;二氢荜澄茄素与对甲苯磺酰氯反应得去羟基荜澄茄素与双羟基保护的产物的混合物,后者经分离并与氢化铝锂反应得 austrobailignan-5 38;将其脱去亚甲基保护基得去甲二氢愈创木脂酸 36。

Achiwa 发展了一种非常好的双键立体选择性氢化的方法,该方法通过烯烃与手性配体 680 的铑配合物的相互作用,从而实现氢从位阻最小的方向进攻(图 5.4)。氢化产物 681 的酯基用氢化铝锂进行还原,产物再关环从而得到内酯化合物 682。

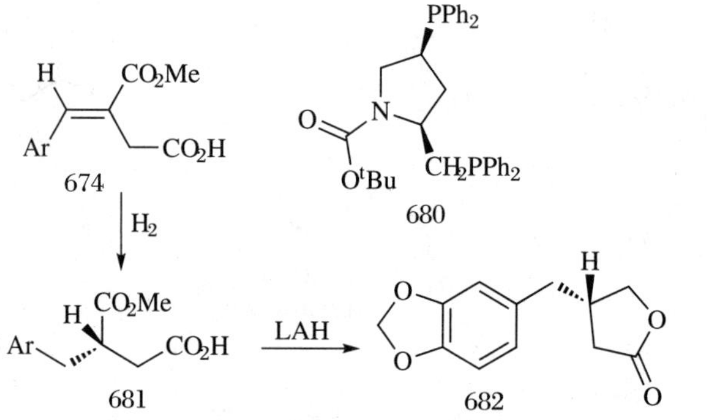

图 5.4

5.1.2 其他由碳负离子引发的合成方法

Ganeshpure 发展了另外一条合成肠内酯的路线:对 Stobbe 反应第一阶段产物分子内的双键和酯基分别进行还原,产物自动关环生成的丁内酯化合物用 LDA 处理并与 3-苄氧基苄溴进行亲核取代反应,产物经脱除苄基保护基得肠内酯(图 5.5)。

Taafrout 等采用相近的路线合成了消旋的牛蒡子苷元 187 和 Prestegane A 191。以牛蒡子苷元的合成为例,如图 5.6 所示,将丁内酯化合物与苄基香草醛缩合反应所得的中间体化合物的双键进行氢化得异牛蒡子苷元;用氢氧化钾的甲醇溶液对异牛蒡子苷元处理使其发生异构化从而生成外消旋的牛蒡子苷元。利用此方法所得到的最终产物与用苄基香草基溴和丁内酯化合物的烯醇盐反应所得的产物是相同的

(参见图 5.5)。

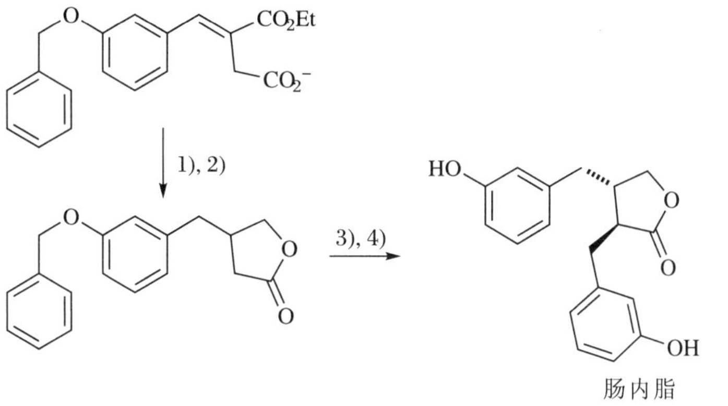

试剂和反应条件:1) H_2,Pd/C;2) $Ca(BH_4)_2$;3) LDA,then 3-benzyloxybenzyl bromide;4) H_2,Pd/C

图 5.5 肠内酯的合成

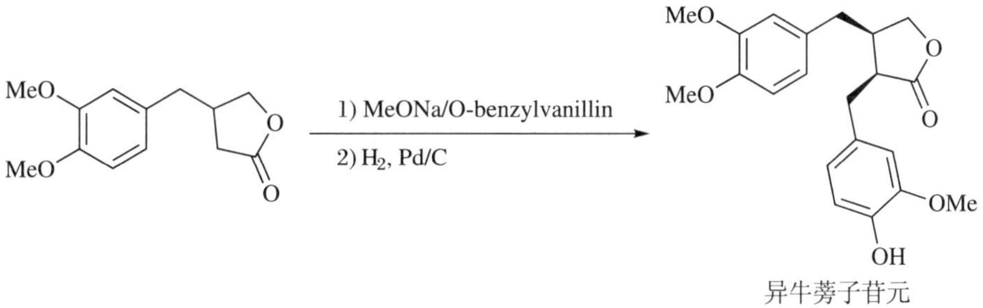

图 5.6 外消旋牛蒡子苷元的合成

5.1.3 Ti 诱导的羰基偶联法合成二苄基丁烷木脂素

Timmermann[309]等人于 2001 年报道了利用四氯化钛诱导的 3,4-二甲氧基苯丙酮的羰基偶联反应合成内消旋-去甲基二氢愈创木脂酸 30 及其衍生物的立体选择性方法。在无水四氢呋喃溶液中,N_2 保护和四氯化钛存在下,3,4-二甲氧基苯丙酮经锌粉还原得到羰基还原偶联的二醇衍生物,在苯甲酸催化和加热条件下,上述反应产物与原甲酸三乙酯反应得到脱羟基的木脂素-8,8′-烯衍生物顺式和反式异构体的混合物(4∶6),经过分离后,顺式-和反式-木脂素-8,8′-烯经氧化铂催化氢化分别得到烯键还原的内消旋(8R,8′S)-木脂素和(8S,8′S)-木脂素;最后用 BBr_3 脱去甲基得到目标产物内消旋-去甲二氢愈创木脂酸 30 和其异构体(图 5.7)。

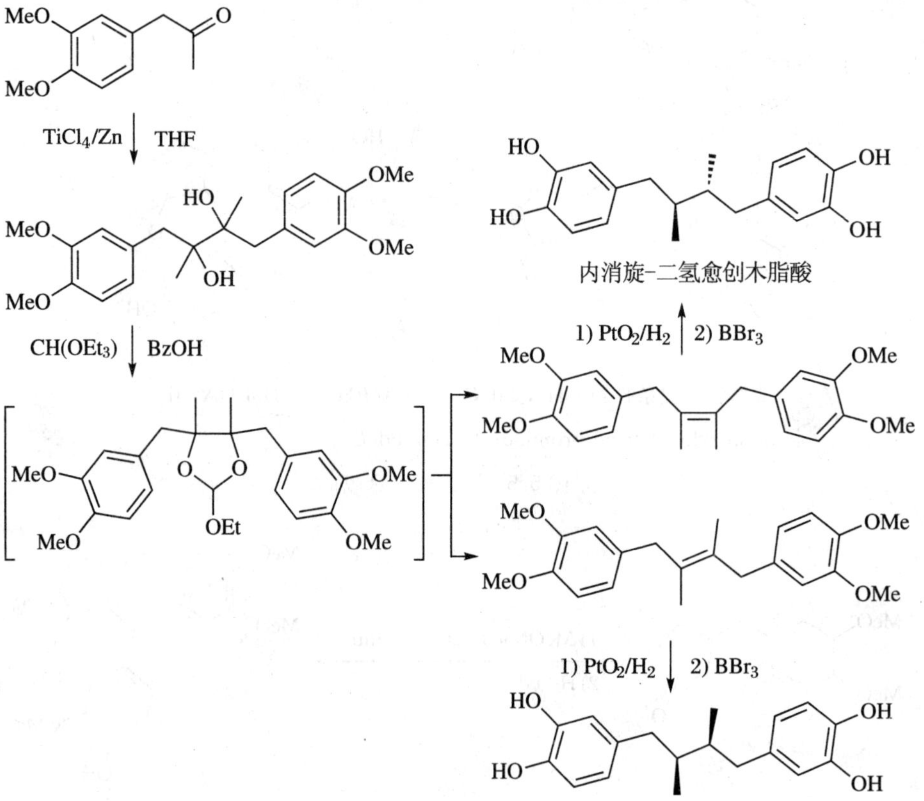

图 5.7 去甲二氢愈创木脂酸的合成

5.1.4 二苄基丁内酯木脂素衍生物的立体选择性合成

5.1.4.1 手性 4-取代噁唑烷酮控制的合成

Kise[310]等人发现手性 4-异丙基噁唑烷酮的 3-芳基丙酰的烯醇式锂盐可被 TiCl₄、PhI(OAc)₂ 或 CuCl₂ 等氧化,发生立体选择性的偶联二聚反应。利用该反应,他们合成了一系列光学活性的二苄基丁内酯类木脂素衍生物,如(-)-Hinokinin 等。如图 5.8 所示,偶联二聚产物用过氧化锂除去手性辅基后,所得的产物丁二酸在乙酸酐的作用下关环生成丁二酸酐,然后用硼氢化钠还原其中的一个羰基得目标产物。

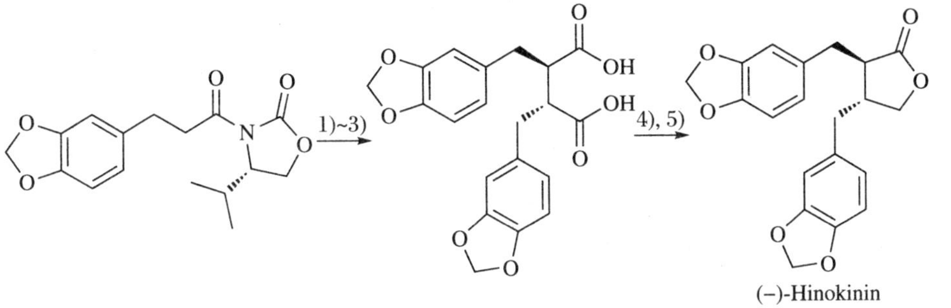

第5章 木脂素的化学合成　　169

试剂和反应条件：1) LDA/THF；2) TiCl$_4$ or PhI(OAc)$_2$ or CuCl$_2$；3) LiO$_2$H；4) Ac$_2$O；5) NaBH$_4$.

图5.8 (−)-Hinokinin 的立体选择性合成

Sibi[311]等在合成肠内酯的两种异构体中，也采用了类似的方法。(+)-肠内酯和(−)-肠内酯的合成路线分别见图5.9和图5.10。如图5.9所示，在NaHMDS存在下，利用手性4-二苯甲基噁唑烷酮的3-甲氧基苯丙酰亚胺与氯乙酸叔丁酯的立体选择性烷基化引入手性中心后，产物经LiOH-H$_2$O$_2$处理选择性地脱除手性辅基得到右旋的3-甲氧基苄基单取代的琥珀

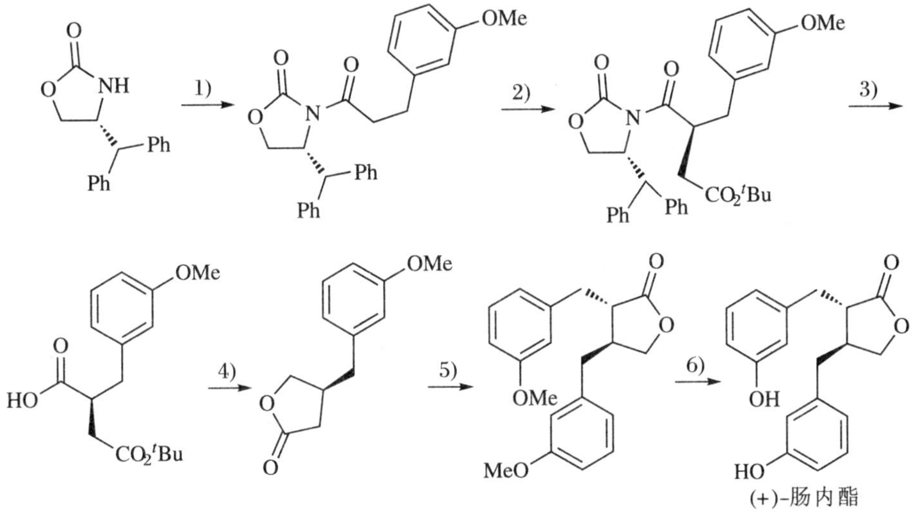

试剂和反应条件：1) n-BuLi,THF,−78℃,3-MeOC$_6$H$_4$(CH$_2$)$_2$COCl；2) 1.1 eq. NaHMDS,−78℃,ClCH$_2$CO$_2^t$Bu；3) LiOH,H$_2$O$_2$,THF-H$_2$O,0℃；4) ⅰ) BH$_3$-THF,THF,0℃；ⅱ) PTSA,benzene；5) NaHMDS,THF,3-MeOC$_6$H$_4$CH$_2$I, −78～−54℃；6) BBr$_3$,CH$_2$Cl$_2$,−18～0℃

图5.9 (+)-肠内酯的手性4-取代噁唑烷酮控制的立体选择性合成

酸酯,然后经硼烷-THF 选择性地还原羧酸官能团,再在酸催化下水解酯基和内酯化环合得到有光学活性的 β-(3-甲氧基苄基)-γ-丁内酯;该内酯进一步在 NaHMDS 存在下与 3-甲氧基苄基碘反应,立体选择性地引入第二个苄基;最后,在 CH_2Cl_2 溶液中,用三溴化硼脱去甲基即得到目标产物(+)-肠内酯。在(−)-肠内酯的合成中同样利用手性 4-二苯甲基噁唑烷酮作为辅基,首先通过生成 4-二苯甲基噁唑烷酮的琥珀酸乙酯亚胺,然后与 3-甲氧基苄基碘进行立体选择性烷基化反应制备得到左旋的 3-甲氧基苄基单取代的琥珀酸酯,再经过与(+)-肠内酯相同的反应步骤和反应条件,高选择性、高收率地得到(−)-肠内酯。

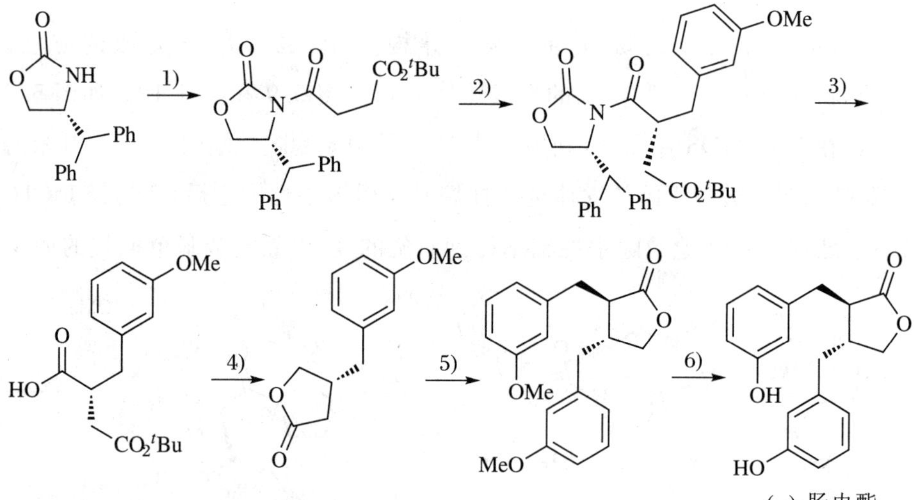

试剂和反应条件:1) n-BuLi,THF,−78 ℃,$^tBuO_2C(CH_2)_2COCl$;2) 1.1 eq. NaHMDS,−78~−54 ℃,3-$MeOC_6H_4CH_2I$;3) $LiOH,H_2O_2$,THF-H_2O,0 ℃; 4) ⅰ) BH_3-THF,THF,0 ℃;ⅱ) PTSA,benzene;5) NaHMDS,THF,3-$MeOC_6H_4CH_2I$,−78~−54 ℃;6)BBr_3,CH_2Cl_2,0~−18 ℃

图 5.10　(−)-肠内酯的手性 4-取代噁唑烷酮控制的立体选择性合成

5.1.4.2　丙烯醛羟基膦酸酯交叉置换和丙二酸酯加成相结合的合成方法

丙烯醛衍生物与膦酸二甲酯在三乙胺催化下进行反应可得到消旋的丙烯醛衍生物羟基膦酸酯,而在 L-酒石酸二甲酯和异丙基氧化钛催化剂的催化下反应可以得到(R)-构型的丙烯醛衍生物羟基膦酸酯;丙烯醛衍生物羟基膦酸酯与氯甲酸甲酯在吡啶中反应得到相应的丙烯醛衍生物羟基膦酸酯的碳酸酯;在二氯甲烷溶剂中,第二代 Grubbs 催化剂的存在下与 3-甲氧基苯基丙烯发生烯烃复分解反应,产物在四三苯基膦化钯催化下与甲基叔丁基丙二酸酯加成生成乙烯基膦酸酯衍生物,该步反应具有高度的立体选择性和区域选择性;然后再经过双键的臭氧化、所生成的醛用硼氢化钠还原成醇然后成环得到 α-叔丁氧羰基-β-(3-甲氧基苄基)-γ-丁内酯,进一步经过水解和脱羧反应得到 β-(3-甲氧基苄基)-γ-丁内酯,按照前面的烷基化反应即可生成(-)-肠内酯(图 5.11)。[312]

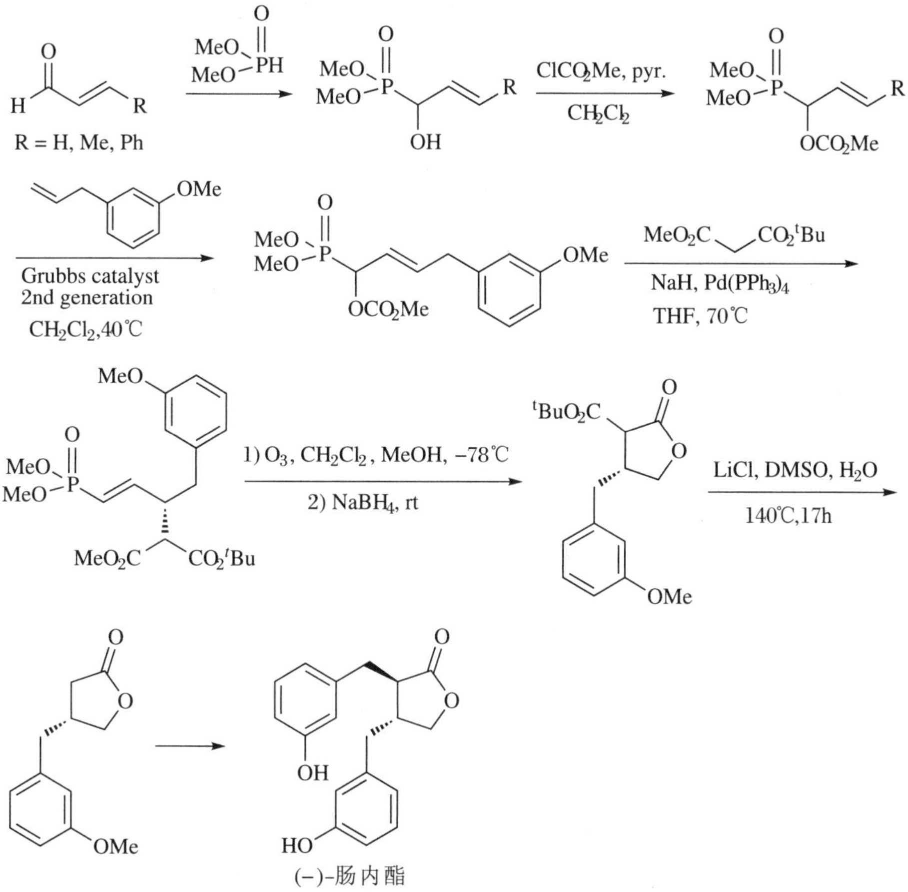

图 5.11 (-)-肠内酯的交叉置换和加成相结合的立体选择性合成

5.1.4.3 以手性环戊-4-烯-1,3-二醇单乙酯为前体的立体选择性合成

该方法由 Kobayashi[313]等人报道,首先以手性的环戊-4-烯-1,3-二醇单乙酯为前体立体选择性地合成 β-取代的 γ-丁内酯,进而合成二苄基

丁内酯木脂素化合物。手性环戊-4-烯-1,3-二醇单乙酯在催化量的氰化亚铜的存在下,与间甲氧基苄基 Grignard 试剂反应以 94∶6 的区域选择性得到 3-间甲氧基苄基环戊-4-烯-1-醇,经 TBS 保护羟基后再对双键进行臭氧化,用硼氢化钠将生成的二醛还原为二醇衍生物,在这一系列反应中化合物的手性得以保持。用 TBAF 脱除硅醚保护基后,在 1∶1 的乙醇和水溶剂中用高碘酸钾氧化高产率地得到手性的 3-间甲氧基苄基丁乳醇,再用 PCC 进行氧化得到相应的 β-取代的 γ-丁内酯,在 THF 溶液中,LDA 和 DMPU 存在下与间甲氧基苄基溴发生亲核取代反应得到右旋的丁内酯二甲醚,最后用三溴化硼脱除甲基保护基得到目标产物(+)-肠内酯(图 5.12)。

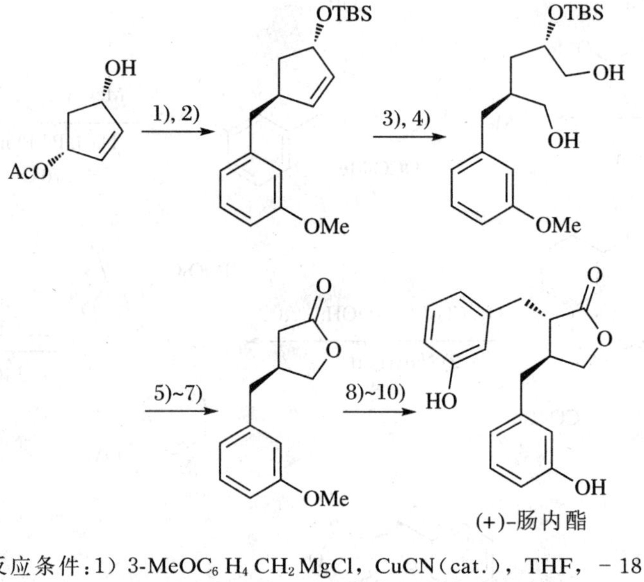

试剂和反应条件:1) 3-MeOC$_6$H$_4$CH$_2$MgCl, CuCN(cat.), THF, -18 ℃;2) TBSCl, imidazole, CH$_2$Cl$_2$;3) O$_3$, C$_5$H$_5$N, i-PrOH;4) NaBH$_4$, EtOH;5) Bu$_4$NF;6) KIO$_4$, EtOH/H$_2$O;7) PCC, NaOAc;8) LDA, THF;9) 3-MeOC$_6$H$_4$CH$_2$Br, DMPU, THF;10) BBr$_3$, CH$_2$Cl$_2$

图 5.12 由手性环戊-4-烯-1,3-二醇单乙酯为起始原料合成(+)-肠内酯的路线

5.1.4.4 Lewis 酸催化的 2-甲氧基-3,3-二甲基羰基-4-苄基四氢呋喃衍生物转化合成法

该方法是由 Bouyssi 和 Balme[314]等报道的。丙炔醇、2-甲氧羰基-3-甲氧基丙烯酸甲酯和芳烃三组分在钯催化剂的存在下一锅偶联,产物经催

化氢化还原双键得到 2-甲氧基-3,3-二甲氧羰基-4-苄基四氢呋喃中间体;该中间体在三氟甲磺酸钪的作用下会转变为 1,1-二甲氧羰基-2-苄基环丙烷,而在 10% 的三氟甲磺酸镱的催化下可高收率(94%)地转化为 3-甲氧羰基-4-苄基-γ-丁内酯,再经过苄基取代和脱甲氧羰基的反应就可以得到二苄基丁内酯化合物(图 5.13)。

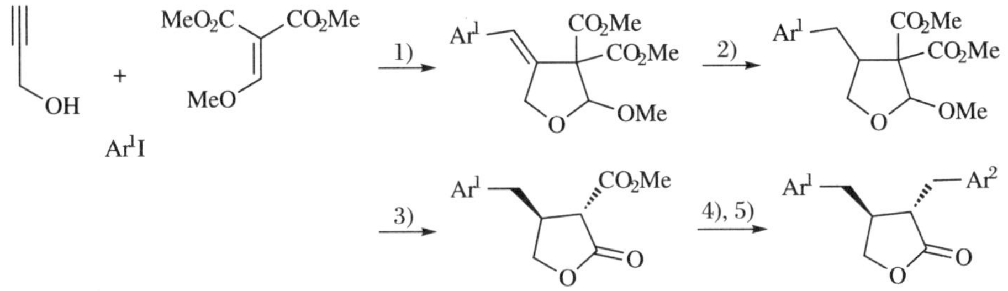

试剂和反应条件:1) NaH, PdCl$_2$(AsPh$_3$)$_2$, THF/DMSO, rt; 2) H$_2$, Pd/C (10%), EtOAc; 3) Yb(OTf)$_3$(10%), MeOH; 4) K$_2$CO$_3$, DMF, rt, Ar^{2}CH$_2$Br; 5) LiCl, DMF, 130 ℃.

图 5.13 二苄基丁内酯化合物的 Lewis 酸催化的 2-甲氧基-3,3-二甲氧羰基-4-苄基四氢呋喃衍生物转化合成路线

5.1.4.5 分子内烯烃的 1,2-羰基芳基化多米诺自由基反应合成法

该方法是 Sherburn[315] 等人最近报道的一种通过分子内烯烃的 1,2-羰基芳基化自由基反应立体选择性地合成丁内酯木脂素衍生物的策略。以芳香醛与手性的 4-苄基噁唑烷酮丁烯酰亚胺为原料,经过丁烯酰基的 Evans 不对称羟醛缩合反应得到顺式加成的手性中间体,进一步对羟基进行保护和还原等步骤得到单保护的二醇衍生物,并与芳基氯硫代甲酯经酯化反应得到自由基反应的重要中间体化合物,在自由基诱导剂 (Me$_3$Si)$_3$SiH 和 AIBN 的作用下,经分子内烯烃的 1,2-羰基芳基化多米诺自由基反应得到丁内酯木脂素衍生物,最后脱除保护基即可得到目标产物(图 5.14)。

5.1.4.6 苹果酸酯的立体选择性烷基化合成法

该方法是 Sefkow[316] 等报道的利用手性的苹果酸二异丙酯的立体选择性烷基化来合成 8-羟基二苄基丁内酯木脂素的策略。经过两步非对映体控制的苄基化反应以及非对映体的分离合成得到具有光学活性的 8-羟基二苄基丁内酯木脂素类衍生物(图 5.15)。

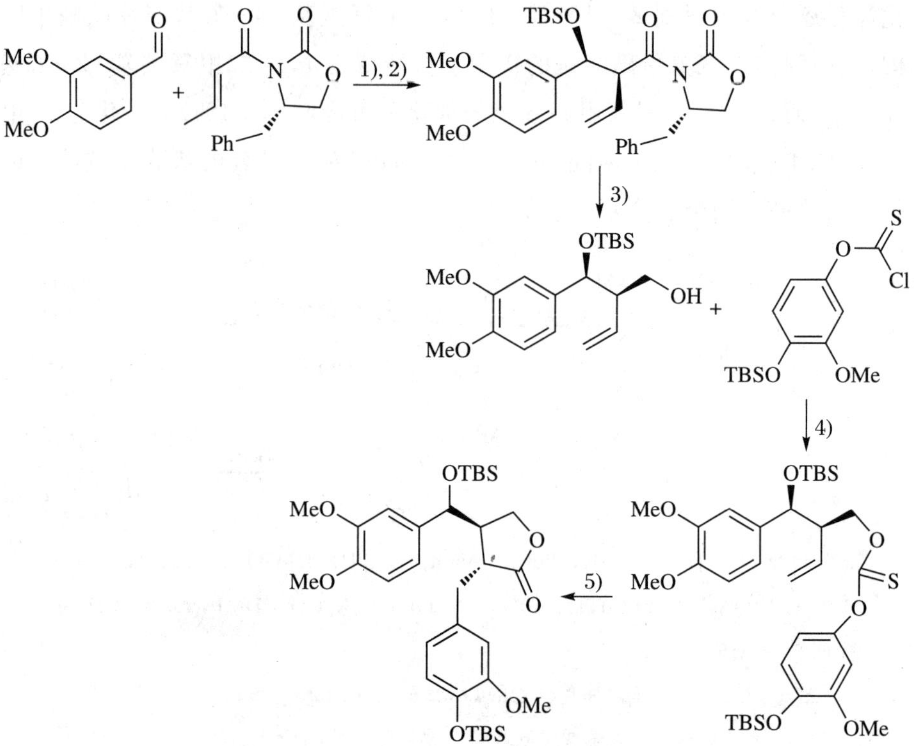

试剂和反应条件：1) ⅰ) n-Bu_2BOTf, Et_3N, CH_2Cl_2, ⅱ) CH_3CHO, -78 ~ $0℃$, 1h, ⅲ) H_2O_2, pH=7.2 buffer, Et_2O, 25 ℃, 48 h; 2) TBSOTf, 2,6-lutidine, CH_2Cl_2, 25 ℃, 0.5 h; 3) $NaBH_4$, $THF-H_2O$, 25 ℃, 16 h; 4) pyridine, CH_2Cl_2, 2 h; 5) $(Me_3Si)_3SiH$, AIBN, benzene, 80 ℃

图 5.14　二苄基丁内酯化合物的烯烃分子内 1,2-羰基芳基化自由基反应的合成路线

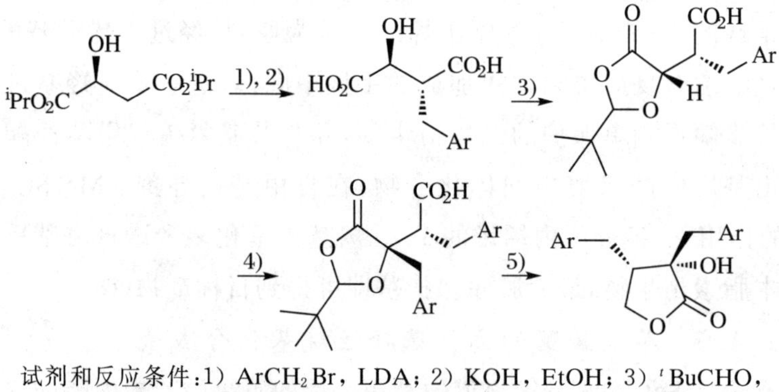

试剂和反应条件：1) $ArCH_2Br$, LDA; 2) KOH, EtOH; 3) ^tBuCHO, TsOH, benzene; 4) LiHMDS, $ArCH_2Br$, THF, $-78℃$; 5) ⅰ) BH_3·Me_2S, ⅱ) 4M HCl, Et_2O

图 5.15　8-羟基二苄基丁内酯木脂素衍生物的苹果酸酯的
立体选择性烷基化合成路线

5.2 取代四氢呋喃木脂素的合成

5.2.1 2,5-二芳基四氢呋喃木脂素的合成

日本化学家 Yoda[317]等在1999年首次报道了(−)-virgatusin 135的全合成。从二羟基丙酮的二聚体出发合成了外消旋的4-苄氧基甲基丁内酯,再利用(R)-(+)-α-甲基苄胺进行手性拆分得到光学纯的手性内酯,然后用 LiHMDS 处理并与甲醛反应得到3-羟甲基-4-苄氧基甲基丁内酯,再经苄基保护羟基得到3,4-二苄氧基甲基丁内酯;该丁内酯与二甲胺反应得到开环的化合物;开环化合物的羟基经 Swern 氧化成为醛并与3,4-亚甲二氧基苯基溴化镁进行反应,产物在对甲苯磺酸的存在下关环得到关键的三取代内酯中间体;该内酯中间体与3,4-二甲氧基苯基锂试剂在−78℃下进行反应得到不稳定的半缩酮中间体,在路易斯酸四氯化钛的存在下,用三乙基硅烷进行还原得到四取代的四氢呋喃环,最后经过脱除苄基保护基以及甲基化反应得到目标产物(−)-virgatusin(图5.16)。

在 Yoda 之后,Yamauchi[318]等在2005年报道了通过手性4-丁基噁唑烷酮控制的立体选择性羟醛缩合等反应合成(−)-和(+)-virgatusin 的方法。首先由 N-(4-戊烯-1-酰基)-4-丁基噁唑烷酮与3,4-二甲氧基苯甲醛反应得到顺式羟醛缩合产物,然后用三异丙基硅醚保护基来保护自由的羟基,再经硼氢化锂还原脱去手性辅基得到4-戊烯-1-醇衍生物,双键先用四氧化锇氧化为邻位二醇,再用高碘酸钠氧化为醛并关环得到半缩醛,进而用 PCC 氧化得到丁内酯衍生物;在 KHMDS 的存在下,该丁内酯衍生物与胡椒醛进行羟醛缩合反应,产物经硼氢化锂还原得到单保护的四醇衍生物,其中的两个伯羟基用新戊酰基进行选择性保护,未被保护的自由仲羟基用 PCC 氧化成羰基,再用氟化四正丁基铵和醋酸选择性脱去硅醚保护基,产物自动关环生成不稳定的半缩醛衍生物,随后在 Pd(OH)$_2$/C 催化下进行氢化得到单一异构体的四氢呋喃衍生物。最后水解脱去新戊酰基保护基

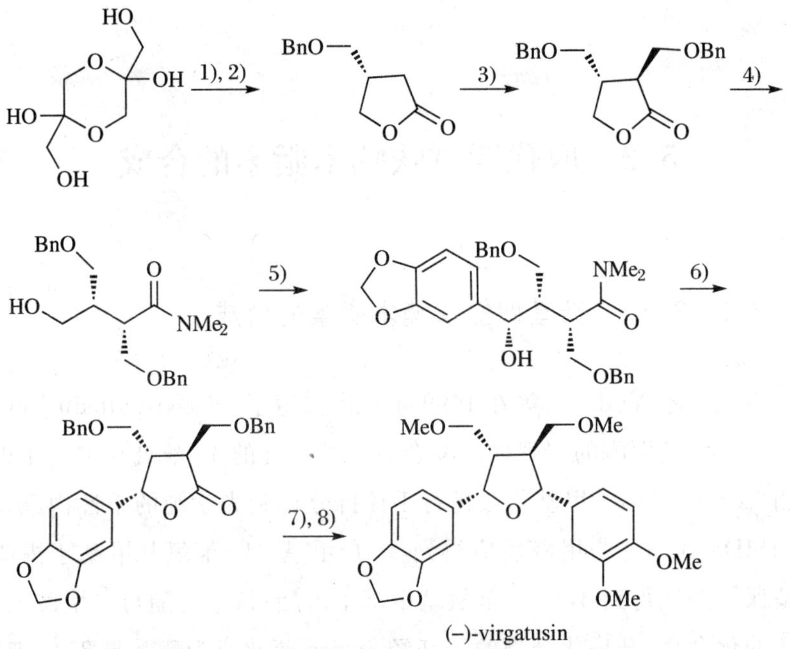

试剂和反应条件:1) ⅰ) Ac_2O, Et_3N, ⅱ) NaH, $(EtO)_2POCH_2CO_2Et$, THF, ⅲ) H_2SO_4, MeOH, 60 ℃, ⅳ) Pd/C, H_2, EtOH, ⅴ) Ag_2O, BnBr; 2) ⅰ) (R)-(+)-α-甲基苄胺, MeOH, 60 ℃, ⅱ) p-TsOH, benzene, 50 ℃; 3) ⅰ) LiHMDS, HMPA, $(CH_2O)_n$, THF, $-78 \sim -20$ ℃, ⅱ) Ag_2O, BnBr, cat. Bu_4NI; 4) Me_2NH, $-20 \sim 0$ ℃; 5) ⅰ) $(COCl)_2$, DMSO, THF, Et_3N, ⅱ) 3,4-亚甲二氧基苯基溴化镁, THF, 0 ℃; 6) p-TsOH, benzene, 50 ℃; 7) ⅰ) 3,4-二甲氧基苯基锂, Et_2O, -78 ℃, ⅱ) Et_3SiH, $TiCl_4$, CH_2Cl_2, -78 ℃; 8) ⅰ) 钯黑, HCO_2H—MeOH, ⅱ) NaH, CH_3I, THF

图 5.16 Yoda 的 (−)-virgatusin 不对称合成的路线

并引入甲基即可得到目标产物 (−)-virgatusin。合成路线如图 5.17 所示,总产率可达 13%。

5.2.2 3,4-二苄基四氢呋喃木脂素的合成

3,4-二苄基四氢呋喃木脂素化合物的合成一般是采取先得到相应的 3,4-二苄基丁内酯化合物,然后将内酯环还原开环、再关环的策略,因此该亚类木脂素化合物的合成方法与 3,4-二苄基丁内酯亚类木脂素化合物的

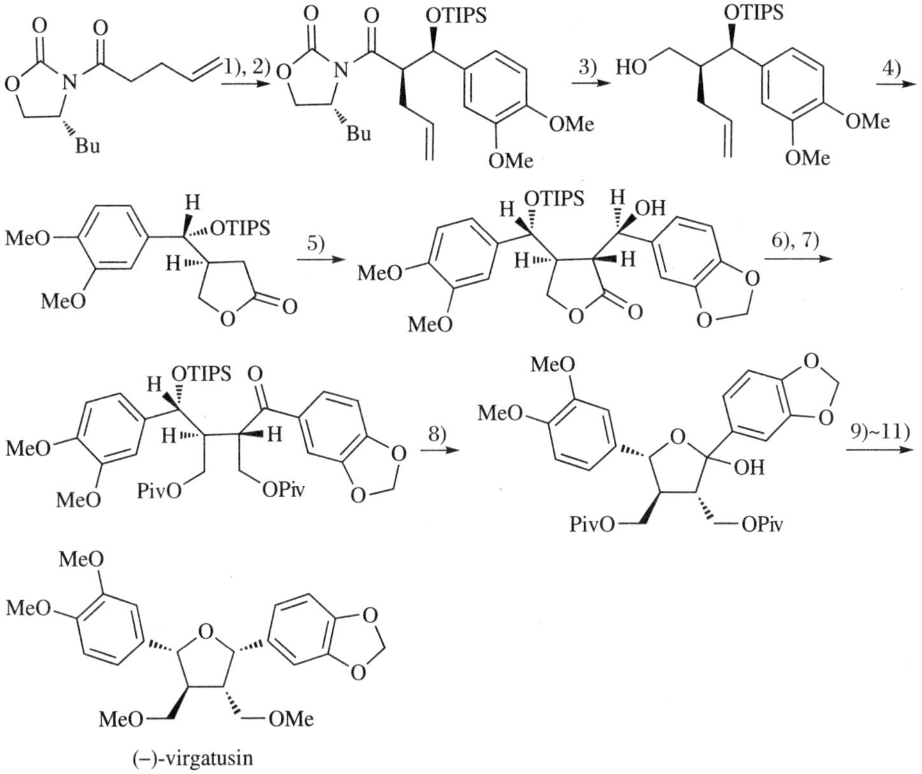

试剂和反应条件:1)(n-Bu)$_2$BOTf,Et$_3$N,3,4-二甲氧基苯甲醛,CH$_2$Cl$_2$,-78~0 ℃,1 h;2)TIPSOTf,2,6-lutidine,CH$_2$Cl$_2$,rt,1 h;3)LiBH$_4$,MeOH,THF,rt,16 h;4)ⅰ)OsO$_4$,NMO,t-BuOH,rt,48 h,ⅱ)NaIO$_4$,MeOH,rt,16 h,ⅲ)PCC,CH$_2$Cl$_2$,rt,16 h;5)KHMDS,胡椒醛,THF,-70 ℃,1 h;6)ⅰ)LiBH$_4$,THF,-78~0 ℃,24 h,ⅱ)PivCl,pyridine,rt,0.5 h;7)PCC,4A MS,CH$_2$Cl$_2$,rt,16 h;8)TBAF,AcOH,THF,rt,16 h;9)H$_2$,Pd(OH)$_2$/C,EtOAc,rt,1 h;10)NaOH,EtOH/H$_2$O,rt,20 h;11)NaH,CH$_3$I,THF,rt,5 h

图5.17 Yamauchi的(-)-virgatusin不对称合成的路线

合成方法密切相关。如图 5.18 所示,γ-三苯基甲氧基甲基-γ-丁内酯用强碱 LDA 处理,然后与 4-苄氧基-3-甲氧基苄基溴发生亲核取代反应,产物经氢化铝锂还原得到二醇中间体;该二醇中间体在酸性条件下裂解脱除三苯基甲基保护基得到三醇衍生物,其邻位二醇部分先后用高碘酸钠与 PCC 氧化后得到 4-苄基-γ-丁内酯;该丁内酯用 KHMDS 处理,然后与 4-苄氧基-3-甲氧基苯甲醛发生区域选择性羟醛缩合反应得到两个异构体,异构体组成为 9∶1,可通过色谱柱进行分离;分离得到光学纯的化合物

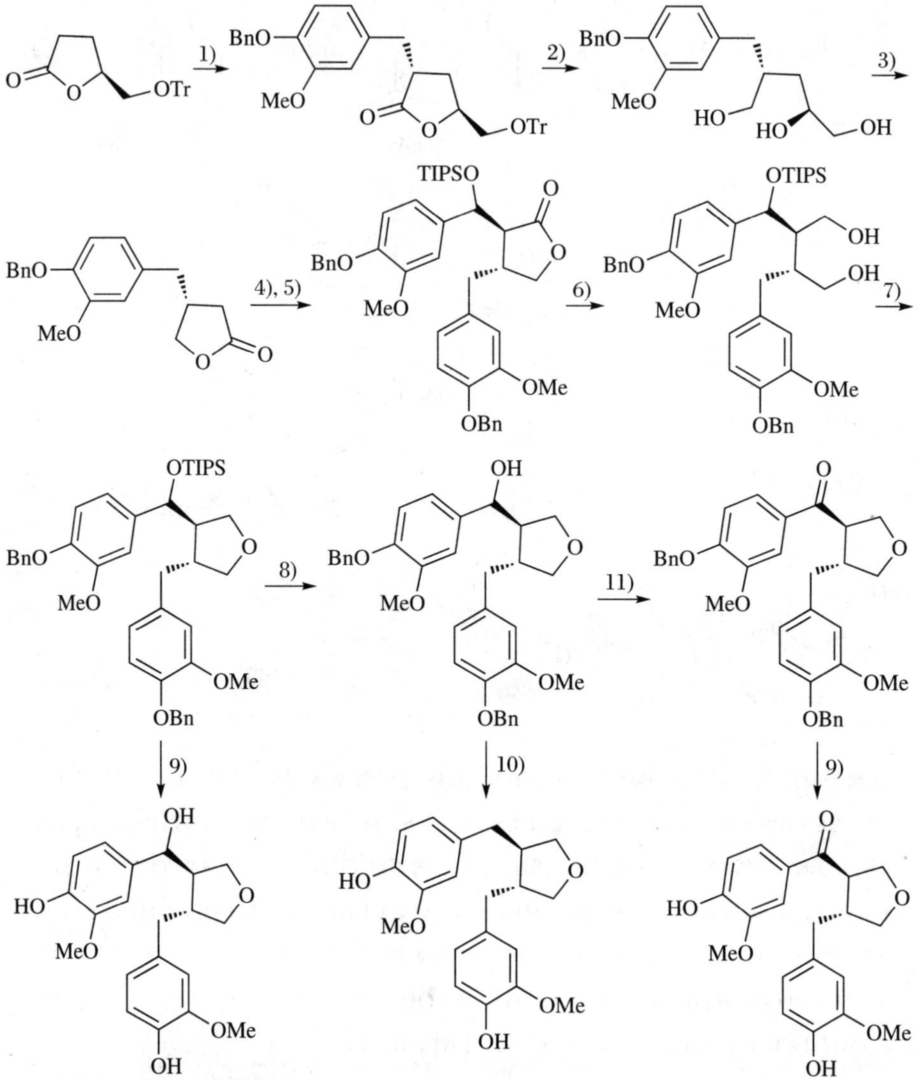

试剂和反应条件:1) LDA,4-苄氧基-3-甲氧基苄基溴,THF,-70 ℃,1 h; 2) ⅰ) LiAlH₄,THF,rt,0.5 h, ⅱ) conc. HCl,EtOH,rt,1.5 h; 3) ⅰ) NaIO₄,MeOH,rt,3 h, ⅱ) PCC,CH₂Cl₂,rt,16 h; 4) KHMDS,4-苄氧基-3-甲氧基苯甲醛,THF,-70 ℃,1 h; 5) TIPSOTf,2,6-lutidine,CH₂Cl₂,0 ℃,1.5 h; 6) LiAlH₄,THF,rt,0.5 h; 7) p-TsCl,pyridine,CH₂Cl₂,rt,21 h; 8) TBAF,THF,rt,1 h; 9) H₂,Pd/C(5%),EtOAc,rt,2 h; 10) H₂,Pd(OH)₂,EtOAc,rt,22 h; 11) PCC,4A MS,CH₂Cl₂,rt,16 h

图 5.18　3,4-二苄基四氢呋喃木脂素的合成路线

的羟基以 TIPS 进行保护,然后用氢化铝锂还原内酯成二醇衍生物,用对甲苯磺酰氯处理,发生分子内的亲核取代反应得到 3,4-二苄基四氢呋喃衍生物,然后脱除保护基得到 7-羟基-3,4-二苄基四氢呋喃木脂素,如果首先将 7-位羟基转化为氢或羰基再脱除保护基则会分别得到无氧代 3,4-二苄基四氢呋喃木脂素和 7-羰基 3,4-二苄基四氢呋喃木脂素。

5.2.3 2-芳基-4-苄基四氢呋喃木脂素的合成

在 2-芳基-4-苄基四氢呋喃木脂素的合成中,通常采用两种不同的策略,即桂皮酸衍生物偶联法和 β-苄基-γ-丁内酯烷基化法。其他文献方法包括环氧化物自由基引发的环合成法、试剂或底物控制的立体选择性合成方法以及通过 (R)-(+)-α-甲基苄胺手性拆分的二羟基丙酮二聚物合成法等。

5.2.3.1 β-苄基-γ-丁内酯烷基化法

Yamauchi[319]等在 2001 年报道了用该方法合成(+)-二氢芝麻素 161 的路线。如图 5.19 所示,β-苄基-γ-丁内酯先用 KHMDS 处理,然后与胡

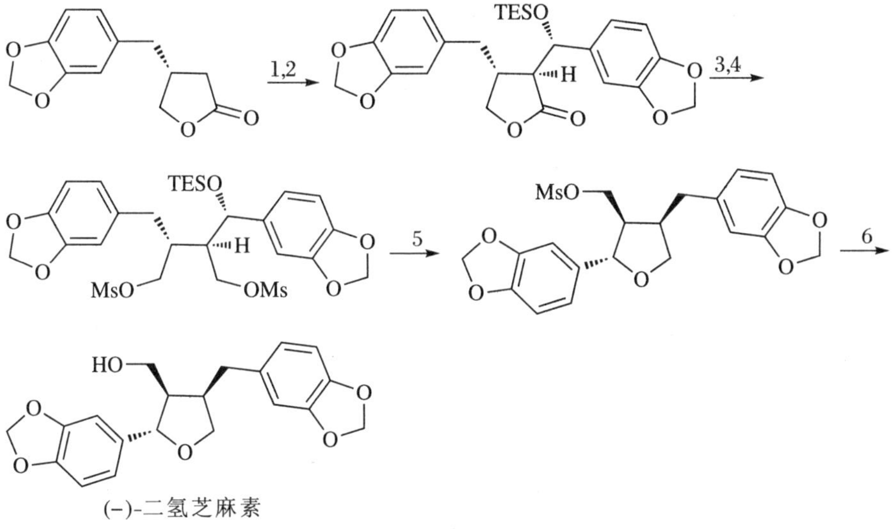

试剂和反应条件:1) KHMDS, THF, 胡椒醛, -78 ℃, 1 h; 2) TESOTf, 2,6-lutidine, CH$_2$Cl$_2$, rt, 1 h; 3) LiAlH$_4$, THF, 0 ℃, 1 h; 4) MsCl, Et$_3$N, CH$_2$Cl$_2$, rt, 1 h; 5) TBAF, THF, 0 ℃, 1.5 h; 6) 1 M aq. NaOH, DMF, 120 ℃, 16 h.

图 5.19 (+)-二氢芝麻素的合成路线

椒醛反应得到 3,4-二苄基丁内酯衍生物,对自由的羟基用硅醚进行保护后,内酯官能团用氢化铝锂还原得单保护的三醇中间体,其中的两个伯羟基用甲磺酰基保护,脱除硅醚保护基的过程中发生分子内自动关环,关环产物脱除甲磺酰基得到目标产物(+)-二氢芝麻素。

5.2.3.2 环氧化合物自由基引发的环合法

Roy[320]等通过对该方法的发展,合成了大量的二苄基丁烷、2-芳基-4-苄基四氢呋喃以及双骈四氢呋喃木脂素天然产物。如图 5.20 所示,以 1-苯基烯丙醇衍生物为原料,通过 Sharpless 不对称环氧化,得到的环氧化合物与苯基烯丙基溴衍生物进行亲核取代反应生成醚化合物;该醚化合物用双环戊二烯基钛氯化物作为自由基引发剂,发生分子内环合反应生成 2-芳基-4-苄基四氢呋喃类化合物,该自由基环合产物在 60 ℃下用碘处理可得到相应的双骈四氢呋喃类化合物,对其进行催化氢化则可得到 9,9'-双羟基二苄基丁烷类化合物。

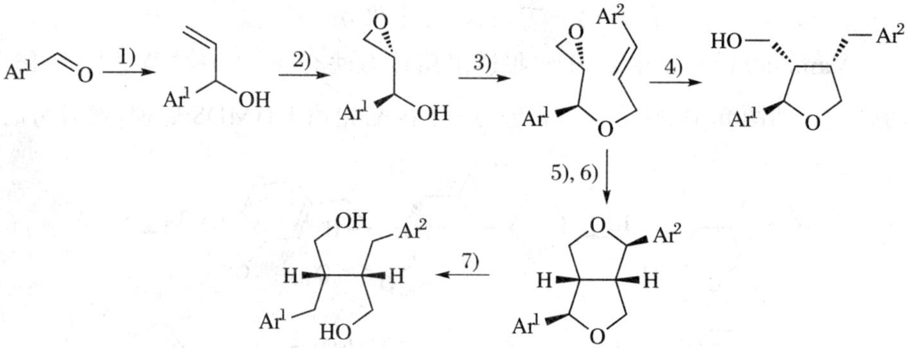

试剂和反应条件:1) CH_2=$CHMgBr$, THF, rt; 2) Ti(^{i}PrO)$_4$, (+)-DET, t-BuOOH, MS, CH_2Cl_2, -20 ℃; 3) NaH, THF-DMSO(10:1), 0~10 ℃, 15 min, then Ar^{2}CH=CHCH$_2$Br; 4) Cp$_2$TiCl, THF, rt, 1.5 h, then H$_3$O$^+$; 5) Cp$_2$TiCl/THF; 6) I$_2$/THF, 60 ℃; 7) H$_2$/MeOH, 10% Pd-C, 4 h

图 5.20 Roy 的 2-芳基-4-苄基四氢呋喃、双骈四氢呋喃以及二苄基丁烷木脂素化合物的不对称合成路线

5.2.3.3 试剂或底物控制的立体选择性合成法

Marsden[321]等人在 2004 年报道了环烯丙基硅醚与醛在路易斯酸的存在下反应生成 2-芳基-4-苄基四氢呋喃化合物的方法。如图 5.21 所示,首先由 2-苄基-3-丁烯-1-醇与烯丙基氯硅烷反应,产物在 Grubbs 第二

代催化剂的存在下关环生成苄基取代的环状烯丙基硅醚衍生物,在路易斯酸的存在下,该环烯丙基硅醚与芳香醛发生反应,可直接得到 2-芳基-4-苄基四氢呋喃衍生物;双键通过氧化裂解生成醛然后经硼氢化钠还原即可得到 9-位羟基取代的 2-芳基-4-苄基四氢呋喃木脂素化合物。该合成方法具有良好的区域立体选择性,其中位于四氢呋喃环的 3-位乙烯基取代基与 4-位苄基取代基处于反式,而 2-位芳基取代基的立体化学随所用的醛与路易斯酸的不同而不同。如果用三氟化硼作为催化剂,脂肪醛或电中性的芳香醛会优先生成 2,3-顺式异构体;而对于富电子的芳香醛,动力学产物即 2,3-顺式异构体,会在路易斯酸的作用下发生异构化而得到 2,3-反式异构体,但如果用 TMSOTf 作为催化剂,则可避免异构化的发生。

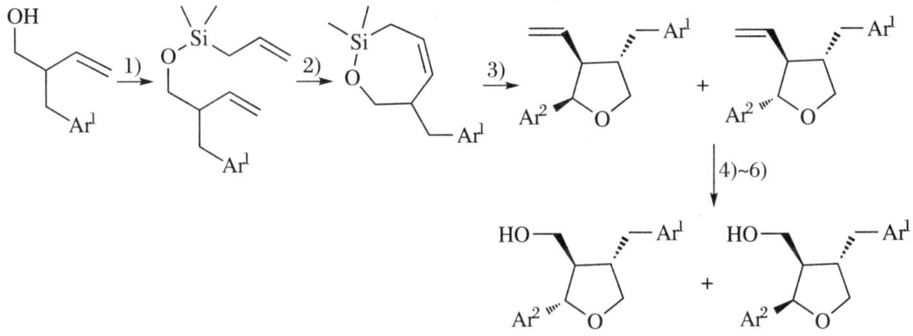

试剂和反应条件:1) $CH_2=CHCH_2SiMe_2Cl$, Et_3N;2) $(Imes)(Pcy_3)Ru(=CHPh)Cl_2$;3) Ar^2CHO, Lewis acid;4) OsO_4(cat.), NMO;5) $NaIO_4$;6) $NaBH_4$

图 5.21 试剂或底物控制的 2-芳基-4-苄基四氢呋喃木脂素的合成

5.2.3.4 通过(R)-(+)-α-甲基苄胺手性拆分的二羟基丙酮二聚体合成法

如图 5.22 所示,Yoda[322]等人以二羟基丙酮二聚体为原料,通过(R)-(+)-α-甲基苄胺手性拆分得到手性 β-苄氧基甲基-γ-丁内酯,以其为手性控制源,立体选择性地在 γ-位引入苯基取代基、与芳香醛进行羟醛缩合反应在 α-位引入羟基取代的苄基取代基,从而得到所需要的 2-芳基-4-苄基-γ-丁内酯关键中间体,最后经过一系列脱保护与官能团的转化反应得到 2-芳基-4-苄基四氢呋喃木脂素衍生物。

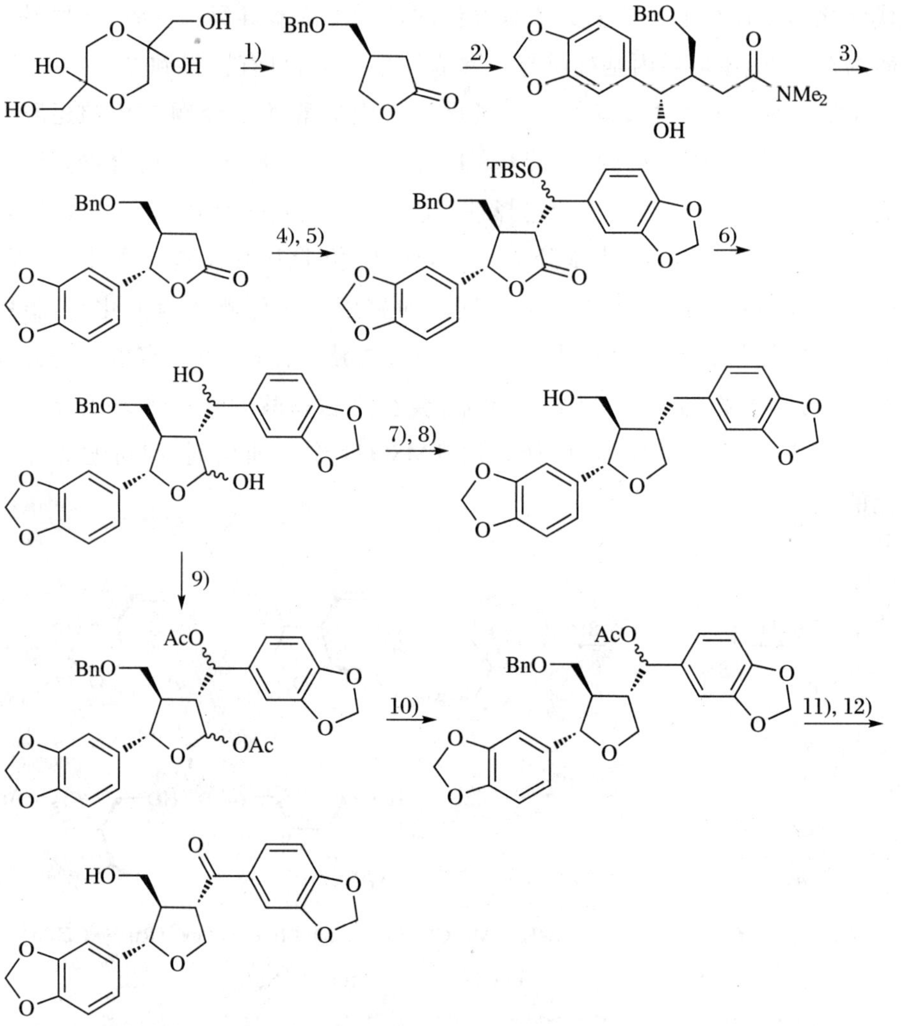

试剂和反应条件:1) ⅰ) Ac₂O, Et₃N, ⅱ) NaH, (EtO)₂POCH₂CO₂Et, THF, ⅲ) H₂SO₄, MeOH, 60 ℃, ⅳ) Pd/C, H₂, EtOH, ⅴ) Ag₂O, BnBr; 2) ⅰ) Me₂NH, -20~0 ℃, ⅱ) (COCl)₂, DMSO, THF, Et₃N, -78~-45 ℃, ⅲ) 3,4-亚甲二氧基苯基溴化镁, THF, 0 ℃; 3) p-TsOH, benzene, 50 ℃; 4) LiHMDS, 胡椒醛, THF, -78 ℃; 5) TBDMSOTf, 2,6-lutidine, CH₂Cl₂; 6) DIBAL-H, THF, -78 ℃; 7) Et₃SiH, BF₃·OEt₂, CH₂Cl₂, -78~-20 ℃; 8) 钯黑, HCO₂H-MeOH; 9) Ac₂O, Et₃N, cat. DMAP, CH₂Cl₂; 10) Et₃SiH, BF₃·OEt₂, CH₂Cl₂, -78~0 ℃; 11) ⅰ) K₂CO₃, MeOH, ⅱ) cat. TPAP, NMO, CH₂Cl₂; 12) Pd/C, HCO₂H-MeOH

图 5.22 Yoda 的 2-芳基-4-苄基四氢呋喃木脂素的合成路线

5.3 双骈四氢呋喃木脂素的合成

双骈四氢呋喃木脂素是植物界中分布最为广泛的木脂素类天然产物之一,由于它们所表现出的多种生物活性,如抗肿瘤、消炎、抗高血压等,以及结构中取代基团立体构型的多样性和在木脂素类天然产物生物合成中的重要性,双骈四氢呋喃类化合物的化学合成得到化学家的广泛重视,目前已经发展了多种有效的合成方法,下面分别介绍。

5.3.1 苯丙烯酸衍生物的氧化偶联法

早在1944年,Cartwright[323]等人就报道了α,β-不饱和酸衍生物氧化偶联生成双骈四氢呋喃双内酯的方法。例如,如图5.23所示为在三氯化铁存在下空气氧化或者在硫酸铁存在下用过硫酸铵氧化阿魏酸的二聚。

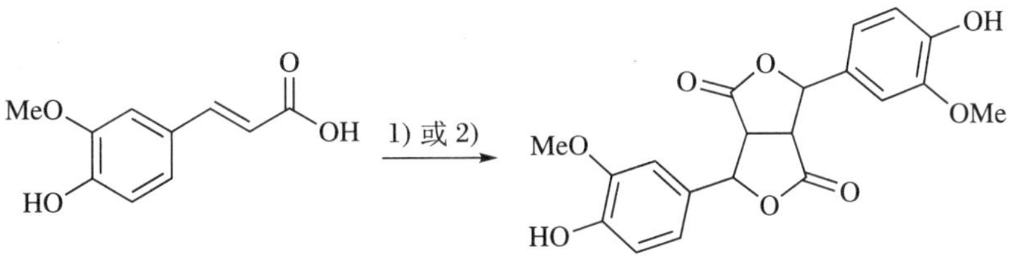

试剂和反应条件:1) $FeCl_3$,O_2,aq. EtOH;2) 过硫酸铵,cat. $Fe_2(SO_4)_3$,H_2O

图5.23 双骈四氢呋喃双内酯的苯丙烯酸氧化偶联合成

通过以上的偶联反应所得到的双骈四氢呋喃双内酯化合物可由酯基的还原和进一步的脱水环合得到双骈四氢呋喃木脂素类化合物,如丁香脂素的合成(图5.24)。

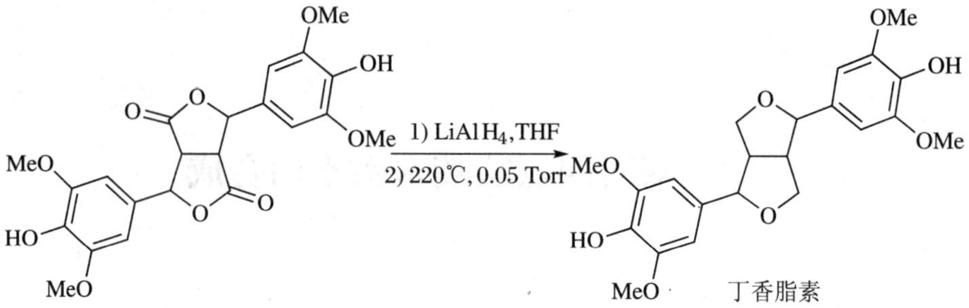

图 5.24 丁香脂素的合成

5.3.2 2-甲硫基丁二酸单甲酯控制的双骈四氢呋喃木脂素非对映异构体的合成法

在双骈四氢呋喃木脂素内式和外式异构体的非对映体选择性合成中，Pelter[324,325]等用 2-甲硫基丁二酸单甲酯为起始原料，通过两步序列羟醛缩合反应合成了内式的双骈四氢呋喃木脂素化合物，如 fargesin 的合成（图 5.25）。2-甲硫基丁二酸单甲酯与 3,4-二甲氧基苯甲醛缩合优先生成芳基

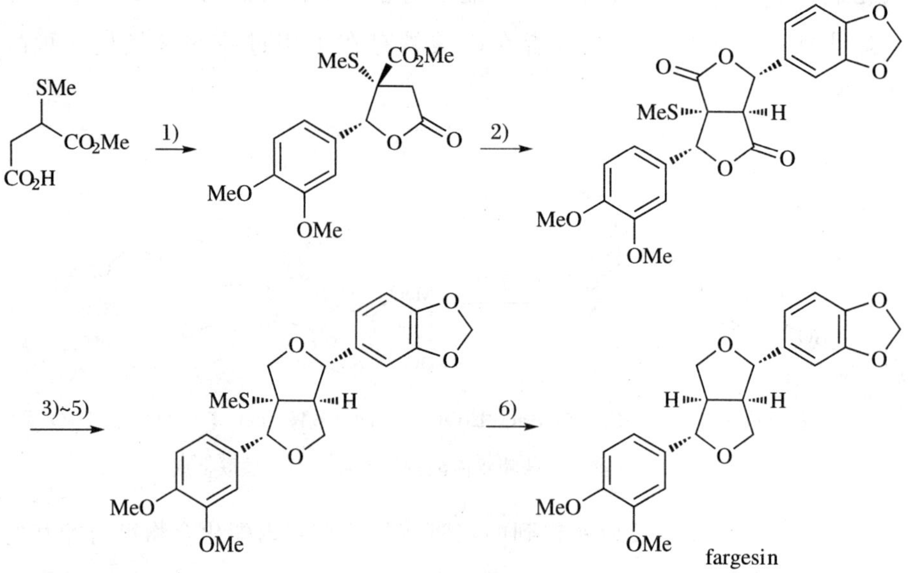

试剂和反应条件：1) LDA, 3,4-二甲氧基苯甲醛, THF; 2) LDA, 胡椒醛, THF; 3) DIBAL-H, THF, 4) MeOH, HCl; 5) Et_3SiH, $BF_3 \cdot Et_2O$; 6) Raney Ni, EtOH

图 5.25 fargesin 的合成路线

和甲硫基互为顺式的非对映异构体内酯,甲硫基的存在同时确保了下一步羟醛缩合反应引入的亲电基团与甲硫基互为反式构型;第二步与胡椒醛的羟醛缩合反应产物自动关环得到双内酯中间体;该双内酯中间体先用 DIBAL-H 还原为半缩醛,然后用甲醇处理转变为缩醛,再经过还原得到外式为主的目标产物。

5.3.3 芳香羰基内鎓盐的[3+2]环加成合成法

Hosomi[326]等人于 1996 年报道,用氟化铯处理氯甲基与芳基三甲基硅基甲基形成的醚,可以使其发生 1,3-消除反应从而产生具有强反应活性的亲偶极芳香羰基内鎓盐,其与烯烃衍生物通过两步[3+2]环加成反应可生成双骈四氢呋喃木脂素衍生物,反应产物以双外式为主(图 5.26)。

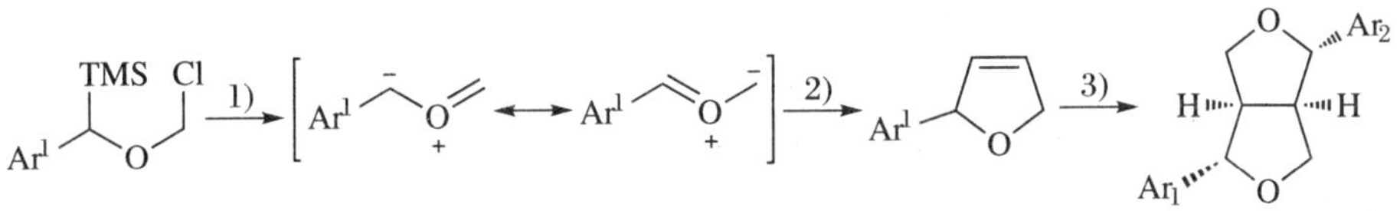

试剂和反应条件:1) CsF, CH$_3$CN, rt; 2) PhSO$_2$CH=CHTMS, TBAF, THF, reflux; 3) Ar^{2}CH(TMS)OCH$_2$Cl, CsF, CH$_3$CN

图 5.26 双骈四氢呋喃木脂素的羰基内鎓盐[3+2]环加成合成法

5.3.4 大环内酯 Claisen 重排引发的合成法

该方法是由英国化学家 Knight[327~329]等人报道的。如图 5.27 所示,首先由顺式丁-2-烯-1,4-二醇单硅醚与 α-苯磺酰苯丙烯酸甲酯发生 Michael 加成反应,产物先后通过 Na-Hg 齐与碱处理去掉苯磺酰基和 TBS 保护基、并使酯基水解,再在 N-甲基-2-氯吡啶碘盐的催化下内酯化得到关键的大环内酯中间体;该中间体用 LDA 和三甲基氯硅烷处理生成烯醇式硅醚,接着进行 Claisen 重排生成 2,3-反式、3,4 顺式取代的四氢呋喃衍生物,其中的羧酸官能团与重氮甲烷反应成酯,并用氢化铝锂还原为醇,双键经氧化成醛后自动关环得到半缩醛化合物(±)-samin,该化合物是合成双骈四氢呋喃木脂素的前体。

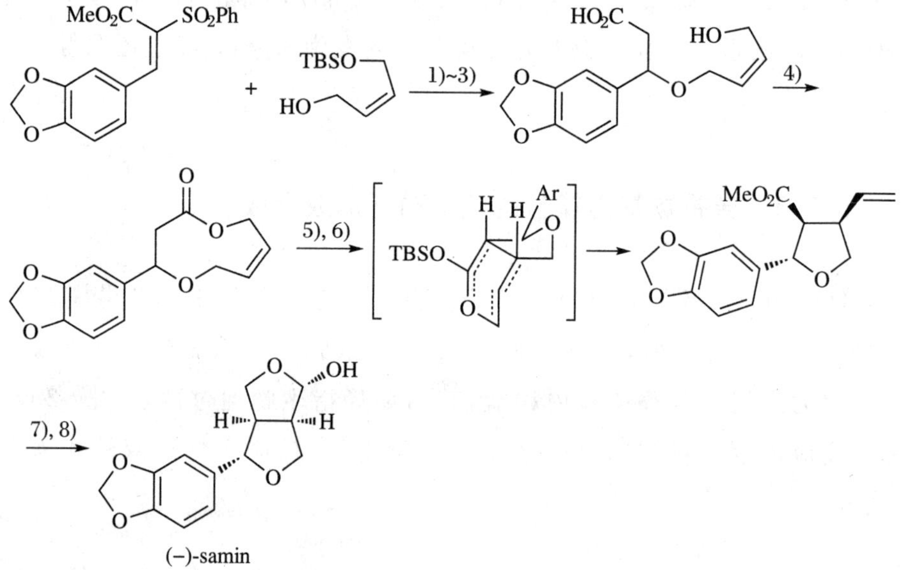

试剂和反应条件:1) NaH,THF;2) Na/Hg, Na$_2$HPO$_4$, THF-MeOH;3) KOH, MeOH/H$_2$O;4) N-甲基-2-氯吡啶碘盐, Et$_3$N, CH$_3$CN;5) 3 eq LDA, TMSCl, THF;6) MeOH, CH$_2$N$_2$, Et$_2$O;7) LiAlH$_4$, THF;8) OsO$_4$, NaIO$_4$

图 5.27 Knight 的大环内酯 Claisen 重排引发的双骈四氢呋喃木脂素衍生物的合成方法

5.3.5 光环化合成法

Kraus[330]等人通过 2-芳基-3-苄氧甲基呋喃-4-酮的 Ⅱ 型光环化反应,非对映选择性地合成了(±)-泡桐素 308。如图 5.28 所示,胡椒醛与烯丙基格氏试剂反应,生成的 3-丁烯-1-醇中间体的双键经四氧化锇氧化成为邻二醇后,在对甲苯磺酸的作用下关环得到 2-芳基-4-羟基呋喃,羟基官能团经 PCC 氧化为酮,然后用 LDA 处理,并与甲醛反应生成反式的 2-芳基-3-羟甲基呋喃-4-酮,再与三氯乙亚胺苄酯反应得到光环化反应的前体 2-芳基-3-苄氧甲基-呋喃-4-酮,最后在苯中和氩气保护下经紫外线照射得到具有双外式构型的(±)-泡桐素。

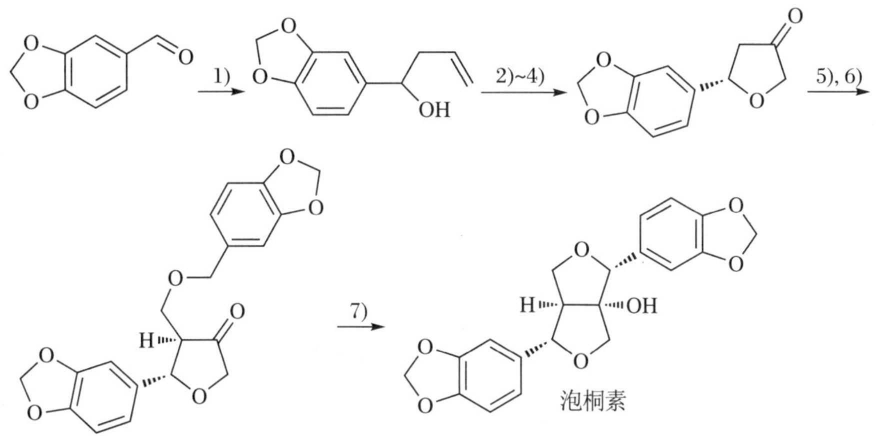

试剂和反应条件：1) $CH_2=CHCH_2MgCl$，THF；2) OsO_4，NMO，Me_2CO-H_2O；3) PTSA，$CHCl_3$；4) PCC，CH_2Cl_2；5) LDA，CH_2O，THF；6) $ArCH_2O(C=NH)CCl_3$，CSA，CH_2Cl_2；7) $h\nu$，benzene

图 5.28 泡桐素的光环化合成法

5.3.6 2-芳基-1,3-二氧环庚-4-烯衍生物合成法

这是由日本化学家 Ogasawara[331]等人报道的双骈四氢呋喃木脂素的合成方法。如图 5.29 所示，胡椒醛与顺丁-2-烯-1,4-二醇形成的缩醛衍生物与反式的 1-碘庚烯在醋酸钯的催化下进行 Heck 反应得到不稳定的反式 6-庚烯基-2-(3,4-亚甲二氧基苯基)-1,3-二氧环庚-4-烯中间体，该中间体在 DIBAL-H 的作用下，发生还原重排反应立体选择性地生成 2,3-反式-3,4-顺式-2-(3,4-亚甲二氧基苯基)-3-羟甲基-4-(反式-1-庚烯基)-四氢呋喃；在还原重排反应中，DIBAL-H 首先作为路易斯酸催化缩醛七元环重排为 3-甲酰基四氢呋喃衍生物，然后作为还原剂将 3-甲酰基还原为 3-羟甲基；重排产物的双键经氧化裂解成为醛后环合得半缩醛衍生物(±)-samin，羟基经溴代后与芳基格氏试剂反应成功地得到了目标产物表芝麻素。Takano 等人经过研究还发现重排产物的非对映异构体选择性与所用的路易斯酸有关，采用二异丙氧基二氯化钛和硼氢化钠时，2,3-反式-3,4-顺式与 2,3-顺式-3,4 反式产物的比例可达 30∶1；而用 TBSOTf 和硼氢化钠时，相应产物的比例为 1∶25。

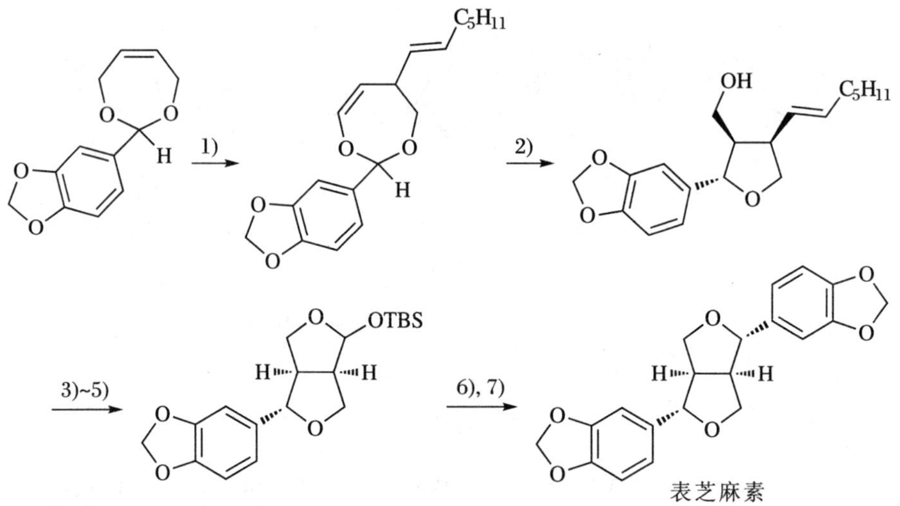

试剂和反应条件：1)（E）-1-iodohept-1-ene, Pd(OAc)$_2$, ^{i}Pr$_2$NEt, DMF, 70 ℃, 12 h; 2) DIBAL-H, CH$_2$Cl$_2$, -78 ℃, 1 h; 3) OsO$_4$, NMO, THF, H$_2$O, 2 h; 4) NaIO$_4$, THF, H$_2$O, 1.5 h; 5) TBSCl, imidazole, DMF; 6) TMSBr, CH$_2$Cl$_2$; 7) ArMgBr, THF

图 5.29 Takano 合成表芝麻素的路线

5.3.7 4-苄氧甲基-3-偶氮 γ-丁内酯衍生物的 C—H 插入反应合成方法

该方法由 Brown[332,333] 等报道，如图 5.30 所示，以表芝麻素的合成为例，N,N-二甲基芳基乙酰胺在三氟甲磺酸酐的作用下转变为烯酮亚胺中间体，然后与 3-苄氧基丙烯发生[2+2]环加成反应生成环丁酮衍生物，经 Baeyer-Villiger 氧化得到 5-芳基-4-苄氧甲基 γ-丁内酯，再经过与 4-硝基苯磺酰叠氮化物反应等步骤得到 5-芳基-4-苄氧甲基-3-偶氮 γ-丁内酯衍生物，最后在 Rh$_2$(OAc)$_4$ 的催化下经过 C—H 插入反应合成了具有外式加内式构型的非对应选择性双骈四氢呋喃单内酯化合物，进一步经过内酯环的还原和重新关环合成得到了目标产物表芝麻素。通过利用该合成路线，作者还合成了 fargesin 285 和表木兰脂素 A 288。

后来，Brown 等利用 Mn(Ⅲ)介导的分子内环丙烷化反应结合 C—H 插入反应对以上合成方法进行了改进。用 Mn(OAc)$_3$ 氧化 1-芳基烯丙醇乙酰乙酸酯得到 1-乙酰基-4-芳基-3-氧杂二环[3.1.0]己烷-2-酮，在

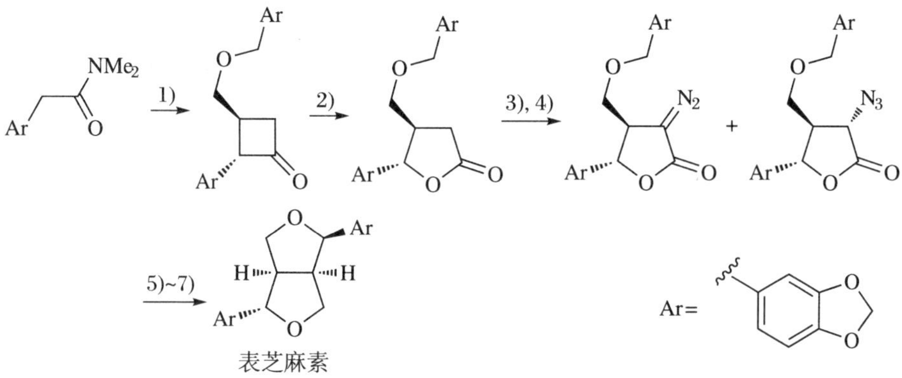

试剂和反应条件:1) ⅰ) Tf$_2$O, CH$_2$Cl$_2$, −25 ℃, then K$_2$CO$_3$, 2,6-di-*tert*-butylpyridine, CH$_2$=CHCH$_2$OCH$_2$Ar; ⅱ) aq NaHCO$_3$; 2) H$_2$O$_2$, AcOH; 3) ⅰ) LiHMDS, THF; ⅱ) 4-硝基苯磺酰叠氮, −78 ℃; ⅲ) AcCl; 4) DMAP, THF; 5) Rh$_2$(OAc)$_4$, CH$_2$Cl$_2$; 6) LiAlH$_4$, THF; 7) MsCl, pyridine

图 5.30　Brown 的 4-苄氧甲基-3-偶氮 γ-丁内酯 C—H 插入反应合成表芝麻素的路线

Mg(ClO$_4$)$_2$ 的存在下与苄醇衍生物反应,得到三元环开环的产物 5-芳基-4-苄氧甲基-3-乙酰基 γ-丁内酯衍生物,再经 NaN$_3$ 和 Tf$_2$O 处理得到 5-芳基-4-苄氧甲基-3-偶氮 γ-丁内酯中间体,在 Rh$_2$(OAc)$_4$ 的催化下经过 C—H 插入反应得到具有外式加内式构型的非对应选择性双骈四氢呋喃单内酯化合物,总收率达到 41%～48%,最后经过内酯的还原和关环合成得到了一系列双骈四氢呋喃衍生物(图 5.31)。

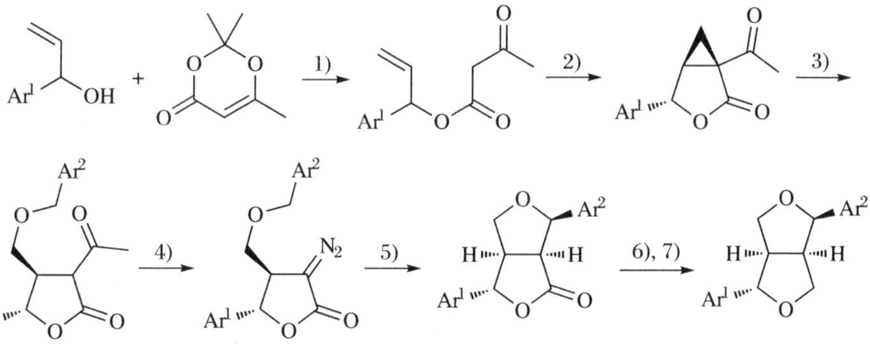

试剂和反应条件:1) xylene, Δ; 2) Mn(OAc)$_3$, Cu(OAc)$_2$, KOAc, AcOH; 3) Mg(ClO$_4$)$_2$, Ar^{2}CH$_2$OH, 120 ℃; 4) NaN$_3$, Tf$_2$O, TBAB, 2M NaOH(aq)/hexane/CH$_3$CN; 5) Rh$_2$(OAc)$_4$, CH$_2$Cl$_2$; 6) LiAlH$_4$, THF; 7) MsCl, Et$_3$N, DMAP, CH$_2$Cl$_2$

图 5.31　改进的 Brown 双骈四氢呋喃木脂素化合物的合成方法

5.3.8 2,2′-双羟苄基-2,2′-双环氧丙烷衍生物合成法

E. J. Corey[334]等人于1999年报道了(-)-wodeshiol的对映体选择性合成:乙烯基锂试剂与胡椒醛发生亲核加成反应,生成的烯丙基醇中间体经二氧化锰氧化得到相应的 α,β-不饱和酮;该 α,β-不饱和酮与溴反应生成双键加成的二溴代化合物,然后在三乙胺的作用下脱去一分子溴化氢得到 α-溴代的 α,β-不饱和酮衍生物,再在CBS催化剂的存在下,对映体选择性的还原羰基得到手性的1-(3,4-亚基二氧基苯基)-2-溴烯丙醇衍生物;将该溴代化合物转变为相应的三丁基锡衍生物后,在四三苯基膦钯、氯化亚铜和氯化铜的作用下发生偶联二聚反应以99.2%的对映体选择性得到手性保持的2,3-二羟苄基取代的1,3-丁二烯衍生物,其在VO(acac)$_2$催化下用过氧化叔丁醇氧化得到双羟苄基-双环氧丙烷衍生物,在弱酸对甲苯磺酸吡啶盐的作用下生成目标化合物(-)-wodeshiol(图5.32)。

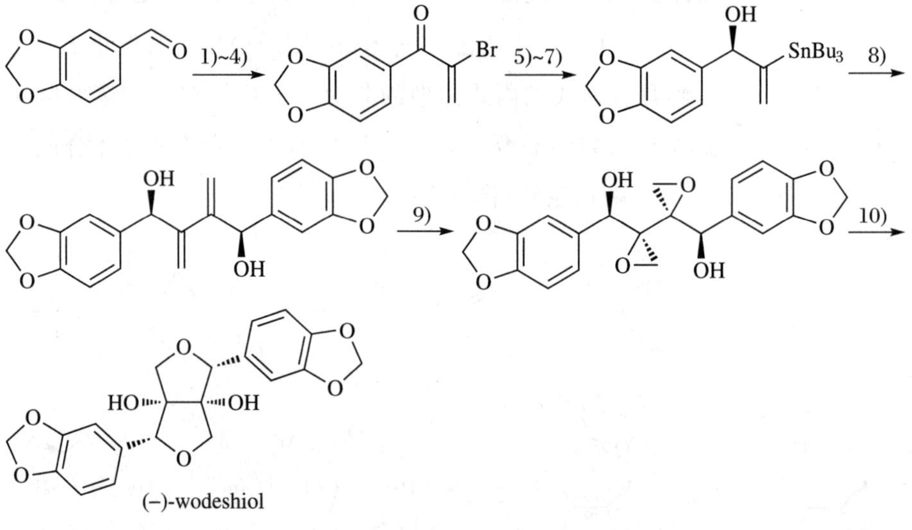

试剂和反应条件:1) CH$_2$=CHLi,THF,-78 ℃,0.5 h; 2) MnO$_2$,CH$_2$Cl$_2$,0 ℃,0.5 h; 3) Br$_2$,CH$_2$Cl$_2$,-78 ℃,0.5 h; 4) Et$_3$N,Et$_2$O,-78 ℃,2 h,then 0 ℃,14 h; 5) CBS reagent,PhCH$_3$-CH$_2$Cl$_2$(1:1),-78 ℃,132 h; 6) ^{t}BuLi,Et$_2$O,-78 ℃,2.5 h; 7) Bu$_3$SnCl,-40 ℃,2.5 h; 8) Pd(PPh$_3$)$_4$,CuCl,CuCl$_2$,DMSO,60 ℃,2 h; 9) cat. VO(acac)$_2$,t-BuO$_2$H,CH$_2$Cl$_2$,0 ℃,14 h; 10) PPTS,benzene,80 ℃,22 h

图5.32 Corey的(-)-wodeshiol对映体选择性合成路线

5.3.9 Lewis 酸催化的 5-芳基-4-羟甲基-4,5-二氢呋喃衍生物环合合成法

该方法由 Steel[335]等人报道,他们发现 5-芳基-4-羟甲基-4,5-二氢呋喃衍生物在 Lewis 酸 TMSOTf 的催化下与对甲氧基苯甲醛的缩醛衍生物反应,可以生成双骈四氢呋喃 9′-缩醛衍生物。进一步研究发现,产物的立体构型不但与反应底物的立体化学有关,还与反应的温度密切相关。对于 4,5-顺式-5-芳基-4-羟甲基-4,5-二氢呋喃底物,在 -20 ℃ 下反应,得到的是具有内式-内式(endo-endo)芳基构型的产物,而当反应温度从 -20 ℃ 升至室温时,所得到的是具有内式-外式(endo-exo)芳基构型的产物;对于 4,5-反式-5-芳基-4-羟甲基-4,5-二氢呋喃底物,在 -40 ℃ 下反应,得到的是具有外式-内式(exo-endo)芳基构型的产物,而当反应温度从 -40 ℃ 升至室温时,所得到的是具有外式-外式芳基(exo-exo)构型的产物(图 5.33)。

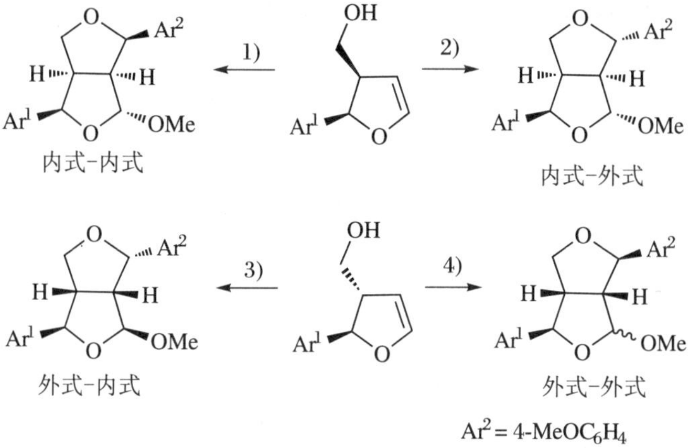

试剂和反应条件:1) 4-MeOC$_6$H$_4$CH(OMe)$_2$,1.1 eq TMSOTf,CH$_2$Cl$_2$,-20 ℃;2) 4-MeOC$_6$H$_4$CH(OMe)$_2$,1.1 eq TMSOTf,CH$_2$Cl$_2$,-20 ℃ ~ rt;3) 4-MeOC$_6$H$_4$CH(OMe)$_2$,1.1 eq TMSOTf,CH$_2$Cl$_2$,-40 ℃;4) 4-MeOC$_6$H$_4$CH(OMe)$_2$,1.1 eq TMSOTf,CH$_2$Cl$_2$,-40 ℃ ~ rt.

图 5.33 Lewis 酸催化的 5-芳基-4-羟甲基-4,5-二氢呋喃衍生物环合法合成双骈四氢呋喃衍生物

5.4 芳基萘木脂素化合物的合成

在芳基萘木脂素化合物的合成和构效关系的研究中,报道最多的是四氢芳基萘 9,9'-内酯类木脂素化合物鬼臼毒素及其衍生物。在鬼臼毒素及其衍生物的分子结构中存在四个手性中心和一个内酯环官能团。构效关系研究发现,C7 羟基的构型变化对鬼臼毒素类化合物的活性影响并不明显,并且在合成过程中 C7 羟基的构型转化容易实现,但是 8,8'-反式-7',8'-顺式构型的保持对该类化合物的抗肿瘤活性十分重要。因此,在鬼臼毒素及其衍生物的合成中,保持 8,8'-反式-7',8'-顺式构型的立体选择性合成方法就显得尤为重要。下面举几个该亚类木脂素化合物合成的具体例子。

5.4.1 Berkowitz 的(-)-鬼臼毒素和(-)-鬼柏苦的合成路线

Berkowitz[336]等人于 2000 年报道了(-)-鬼臼毒素及其 C8'差向异构体(-)-鬼柏苦的酶辅助的不对称全合成。如图 5.34 所示,以胡椒醛为起始原料,经过位置选择性溴化、缩醛化和羟甲基化得到异苯并呋喃的前体化合物,与丁炔二酸甲酯(DMAD)进行 Diels-Alder 反应得到具有 A/B 环的关键中间体;经催化氢化选择性地得到了顺式产物,然后用氢化铝锂还原酯基得到二醇衍生物并酯化后,用猪胰脂酶催化选择性水解得到二醇单酯中间体;自由的醇羟基用三异丙基硅醚保护后,用碳酸钾水解释放另一个羟

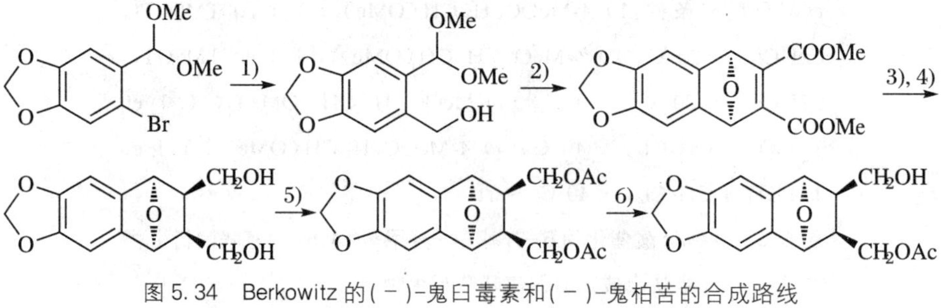

图 5.34 Berkowitz 的(-)-鬼臼毒素和(-)-鬼柏苦的合成路线

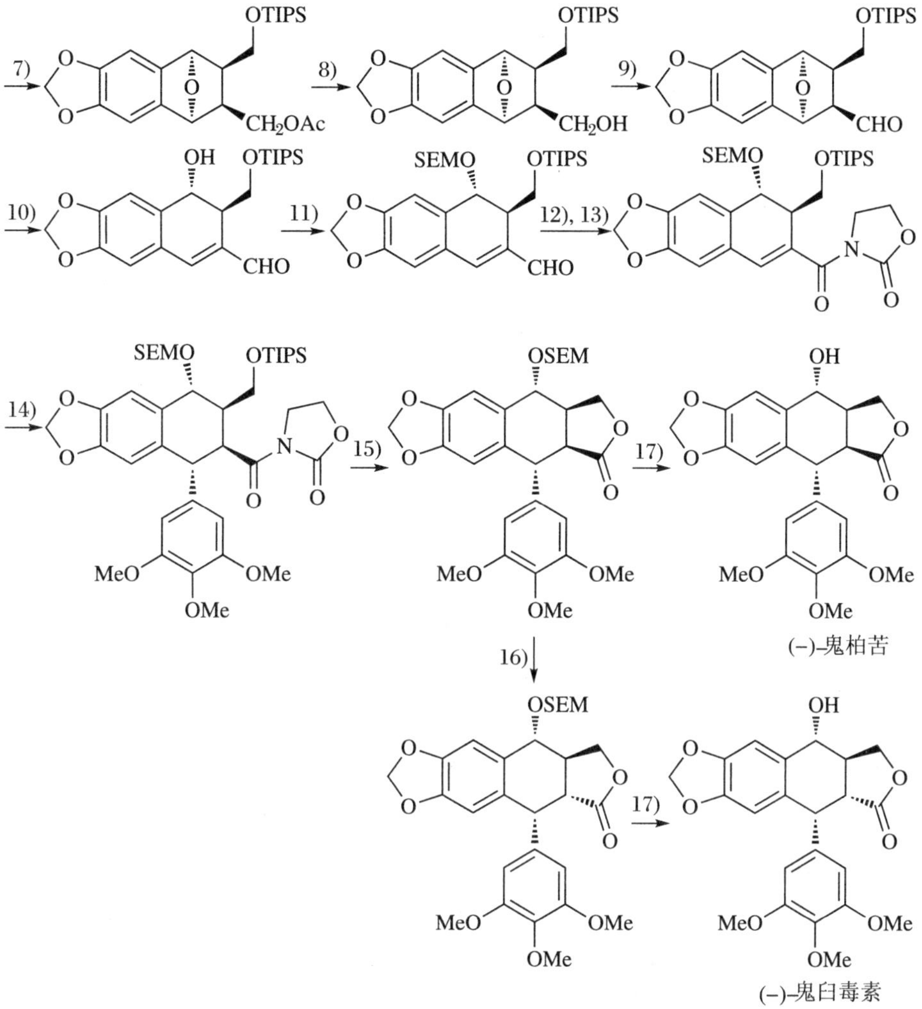

试剂和反应条件：1) n-BuLi，$(CH_2O)_n$，THF，$-78\ ℃ \sim$ rt；2) DMAD，HOAc，$\triangle$；3) H_2，10% Pd/C，45 psi，6 h；4) $LiAlH_4$，Et_2O；5) Ac_2O，pyridine；6) porcine pancreatic lipase (PPL)，10% DMSO，50 mmol/L K_3PO_4，PH = 8；7) TIPSCl，DMF；8) K_2CO_3，MeOH；9) oxalyl chloride，$DMSO/CH_2Cl_2$，$-78\ ℃$，30 min，then Et_3N，$-40\ ℃$，2 h；10) MeONa，MeOH；11) SEMCl，DIPEA，CH_2Cl_2；12) NaClO，NaH_2PO_4，n-BuOH；13) ⅰ) CDI，THF，rt，3 h；ⅱ) 2-oxazolidinone，n-BuLi，THF，$-78\ ℃$，5.5 h；14) 3, 4, 5-trimethoxy-phenylmagnesium bromide，CuCN，THF，1 h；15) TBAF，THF，$40\sim 50\ ℃$，5 h；16) LDA，THF，$-78\ ℃$，90 min，then pyridine-HCl，17) EtSH，$MgBr_2$，Et_2O，$0\ ℃ \sim$ rt，5 h

图 5.34 Berkowitz 的(−)-鬼臼毒素和(−)-鬼柏苦的合成路线(续)

基,并经 Swern 氧化成为醛,再经甲醇钠-甲醇溶液处理得到 C7 和 C8 的构型与鬼臼毒素相同的开环产物;其羟基经 2-(三甲基硅基)乙氧基甲基保护后,用次氯酸钠氧化醛基得到羧酸衍生物,羧基先与二咪唑甲酮反应进行活化,再与 2-噁唑烷酮负离子反应制成 2-噁唑烷酮衍生物,然后在氰化亚铜的存在下与 3,4,5-三甲氧基苯基溴化镁发生 Michael 加成反应引入 C 环;在氟化四正丁基铵的作用下,脱去硅醚保护基并内酯化生成 C7 羟基被保护的(-)-鬼柏苦,然后脱去保护基得(-)-鬼柏苦;另一方面,C7 羟基保护的(-)-鬼柏苦用二异丙基胺锂(LDA)处理发生异构化生成 C7 羟基保护的(-)-鬼臼毒素,最后脱除保护基得到(-)-鬼臼毒素 6。

5.4.2　Linker 的(-)-表鬼臼毒素的合成路线

Linker[337]等人于 2003 年报道了(-)-表鬼臼毒素的合成路线,如图 5.35 所示,用强碱二异丙基胺锂处理 4,4-二乙氧基丁腈得到的负离子与胡椒醛发生羟醛缩合反应,产物在 20% 的硫酸甲醇溶液中,65 ℃下反应 1.5 h,得到氰基萘衍生物,然后进行醇解得到的萘甲酸乙酯衍生物与手性的氨基醇反应制成噁唑衍生物;此噁唑衍生物与 3,4,5-三甲氧基苯基锂试剂发生立体选择性 Michael 加成反应,然后用甲磺酸的甲醇溶液处理得到芳基取代的二氢萘甲酸甲酯中间体,其双键用二甲基二噁唑氧化得到不稳定的环氧化合物,此环氧化合物不经分离,而直接用 LiHMDS 处理以 89% 的收率高立体选择性的得到羟基与芳基取代基呈反式的二氢萘衍生物;其羟基与二甲基溴甲基氯硅烷反应得到的硅醚产物经三正丁基锡氢化物处理,发生碳—溴键的均裂,产生的自由基区域选择性和立体选择性地进攻双键,发生分子内环合反应生成五元环硅醚衍生物,其中 C8'-位酯基的差向异构体比例为 73:27;五元环硅醚衍生物的碳—硅键经过氧化氢氧化得到二醇衍生物,其中与 C8'-位酯基呈顺式的 C8-位醇与酯基形成内酯从而可进行分离,与 C8'-位酯基呈反式的 C8-位醇经分离后,通过 Lewis 酸的催化也顺利发生内酯化而得到目标产物(-)-表鬼臼毒素 333。

5.4.3　Renaud 的去氧鬼臼毒素类似物的合成方法

如图 5.36 所示为 Renaud[338]等人报道的鬼臼毒素系列化合物的合成

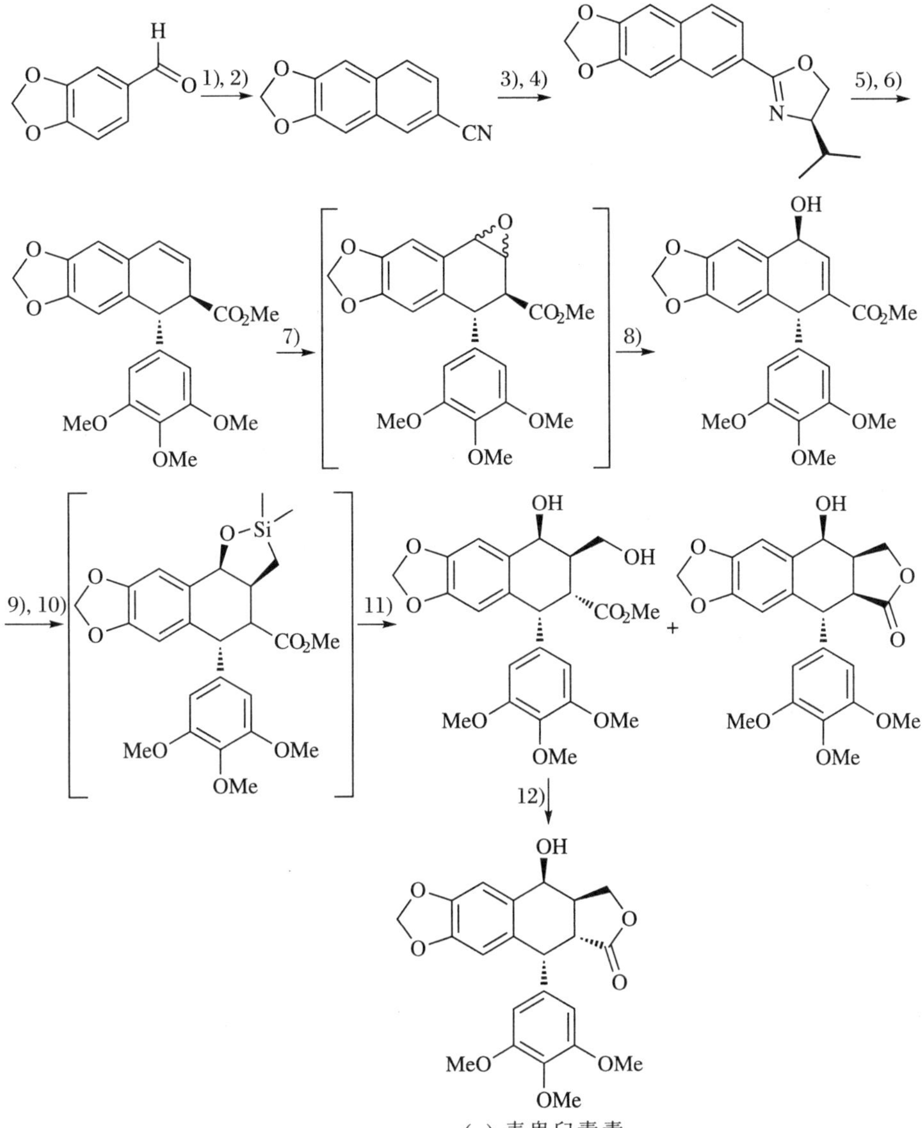

第 5 章　木脂素的化学合成

试剂和反应条件：1) LDA, 4,4-diethoxybutyronitrile, -78 ℃, 1 h; 2) H_2SO_4 (20%), MeOH, 65 ℃, 1.5 h; 3) HCl, EtOH, 0 ℃, 12 h; 4) S-2-氨基异戊醇, $CHCl_3$, 61 ℃; 5) 3,4,5-trimethoxyphenyl bromide, t-BuLi, -35 ℃, 5 d; 6) $MeSO_3H$, MeOH, 65 ℃, 48 h; 7) dimethyl dioxirane(0.06 M), CH_2Cl_2, 0 ℃, 4 h; 8) LiHMDS, THF, -78 ℃, 10 min, NH_4Cl, 20 ℃, 2 h; 9) $ClSiMe_2CH_2Br$, Et_3N, CH_2Cl_2, 0 ℃, 6 h; 10) $HSnBu_3$, AIBN, benzene, 80 ℃, 10 h; 11) KF, $KHCO_3$, H_2O_2(30%), THF, 20 ℃, 12 h; 12) MS(4A), $ZnCl_2$, THF, 66 ℃, 12 h

图 5.35　Linker 的(−)-表鬼臼毒素的合成路线

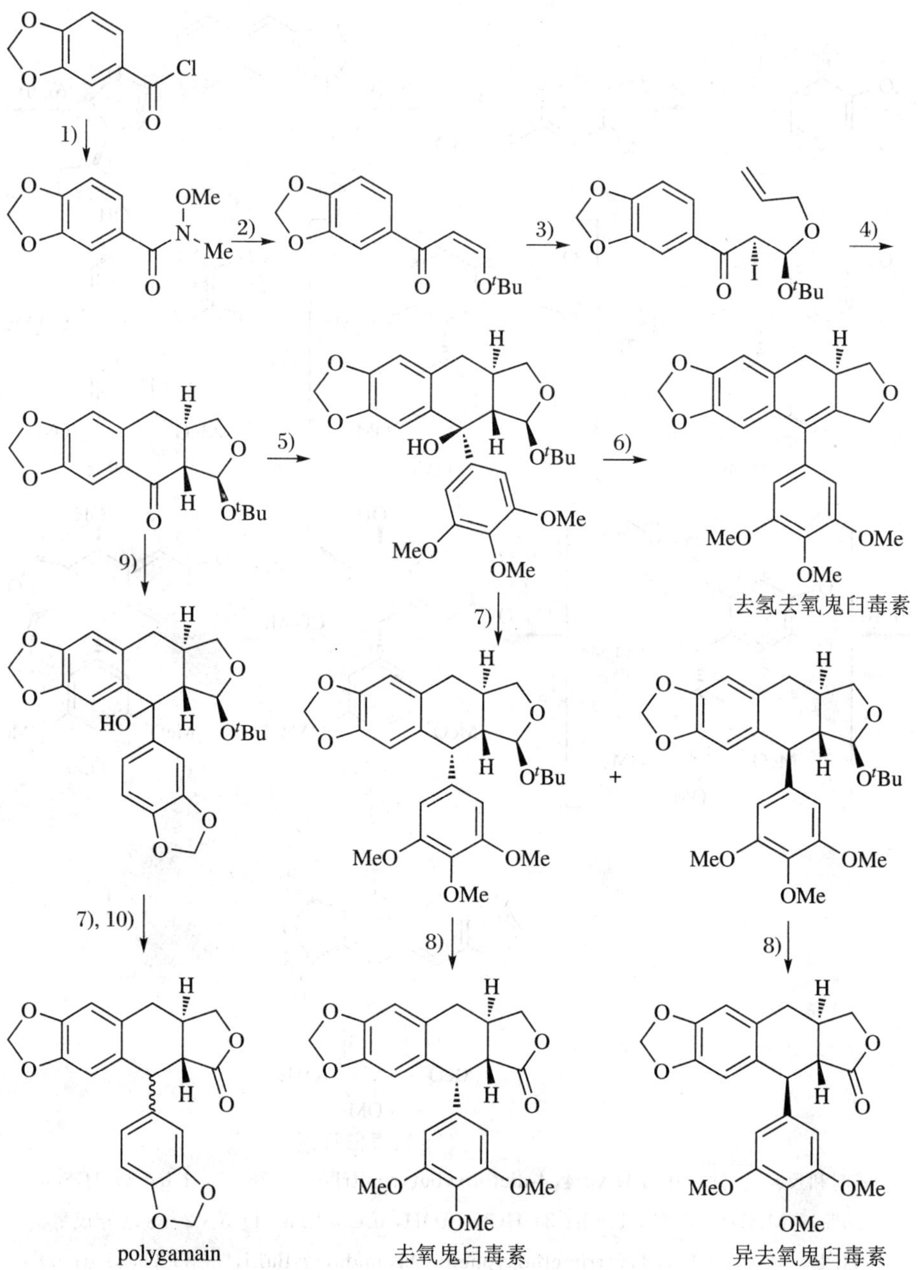

去氢去氧鬼臼毒素

polygamain   去氧鬼臼毒素   异去氧鬼臼毒素

试剂和反应条件：1) Me(OMe)NH·HCl, Et₃N; 2) (Z)-(CH₃)₃COCH=CHLi; 3) allyl alcohol, NIS; 4) DLP, NaHCO₃, benzene, reflux, 6 h; 5) 3,4,5-trimethoxyphenyl lithium, LiCl, THF; 6) TFA, Et₃SiH; 7) KH, PhSeCH₂Cl; 8) ⅰ) 3 M HCl, ⅱ) PCC; 9) 3,4-methylenedioxyphenyl lithium, LiCl, THF; 10) ⅰ) H₂SO₄, ⅱ) PCC

图 5.36 Renaud 的去氧鬼臼毒素类似物的合成路线

方法：3,4-亚甲二氧基苯甲酰氯首先与 N-甲氧基甲胺反应转化为 Weinreb 酰胺，然后与顺式叔丁氧基乙烯基锂试剂反应，生成的 β-叔丁氧基 α,β-不饱和酮与烯丙醇和 N-碘代琥珀酰亚胺反应，得到一个非对映的碘代缩醛关键中间体；该中间体在双月桂酰过氧化物（DLP）和碳酸氢钠的存在下在苯中回流，发生 5-exo-trig 自由基环合引发的串联反应得到反式稠合的环化产物；用 3,4,5-三甲氧基苯基锂试剂进攻该环合产物的羰基在 C7′ 位引入芳基后，产物用三乙基硅氢化物和三氟乙酸处理得到去氢去氧鬼臼毒素，而如果在氢化钾的存在下用氯甲基苯基锡化物处理以上产物则以 1:1 的比例得到选择性脱羟基的产物，分离后用 3 M 盐酸脱去叔丁基并用 PCC 氧化生成的半缩醛分别得到去氧鬼臼毒素和异去氧鬼臼毒素；另一方面，用 3,4-亚甲二氧基苯基锂试剂进攻自由基环合产物的羰基，再经过选择性脱羟基，酸水解和氧化等步骤则可以得到 polygamain。

5.4.4　Brun 的 phyltetralin 的合成路线

如图 5.37 所示为 Brun[339] 等人于 2003 年报道的 phyltetralin 的合成路线，其关键步骤包括醋酸锰（Ⅲ）引发的芳基乙酰乙酸乙酯对手性 α,β-不饱和酮衍生物的自由基加成反应生成 2,5-二芳基-2,3-二氢呋喃衍生物和 Lewis 酸诱导的 2,5-二芳基-2,3-二氢呋喃衍生物重排生成芳基四氢萘酮化合物。自由基加成产物在溴化锂和 DBU 的存在下用甲醇处理脱除手性辅基，产物在四氯化锡的催化下发生重排生成关键中间体四氢芳基萘酮；该四氢芳基萘酮在溶液中以 2,3-反式与 2,3-顺式的酮式以及烯醇式的混合物的形式存在，在乙酸溶剂中，经催化去氧得到 2,3-反式与 2,3-

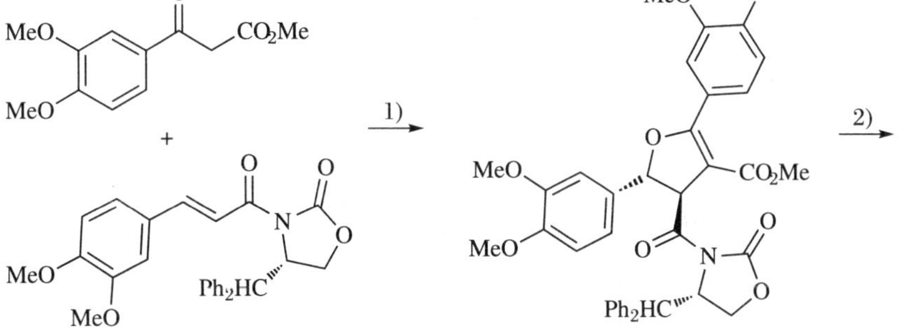

图 5.37　Brun 的 phyltetralin 的合成路线

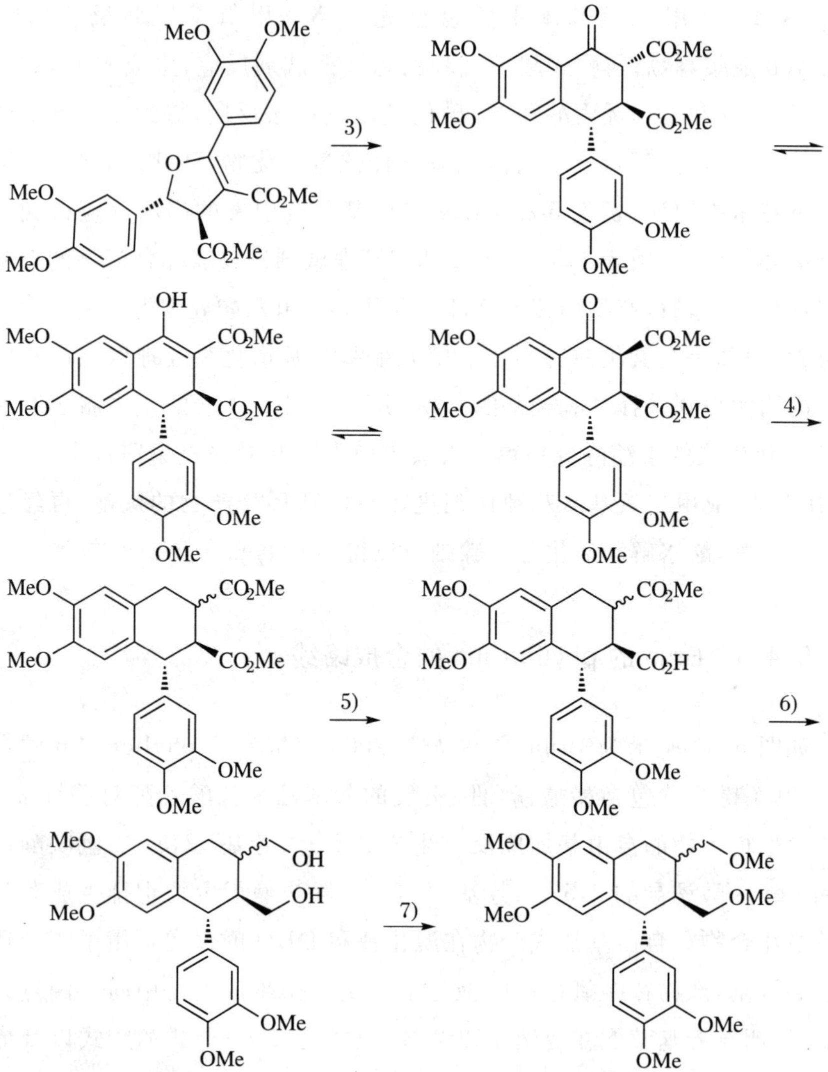

试剂和反应条件:1) Mn(OAc)$_3$·2H$_2$O, AcOH, 70 ℃; 2) LiBr, DBU, MeOH/THF, 0 ℃, 3 h; 3) SnCl$_4$, CH$_2$Cl$_2$, rt, 12 h; 4) H$_2$, Pd/C, AcOH, 3 bar, 80 ℃, 8 h; 5) MeONa, MeOH, reflux, 24 h; 6) LiAlH$_4$, THF, reflux, 30 min; 7) NaH, CH$_3$I, THF, rt, 6 h.

图 5.37 Brun 的 phyltetralin 的合成路线(续)

顺式四氢芳基萘二酯衍生物的混合物,其中 2,3-反式与 2,3-顺式异构体的比例为 70∶30,用甲醇钠的甲醇溶液处理该混合物可使异构体的比例提高到 94∶6,同时得到单酯化合物;最后经氢化铝锂还原和甲基化反应得到目标产物 phyltetralin。

5.4.5 Charlton 的(＋)-lyoniresinol 二甲醚的合成方法

如图 5.38 所示为 Charlton[340] 等人所报道的(＋)-lyoniresinol 二甲醚的合成方法,利用伪麻黄碱作为手性辅基来控制二芳亚甲基琥珀酸衍生物在光照条件下的立体选择性环化生成芳基二氢萘衍生物,脱除手性辅基后,分别通过催化氢化还原双键和氢化铝锂还原酯基得到目标产物(＋)-lyoniresinol 二甲醚。

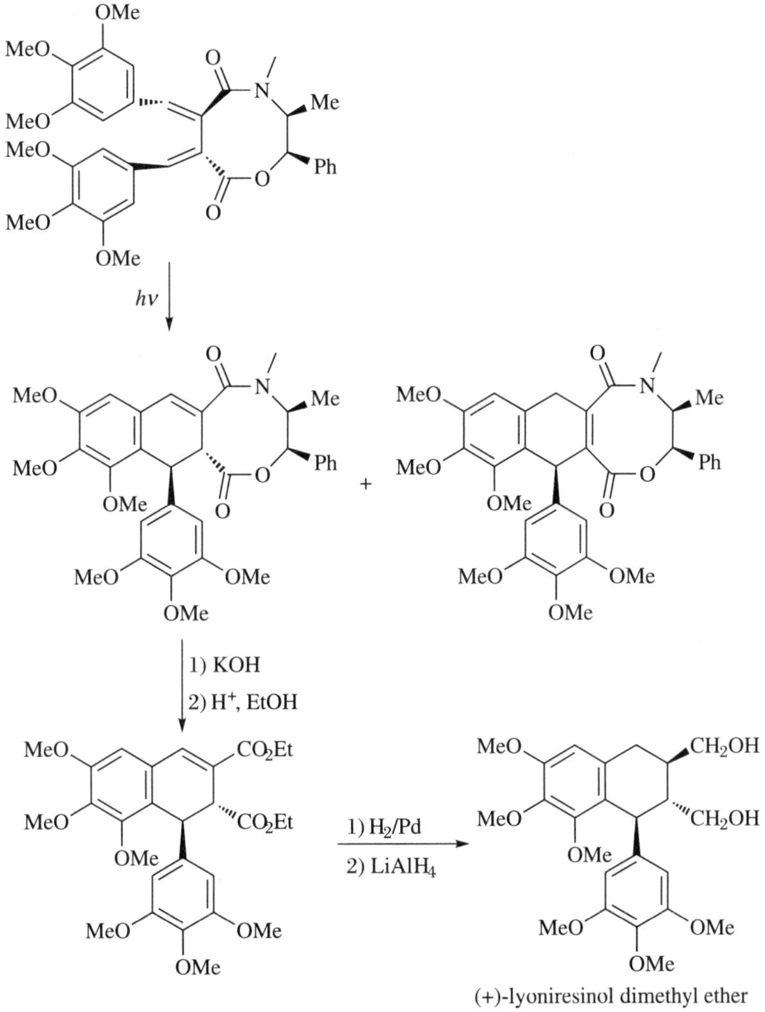

图 5.38 Charlton 的(＋)-lyoniresinol 二甲醚的合成路线

5.4.6 Charlton 的木兰脂素(magnoshinin)和 cyclogalgravin 的合成方法

Charlton[341]等人于 2001 年报道了通过改进的 Stobbe 缩合反应来合成木兰脂素和 cyclogalgravin 的方法。以 cyclogalgravin 的合成为例,如图 5.39 所示,琥珀酸二乙酯与 3,4-二甲氧基苯甲醛的第一步缩合反应的产物在 -70 ℃下用二异丙基胺锂处理,然后在此温度下与第二分子 3,4-二甲氧基苯甲醛反应生成 7′-羟基二芳基丁烷木脂素中间体;该中间体直接用三氟乙酸处理,得到二氢芳基萘-9,9′-二羧酸单酯和双酯的混合物,该混合

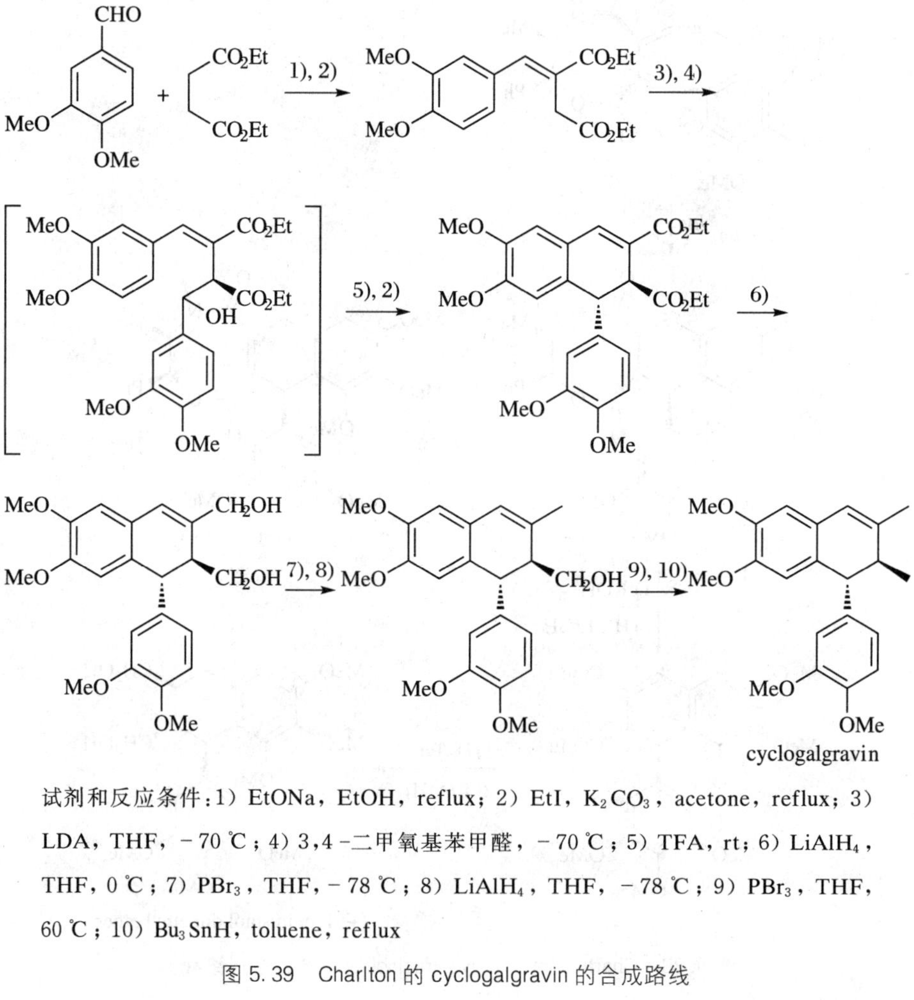

试剂和反应条件:1) EtONa,EtOH,reflux;2) EtI,K_2CO_3,acetone,reflux;3) LDA,THF,-70 ℃;4) 3,4-二甲氧基苯甲醛,-70 ℃;5) TFA,rt;6) $LiAlH_4$,THF,0 ℃;7) PBr_3,THF,-78 ℃;8) $LiAlH_4$,THF,-78 ℃;9) PBr_3,THF,60 ℃;10) Bu_3SnH,toluene,reflux

图 5.39 Charlton 的 cyclogalgravin 的合成路线

物在丙酮中与碘乙烷和碳酸钾一起回流可以将单酯完全转化为双酯,然后用氢化铝锂将其还原为二醇衍生物,并经三溴化磷处理和氢化铝锂还原得到 9'-羟基 cyclogalgravin,进一步在 60 ℃的四氢呋喃溶液中用三溴化磷处理并经三正丁基锡氢化物还原得到目标产物 cyclogalgravin,总收率可达 9%。同样的反应步骤可以以 20%的总收率得到木兰脂素。

5.4.7 Padwa 的 Pummerer-Diels-Alder 串联反应合成台湾脂素(taiwanin)C、台湾脂素 E 和爵床脂素(justicidin)E 的方法

Padwa[342]等人报道了通过串联的 Pummerer 和 Diels-Alder 反应来合成台湾脂素 C、台湾脂素 E 和爵床脂素 E 的方法。如图 5.40 所示,以 3,4-亚甲二氧基苄醇为原料,经过溴化、亲核取代、亲核加成、氧化等反应步骤合成了 Pummerer 反应的前体化合物乙基苄基亚砜,在乙酸酐的作用下,发生 Pummerer 反应引发的环合生成 α-硫代苯并异呋喃过渡态中间体,并与马来酸二甲酯发生 Diels-Alder 反应从而构建了芳基萘的基本骨架结构;在催化剂三氯化钌的存在下,用高碘酸钠氧化为砜衍生物,并经对甲苯磺酸处理得到芳基萘酚的二羧酸酯衍生物,该萘酚二羧酸酯衍生物可以很容易地转化为台湾脂素 E;另一方面,直接用对甲苯磺酸处理 Pummerer 和 Diels-Alder 串联反应的产物可得到硫代芳基萘二羧酸酯的衍生物,经雷尼镍处理除去巯基取代基后,用三甲基硅基氧化钾选择性进攻位阻较小的酯基生成芳基萘二羧酸单甲酯衍生物;该单甲酯衍生物用三乙基硼氢化锂选择性还原羧基,产物经关环生成台湾脂素 C,而如果先与两倍量的氢化钠作用,再用硼氢化锂处理,可选择性地还原酯基得到爵床脂素 E。

5.4.8 Mori 的钯催化[2+2+2]环合反应合成台湾脂素 C 和台湾脂素 E 的方法

Mori[343]等人对过渡金属催化的芳炔与两分子炔烃衍生物的[2+2+2]环合反应生成芳基萘衍生物的方法进行了发展,并成功地将其应用于台湾脂素 C 和台湾脂素 E 的合成。如图 5.41 所示,THP 保护的炔丙基醇与 N-甲基-N-甲氧基甲酰氯的反应产物用对甲苯磺酸脱保护,得到的炔丙

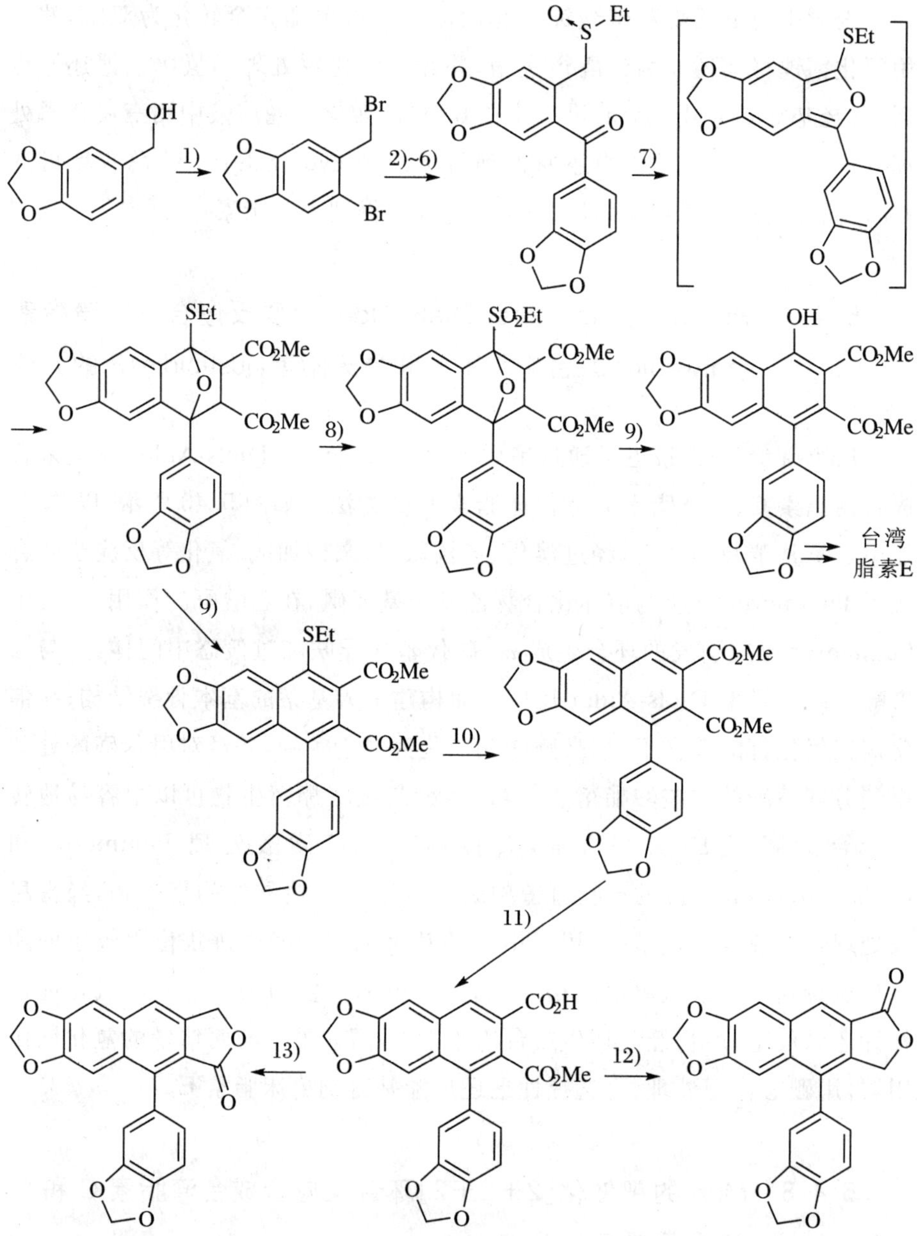

台湾脂素C

爵床脂素E

试剂和反应条件：1) Br_2，AcOH；2) EtSH；3) *t*-BuLi；4) 胡椒醛；5) MnO_2；6) $NaIO_4$；7) Ac_2O，马来酸二甲酯；8) $NaIO_4$，$RuCl_3$；9) *p*-TsOH；10) Raney Ni；11) $KOSiMe_3$；12) NaH，$LiBH_4$；13) $LiEt_3BH$

图 5.40 Padwa 的台湾脂素 C、台湾脂素 E 和爵床脂素 E 的合成路线

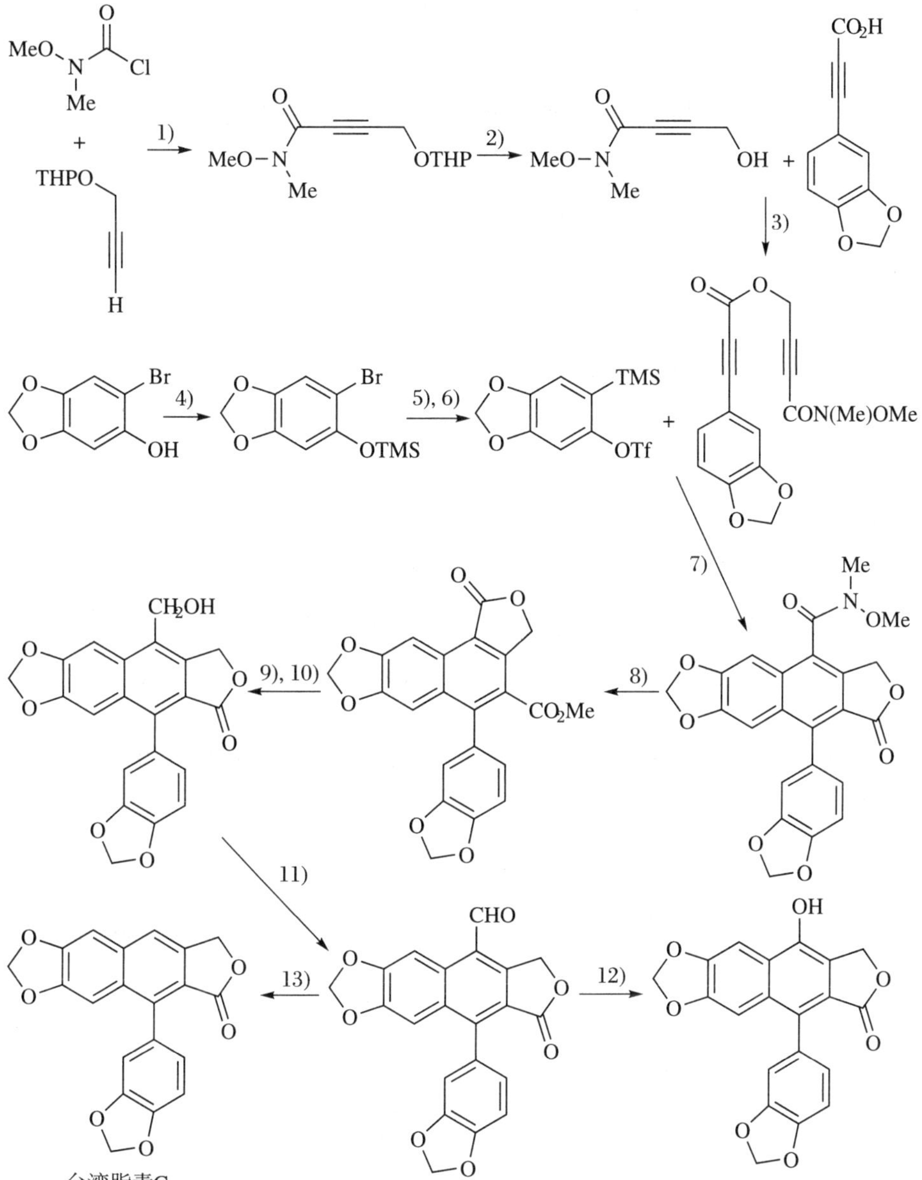

台湾脂素C　台湾脂素E

试剂和反应条件：1) 3 mol % [$PdCl_2(CH_3CN)_2$]，10 mol % CuI，16 mol % PPh_3，Et_3N，90 ℃；2) TsOH，MeOH，rt；3) DCC，DMAP，CH_2Cl_2，rt；4) HMDS，THF，reflux；5) BuLi，THF，−80 ℃；6) Tf_2O，THF/Et_2O，−80 ℃；7) 5 mol % [$Pd_2(dba)_3$]，40 mol % $P(o\text{-tol})_3$，CsF，CH_3CN，rt，4 h；8) NaH/MeOH，CH_2Cl_2，rt；9) DIBAL-H，CH_2Cl_2，−78 ℃；10) $NaBH_4$，MeOH，0 ℃ ～ rt；11) PCC，4A MS，CH_2Cl_2，0 ℃；12) ⅰ) MCPBA，CH_2Cl_2，rt；ⅱ) K_2CO_3，MeOH，rt；13) $RhCl(PPh_3)_3$，C_2H_5CN，reflux

图 5.41　Mori 的钯催化[2+2+2]环合反应合成台湾脂素 C 和台湾脂素 E 的路线

基醇衍生物与3,4-亚甲二氧基苯丙炔酸反应生成芳炔酸炔丙基醇酯关键中间体；另一方面，以6-溴-3,4-亚甲二氧基苯酚为原料，与六甲基二硅烷反应得到羟基保护的产物，该中间体产物用丁基锂处理首先发生金属交换反应，然后发生三甲基硅基的迁移，所得产物用三氟甲磺酸酐处理得到芳炔的前体化合物；该芳炔前体化合物与上述芳炔酸炔丙基醇酯中间体在钯催化剂的存在下，发生[2+2+2]环合反应生成芳基萘9′,9-内酯衍生物，用甲醇钠处理发生内酯的开环和迁移反应，反应产物的γ-丁内酯官能团用二异丁基胺基锂在-78℃下选择性还原为丁乳醇，再经硼氢化钠还原和关环生成7′-羟甲基芳基萘9′,9-内酯，羟基经PCC氧化为醛，该醛用间氯过氧苯甲酸处理发生Baeyer-Villiger氧化反应，产物经水解得到台湾脂素E，而用Wilkinson催化剂RhCl(PPh₃)₃处理则发生去羰基化反应而生成台湾脂素C。

5.4.9 Mizufune的钯催化α,β-二芳亚甲基-γ-丁内酯芳环化应反合成赛菊芋黄素(helioxanthin)的方法

如图5.42所示，2-碘-3,4-亚甲二氧基苯甲醛和3,4-亚甲二氧基苯

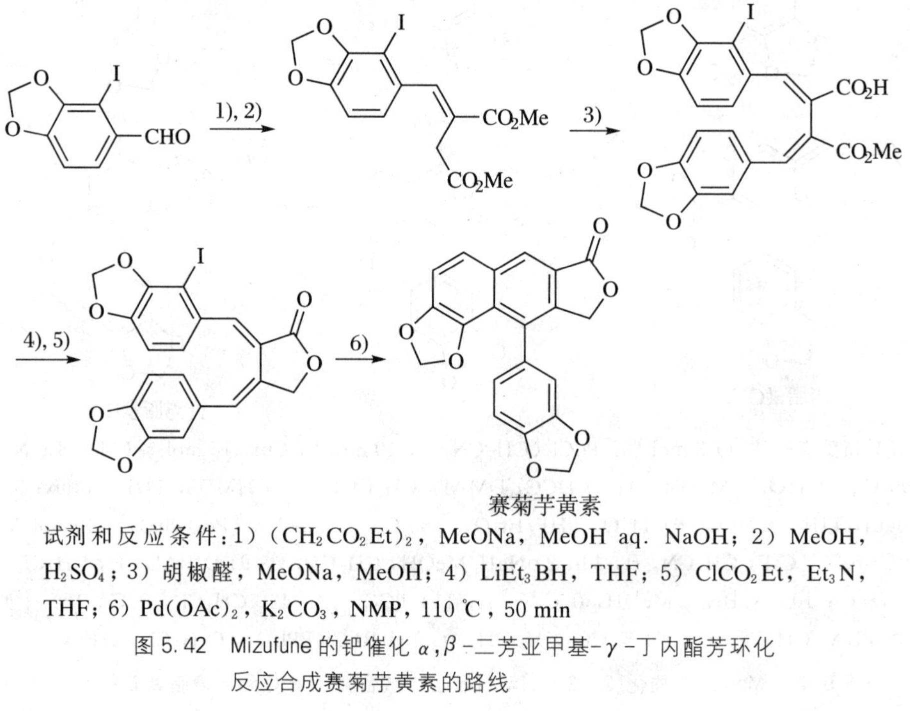

试剂和反应条件：1)(CH₂CO₂Et)₂，MeONa，MeOH aq. NaOH；2)MeOH，H₂SO₄；3)胡椒醛，MeONa，MeOH；4)LiEt₃BH，THF；5)ClCO₂Et，Et₃N，THF；6)Pd(OAc)₂，K₂CO₃，NMP，110℃，50 min

图5.42 Mizufune的钯催化α,β-二芳亚甲基-γ-丁内酯芳环化反应合成赛菊芋黄素的路线

甲醛先后与琥珀酸二甲酯发生 stobbe 缩合反应得到 α,β-双芳亚甲基琥珀酸单甲酯,用三乙基硼氢化锂选择性还原酯基后再发生内酯化反应生成具有(E,E)构型的 α,β-双芳亚甲基-γ-丁内酯关键中间体,在醋酸钯的催化下发生芳环化反应生成目标产物赛菊芋黄素。[344]

5.4.10 López 的 justicidone 的合成

justicidone 是从爵床科植物中所分离出的一个具有芳基萘醌结构的天然产物,可以看作是芳基萘木脂素的衍生物。López[345]等人于 2005 年首次报道了该化合物的全合成路线。如图 5.43 所示,在醋酸和对甲苯磺酸的存在下用 1,3-丙二硫醇保护胡椒醛得到硫醇缩醛衍生物,经丁基锂处理后,与呋喃酮发生 Michael 加成反应,然后在二异丙基胺锂的存在下和 2,4,5-三甲氧基苯甲醛发生羟醛缩合反应,产物在三氟化硼的存在下用氧化汞脱除保护基,再经三氟乙酸处理得到消除产物后,用硼氢化钠还原羰基,产物在苯中与三氟乙酸一起回流得到二氢芳基萘 9,9'-内酯衍生物,最后经硝酸铈氧化得到目标产物 justicidone。

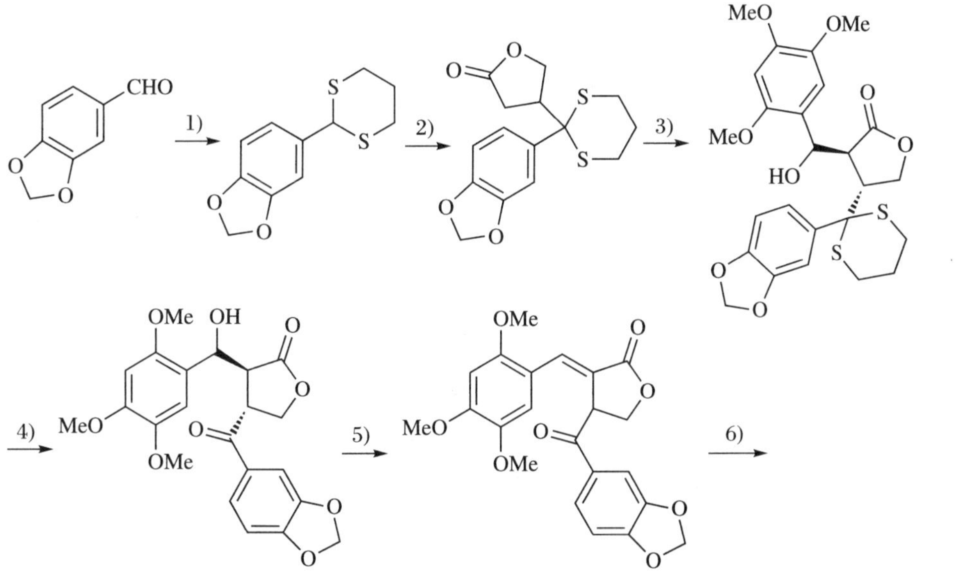

图 5.43 López 的 justicidone 的合成路线

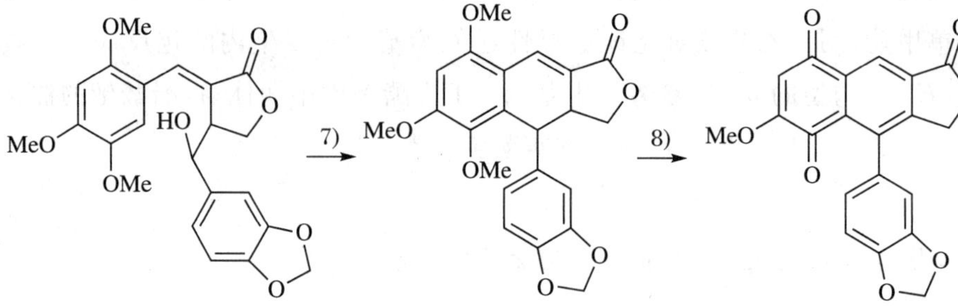

试剂和反应条件：1) AcOH/ p-TsOH，1,3-丙二硫醇；2) ⅰ) n-BuLi/THF，ⅱ) 呋喃酮；3) ⅰ) LDA/THF，ⅱ) 2,4,5-三甲氧基苯甲醛；4) THF-H$_2$O, BF$_3$·OEt$_2$，HgO；5) TFA-CH$_2$Cl$_2$，rt，30 min；6) NaBH$_4$，CH$_2$Cl$_2$-MeOH(1∶1), 0℃；7) TFA/benzene，reflux，1 h；8) CAN，CH$_3$CN，reflux，30 min

图 5.43 López 的 justicidone 的合成路线(续)

5.5 二苯并环辛二烯类木脂素化合物的合成

由于二苯并环辛二烯木脂素天然产物所表现出的多种生物活性(如戈米辛 G 所具有的抗 HIV 活性、五味子丙素良好的抗肝炎病毒活性、五甲前胡素所具有的显著的抗肿瘤活性)以及它们独特的结构,这些化合物及其类似物的化学合成长期以来在有机合成领域一直占据着比较重要的地位。

对二苯并环辛二烯木脂素化合物的结构进行剖析可知,它们可由如图 5.44 所示的两条路线来进行合成。路线 A 先由两个带有侧链的芳基化合物进行偶联反应生成联苯化合物,然后再进行侧链的缩合反应生成目标化合物；而路线 B 是先进行侧链的缩合反应生成二芳基丁烷木脂素衍生物后,再进行芳基的偶联。两条路线的不同之处在于芳基的偶联反应与侧链的缩合反应先后顺序不同。路线 A 首先进行芳基的偶联反应,所以是分子间偶联；路线 B 先进行侧链的缩合反应,再进行芳基的偶联反应,为分子内偶联。无论路线 A 还是路线 B,在二苯并环辛二烯类木脂素化合物的合成中都有着广泛的应用。

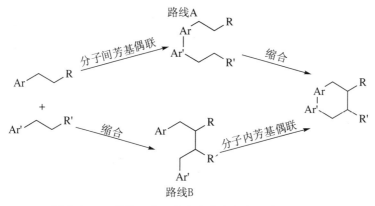

图 5.44 二苯并环辛二烯木脂素类化合物的合成策略

5.5.1 分子间偶联法合成二苯并环辛二烯木脂素化合物

该方法首先通过两个取代芳烃分子间的偶联反应得到联苯衍生物,继而将它们的邻位丙基侧链中间的碳原子(C8,C8′)相连,从而形成二苯并环辛二烯环。

5.5.1.1 联苯化合物的合成

联苯键的形成主要通过在催化量或化学计量的金属存在下两个芳香衍生物的偶合反应来进行,所用的金属主要包括铜及其盐、镍及其盐以及选择性较好的钯催化剂等,近年来,金催化的偶联反应也受到越来越多的重视。根据所采用的芳香衍生物的不同,反应类型主要有 Ullmann 反应、Kumada 反应、Negishi 反应、Stille 反应和 Suzuki 反应等,下面一一介绍。

1. 利用 Ullmann 反应合成联苯化合物

铜是最早应用于芳环偶合并使用至今的过渡金属,用金属铜作为偶合试剂的 Ullmann 反应是经典的联苯偶合反应之一。Ullmann 反应于 1901 年首次被报道,典型的 Ullmann 反应是指在高温下芳卤化合物与铜共热从而发生分子间偶联,生成联苯类化合物的反应。溶剂 DMF 的使用使得 Ullmann 反应可以在相对较低的温度(DMF 沸点下)进行。该反应在相同的卤代芳烃相互偶联时可以令人满意地得到对称的联苯衍生物,而当两种不同的卤代芳烃分子(Ar^1X 和 Ar^2X)进行偶联时,则会形成三种产物(Ar^1-Ar^1、Ar^2-Ar^2、Ar^1-Ar^2)。为了解决这一问题,通常的做法是先通过金属-卤素的交换反应使一种卤代芳烃 Ar^1-X 转化为相应的芳基金属试剂,如铜试剂 Ar^1-Cu,然后再与另一分子卤代芳烃 Ar^2-X 在低温下进行偶联,从而得到单一的联苯产物 Ar^1-Ar^2。该改进的方法条件温和,而且当卤代芳烃的两个邻位均有取代基时亦可很好的进行偶联,克服了经典 Ullmann 反应的缺陷,适用于不对称联苯衍生物的合成,例如(±)-五加前胡素的合成(图 5.45)。

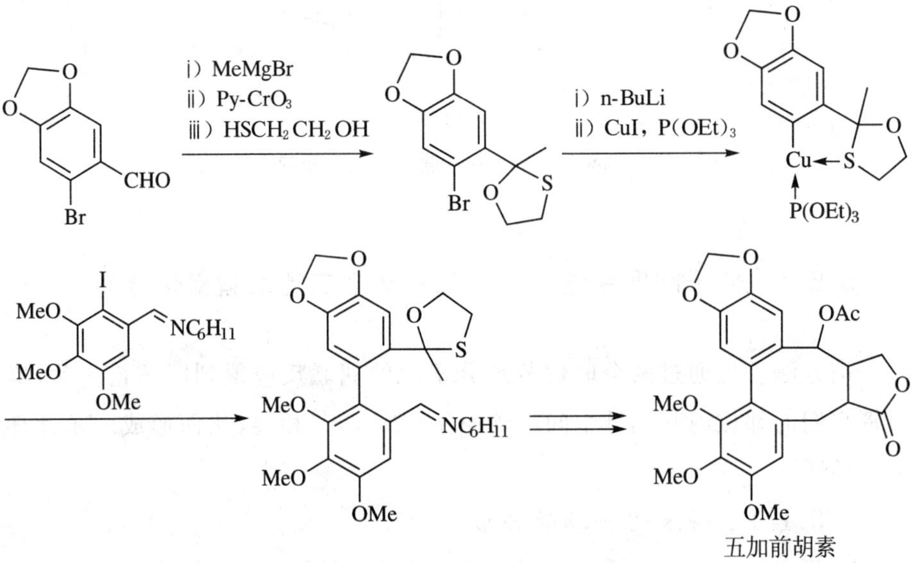

图 5.45 Ullmann 反应在五加前胡素合成中的应用

虽然 Ullmann 反应在两种不同的卤代芳烃的不对称偶合反应中应用起来不太方便,但是截至目前,该反应仍然是合成一些对称的联苯类化合物的有效途径。例如联苯双酯 β-DDB 的合成(图 5.46)。

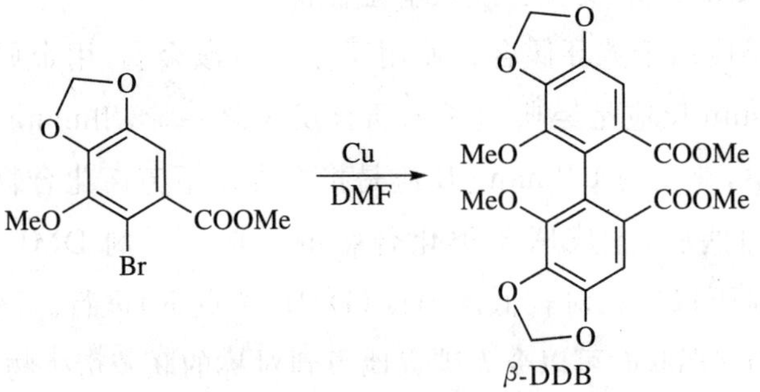

图 5.46 利用 Ullmann 反应合成 β-DDB

α-DDB 和 β-DDB 都是具有对称结构的联苯化合物,而它们的类似物 γ-DDB 则不具有对称的结构。我们最近报道了通过 Ullmann 反应来合成 γ-DDB 的方法[346],如图 5.47 所示,首先将要进行偶联反应的两个溴代没食子酸衍生物以酸酐键相连,这样再进行的 Ullmann 偶联反应就变成了分子内的偶联,最后经酸酐的水解与酯化反应得到了目标产物。借助于分子内偶联的思想,特别是酸酐官能团的引入,使该反应能够在较低的反应温度下(60~70 ℃)进行,且成功地解决了 γ-DDB 合成过程中 Ullmann 反应的选择性问题,高收率地得到了我们的目标产物。

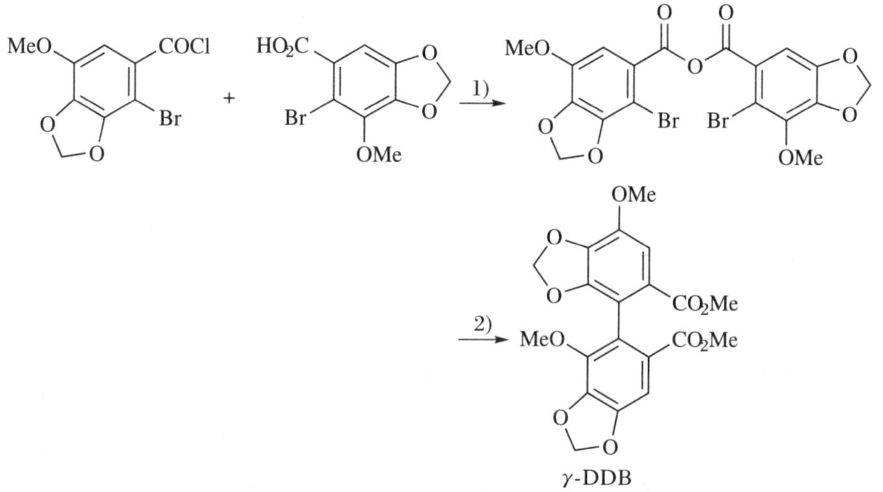

试剂和反应条件:1) pyridine, THF, 0 ℃, 0.5 h, 86%; 2) ⅰ) Cu(powder), DMF, 60~70 ℃, 1.5 h, ⅱ) KOH, MeOH/H_2O, reflux, 20 min, ⅲ) H^+, ⅳ) MeOH, concd H_2SO_4, reflux, 10 h, 40% over the four steps

图 5.47 γ-DDB 的合成

当联苯轴的邻位有较大的取代基时,将使两个苯环绕联苯单键的自由旋转受到限制,从而会产生轴手性异构体,Ullmann 反应可用于合成特定构型的轴手性化合物。Meyers 等报道了噁唑啉取代的溴苯在活性铜粉的作用下在 DMF 溶液中发生偶合反应生成光学纯的轴手性联苯化合物,这种方法同样也适用于联萘化合物的合成(图 5.48)。

2. 利用 Kumada 反应合成联苯化合物

Kumada 交叉偶联反应是指一分子格氏试剂与另一分子芳基、烯基或烷基卤代物在镍或者钯催化剂存在下的偶联反应。该反应仅适用于不与格氏试剂反应的底物,因此底物中不能含有诸如羰基、酯基、硝基等官能团。

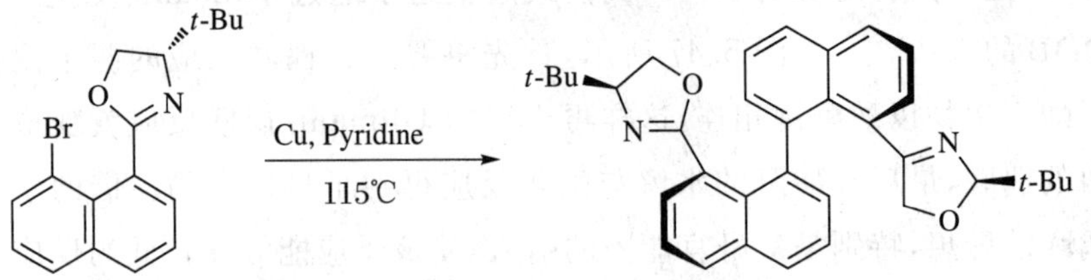

图 5.48 利用 Ullmann 反应合成手性联萘化合物

Meyers[347,348]利用手性噁唑啉诱导的 Kumada 偶联反应成功地合成了轴不对称的联苯化合物,其阻转异构体的比例为 6.2∶1(图 5.49)。

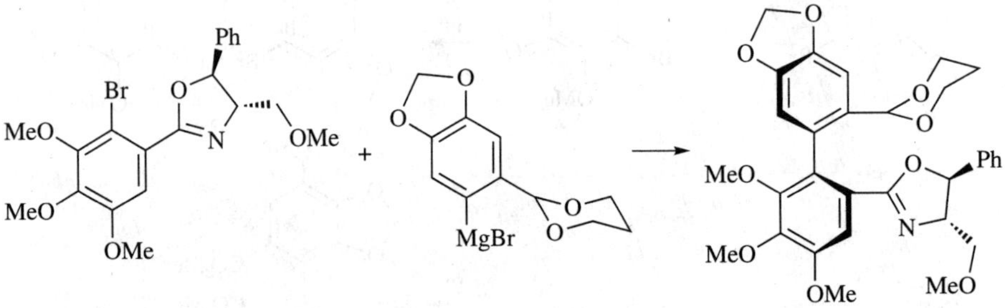

图 5.49 手性噁唑啉诱导的 Kumada 偶联反应合成手性联苯化合物

Kumada 偶联反应也可用于联萘化合物的合成。早期合成手性联萘化合物的方法主要通过采用手性镍催化剂,但是反应所得产物的对映体选择性很差,产率也较低。Hayashi 小组[349]于 1988 年报道了使用 Kumada 反应制备手性联萘化合物的方法(图 5.50),得到了非常好的结果,产物的 e.e.值达到了 95%,产率也提高到了 70% 左右。

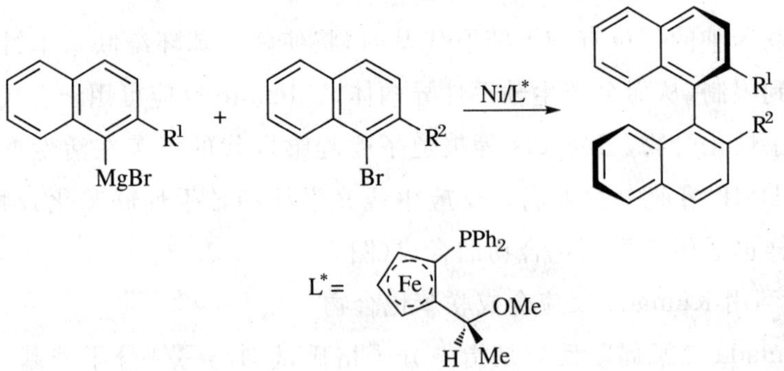

图 5.50 利用 Kumada 反应合成手性联萘化合物

3. 利用 Negishi 反应合成联苯化合物

Negishi 偶联反应最初发表于 1977 年，以芳基锌试剂（ArZnX）与芳基卤代物（ArX）或其三氟甲磺酸酯（ArOSO$_2$CF$_3$）在镍或钯的催化下进行偶联，能够高收率地合成不对称的联苯化合物（图 5.51）。但 Negishi 偶联反应并不仅仅局限于联苯化合物的合成，烯基与烯丙基卤代物都可以作为该偶联反应的底物。与 Kumada 反应不同，由于芳基锌试剂比较温和，该反应可以允许底物分子中有羰基、酯基以及硝基等官能团的存在；但是通过该反应所生成的联苯化合物中只允许有两个邻位有取代基的存在，如果有更多的取代基，则几乎没有偶联反应发生。

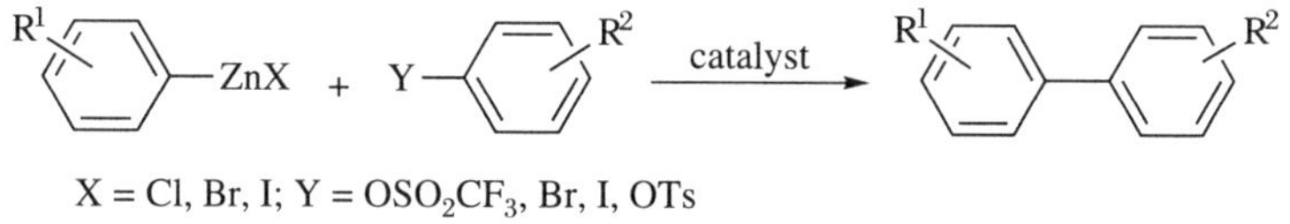

$X = Cl, Br, I; Y = OSO_2CF_3, Br, I, OTs$

图 5.51 Negishi 偶联反应合成联苯化合物

Negishi 偶联反应也可以用于含有杂原子的联芳基化合物的合成，Roth 等人利用 Negishi 偶联反应以 69% 的产率得到了呋喃联苯化合物（图 5.52）。

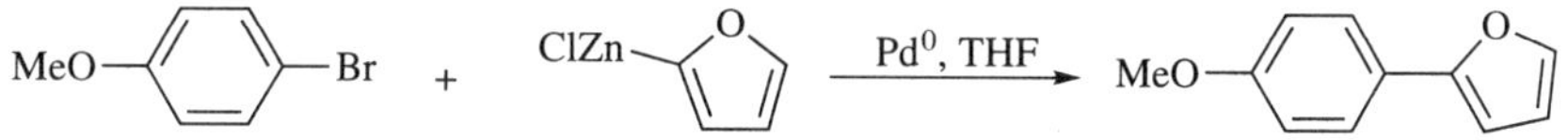

图 5.52 利用 Negishi 偶联反应合成呋喃联苯化合物

Larson 等[350] 利用 Negishi 偶联反应以 80% 的收率制备了联苯衍生物，进而合成了(−)-五加前胡酮（图 5.53）。

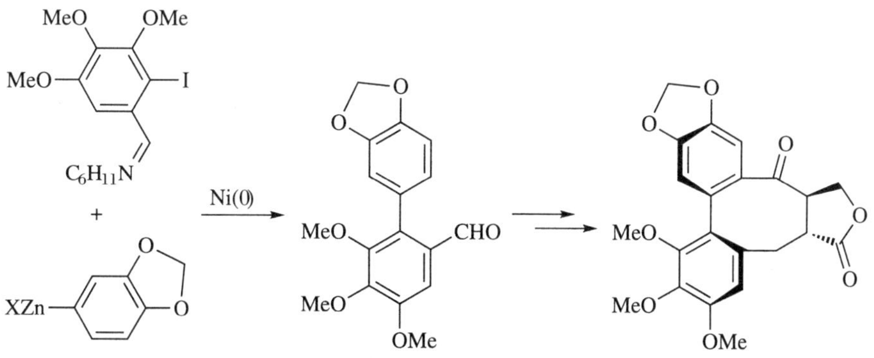

(−)-五加前胡酮

图 5.53 Negishi 偶联反应在(−)-五加前胡酮合成中的应用

4. 利用 Stille 反应合成联苯化合物

在 20 世纪 70 年代末期，Stille 反应开始广泛应用于联苯化合物的合成，其使用有机锡试剂（R^1SnR_3）与卤代衍生物（R^2X）在中性条件下进行反应（图 5.54），适用范围广，可以允许偶合底物双方分子结构中多种官能团的存在，一些不适用于 Kumada 反应和 Negishi 反应的官能团在 Stille 反应中也可以使用；其缺点是有机锡试剂及其反应副产物的毒性较大，且锡试剂的极性很小，难溶于水。

$$R^1SnBu_3 + R^2{-}X \xrightarrow{Pd} R^1{-}R^2$$

图 5.54　Stille 偶联反应

Stille 反应可广泛应用于共轭芳环-芳环、芳环-杂环以及杂环-杂环化合物的合成，例如，Yamamoto 等[351] 采用 Stille 偶联反应合成了核苷衍生物（图 5.55）。

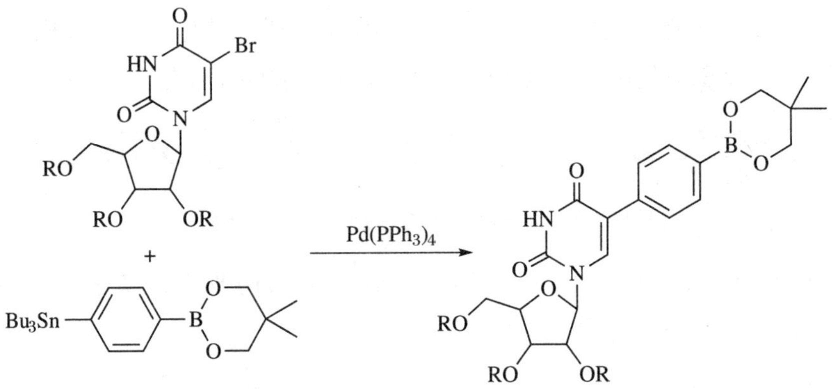

图 5.55　利用 Stille 偶联反应合成核苷衍生物

5. 利用 Suzuki 反应合成联苯化合物

自从 1979 年被首次报道以来，Suzuki 偶联反应被越来越广泛地应用于联苯化合物的合成。如图 5.56 所示为第一个报道的 Suzuki 偶联反应，是由苯硼酸与芳基卤代物在四三苯基膦钯的催化下的偶合反应。与 Stille 反应相似，Suzuki 偶联反应也具有非常广泛的适用范围，允许反应底物分子中多种官能团的存在。因为芳基硼酸衍生物在空气中的稳定性、容易制备、低毒等特点，目前该方法在工业上，以及天然产物的合成方面都有非常广泛的应用。随着对催化剂和反应条件的不断改进，该反应已不仅仅局限于芳基底物之间的偶联,烷基、烯基、炔基以及杂环底物都可以进行偶联;反应的催化剂也由最初的四三苯基膦钯逐渐发展成为许多在空气中能稳定存在且活性更高的钯或镍催化剂。

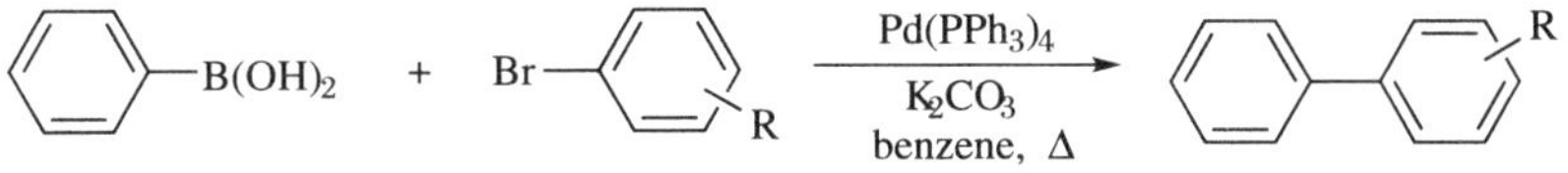

图 5.56 Suzuki 偶联反应

Suzuki 偶联反应制备联苯衍生物通常产率都很高,由于能够兼容多种官能团,可以避免多余的保护-去保护等步骤,空间要求也不高,所以该方法在天然产物的合成中有极为广泛的应用,例如 Molander 等[168]在合成(-)-五加前胡酮的过程中就利用了 Suzuki 反应来合成联苯衍生物(图 5.57)。

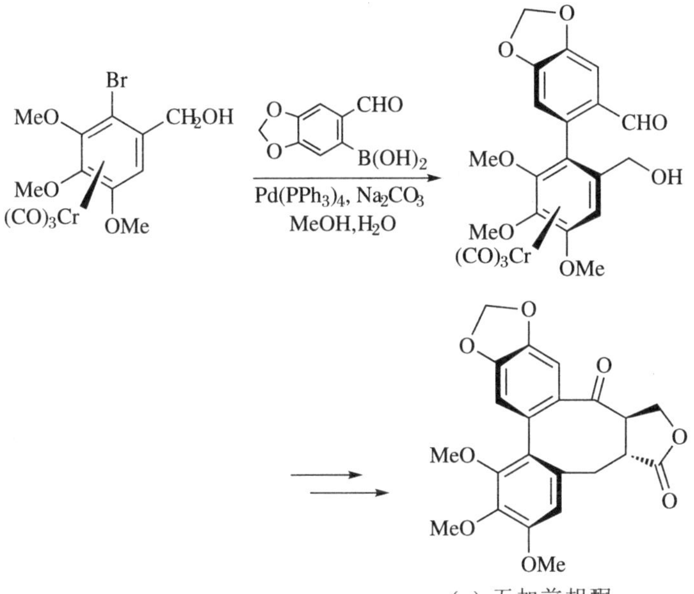

图 5.57 Suzuki 偶联反应在(-)-五加前胡酮合成中的应用

5.5.1.2 Molander 的碘化钐引发的 8-endo 羰基-烯烃环合合成(+)-异五味子素(isoschizandrin)的方法

Molander[176]于 2003 年报道了(+)-异五味子素的全合成,利用分子间偶联法,先通过 Ullmann 反应合成联苯键,再通过碘化钐引发的 8-endo 羰基-烯烃环合将侧链相连。如图 5.58 所示,首先用 N-溴代琥珀酰亚胺制备单溴化 3,4,5-三甲氧基苯甲醛,所得到的溴代产物与活化铜粉在 N,N-

二甲基甲酰胺溶液中共热发生 Ullmann 偶联反应生成外消旋的联苯二醛中间体;该二醛中间体通过 Cannizzaro 反应转变为 2′,3′,4,4′,5,6-六甲氧基-6′-羟甲基联苯-2-羧酸后,经 DCC 处理生成相应的外消旋七元环内酯化合物,再经过动力学拆分得到光学纯的内酯;用 DIBAL 在 -78 ℃ 下还原该内酯中间体得到 (+)-2′,3′,4,4′5,6-六甲氧基-6′-羟甲基联苯-2-

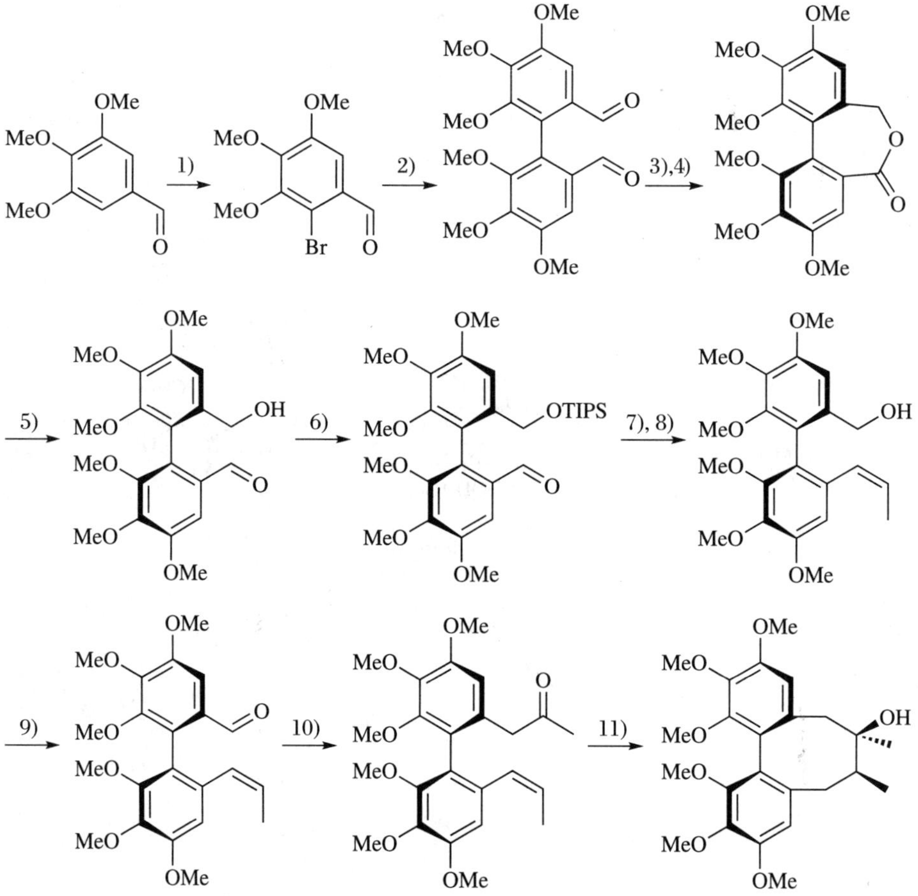

(-)-异五味子素

试剂和反应条件:1) NBS,CHCl₃,reflux,3 h; 2) Cu,DMF,reflux,18 h; 3) ⅰ) KOH,EtOH,reflux,1.5 h; ⅱ) DCC,DMAP,CH₂Cl₂,rt; 4) (R)-2-methyl-CBS-oxazaborolidine,BH₃·THF,THF,-20 ℃; 5) DIBAL,CH₂Cl₂,toluene,-78 ℃; 6) TIPSCl,CH₂Cl₂,DMAP,imidazole; 7) ethyltriphenylphosphonium bromide,KHMDS,THF,-78 ℃; 8) TBAF,THF; 9) Dess-Martin periodinane,CH₂Cl₂; 10) ⅰ) (α-methoxyethyl)triphenylphosphonium chloride,n-BuLi,THF; ⅱ) p-TsOH,THF,0 ℃; 11) 2.2 equiv SmI₂,2 equiv t-BuOH,THF/HMPA

图 5.58 Molander 的碘化钐引发的 8-endo 羰基-烯烃环合成 (+)-异五味子素的路线

甲醛,羟基经三异丙基硅基保护后,通过 Wittig 反应生成烯烃衍生物,其 Z/E 构型的比例为 4∶1;用四正丁基氟化铵脱除硅醚保护基后,通过 Dess-Martin 氧化剂将羟基氧化为醛,再与 α-甲氧基乙基三苯基磷叶立德发生 Wittig 反应,产物经对甲苯磺酸处理脱除甲基得到关键的烯酮衍生物中间体;该烯酮衍生物中间体在碘化钐的作用下发生 8-*endo* 环合高立体选择性 (dr>18∶1)的生成目标产物(+)-异五味子素。

5.5.1.3 Taylor 的(±)-去氧五味子素(deoxyschizandrin)的合成方法

Taylor[170]等人利用四氯化钛和镁-汞齐作为联苯二酮衍生物分子内还原闭合反应的试剂,合成得到了(±)-去氧五味子素(deoxyschizandrin)。如图 5.59 所示,由 Ullmann 反应得到的 $2,2',4,4'$-四甲氧基-$3,3'$-羟基联苯与 2-甲基烯丙基氯反应,产物在 N,N-二乙基苯胺中加热回流 5 h 得到 Claisen 重排的产物;自由的酚羟基与碘甲烷反应成醚后,先后用四氧化锇

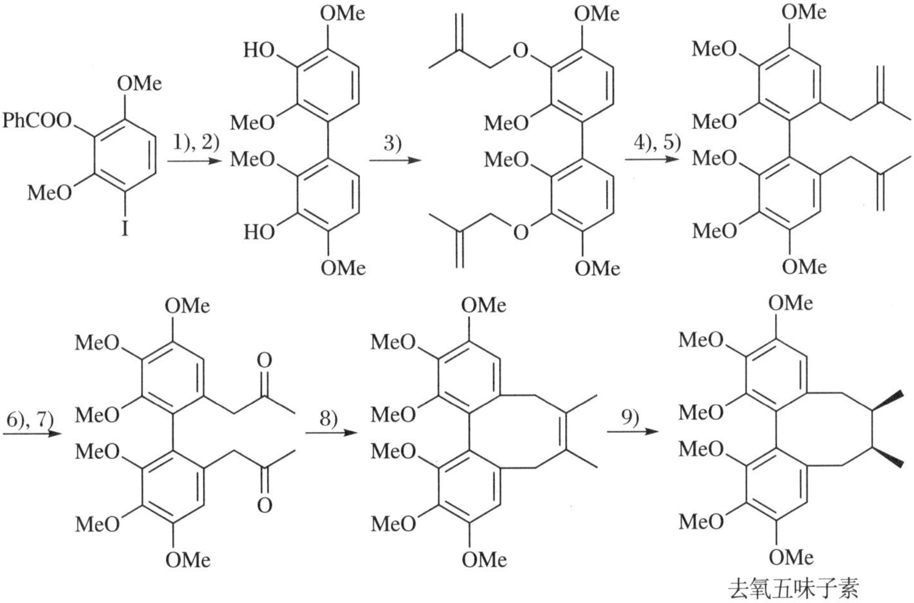

试剂和反应条件:1) activated Cu, 245 ℃, 30 min; 2) 10% NaOH, CHCl₃, EtOH; 3) β-methylallyl chloride, KI, K₂CO₃, acetone, reflux, 30 h; 4) N,N-diethylaniline, reflux, 5 h; 5) CH₃I, K₂CO₃, acetone, reflux; 6) OsO₄, aq. NMO, *t*-BuOH, acetone, rt, 16 h; 7) HIO₄, EtOAc, H₂O, rt, 2 h; 8) Mg-Hg amalgam, TiCl₄, THF, 0 ℃, 2 h, then reflux, 24 h; 9) H₂, Pd/C (10%), CH₃OH, 24 h

图 5.59 Taylor 的(±)-去氧五味子素的合成路线

和高碘酸将二烯烃氧化为二酮衍生物,然后在四氯化钛和镁-汞齐的作用下发生还原偶联反应得到八元环中间体,最后经催化氢化生成目标产物(±)-去氧五味子素。

5.5.1.4 谢晶曦的分子内联丙二酸二乙酯亲核取代合成(±)-五味子丙素的方法

谢晶曦等[352]利用分子内的联丙二酸二乙酯亲核取代反应得到了二苯并环辛二烯的八元环,进而合成了消旋的五味子丙素。如图5.60所示,以

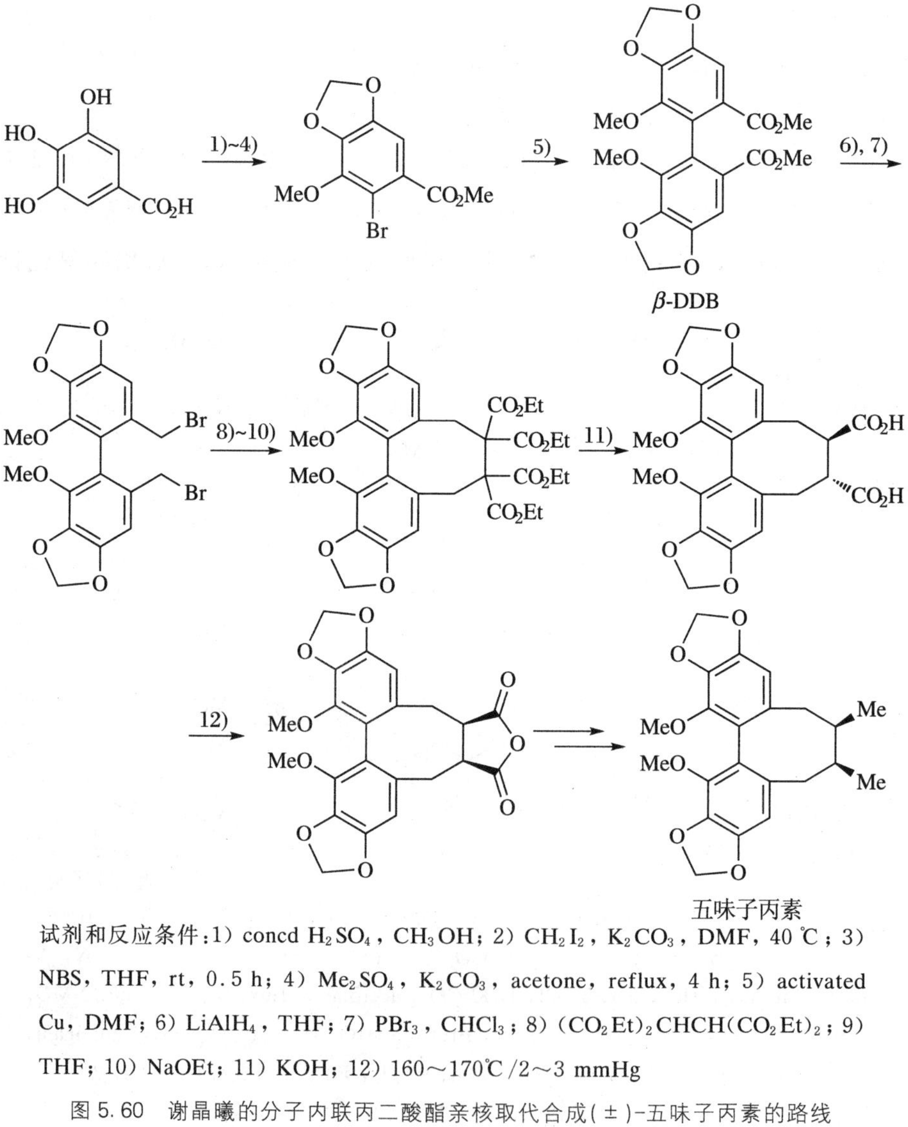

试剂和反应条件:1) concd H_2SO_4, CH_3OH; 2) CH_2I_2, K_2CO_3, DMF, 40 ℃; 3) NBS, THF, rt, 0.5 h; 4) Me_2SO_4, K_2CO_3, acetone, reflux, 4 h; 5) activated Cu, DMF; 6) $LiAlH_4$, THF; 7) PBr_3, $CHCl_3$; 8) $(CO_2Et)_2CHCH(CO_2Et)_2$; 9) THF; 10) NaOEt; 11) KOH; 12) 160～170℃/2～3 mmHg

图5.60 谢晶曦的分子内联丙二酸酯亲核取代合成(±)-五味子丙素的路线

国内易得的没食子酸为原料,经过酯化、亚甲基化、选择性溴化和甲基化等四步反应合成了 Ullmann 反应所需的前体化合物 2-溴-4,5-亚甲二氧基-3-甲氧基苯甲酸甲酯,其通过 Ullmann 反应生成 β-DDB;用氢化铝锂还原酯基,并经三溴化磷处理得到联苯双溴化合物,与联丙二酸二乙酯在醇钠作用下环合成相应的二苯并环辛二烯四羧酸四乙酯;用氢氧化钾水解四羧酸酯得到反式 8,8'-双羧酸衍生物后,利用羰基 α-位上的氢可以烯醇化这一性质,在低压高温下使反式的二羧酸转化为顺式酸酐,最后经过一系列的官能团转化得到目标产物消旋五味子丙素。

5.5.2 分子内偶联法合成二苯并环辛二烯木脂素化合物

与分子间偶联法的顺序不同,分子内偶联法首先通过侧链的缩合反应生成二芳基丁烷木脂素衍生物,然后再进行芳基的偶联反应。

5.5.2.1 谢晶曦的 DDQ 氧化偶联合成(±)-去氧五味子素的方法

如图 5.61 所示,谢晶曦等[218]以 3,4,5-三甲氧基苯基丙酮为原料,其在四氯化钛和金属锌的存在下发生 McMurry 还原偶联反应得到相应的二苄基丁烯化合物;经催化氢化还原双键后,再利用 DDQ 氧化偶联非常简便地得到了目标产物(±)-去氧五味子素。

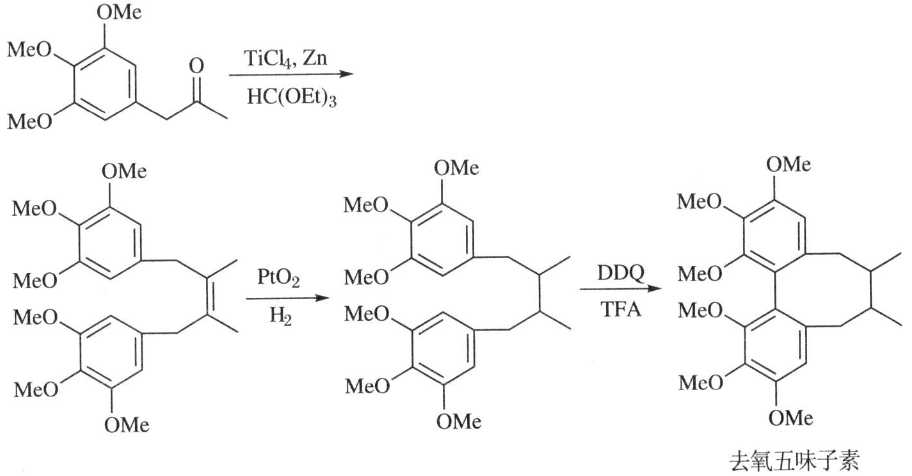

图 5.61 谢晶曦的 DDQ 氧化偶联合成(±)-去氧五味子素的路线

5.5.2.2 Wakamatsu 的高氯酸铁引发的氧化偶联合成南五味子木脂素(kadsurin)的方法

如图 5.62 所示为 Wakamatsu[197] 的南五味子木脂素的合成路线。对 3,4,5-三甲氧基苯甲醛与丁二酸二甲酯 Stobbe 反应产物的双键进行立体选择性氢化后,再对其酯基进行还原,产物经关环得 γ-丁内酯中间体;该丁内酯中间体与 5-甲氧基-3,4-亚甲二氧基苯甲醛发生羟醛缩合反应生成具有 E-构型双键的二苄基丁内酯中间体化合物,然后在高氯酸铁的作用下发生氧化偶合反应生成二苯并环辛三烯 9′,9-内酯衍生物;内酯官能团经 DIBAL 还原为二醇后,用过氧化叔丁醇将双键立体选择性地氧化为环氧化合物,先后经甲磺酰氯和碘化钠处理得到二碘化物和环氧开环的单碘化物的混合物;用锌粉还原该混合物以 89% 的收率得到 7-羟基-8-甲烯基-8′-甲基二苯并环辛二烯木脂素,再经 PCC 氧化、立体选择性氢化、硼氢化钠还原和乙酰化得到目标产物南五味子木脂素。

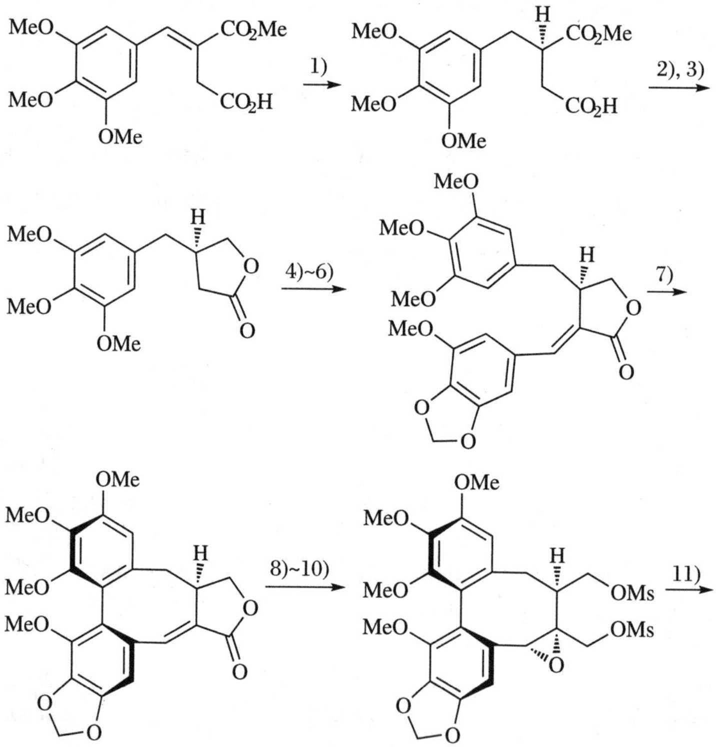

图 5.62 Wakamatsu 的高氯酸铁引发的氧化偶联合成南五味子木脂素的路线

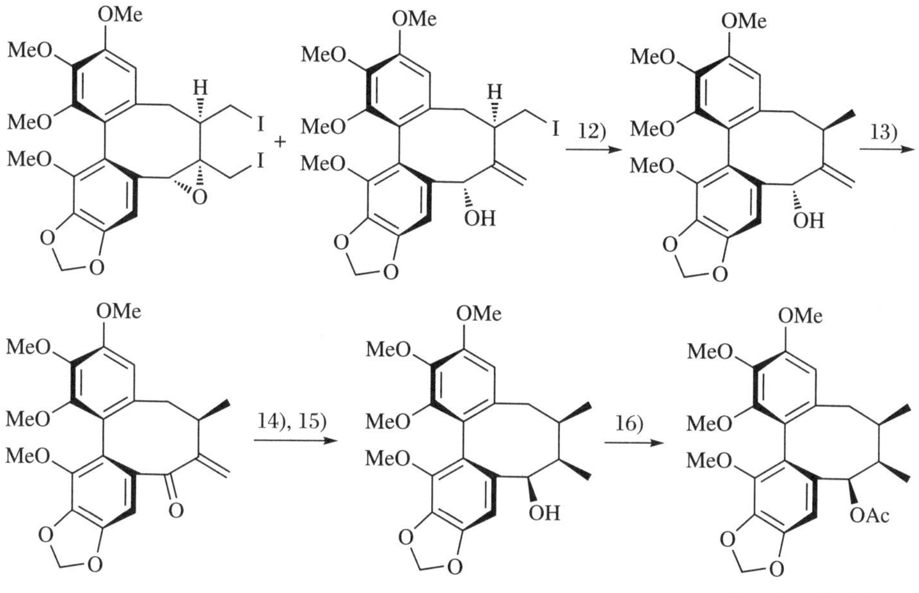

试剂和反应条件:1) H_2,Rh(COD)$_2$BF$_4$,Et$_3$N,MeOH; 2) CaCl$_2$,NaBH$_4$,KOH; 3) HCl; 4) LDA,5-甲氧基-3,4-亚甲二氧基苯甲醛; 5) Ac$_2$O,Et$_3$N,DMAP; 6) DBU,toluene; 7) Fe(ClO$_4$)$_3$·6H$_2$O,CF$_3$CO$_2$H,CH$_2$Cl$_2$; 8) DIBAL; 9) t-BuO$_2$H, VO(acac)$_2$,CH$_2$Cl$_2$; 10) MsCl,Et$_3$N; 11) NaI,MIBK; 12) Zn,AcOH,MeOH; 13) PCC,CH$_2$Cl$_2$; 14) H$_2$,Pd-C,EtOAc; 15) NaBH$_4$,MeOH; 16) Ac$_2$O,TsOH

图 5.62　Wakamatsu 的高氯酸铁引发的氧化偶联合成南五味子木脂素的路线(续)

5.5.2.3　Robin 的三氟乙酸钌引发的氧化偶联合成去氧五味子素的方法

Robin[353]等人于 1986 年报道了三氟乙酸钌(RuTFA)是非常好的芳香化合物氧化偶联的引发剂,并将其用于去氧五味子素的合成。如图 5.63 所示,β-(3,4,5-三甲氧基苄基)-γ-丁内酯与 3,4,5-三甲氧基苯甲醛羟醛缩合反应的产物经催化氢化生成二苄基丁内酯化合物,其在三氟乙酸钌的存在下发生氧化偶联反应高收率的得到二苯并环辛二烯 9′,9-内酯衍生物,再经过硼氢化钙还原内酯,甲磺酰基保护和三乙基硼氢化锂还原得到目标产物去氧五味子素。

5.5.2.4　Ward 的二苄基丁内酯衍生物高价碘氧化法合成二苯并环辛二烯化合物的方法

Ward[220]等人报道了采用高价碘试剂 PhI(OCOCF$_3$)$_2$ 将含酚羟基的

二苄基丁内酯类化合物氧化为螺二烯酮和二苯并环辛二烯类化合物的方法(图5.64)。螺二烯酮和环辛二烯两种产物的比例随反应时间的改变而变化,在反应的开始阶段螺二烯酮为主要产物,延长反应时间则环辛二烯的产率得到提高;同时,前者在酸性条件下极易发生分子内重排而生成二苯并环辛二烯类化合物。

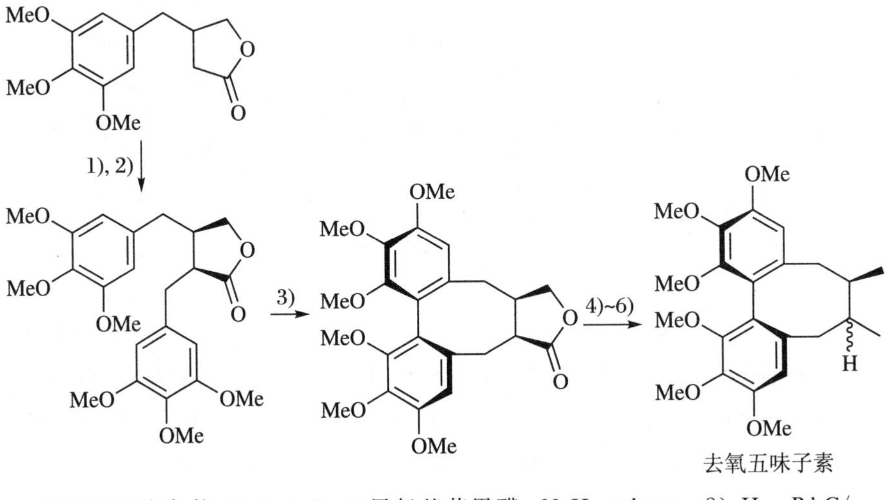

试剂和反应条件:1) 3,4,5-三甲氧基苯甲醛,NaH,toluene;2) H_2,Pd-C/AcOH;3) RuO_2-TFA-TFAA-$BF_3 \cdot OEt_2$,CH_2Cl_2,20 ℃,24 h;4) $Ca(BH_4)_2$,H_2O-EtOH;5) MsCl,pyridine;6) $LiBHEt_3$,THF

图5.63 Robin的三氟乙酸钌引发的氧化偶联合成去氧五味子素的路线

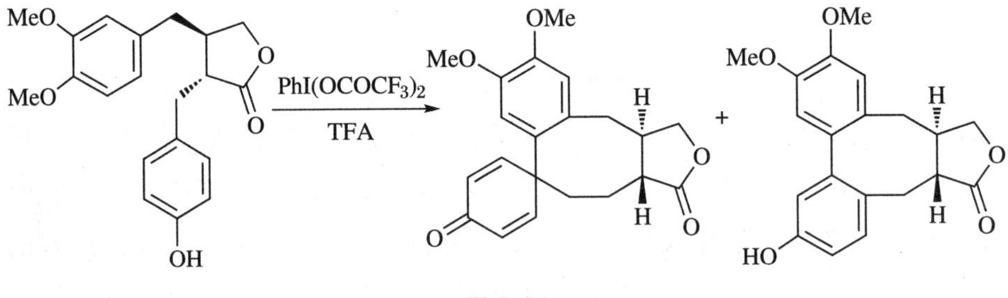

图5.64

5.5.3 二苯并环辛二烯木脂素化合物的不对称合成

5.5.3.1 联苯化合物的轴手性

联苯化合物的轴手性是由于连接两个芳基的碳—碳单键的旋转受阻而

产生的,只要其位阻足够大,就有可能以两种异构体的形式存在,称为阻转异构体(atropisomer)。

联苯轴的绝对构型可以用纽曼规则来表示。如图 5.65 所示,首先根据 CIP 规则确定联苯键邻位的取代基的优先顺序(图中所示为 A>B),联苯键构型确定的过程是:沿着联苯轴的方向看,靠近观察者的苯环上的取代基在优先顺序中排在前两位,另一端的苯环上的取代基在顺序中排在后两位,在观察者近点的苯环上的优先取代基通过最短的 90°角旋转到达远点的苯环上的优先取代基(图中是 A 到 A')。如果这个旋转是逆时针方向的,则联苯轴的构型为 aS;如果这个旋转是顺时针方向的,则联苯轴的构型为 aR。应该指出的是,无论从联苯轴的哪一端观察,所得到的结果都是一样的。

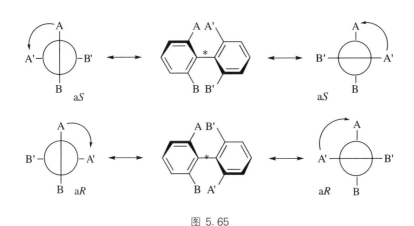

图 5.65

5.5.3.2 手性联苯化合物的合成

1. 分子内偶联反应

两个芳基化合物预先通过带有手性的桥键连接在一起,然后再通过偶合反应得到手性联苯化合物的方法是最常用的得到手性联苯化合物的方法。例如,Miyano[354]等人在合成具有轴手性的不对称的联苯二羧酸的时候就是采用的该方法。如图 5.66 所示,两个苯甲酸衍生物首先通过手性的联萘酚形成二酯,然后发生 Ullmann 偶合反应,高立体选择性地得到联苯二羧酸二酯化合物,然后水解得到目标产物。根据取代基 R 和 R' 的不同,产物的 e.e.值都在 85%以上,最高可以达到 100%。

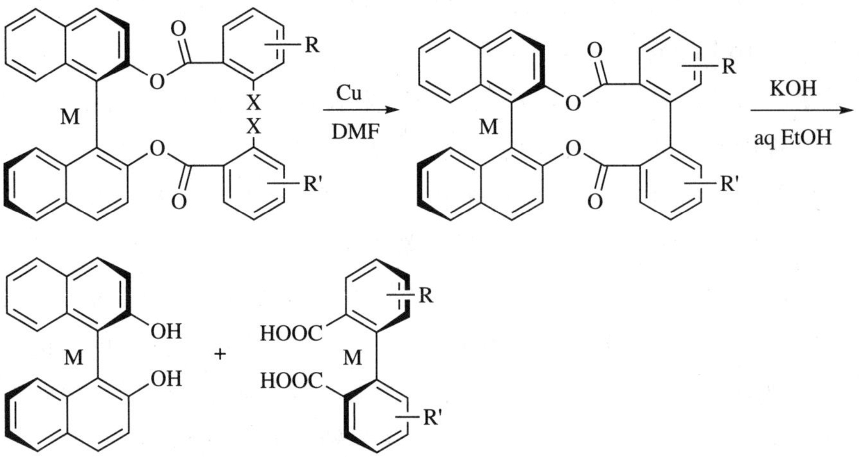

图 5.66

2. 带有手性邻位取代基的分子间偶联反应

与分子内偶联相比,分子间偶联只需要手性修饰两个芳环中的一个,另一个芳环可以带有其他的取代基。为了确保有效地引入手性联苯轴,一般情况下芳环上联苯键的邻位都需要有取代基的存在。Meyers 等[242]在合成(−)-五加前胡木脂酮的报道中,就采用了手性噁唑啉控制的分子间偶联反应得到了轴不对称的联苯化合物,继而合成了目标产物(图 5.67)。

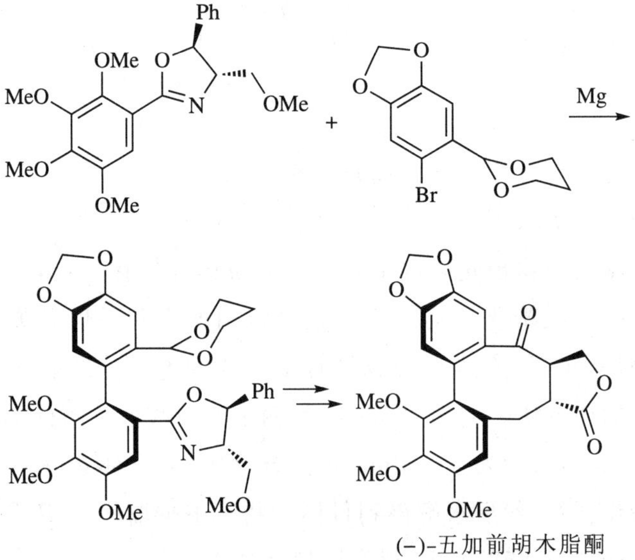

(−)-五加前胡木脂酮

图 5.67

3. 利用手性离去基团的分子间偶合反应

通过芳基亲核取代反应得到联苯化合物的合成方法,为使用手性离去基团作为联苯偶合反应的手性引导体提供了可能。这种方法的优点是:在苯环上引入手性辅助官能团后,联苯键生成的同时去除这个辅助官能团,不需要再额外进行去除官能团的反应步骤。而且,这个手性辅助官能团距离反应中心更近,可以得到对映体过量值非常高的手性联苯化合物(图5.68)。

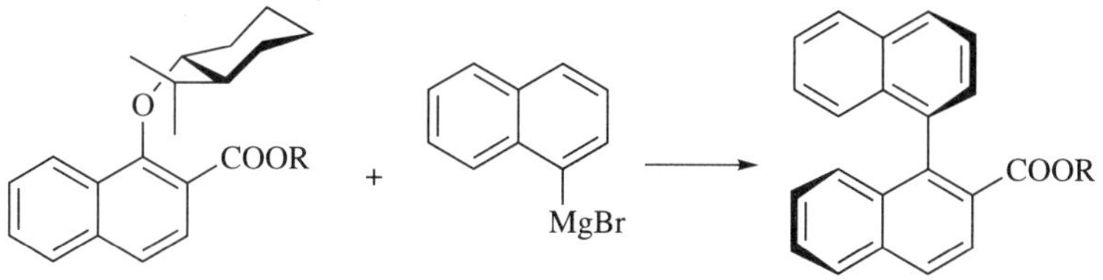

图 5.68

4. 手性催化剂存在下的氧化偶联反应

通过苯酚衍生物的氧化偶联反应得到天然的联苯化合物是生物合成中最广泛使用的方法,也是化学合成过程中生成联苯二酚化合物的常用方法,使用最广泛的催化剂是手性氨基铜。Kozlowski[355]等人以 CuI 和手性胺(10 mol%)作为催化剂,以氧气作为氧化剂,以较高的产率和 e.e.值(92%)得到了联萘二酚化合物(图 5.69)。

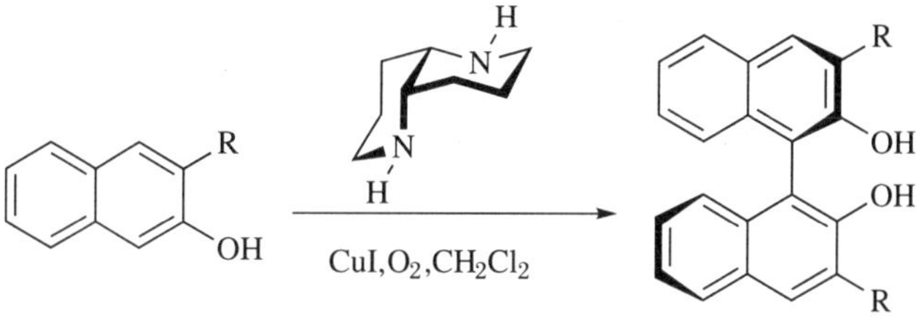

图 5.69

5.5.3.3 Robin 的(−)-五加前胡木脂酮的不对称合成

如图 5.70 所示为 Robin[182]等人所报道的以手性起始原料不对称合成(−)-五加前胡木脂酮的合成路线。手性起始原料 γ-丁内酯衍生物由 L-谷氨酸制备得到,其与 3,4,5-三甲氧基苄基溴发生亲核取代反应生成 α-苄基-γ-丁内酯中间体,经氢化铝锂还原酯基和催化氢化除去三苯甲基保护基得到三醇中间体;该三醇中间体先后用高碘酸钠和三氧化铬氧化得

到 β-苄基-γ-丁内酯衍生物,在其芳环上引入碘原子后,与 2-溴-4,5-亚甲二氧基苯甲醛发生 Ullmann 偶联反应,产物在 LiHMDS 的作用下发生羟醛缩合反应得到关键的二苯并环辛二烯衍生物;羟基经三氧化铬氧化为羰基后,产物用氢氧化钡处理发生脱羧生成二苯并环辛二烯木脂素-9′-羟基-7-酮衍生物,羟基经三氧化铬氧化后,产物与甲醛水溶液反应,然后再用三氧化铬氧化得到(+)-异五加前胡木脂酮;(+)-异五加前胡木脂酮在二甲苯溶液中加热回流发生异构化生成目标产物(-)-五加前胡木脂酮。

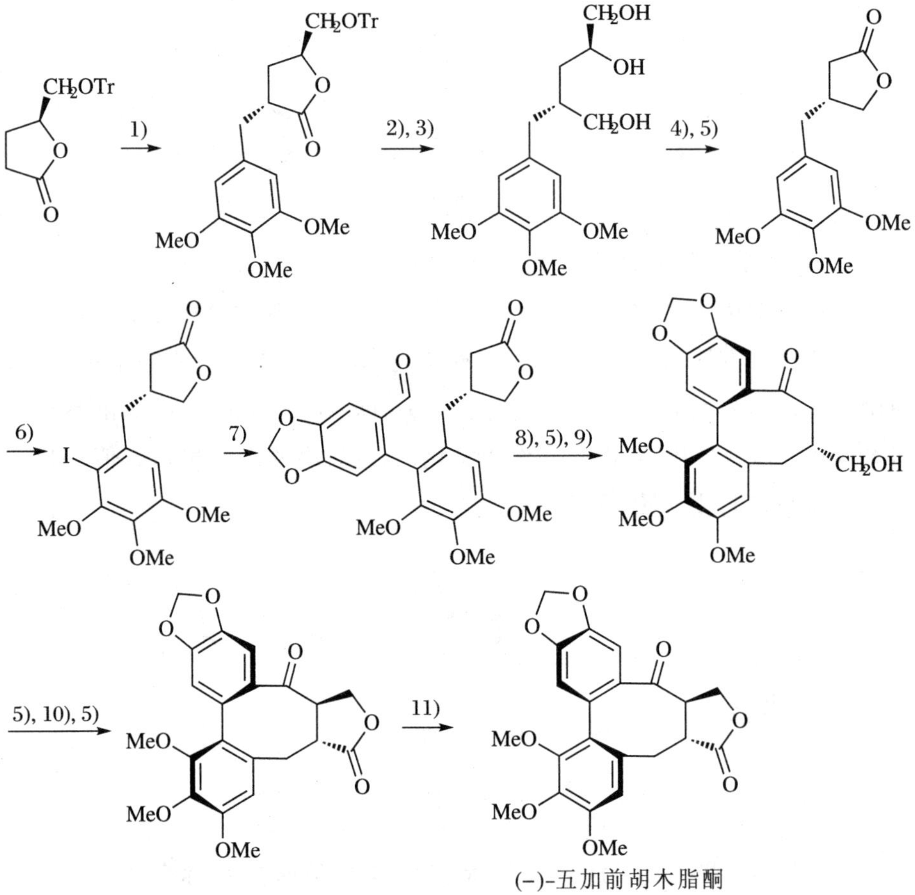

试剂和反应条件:1) LDA/THF, 3,4,5-三甲氧基苄基溴/HMPT; 2) LiAlH$_4$/THF; 3) H$_2$, Pd-C; 4) NaIO$_4$/t-BuOH; 5) CrO$_3$/Me$_2$CO, 0 ℃; 6) I$_2$, CF$_3$CO$_2$Ag/CHCl$_3$; 7) 2-溴-4,5-亚甲二氧基苯甲醛,Cu, 230 ℃, 20 min; 8) LiHMDS/benzene, 10 ℃, 5 min; 9) Ba(OH)$_2$, dioxane-H$_2$O; 10) HCHO-KOH/H$_2$O; 11) xylene, reflux

图 5.70　Robin 的(-)-五加前胡木脂酮的不对称合成路线

5.5.3.4 Uemura 的(-)-五加前胡木脂酮的不对称合成

如图 5.71 所示为 Uemura[169]等人所报道的(-)-五加前胡木脂酮的不对称合成路线。3,4,5-三甲氧基苯甲醛与(S)-1,2,4-丁三醇反应生成手性缩醛衍生物,其与六羰基铬反应得到芳烃三羰基铬络合物;在芳环上引入溴原子后,再脱除手性辅基,得到光学纯的 2-溴-3,4,5-三甲氧基苯甲醛的三羰基铬配合物;还原羰基后,再与 2-甲酰基-4,5-亚甲二氧基苯硼酸发生 Suzuki 偶联反应得到关键的手性联苯衍生物;在空气中光氧化脱除三羰基铬后,再经过一系列反应得到目标产物(-)-五加前胡木脂酮。

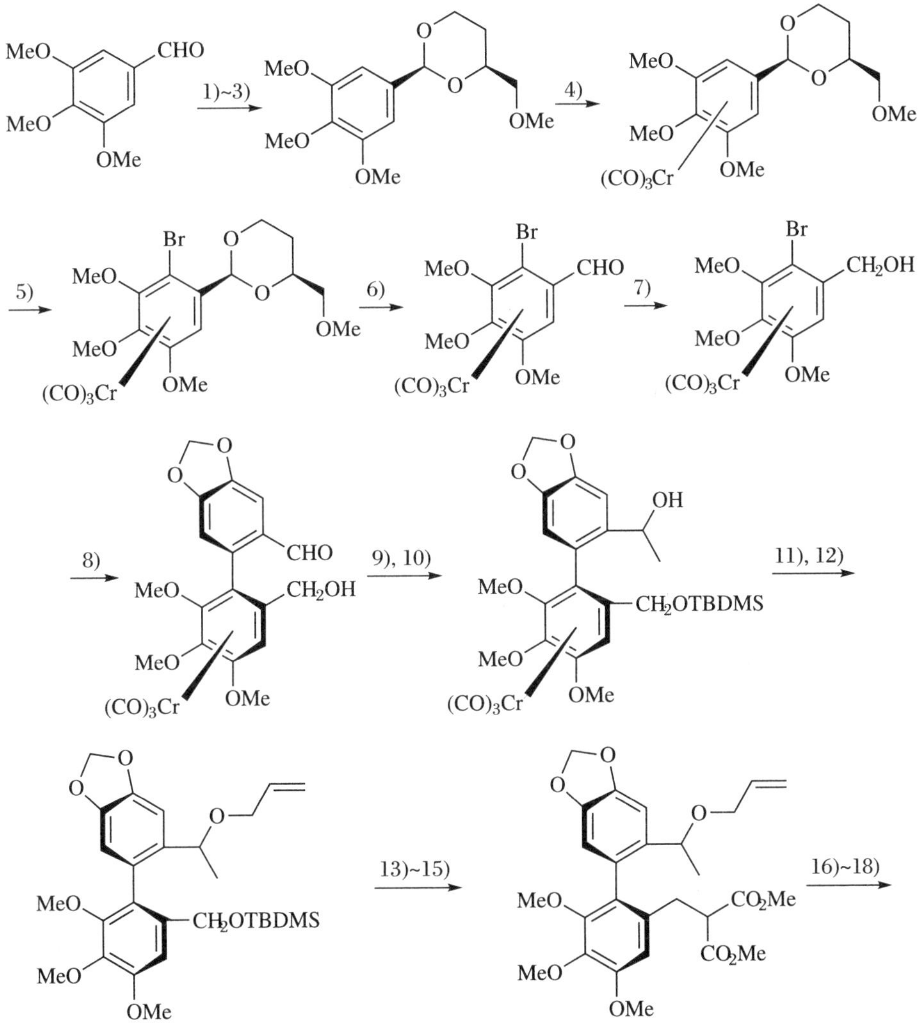

图 5.71 Uemura 的(-)-五加前胡木脂酮的不对称合成路线

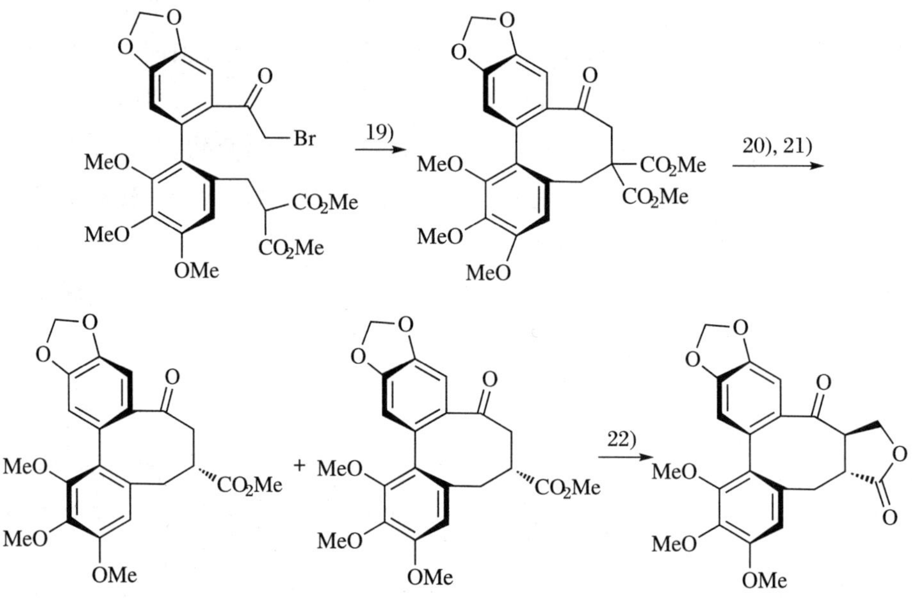

试剂和反应条件:1) MeOH, CH(OMe)₃, TsOH; 2) (S)-butane-1,2,4-triol, TsOH; 3) MeI, NaH, THF, DMF; 4) Cr(CO)₆, butyl ether, heptane, THF, 130 ℃, 24 h; 5) BuLi, toluene, then 1,2-二溴-1,1,2,2-四氟乙烷; 6) HCl; 7) NaBH₄; 8) 2-甲酰基-4,5-亚甲二氧基苯硼酸, Pd(PPh₃)₄, aq. Na₂CO₃, MeOH, reflux, 1 h; 9) ᵗBuMe₂SiCl, imidazole, CH₂Cl₂; 10) MeLi, Et₂O, -78 ℃; 11) allyl bromide, NaH, THF, DMF; 12) hv, O₂, Et₂O; 13) Bu₄NF, THF; 14) CBr₄, PPh₃, CH₂Cl₂, 0 ℃; 15) NaCH(CO₂Me)₂, MeOH; 16) (Ph₃P)₃RhCl, HgCl₂·HgO; 17) PCC, NaOAc, CH₂Cl₂, rt; 18) TFA, CH₂Cl₂, pyridinium bromide perbromide; 19) ᵗBuOK, THF; 20) KOH, EtOH/H₂O; 21) CH₂N₂, Et₂O; 22) ⅰ) HCHO, KOH, ⅱ) Jones reagent, acetone

图 5.71 Uemura 的 (-)-五加前胡木脂酮的不对称合成路线(续)

5.5.3.5 常俊标的(-)-和(+)-五味子丙素的不对称合成

我们最近完成了(-)-和(+)-五味子丙素的不对称全合成,其中关键步骤为手性噁唑啉控制的 Ullmann 反应合成联苯中间体,该步反应的对映体过量值高达99%以上[356]。以(-)-五味子丙素的合成为例,其具体合成路线如图5.72所示,以没食子酸作为起始原料,经过七步反应合成得到了2-溴-3-甲氧基-4,5-亚甲二氧基苯甲酰氯,其与 L-缬氨醇反应生成酰胺衍生物,然后在二氯亚砜的作用下发生关环生成芳基噁唑啉中间体;该手性

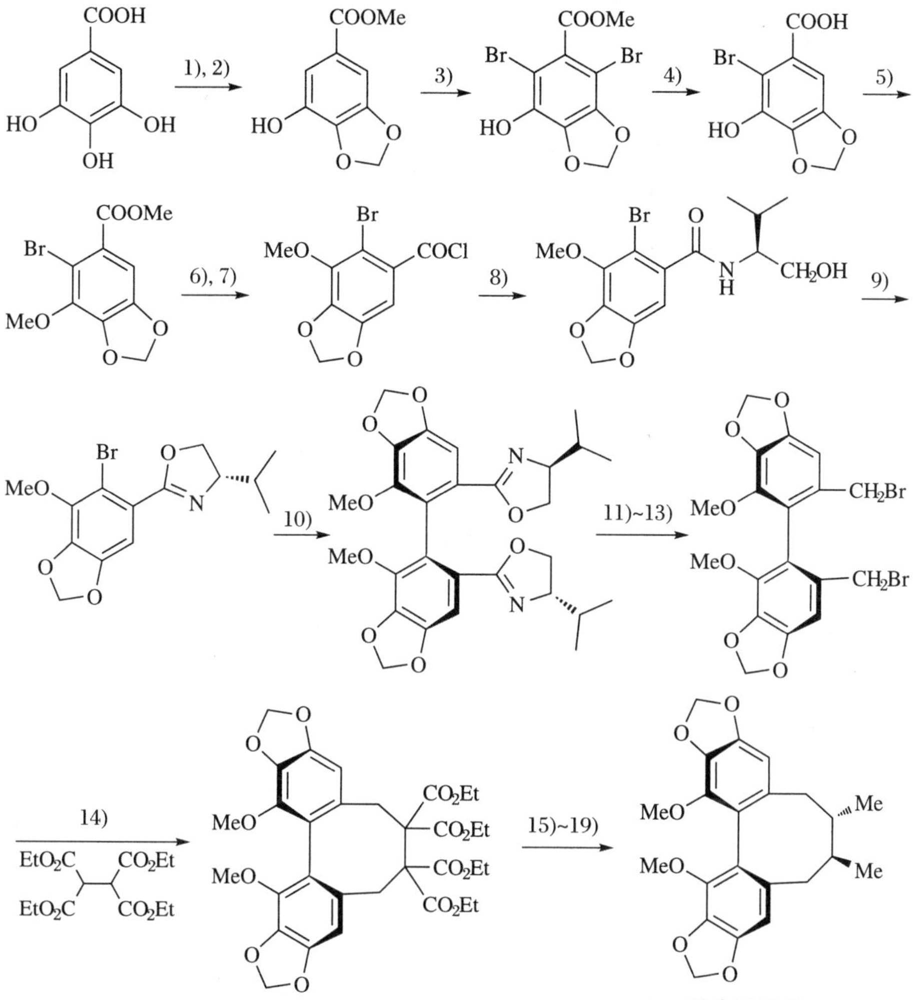

第 5 章 木脂素的化学合成

试剂和反应条件:1) concd H_2SO_4, MeOH; 2) CH_2I_2, K_2CO_3, DMF; 3) NBS, THF; 4) ⅰ) Zn, 10% NaOH, ⅱ) concd HCl; 5) Me_2SO_4, K_2CO_3, acetone; 6) ⅰ) 10% NaOH, ⅱ) concd HCl; 7) $SOCl_2$; 8) L-valinol, Et_3N, CH_2Cl_2; 9) ⅰ) $SOCl_2$, CH_2Cl_2, ⅱ) NaOH, MeOH-H_2O; 10) activated Cu, DMF; 11) ⅰ) TFA, H_2O, Na_2SO_4, THF, ⅱ) Ac_2O, pyridine, CH_2Cl_2; 12) $LiAlH_4$, THF; 13) PBr_3, $CHCl_3$; 14) NaOEt, THF; 15) ⅰ) KOH, $EtOCH_2CH_2OH$-H_2O, ⅱ) concd HCl; 16) Me_2SO_4, K_2CO_3, acetone; 17) $LiAlH_4$, THF; 18) TsCl, pyridine; 19) $NaBH_4$, DMSO

图 5.72 常俊标的(-)-五味子丙素的不对称合成路线

噁唑啉中间体在活化铜粉的作用下发生 Ullmann 偶联反应,以 68%的收率和高达 99%以上的对映体过量值得到联苯噁唑啉关键中间体;脱除手性辅基后,将生成的联苯二醇衍生物转变为二溴代化合物,再跟乙烷四羧酸酯发生双亲核取代反应得到二苯并环辛二烯四羧酸酯衍生物,并经过一系列官能团的转化最终将其转变为目标产物(-)-五味子丙素,总收率可达 6.8%。(+)-五味子丙素以同样的反应步骤合成,只需将其中的 L-缬氨醇改为 D-缬氨醇即可。

5.6 二芳基环丁烷木脂素的合成

目前从自然界中所分离出的二芳基环丁烷类木脂素化合物的种类和数量较少,关于其化学合成的报道也很少,合成的关键在于构建取代的环丁烷体系,目前有关该亚类木脂素化合物的合成的报道都是通过光二聚反应来构建环丁烷骨架结构。在光二聚反应的反应条件的选择上有固态和液态反应两种。

如图 5.73 所示为固态肉桂酸及其衍生物在光照或者汞灯照射下发生的光聚合反应。有趣的是,当苯环上无取代基时,固态光二聚反应得到的产物是 3,4-二苯基环丁烷二羧酸和 2,4-二苯基环丁烷二羧酸的混合物;而以固态 3,4-亚甲二氧基肉桂酸和 3,4 二甲氧基肉桂酸为反应物时,则分别得到单一的化合物 3,4-二芳基环丁烷二羧酸和 2,4-二芳基环丁烷二羧酸。出现以上现象的原因是:在固态时,3,4-亚甲二氧基肉桂酸在晶格中,以头对头(head-to-head)排列方式为更稳定的晶型;而 3,4-二甲氧基肉桂酸则是以头对尾(head-to-tail)的排列方式为更稳定的晶型;苯环上无取代基时,头对头和头对尾排列方式都是比较稳定的晶型。

以上反应所得到的二芳基环丁烷二羧酸产物经过官能团的转化可以生成其他的二芳基环丁烷木脂素化合物,例如将二(3,4-二甲氧基苯基)环丁烷二羧酸的羧酸官能团转变为甲基,则得到巴兰塞樟环木脂素(cinbalansan) 569。如图 5.74 所示为 Carmignani[357]等人所报道的卡拉卡

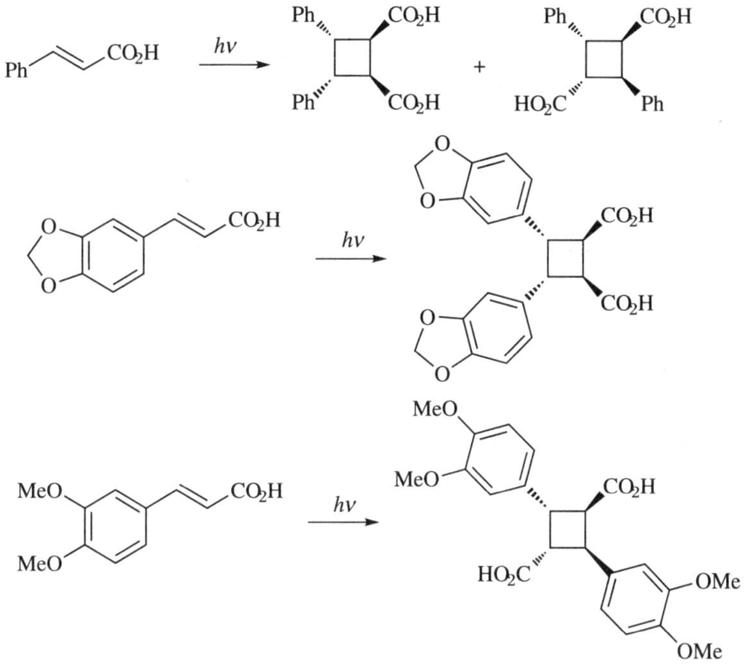

图 5.73 固态肉桂酸及其衍生物的光二聚反应

萨冠须菊环木脂酸双酰胺（caracasandiamide）574 的合成路线，也是通过光二聚反应实现的。由 β-3,4-二甲氧基苯基丙烯酸乙酯的光二聚反应生成 3,4-二芳基环丁烷二羧酸二乙酯中间体，将其水解为环丁烷二羧酸后，在 1-环己基-3-(2-吗啉乙基)碳二亚胺（CMC）对甲苯磺酸盐的存在下与 Boc 保护的异戊烯基精胺反应生成酰胺衍生物，最后用甲磺酸脱除保护基，得到目标产物卡拉卡萨冠须菊环木脂酸双酰胺。

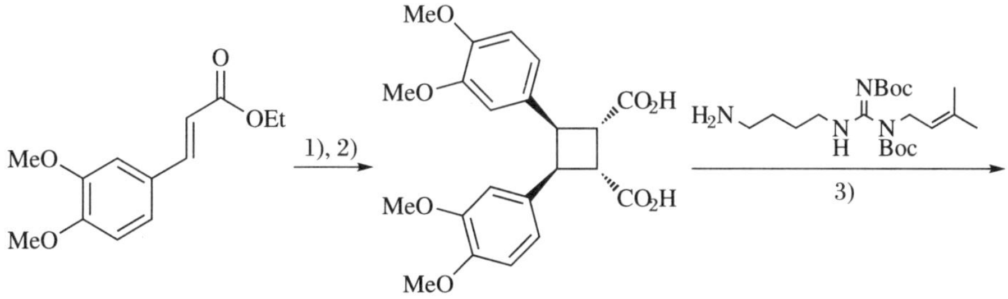

图 5.74 卡拉卡萨冠须菊环木脂酸双酰胺的合成路线

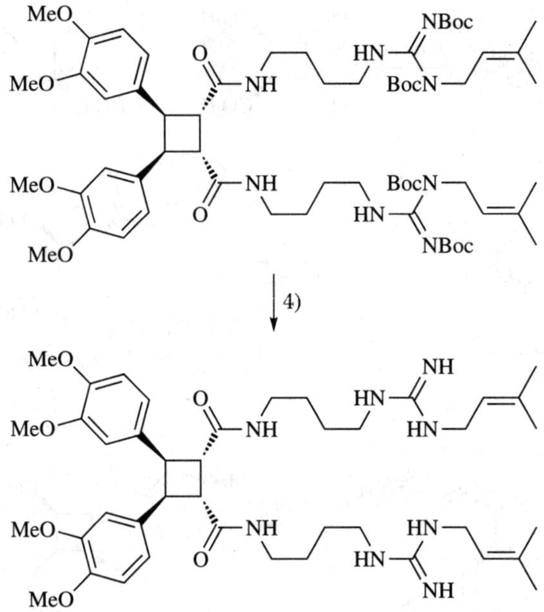

卡拉卡萨冠须菊环木脂酸双酰胺

试剂和反应条件:1) $h\nu$, rt; 2) KOH, EtOH; 3) CMC 对甲苯磺酸盐, CH_2Cl_2; 4) CH_3SO_3H, CH_2Cl_2

图 5.74　卡拉卡萨冠须菊环木脂酸双酰胺的合成路线(续)

如图 5.75 所示为反式二苯乙烯和反式丁烯二羧酸二甲酯在苯溶剂中光二聚生成 μ-truxinate 二甲酯的反应。

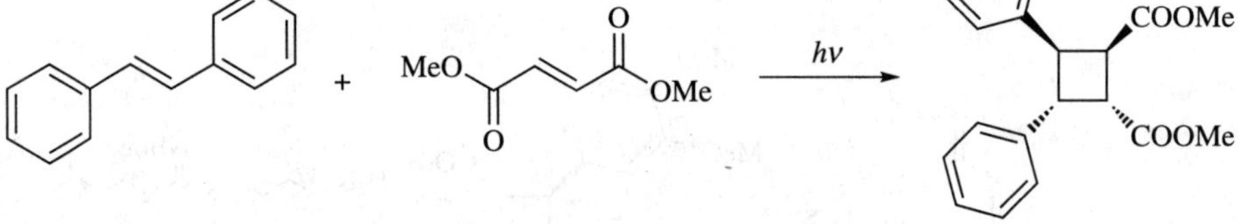

图 5.75　μ-truxinate 二甲酯的合成

中文名词索引

A

α-阿朴鬼柏苦 54,89

β-阿朴鬼柏苦 54

γ-阿朴鬼柏苦 54

安达曼环木脂素 78

安五脂素 16

(+)-桉叶素 38

B

巴豆酰戈米辛 O 64,149

巴豆酰戈米辛 P 67

巴兰塞樟环木脂素 77,228

苯丙烷 7

苯甲酰戈米辛 O 64

苯甲酰戈米辛 P 67

苯甲酰戈米辛 Q 67

苯甲酰戈米辛 U 64

苯甲酰日本南五味子木脂素 A 64

苯甲酰异戈米辛 O 64

荜澄茄素 26,31,126

荜澄茄脂素灵 27,31

(−)-荜澄茄脂酮 31

(−)-扁柏脂素 31

(+)-表桉叶素 38

(+)-表刚果荜澄茄素 39

表戈米辛 O 64

(−)-表鬼臼毒素 48,194

(+)-表蒿脂麻木质体 A 39

(+)-表蒿脂麻木质体 B 39

(−)-表络石苷元 32

表木兰脂素 A 39

(−)-表南荛酚 32

表去甲络石苷元 32

(+)-表松脂醇 38

(−)-表五加前胡木脂醇 72

表五加前胡木脂金素 72,99

(−)-表五加前胡木脂西素 72

(+)-表异鬼臼毒素 48

表芝麻素 38,44,187

(+)-薄荷醇 39

C

肠二醇 18

(+)-肠内酯 169

(−)-肠内酯 31,169,172

肠内酯 166

川木香醇 D 28

D

大麻酰胺 B 54

大麻酰胺 C 54

大麻酰胺 D 54

大麻酰胺 A 56

单羟基与双羟基双骈四氢呋喃木脂素 44

(-)-单去甲二氢愈创木脂酸 16

当归酰戈米辛 H 66

(+)-当归酰戈米辛 M_1 61

当归酰戈米辛 R 64,149

当归酰日本南五味子木脂素 B 64

丁二酸二甲酯 163

丁乳醇 31

(+)-丁香脂素 39

丁香脂素 44

(+)-杜仲树脂酚 39

多糖 1

E

鹅掌楸树脂酚 B 39

二苯并环辛二烯木脂素 61

二苯并环辛二烯木脂素 9,9-内酯 71

二苄基丁内酯木脂素 31

二苄基丁烷木脂素 15

2,4-二苄基四氢呋喃木脂素 26

2,6-二芳基-3,7-双氧二环[3.3.0]辛烷 38

二芳基环丁烷木脂素 77

2,5-二芳基四氢呋喃木脂素 23

二甲基肠内酯 124

4,4′-二甲基-7′-羟基-二氢愈创木脂酸 18

二甲基-α-铁杉脂素 48

二甲基-β-铁杉脂素 48

二甲基环橄榄树脂素 88,112

(-)-二甲基罗汉松脂素 31

二甲基松脂醇 92,94,38

5,5′-二甲氧基开环异落叶松脂醇 18,22

5,5′-二甲氧基落叶松脂醇 28,86

二羟基橄榄树脂素 31

9,9′-二羟基芝麻素 44

二氢荜澄茄素 18,166

二氢芳基萘木脂素 54

二氢台湾脂素 A 32,38

二氢愈创木脂酸 16,166

(+)-二氢芝麻素 28,179

C7′,C8′-二氧代二苯并环辛二烯木脂素 67

C7,C7′-二氧代二苯并环辛二烯木脂素 68

4,4′-二氧甲基-7′-羟基-二氢愈创木脂酸 22

4,4′-二氧甲基-7′-氧代-二氢愈创木脂酸 18,22

F

反式裂榄素 27,126

2-芳基-4-苄基四氢呋喃木脂素 28

芳基萘木脂素 56

非环木脂素 15

非氧代二苯并环辛二烯木脂素 61

非氧双骈四氢呋喃木脂素 38

(-)-凤庆南五味子木脂素 74

(-)-凤庆南五味子木脂素 B 74

(-)-凤庆南五味子木脂素 C 74

(-)-凤庆南五味子木脂素 D 74

G

(-)-橄榄树脂素 28

橄榄树脂素 92,94,129

刚果荜澄茄素　39

高碘酸　95

高碘酸钠　175

高雄细辛环木脂素　77

戈米辛 A　66

戈米辛 C　67

戈米辛 B　67

戈米辛 F　67

戈米辛 G　67,68

戈米辛 H　66,90

戈米辛 J　61

戈米辛 M1　61

戈米辛 M2　61

戈米辛 N　61

戈米辛 R　64

戈米辛 S　64

戈米辛 T　66

(-)-戈米辛 L2 甲基醚　61

戈米辛 K3 甲基醚　61,63

戈米辛 M 甲基醚　61

(+)-鬼柏苦　48

(-)-鬼柏苦　192

鬼臼毒素　8,54,85,92,94,114,192

鬼臼毒酸　48

(-)-鬼臼毒酮　48

H

海波叶下珠脂素　48

(+)-蒿脂麻木质体　39

核磁共振波谱　121

红花五味子酯　64

红外光谱　91

胡椒醛　163

(+)-环橄榄树脂素　49

C7,C7′-环氧二苯并环辛二烯木脂素　70

C7,C9′-环氧二苯并环辛二烯木脂素　71

(+)-桧脂素　32

(-)-桧脂素　32

J

甲基铁杉脂素　114

(-)-甲氧基扁柏脂素　31

6-甲氧基表鬼柏苦　48

7-甲氧基表罗汉松脂素　31

(+)-5′-甲氧基薄荷醇　39

6-甲氧基鬼柏苦　48

(+)-5-甲氧基落叶松脂醇　28

5′-甲氧基西藏鬼臼脂醇　32

3-甲氧基异落叶松脂醇　48

5′-甲氧基芝麻素　39

金不换萘酚　56

金不换素　56

爵床脂素 A　56,116

爵床脂素 B　56

爵床脂素 C　56

爵床脂素 D　56

爵床脂素 E　56,60,201

爵床脂素 F　56

爵床脂素 P　56

K

卡拉卡萨冠须菊环木脂酸双酰胺　77,228

开环异落叶松脂醇　18,82

开环异落叶松脂醇脱氢酶　82

L

(+)-冷饭团素　61

连翘　82

(+)-连翘脂素　39

莲叶桐内脂　31

柳叶木兰碱　32

柳叶玉兰脂素　78

(-)-绿叶五味子木脂醇 D 64
罗汉松脂素 31,32,82,92,94
(-)-络石苷元 32
(+)-落叶松脂醇 28,82,86
(+)-落叶松脂醇 4,4′-二甲醚 28
(+)-落叶松脂醇 4′-甲基醚 28

M

(-)-马尾松树脂醇 28
木兰脂素 39,54,56,200
木脂素 1
木质素 13

N

内消旋-5,5′-二甲氧基二氢愈创木脂酸 16
内消旋-二甲基二氢愈创木脂酸 16,125
内消旋-去甲二氢愈创木脂酸 16,167
(-)-南荛酚 32
南五味子 1
南五味子木脂宁 61,63,69
南五味子木脂素 64,218
南五味子木脂素 L 70,99
南五味子木脂素 M 70,99
南五味子木脂素 A 74
南五味子木脂素 B 74
南五味子木脂素 C 74,100
南五味子木脂素 D 74
南五味子木脂素 E 74
南五味子木脂素 F 74,100
南五味子木脂素 G 74
南五味子木脂素 H 74,100
南五味子木脂素 I 74
南五味子木脂素 J 74
南五味子木脂素 K 74
南五味子木脂素 N 70

逆金不换素 56
逆爵床脂素 B 56
逆爵床脂素 60
逆赛菊芋黄素 56
逆台湾脂素 E 56
牛蒡子苷元 31,32,166
纽曼规则 221
扭曲船椅式 76

P

泡桐素 44,186
苹果酸二异丙酯 173

Q

漆酶 82
奇苏内酯 32
$8′\beta$-羟基-4′-去氧甲基去氧鬼臼毒素 48
羟基扁柏脂素 31
6′-羟基薄荷醇 39
8-羟基丁香脂素 44
9-羟基杜仲树脂酚 44
C8(C8′)-羟基二苯并环辛二烯木脂素 66
7-羟基二氢芝麻素 28
(-)-羟基橄榄树脂素 28
7′-羟基罗汉松脂素 31
9′-羟基落叶松脂醇 28,31
7′-羟基牛蒡子苷元 31,126
8-羟基松脂醇 44
2′-羟基细辛素 39
(+)-9-羟基芝麻素 44
羟醛缩合 173
(-)-青刺尖木脂醇 44
取代四氢呋喃木脂素 23
(-)-去甲二氢愈创木脂酸 16
去甲基鬼臼毒素 48,114
去甲基木兰脂素 39

去甲络石苷元 32,126

5′-去甲氧基-6-甲氧基鬼臼毒素 48

3,3′-去甲氧基开环异落叶松脂醇 18,22

去甲氧基松脂醇 38

(-)-去羟基荜澄茄素 26

去氢二甲基逆铁杉脂素 56

去氢鬼臼毒素 56

去氢铁杉脂素 56

去氢愈创木脂酸 56

去亚甲基去氧鬼臼毒素 48

去氧戈米辛 A 61

去氧戈米辛 O 61

去氧戈米辛 S 甲基醚 61

去氧戈米辛 U 甲基醚 61

去氧鬼柏苦 48

去氧鬼臼毒素 48,85

去氧鬼臼毒酸甲酯 48

4-去氧甲基薄荷醇 39

4′-去氧甲基鬼臼毒素 54

4′-去氧甲基去氧鬼柏苦 48

4′-去氧甲基去氧鬼臼毒素 54

4′-去氧甲基异鬼臼毒素 48

(+)-去氧五味子素 61

去氧五味子素 215,217,219

R

日本南五味子木脂素 A 64

日本南五味子木脂素 B 64

肉豆蔻脂素 A2 23

肉豆蔻脂素 B1 23

肉豆蔻脂素 B2 23

肉豆蔻脂素 B3 23

肉豆蔻脂素 C1 23

肉豆蔻脂素 C2 23

肉豆蔻脂素 C3a 23

肉豆蔻脂素 C3b 23

肉豆蔻脂素 D1 23

肉豆蔻脂素 D2 23

肉豆蔻脂素 D3 23

肉豆蔻脂素 48

肉桂萜醇 44

S

赛菊芋黄素 56,115,204

3,4,5-三甲氧基苯甲醛 164

三萜 1

C_7,C_7',C_8'-三氧代二苯并环辛二烯木脂素 69

山荷叶素 56

伸缩振动频率 92

生物合成途径 82

石荠苎环木脂素 A 77

石荠苎环木脂素 B 77

石梓醇 44

鼠尾草环木脂素 78

双骈四氢呋喃单内酯木脂素 46

双骈四氢呋喃木脂素 38

3′,4′-双去氧甲基去氧鬼臼毒素 54

(+)-双异桉脂素 38

(+)-双异蒿脂麻木质体 39

(+)-双异芝麻素 39

(+)-顺式裂榄素 26

顺式裂榄素 27,126

(-)-四氢荜澄茄脂酮 18

四氢芳基萘木脂素 48

7,7′,8,8′-四去氢去氧鬼臼毒素 56

四去氢铁杉脂素 116

四氧化锇 175

松伯醇 82

(+)-松脂醇 38,82

松脂醇　44

松脂醇单甲基醚　38

苏齐内酯　32

T

台湾脂素 H　56，116

台湾脂素 C　56，201

台湾脂素 E　56，201

替尼泊甙　9

(-)-α-铁杉脂素　48

β-铁杉脂素　48

α-铁杉脂素　88

铁杉脂素　7，114

透骨草醇　44

土楠环木脂素 A　78

W

伪木脂素　12

位阻异构　76

(-)-五加前胡木脂醇　72

五加前胡木脂金素　72，99

(+)-五加前胡木脂内酯　72

(-)-五加前胡木脂素　71，77

五加前胡木脂酸酯　72

五加前胡木脂酸酯 B　72

五加前胡木脂酸酯 A　72

五加前胡木脂酮　71，72，90，222，223，225

(-)-五加前胡木脂西素　72

五加前胡素　208

(-)-五加前胡酮　211，213

五味子　1

五味子丙素　8，61，63，86，92，216，226

五味子醇甲　66

五味子甲素　61，63

五味子素　66，140

(8S，8′S，7′R)-五味子酮　48

(+)-五味子酮醇　61

五味子乙素　61，63，90

五味子酯 O　64

五味子酯 F　64

五味子酯 L　68

五味子酯 M　68

五味子酯 N　68

五味子酯 P　68

五味子酯 Q　68

五味子酯丁　67，68

五味子酯庚　69

五味子酯甲　67

五味子酯壬　69

五味子酯戊　67

五味子酯辛　69

五味子酯乙　67

五味子酯癸　69

五脂素　48

X

(-)-西藏鬼白脂醇　32

细辛素　39

狭叶香茶菜素 A　68

狭叶香茶菜素 B　68

狭叶香茶菜素 C　69

(dl)-狭叶香茶菜素 D　69

香茶菜素　54，56

小荷叶素　116

新木脂素　11

新南五味子木脂宁　70

新泡桐素　44

新石梓醇　44

(+)-新异五加前胡木脂素　72

2′-溴表鬼白毒素　115

旋光谱 95

Y

氧代扁柏脂素 31,38

C7(C7′)-氧代二苯并环辛二烯木脂素 64

7′-氧代罗汉松脂素 31,38

7-氧-丁酰基-4′-去氧甲基鬼臼毒素 54

4′-氧甲基-3-氧去甲基开环异落叶松脂醇 18,22

(+)-4-氧甲基薄荷醇 39

4′-氧甲基开环异落叶松脂醇 18,22

3-氧去甲基开环异落叶松脂醇 18,22

摇摆振动频率 92

(+)-叶下珠脂素 18

乙酰表鬼柏苦 48

乙酰表鬼臼毒素 48

(+)-乙酰五味子酮醇 61

异-α-足叶草脂素 48

异-α-足叶草脂素甲基醚 48

异-β-足叶草脂素 48

异-β-足叶草脂素甲基醚 48

异扁柏脂素 31,37

4-异丙基恶唑烷酮 168

异丁酰日本南五味子木脂素 A 64

异鬼柏苦 48

(+)-异鬼臼毒素 48

异柳叶木兰碱 32

异落叶松脂醇 48,85,112

异落叶松脂醇 4-氧甲基醚 48

异南五味子木脂宁 61

异牛蒡子苷元 31,37

异泡桐素 44

异去氧鬼柏苦 48

(-)-异去氧鬼臼毒素 48

异山荷叶素 56

异石梓醇 44

异苏齐内酯 32

(+)-异五加前胡木脂素 72,77,224

(+)-异五加前胡木脂酮 72

异五加前胡木脂西素 72

(+)-异五味子素 66,213

异戊酰日本南五味子木脂素 A 64

异型南五味子丙素 64,147

异型南五味子丁素 74

异型南五味子己素 74,76

异型南五味子甲素 64

异型南五味子戊素 74

异型南五味子乙素 64,147

愈创木脂酸 7,89

圆二色谱 95

月古柯环木脂素 A 78

月古柯环木脂素 B 78

Z

樟树醇 27,31

芝麻素 38,44,88

(+)-芝麻素酚 39

栀子皮环木脂苷 N 77

轴手性 76

(-)-紫花络石苷元 31

紫外吸收谱带 87

α-足叶草脂素 48,114

β-足叶草脂素 48,54,114

(-)-β-足叶草脂素 A 甲基醚 48,54

(-)-β-足叶草脂素 B 甲基醚 48

足叶乙甙 9

英文名词索引

A

acetylschizandronol　61
(+)-acuminatin　28
acyclic lignan　14
andamanacin　78
angeloylbinankadsurin　64
angeloylgomisin　61
angustifolin　68
anolignan A　16
anolignan B　16
anolignan C　23
anwulignan　16
apopicropodophyllin　54
aptosimol　44
aptosimone　46
arboreol　44
arctigenin　31
(+)-aristochilone　48
aristoligin　128
aristolignin　23
asarinin　39
aschantin　39
atropisomericm　76

attenuol　48
austrobailignan-5　16，166
austrobailignan-6　16
austrobailignan-7　23

B

benchequiol　32
o-benzoylgomisin　64
benzoyl isogomisin　64
(-)-berchemol　28
binankadsurin　64
(-)-brassilignan　26
buplerol　31
bursehernin　31
cis-burseran　26
busalicifol　26
busaliol　26
butyrolactol　31

C

cagayanin　48
cagayanone　48
calocedrin　32，38，92
calopiptin　23，88

canabisin G 18
cannabisin B 54
cappadocin 32
caracasandiamide 77, 229
chasnarolide 32, 38
chicanine 23
chinensin 56
chinensinaphthol 56
chisulactone 32
cinbalansan 77, 228
cinnamonol 44
cinnamophilin 18
CIP 221
circular dichroism 95
cleistanthoside-B 56
(−)-clusin 27
conidendrin 7, 48
coniferyl alchohol 82
conocarpol 16
(−)-cordigerine 31
cotton effect 95
cubebin 26
cubebinin 27
cubebininolide 31
cubebinone 31
cyclogalgravin 54, 200
cycloolivil 49

D

daurinol 56
β-DDB 208, 217
γ-DDB 209
dehydroheliobuphthalmin 18
dehydrotrichostin 31
dehydroxycubebin 26

(+)-demethoxyexcelsin 39
(−)-demethyldihydroguaiaretic acid 16
4′-demethylepiyangambin 39
demethylgrandisin 23
(+)-demethyl secolintetralin 18
(−)-3-O-demethyl-yatein 31
4-O-demethylyatein 31
deoxygomisin A 61
deoxygomisin O 61
deoxygomisin S methyl ether 61
deoxygomisin U methyl ether 61
deoxyschizandrin 61, 215
(+)-desmethylenedioxyniranthin 18
diaeudesmin 38
2,6-diaryl-3,7-dioxabicyclo[3.3.0] octane 38
diasesamin 39
diasesartemin 39
diasyringaresinol 39
(+)-diayangambin 39
diayangambin 88
dibenzocyclooctadiene 61
dibenzylbutane 15
dibenzylbutyrolactone 31
(−)-dihydroclusine 18
dihydrocubebin 18
dihydroguaiaretic acid 16
dihydrokusukinin 27, 31
dihydrosesamin 28
dihydrosesartemin 28
dihydrotaiwanin 32
dihydrotrichostin 18
dihydroxythujaplicatin 31
dihydroxythujaplicatin methyl ether 31, 38

dihydroxythujaplication 38
dihydroyangambin 28
3,3'-dimethoxylarreatricin 23
(−)-dimethyl-α-retrodendrin 48
(−)-dimethyl-β-retrodendrin 48
diphyllin 56
dirigent protein 82

E

endiandrin 78
enterodiol 18
enterolactone 31
epiaschantin 39
epieudesmin 38
(+)-epiexcelsin 39
epigomisin 64
epilarreatricin 23
epimagnolin 39
epimeridinol 32
epinortrachelogenin 32
epiphrymarol 44
epiphyllic acid 54
(−)-epipicrosteganol 72
epipinoresinol 38
epipodophyllotoxin 48
episesamin 38
episesaminone 28
episesartemin 39
episteganacin 72
episteganangin 72
episteganol 72
episyringaresinol 39
epitrachelogenin 32
epiwikstromol 32
epiyangambin 39, 88

erdtman 82
eudesmin 38
eupobennettin 23
eupodienone-1 80
eupodienone-2 80
eupodienone-3 80
eupodienone-4 80
eupodienone-5 80
eupodienone-6 80
eupodienone-7 80
eupodienone-8 80
eupodienone-9 80
eupomatia laurina 80
(+)-excelsin 39

F

fargesin 44, 184, 39
fargesol 28
formosalactone 48
formosanol 48
forsythia intermedia 82
forsythigenol 39
fragansin 23
(+)-fraxiresinol 44
furofuran 38

G

(−)-gadain 32
(−)-galbacin 23
(−)-galbelgin 23
galgravin 23, 127
ganschisandrine 23
gmelinol 44
gnidifolin 32
gomisin K3 methyl ether 61
gomisin L2 methyl ether 61

gomisin M methyl ether　61

gomisin N　61

graminone A　46

graminone B　46

(－)-grandisin　23

guaiaretic acid　7

guamarol　32

guarmarolin　31

guayadequiene　32,38

guayadequiol　32

guayarol　31

gummadiol　44

H

haplodocin　32

haplomyrfolin　31，89

haplomyrfolol　27，31

haplomyrtin　56

harmatha　124

heliobuphthalmin　18

helioxanthin　56，204

henricine　23

hernolactone　31

hernone　28

heteroclitin A　64

heteroclitin B　64

heteroclitin C　64

heterotropan　77

hibalactone　32，89

hinokinin　31，168

horsfieldin　39

3′-hydroxy-epilarreatricin　23

2-hydroxyheliobupthalmin　18

hydroxythujaplicatin methyl ether　31

6′-hydroxyyatein　31

hypophyllanthin　48

hyptinin　54

I

interiorin　74

interiotherin A　64

interiotherin B　67

isoarboreol　44

isoarctigenin　31

isocordigerine　31，37

isocubebiniolide　31,37

isodaurinol　56

isodiphyllin　56

isogadain　32

isogalcatin　112

isogmelinol　44

isoguamarol　32

isoguarmarolin　31,37

isohibalactone　32

isohinokinin　31

isokadsuranin　61

isokaerophyllin　32

isokusunokinin　31,37

isolariciresinol　48

isolintetralin　48

isopaulownin　44

isophrymarol　44

isopicropodophyllin　48

isopodophylotoxin　48

isopolygamain　48

isosalicifoline　32

isoschizandrin　66

isosteganacin　72

isostegane　72

isosteganone　72

isosuchilactone 32
(+)-isotaxiresinol 49
(−)-isoyatein 31
itoside 77

J

jatrodien 18
jatrophan 32
junaphtoic acid 56
jusglaucinol 28
justicia prostrate 60
justicidin 56
justicidone 205
justicinol 56
justisolin 39

K

kadsulignan 70
kadsuranin 61
kadsurin 64, 218
kadsutherin 61
(−)-kaerophyllin 32
kigeliol 44
kobusin 39
koelreuterin-1 56, 60
konyanin 54
koreanol 26, 31
(−)-kusunokinin 31
kusunokinol 27

L

laccase 82
lariciresinol 28
larreatricin 23
larrea tridentate 16
leptostachyol 44
libocedrus yateensis 32

ligballinol 38
lignan 1
lignin 11
lingueresinol 48
linnanthin 18
lintetralin 48
liovil 27
lirioresinol 39
lariciresinol reductase 82
lyoariresinol 88
lyoniresinol 49, 85
(+)-lyonitesinol 199

M

machilin A 23
machilin F 23
machilin G 23
machilin H 23
machilin I 23
machilusin 23
(+)-magnoliadiol 54
magnolin 39
magnosalin 78
magnoshinin 54, 200
massoniresinol 28
matairesinol 31
medioresinol 39
membrin 39
meridinol 32
meso-dimethyldihydroguaiaretic acid 16
5′-methoxyyatein 31
methyl chasnarolide 32, 38
methyl deoxypodophyllotoxinate 48
4′-O-methyl-7,7′-dioxoaustrobailignan-6 18

4′-*O*-methyl-7-oxo-austrobailignan-6   18
(+)-4-*O*-methyl pluviatilol   39
(−)-methyl pluviatolide   31
(+)-4-*O*-methyl xanthoxylol   39
mooniine   78
mosloligan   77
(+)-myrisfragransin   54
myristargenol A   18
myristargenol B   18

N

nectandrin A   23, 89
nectandrin B   23
nemerosin   32
neogmelinol   44
neoisostegan   72
neokadsuranin   70
neolignan   11
neopaulownin   44
(+)-niranthin   18
nirphyllin   18
nordihydroguaiaretic acid   16
norlignan   11
nortrachelogenin   32
nymphone   28

O

oleiferin A   18
oleiferin B   18
oleiferin C   18
oleiferin D   18
oleiferin E   48
olivil   28
optical rotatory dispersion   95
otobanone   48

P

(−)-parabenzlactone   32
parabenzoinol   28, 31
paulownin   44
phebalarin   18
phenylpropanoid   7
phillygenol   39
phyllamyricin A   56
phyllamyricin B   56, 60
phyllamyricin C   56
phyllamyricin D   56
phyllamyricin E   56
phyllamyricin F   56
phyllanthin   18
phyltetralin   48, 197
picropodophyllin   48
(−)-picrostegane   72
(−)-picrosteganol   72
pinoresinol   38
pinoresinol   82
piperitol   39
plicatinaphthol   116
(+)-pluviatilol   39
(−)-pluviatolide   31
podophyllotoxin   8
podophyllotoxinic acid   48
podophyllum peltatum   85
podorhizol   32
podorhizone   32, 38
polygamain   88
praderin   39
pregonmisin   16
prestegane A   31, 166
prestegane B   31

prinsepiol 44
prolieria chilensis 16
prostalidin A 56,60
prostalidin B 56,60
prostalidin C 56,116
pyramidatin A 71
pyramidatin B 71
pyramidatin C 71
pyramidatin D 71
pyramidatin E 71
pyramidatin F 71
pyramidatin G 71
pyramidatin H 71

R

rabdosin 54
retrochinensin 56
α-retrodendrin 48
β-retrodendrin 48
retrodendrin 56
retrohelioxanthin 56
retrojusticidin 56
retrotaiwanin 56
rhinacanthin E 18
rhinacanthin F 18

S

salicifoline 32
sanjidin A 27
sanjidin B 27
sanshodiol 28
saucernetin 23
(−)-saururenin 16
saururin 16
saururinone 18
savinin 32

schisandra chinensis 1
schisandrol A 66
schisandrone 48
schisanlignaol 64
(+)-γ-schizandrin 61
schizandronol 61
schizantherin 64
schizantherin A 67
schizantherin D 67
schizantherin E 67
schizantherin G 69
schizantherin H 69
schizantherin I 69
secoisolariciresinol 18
secoisolariciresinol dehydrogenase 82
sesamin 38
sesaminol 39
sesaminone 28
sesangolin 39
sesartemin 39
(−)-shonannin 26
spinesin 39
steganacin 72
steganangin 72
stegane 71
steganoate 72
steganoate A 72
steganol 72
steganolide 72
steganone 71
styraxin 46
substituted tertrahydrofuran 23
suchilactone 32
sventenin 31
sylvone 130

syringaresinol 39

T

taiwanin 56
tanegool 28
taxiresinol 28
taxumairin 23
teniposide 9
termilignan 16
terminalia bellerica 16
7,7′,8,8′-tetradehydrodeoxy-
　　podophyllotoxin 56
tetrahydrocubebinone 18
tetrahydrofuroguaiacin A 23
tetrahydrofuroguaiacin B 23, 127
thannilignan 18, 23
thomasadioic acid 54
γ-thujaplicatene 32
(−)-thujaplicatin 31
thujaplicatin methyl ether 31
thujaplicatin trimethyl ether 31
thujastandin 32, 38
todolactol A 26, 31
todolactol B 48
trachelogenin 32
traxillagenin 31
(−)-tricostin 27
triterpene 1
μ-truxinate 230

tuberculation 56
twist-boat 76
twist-boat-chair 76

V

Valdinol 28
veraguensin 23, 88
verrucosin 23
virgatusin 23, 175

W

wikstromol 32
(−)-wodeshiol 44, 190
wulignan 48
wuweizisu A 61
wuweizisu B 61
wuweizisu C 8

X

(+)-xanthoxylol 39

Y

(+)-yangambin 39
yangambin 88, 44
yatein 31, 32, 85, 124

Z

zuihonin D 18
zuonin A 23
zuonin B 23
zuonin C 23

作者索引

Achiwa 166
Ayres 133
Badheka 104
Baeyer-Villiger 188, 204
Balme 172
Barger 94
Berkowitz 192
Birch 108
Bouyssi 172
Brieskorn 111
Brown 188
Brun 197
Burden 115
Cambie 138
Cannizzaro 214
Carmignani 228
Cartwright 183
Charlton 199, 200
Claisen 185, 215
Corey 190
Dahl 138
Davin 82
Dess-Martin 215

Dewick 85
Diels-Alder 201
Erdtman 82
Evans 173
Ganeshpure 166
Ghosal 116
Gottlieb 7
Grubbs 171, 180
Fonseca 128
Harmatha 104
Hart 163
Hartwell 138, 140
Haworth 7
Hayashi 210
Heck 187
Heller 163
Hosomi 185
Huber 111
Ikeya 145
Kise 168
Knight 185
Kobayashi 171
Kochetkov 140

Kozlowski　223
Kraus　186
Kumada　209
Larson　211
Lavie　111
Linker　194
L?pez　205
Marsden　180
McCredie　7
Mckechnie　123
Mclafferty　114
McMurry　217
Meyers　209，210，222
Michael　185，194，205
Mikaya　105
Miyano　221
Mizufune　204
Molander　213
Mori　201
Negishi　211
Ogasawara　187
Padwa　201
Paul　123
Pelter　112，130，184
Petcher　140
Platt　87
Pummerer　201
Renaud　194
Robin　219，223
Roth　211
Roy　180
Schrecker　138，140
Sefkow　173

Setchell　123
Shapless　180
Sherburn　173
Sibi　169
Steel　191
Stevens　111
Stille　212
Stobbe　163，200，205，218
Suzuki　212，225
Swern　175，194
Taafrout　166
Takano　187
Takaoka　106
Taylor　215
Timmermann　167
Tsukamoto　110
Uemura　225
Ullmann　207，221，224，226
Ululeben　112
Umezawa　82
Urzua　128
Wakamatsu　218
Ward　135，219
Weinreb　197
Whiting　111
Wilkinson　204
Wittig　215
Yamamoto　212
Yamauchi　175，179
Yoda　175，181
常俊标　96，226
谢晶曦　216，217

常用缩写对照表

Ac	Acetyl	乙酰基
AIBN	Azoisobutyronitrile	偶氮二异丁腈
Ar	Aryl	芳基
Bn	Benzyl	苄基
Bu	Butyl	丁基
CAN	Ceric ammonium nitrate	硝酸铈铵
CBS	Corey-Bakshi-Shibata	
CDI	1,1′-Carbonyldiimidazole	羰基二咪唑
CI	Chemical ionisation	化学电离
CIP	Cahn-Ingold-Prelog	
CMC	1-Cyclohexyl-3-(2-morpholinoethyl)-carbodiimide	1-环己基-3-(2-吗啉乙基)碳二亚胺
COD	1,5-Cyclooctadiene	1,5-环辛二烯
Cp	Cyclopentadienyl	环戊二烯基
CSA	Camphorsulfonic acid	樟脑磺酸
Cy	Cyclohexyl	环己基
dba	Dibenzylideneacetone	二亚苄基丙酮
DBU	1,8-Diazabicyclo[5,4,0]undec-7-ene	1,8-二氮杂双环[5.4.0]十一碳-7-烯
DCC	Dicyclohexylcarbodiimide	二环己基碳二亚胺
DDQ	2,3-Dichloro-5,6-dicyano-1,4-benzoquinone	2,3-二氯-5,6-二氰基-1,4-苯醌
DET	Diethyl tartrate	酒石酸二乙酯
DMAD	Dimethyl acetylenedicarboxylate	丁炔二酸二甲酯
DMAP	4-Dimethylaminopyridine	4-二甲氨基吡啶

DMF	N,N-Dimethylformamide	N,N-二甲基甲酰胺
DMPU	1,3-Dimethyl-3,4,5,6-tetrahydro-2(1H)-pyrimidinone	1,3-二甲基丙撑脲
DIBAL-H	Diisobutylaluminium hydride	二异丁基氢化铝
DIPEA	N,N-Diisopropylethylamine	N,N-二异丙基乙胺
Et	Ethyl	乙基
equiv	Equivalent	当量
FAB	Fast atom bombardment	快速原子轰击
HIV	Human immunodeficiency virus	人类免疫缺陷病毒
HMDS	Hexamethyldisilazide	六甲基二硅基氨基
HMPA	Hexamethylphosphoramide	六甲基磷酰三胺
HMPT	Hexamethylphorous triamide	六甲基亚磷酰三胺
HPLC	High pressure liquid chromatography	高压液相色谱
IR	Infrared	红外
LAH	Lithium aluminium hydride	氢化铝锂
LDA	Lithium diisopropylamide	二异丙基氨基锂
MCPBA	$meta$-Chloroperoxybenzoic acid	间氯过氧苯甲酸
Me	Methyl	甲基
MIBK	Methyl isobutyl ketone	甲基异丁基甲酮
Ms	Methanesulfonyl	甲磺酰基
MS	Mass spectrometry	质谱
MS	Molecular Sieves	分子筛
NADPH	Nicotinamide adenine dinucleotide phosphate	还原型辅酶Ⅱ
NBS	N-Bromosuccinimide	N-溴代琥珀酰亚胺
NMO	N-Methylmorpholine-N-oxide	N-甲基吗啉-N-氧化物
NMP	N-Methyl-2-pyrrolidone	N-甲基-2-吡咯烷酮
NMR	Nuclear magnetic resonance	核磁共振
NIS	N-Iodosuccinimide	N-碘代琥珀酰亚胺
NOE	Nuclear overharser effect	核overharser效应
o-tol	o-Tolyl	邻甲苯基
PCC	Pyridinium chlorochromate	氯铬酸吡啶鎓盐
Ph	Phenyl	苯基
Piv	Pivaloyl	特戊酰基
PPTS	Pyridinium p-toluenesulfonate	对甲苯磺酸吡啶盐
Pr	Propyl	丙基
PTSA	p-Toluenesulfonic acid	对甲苯磺酸

Py/Pyr	Pyridine	吡啶
SEM	2-(Trimethylsilyl)ethoxymethyl	2-(三甲基硅基)乙氧甲基
TBAB	Tetra-*n*-butylammonium bromide	四正丁基溴化铵
TBAF	Tetra-*n*-butylammonium fluoride	四正丁基氟化铵
TBDMS	*tert*-Butyl dimethylsilyl	叔丁基二甲基硅基
TBS	*tert*-Butyl dimethylsilyl	叔丁基二甲基硅基
TFA	Trifluoroacetic acid	三氟醋酸
TFAA	Trifluoroacetic anhydride	三氟醋酸酐
TES	Triethylsilyl	三乙基硅基
Tf	Triflate	三氟甲磺酸酯
THF	Tetrahydrofuran	四氢呋喃
THP	Tetrahydropyranyl	四氢吡喃基
TIP	Triisopropyl	三异丙基
TIPS	Triisopropylsilyl	三异丙基硅基
TMS	Trimethylsilyl	三甲基硅基
TPAP	Tetra-*n*-propylammonium perruthenate	四正丙基高钌酸铵
Tr	Trityl	三苯基甲基
Ts	Tosyl	对甲苯磺酰基
UV	Ultraviolet	紫外

参 考 文 献

[1] Ayres D D, Lokie J D. Cambridge University. U. K., 1990.

[2] 许利嘉,刘海涛,彭勇,等. 植物分类学报,2008,46:692.

[3] Herz W, Falk H, Kirby G W, et al. Progress in the Chemistry of Organic Natural Produncts[M]. Springer-verlag:Wien, New York, 2001.

[4] 石建功,甘茂罗. 木脂素化学[M].北京:化学工业出版社,2009.

[5] Li Y Z, Huang J, Gong Z, et al. Helv. Chim. Acta., 2007, 90: 2222.

[6] Mai N T, Cuong N X, Thao N P,et al. Nat. Prod. Commun.,2010, 5: 423.

[7] Lu Y, Chen D F. Nat Prod Res, 2008, 22:1344.

[8] Kim M R, Moon H T, Lee D G, et al. Arch. Pharm. Res.,2007, 30: 425.

[9] Yang X W, Zhao P J, Ma Y L, et al. Nat. Prod.,2007, 70: 521.

[10] Chen M, Jia Z W, Chen D F. J. Asian Nat. Prod. Res., 2006, 8:643-648.

[11] Zhu Y H, Li N, Wang M W. Nat. Prod. Res., 2008, 22, 1483.

[12] Lu Y, Chen D F. Nat. Prod. Res., 2008, 22:1344.

[13] Billinsky J L, Krol E S. Nat. Prod., 2008, 71:1612.

[14] Su D, Tang W, Hu Y,et al. Nat. Prod., 2008, 71:784.

[15] Wu J, Feng J Q, Zhao W M. Asian Nat. Prod. Res., 2008, 10:435.

[16] Yamasaki T, Kawabata T, Masuoka C, et al. J. Nat. Med., 2008, 62: 47.

[17] Lee D Y, Han K M, Song M C, et al. J. Asian Nat. Prod. Res., 2008, 10:337.

[18] Schmidt T J, Vossing S, Klaes M, et al. Planta Medica, 2007, 73: 1574.

[19] Yang M C, Lee K H, Kim K H, et al. Arch. Pharm. Res., 2007, 30: 1067.

[20] Yong M, Kun G, Qiu M H. J. Asian Nat. Prod. Res., 2007, 9: 541.

[21] Ouyang M A, Huang J J. Asian Nat. Prod. Res., 2007, 9: 487.

[22] Ouyang M A, Huang J J. Cancer Sci. 2007, 98:1447.

[23] Yang X W, Zhao P J, Ma Y L, et al. J. Nat. Prod., 2007, 70:521.

[24] Liu Q H, Jeong J E, Choi E J, et al. Arch. Pharm. Res., 2006, 29:1109.

[25] Vasilev N, Elfahmi, Bos R, et al. J. Nat. Prod., 2006, 69:1014.

[26] Xu J F, Cao D H, Tan N H, et al. J. Asian Nat. Prod. Res., 2006, 8: 181.

[27] Suo M R, Yang J S, Liu Q H. J. Nat. Prod., 2006, 69:682.

[28] Choi Y W, Takamatsu S, Khan S I, et al. J. Nat. Prod., 2006, 69:356.

[29] Kanchanapoom T, Noiarsa P, Otsuka H, et al. Phytochem., 2006, 67:516.

[30] Tuchinda P, Kumkao A, Pohmakotr M, et al. Planta Media, 2006, 72: 60.

[31] Toshiaki U. Phytochem. Rev., 2003, 2: 371.

[32] Ward R S. Phytochem. Rev., 2003, 2: 391.

[33] 李奉勤,史冬霞,张瑞红,等.中国医药,2006,15:46.

[34] Zhang S Q, Zhu J J, Wang C Z. Int. J. Pharm., 2004, 278: 471.

[35] 刘长姣,张守勤,吴华,等.农业工程学报,2006,22:227.

[36] 程康华,刘幸平,朱凯.南京中医药大学学报(自然科学版),2001, 17: 363.

[37] 刘本,Dean J R. 中国医药工业杂志, 2000, 31: 101.

[38] 黄惠华,梁汉华. 天然产物研究与开发,2006, 18: 112.

[39] 刘本,Dean J R, Price R. 中成药, 2000, 22: 507.

[40] Peng J Y, Fan G R, Qu L P, et al. J. Chromatogr. A, 2005, 1082:203.

[41] Huang T H, Shen P N, Shen Y J. J. Chromatogr. A,2005, 1066:239.

[42] Moss G P. Pure Appl. Chem., 2000, 72: 1493.

[43] Yang G Y, Li Y K, Wang R R, et al. J. Nat. Prod., 2010, 73: 915.

[44] Li X N, Pu J X, Du X, et al. J. Nat. Prod.,2009, 72: 1133.

[45] Yang G Y, Fan P, Wang R R, et al. Chem. Pharm. Bull, 2010, 58: 734.

[46] Whiting D A. Nat. Prod. Rep., 1985, 2:191.

[47] Whitiing, D. A. Nat. Prod. Rep., 1987, 4:499.

[48] Whint D A. Nat. Prod. Rep., 1990, 7: 349.

[49] Baudoin O, Decor A, Cesario M, Gueritte F. Synlett,2003: 2009.

[50] Ward R S. Nat. Prod. Rep., 1993, 10:1.

[51] Ward R S. Nat. Prod. Rep.,1995, 12: 183.

[52] Ward R S. Nat. Prod. Rep., 1997, 14:43.

[53] Ward R S. Nat. Prod. Rep., 1999, 16: 75.

[54] Ward R S. Chem. Soc. Rev., 1982, 11:75.

[55] Ward R S. Tetrahedron, 1990, 46:5029.

[56] Tores R, Modak B, Urzua A, et al. Bol. Soc. Chil. Quim., 1991, 36: 249.

[57] Fernandes A M A P, Barata L E S, Ferri P H. Phytochemistry, 1993, 32: 1567.

[58] Wang H, Chen Y, Liang X. Chin. Chem. Lett., 1993, 4:31.

[59] Das B, Takhi M, Srinivas K V N S, et al. Phytochemistry, 1993, 33:1489.

[60] Shibuya H, Takeda Y, Zhang R, et al. Chem. Pharm. Bull., 1992, 40:2639.

[61] Estevez-Beyes R, Estevez-Braun A, Gonzalez A G. Phytochemistry, 1992, 31:2841.

[62] Estevez-Beyes R, Estevez-Braun A, Gonzalez A G J. Nat. Prod., 1993, 56:1177.

[63] Bandera Herath J M T, Anana Priyadarshini A M. Phytochemistry, 1997, 44: 699.

[64] Martinez J C, Torres C R. Phytochemistry,1997, 44:1179.

[65] Fernandes A M A P, Barata L E S, Ferri P H. Phytochemistry, 1994, 36: 533.

[66] Shimomura H, SashidaY, Oohara M. Phytochemistry,1987, 26:1513.

[67] Rao K V, Rao N S P. J. Nat. Prod.,1990, 53:212.

[68] Torres R, Urzua A, Modak B J. Nat. Prod.,1989, 52: 402.

[69] Broomhead, A. J.; Dewick, P. M. Phytochemistry,1990, 29:3831.

[70] Atta-ur-Rahman,Ashraf M,Choudhary M I, et al. Phytochemistry, 1995, 40: 427.

[71] Mitra J,Mitra A K J. India Chem. Soc., 1997, 74:692.

[72] Yamaguchi H, Arimoto M, Tanoguchi M, et al. Chem. Pharm. Bull., 1982, 30:3212.

[73] Ohta K, Munakata K. Tetrahedron Lett., 1970, 11:923.

[74] Holmes T L, Stevenson R J. Org. Chem., 1971, 36:3450.

[75] Wada K, Munakata K. Tetrahedron Lett., 1970, 11: 2017.

[76] Lin M T, Lee S S, Liu K C S C. J. Nat. Prod., 1995, 58: 244.

[77] Asano J, Chiba K, Tada. M. Phytochemistry,1996, 42: 713.

[78] Sheria G M, Abou-Amer K. M. Phytochemistry,1984, 23:151.

[79] Gozler B, Arar G, Gozler T, et al. M. Phytochemistry, 1992, 31: 2473.

[80] Horri Z I, Ohwaka K, Kim S W, et al. Chem. Pharm. Bull., 1971, 19: 535.

[81] Khalid S A, Waterman D G. Planta Med., 1981, 43:148.

[82] Lee S S, Lin M T, Liu C L, et al. J. Nat. Prod., 1996, 59:1061.

[83] Pettit G R, Schaufelberger D E. J. Nat. Prod., 1988, 51:1104.

[84] Fukamiya N, Lee K H. J. Nat. Prod., 1986, 49:348.

[85] Li L N, Xue H. Planta Med., 1985, 51:297.

[86] Li L N, Yong C. Planta Med., 1986, 52:410.

[87] Ikeya Y, Taguchi H, Yosioka I, et al. Chem. Pharm. Bull., 1979, 27:1383.

[88] Lee Y W, Voyksner R D, Pack T W, et al. Anal. Chem., 1990, 62: 244.

[89] Ikeya Y, Taguchi H, Yosioka I. Chem. Pharm. Bull., 1982, 30:132.

[90] Ikeya Y, Taguchi H, Yosioka I, et al. Chem. Pharm. Bull., 1979, 27:1576.

[91] Ikeya Y, Taguchi H, Yosioka I, et al. Chem. Pharm. Bull., 1979, 27:1583.

[92] Taguchi H, Ikeya Y. Chem. Pharm. Bull., 1977, 25:364.

[93] Ikeya Y, Taguchi H, Iitaka Y. Tetrahedron Lett., 1976, 17:1359.

[94] Taguchi H, Ikeya Y. Chem. Pharm. Bull., 1975, 23:3296.

[95] Ikeya Y, Taguchi H, Yosioka I, et al. Chem. Pharm. Bull., 1979, 27:1383.

[96] Ikeya Y, Taguchi H, Yosioka I, et al. Chem. Pharm. Bull., 1980, 28:3357.

[97] Ikeya Y, Taguchi H, Yosioka I, et al. Chem. Pharm. Bull., 1979, 27:1395.

[98] Ikeya Y, Taguchi H, Yosioka I, et al. Chem. Pharm. Bull., 1979, 27:2695.

[99] Marek J, Slanina J, Acta Crystallogr, 1998, C54:1548.

[100] IkeyaY, Taguchi H, Yosioka I. Chem. Pharm. Bull., 1978, 26: 682.

[101] Ikeya Y, Taguchi H, Yosioka I, et al. Chem. Pharm. Bull., 1978, 26:3257.

[102] Ikeya Y, Taguchi H, Yosioka I. Chem. Pharm. Bull., 1978, 26:328.

[103] Ikeya Y, Taguchi H, Yosioka I. Chem. Pharm. Bull., 1981, 29:2893.

[104] Ikeya Y, Taguchi H, Yosioka I. Chem. Pharm. Bull., 1982, 30:3207.

[105] Ikeya Y, Ookawa N, Taguchi H, et al. Chem. Pharm. Bull., 1982, 30:3202.

[106] Ikeya Y, Taguchi H, Mitsuhashi H, Takeda S, et al. Phytochemistry 1988, 27:569.

[107] He X G, Lian L Z, Lin L Z J. Chromatogr A, 1997, 757:81.

[108] Ikeya Y, Miki E, Okada M, et al. Chem. Pharm. Bull., 1990, 38:1408.

[109] Slanina J S, Paulova H, Taborska E. Pharm. Pharmacol. Lett., 1997, 7: 53.

[110] Okeya Y, Sugama K, Okada M, et al. Phytochemistry, 1991, 30:975.

[111] Liu J S, Ma Y T. Acta. Chim. Sin., 1988, 46:460.

[112] Liu J, Zhou H. Acta. Chim. Sin., 1991, 49:412.

[113] Li L N, Zue H, Li X. Planta Med., 1991, 57: 1696.

[114] Ookawa N, Ikeya Y, Sugama K, et al. Phytochemiatry, 1995, 39:1187.

[115] Ookawa N, Ikeya Y, Taguchi H, et al. Chem. Pharm. Bull., 1981, 29: 123.

[116] Chen Y P, Liu R, Hsu H Y, et al. Bull. Chem. Soc. Jpn., 1977, 50: 1824.

[117] Liu J S, Huang M F, Gao Y T. Acta. Chim. Sin., 1991, 49: 308.

[118] Liu J S, Li L. Phytochemistry, 1993, 32:1293.

[119] Liu J S, Li L. Phytochemistry, 1995, 38:1009.

[120] Chen D F, Xu G J, Yang X W, et al. Phytochemistry, 1992, 31: 629.

[121] Chen Y G, Wang P, Lin Z W, et al. Phytochemistry, 1998, 48: 1059.

[122] Chen D F, Zhang S X, Chen K, et al. J. Nat. Prod., 1996, 59: 1066.

[123] Taafrout M, Rouessac F, Robin J P. Tetrahedron Lett., 1983, 24:197.

[124] Taafrout M, Rouessac F, Robin J P, et al. J. Nat. Prod. 1984, 47:600.

[125] Taafrout M, Landais Y, Robin J P, et al. Tetrahedron Lett. 1986, 27:1781.

[126] Petasis N A, Patane M A. Tetrahedron, 1992, 48:5775.

[127] Xie L, Chen L H, Xie J X. Chin. J. Org. Chem., 1991, 11: 371.

[128] Fernandes J B, Fraga R L, Capelato M D, et al. Synth. Commun. 1991, 21:1331.

[129] Tanaka M, Mitsuhashi H, Wakamatsu T. Tetrahedron Lett., 1992, 33: 4161.

[130] Planchenault D, Dhal R, Robin J P. Tetrahedron, 1993, 49: 5823.

[131] Satyanarayana P, Venkateswarlu S, Viswanatham K N. Tetrahedron, 1991, 47: 8277.

[132] Chattopadhyay S k, Rao K V. Tetrahedron, 1989, 45:6653.

[133] Chen L, Xie L, Xie J. Youji Huaxue, 1991, 11: 503.

[134] Landais Y, Robin J P, Lebrum A. Tetrahedron, 1991, 47: 3787.

[135] Robin J P, Landis Y. Tetrahedron, 1992, 48:819.

[136] Tanaka M, Mukaiyama C, Mitsuhashi H, et al. Tetrahedron Lett., 1992, 33: 4165.

[137] Tanka M, Itoh H, Mitsuhashi H, et al. Tetrahedron: Asymmetry, 1993, 4:405.

[138] Richardson M D, Peteson J R, Clark A M. Phytother. Res., 1992, 6: 274.

[139] Yamauchi S, Taniguchi E. Agric. Biol. Chem., 1991, 55: 3075.

[140] Yamauchi S, Taniguchi E. Biosci. Biotechnol. Biochem., 1992, 56:412.

[141] Yamauchi S, Nagata S, Taniguchi E. Biotechnol. Biochem., 1992, 56:1193.

[142] Yamauchi S, Taniguchi E. Biosci. Biotechnol. Biochem., 1992, 56: 1744.

[143] Nitao J K, Johnson K S, Scriber J M, et al. J .Chem. Ecol., 1992, 18:1661.

[144] Lu H, Liu G T. Planta Med., 1992, 58:311.

[145] Sakurai H, Nikaido T, Ohmoto T, et al. Chem. Pharm. Bull.,1992, 40: 1191.

[146] Shimizu S, Kawashima H, Akimoto K, et al. Phytochemistry, 1992, 31: 757.

[147] Krauss A S, Taylor W C. Aust. J. Chem., 1991, 44: 1307.

[148] Krauss A S, Taylor W C. Aust. J. Chem., 1991, 44: 1335.

[149] Krauss A S, Taylor W C. Aust. J. Chem., 1992, 45:925.

[150] Krauss A S, Taylor W C. Aust. J. Chem., 1992, 45: 935.

[151] Karroll A R, Krauss A S, Taylor W C. Aust. J. Chem., 1993, 46: 277.

[152] Hirano T, Wakasugi A, Oohara M,et al. Planta Med. 1991, 57:331.

[153] Ikeya Y, Taguchi H, Mitsuhashi H, et al. Phytochemistry, 1988, 27: 569.

[154] Ikey Y, Sugama K, Okada M, et al. Phytochemistry, 1991, 30: 975.

[155] Hikino H, Kiso Y, Taguchi H, et al. Planta Med. 1984, 50:213.

[156] Liu KT, Lesca. P. Chem. Biol. Internat. ,1982, 41: 39.

[157] Takeda S, Arai I, Kase Y, et al. Yakugaku Zasshi, 1987, 107: 517.

[158] Ikeya Y, Kanatani H, Hakozaki M, et al. Chem. Pharm. Bull. , 1988, 36:3094.

[159] Kiso Y, Tohkin M, Hikino H, et al. Planta Med. , 1985, 51:331.

[160] Kiso Y, Taguchi H, Yosioka I. Chem. Pharm. Bull. ,1982, 30:3207.

[161] Yang X. W, Miyashiro H, Hattori M, et al. Chem. Pharm. Bull. , 1992, 40:1510.

[162] Chen Y Y, Shu Z B, Li L N. Sci. Sin. , 1976, 19: 276.

[163] Liu C S, Fang S D, Huang M F, et al. Sci. Sin. , 1978, 21: 483.

[164] Liu J S, Huang M F, Ayer W A, et al. Phytochemistry, 1984, 23:1143.

[165] Yang X W, Hattorie M, Namba T, et al. Chem. Pharm. Bull. ,1992, 40:406.

[166] Nagai H, Yakuo I, Teshima K. Et al. Planta Med. , 1989, 55: 13.

[167] Kubo S, Ohkura Y, Mizoguchi Y, et al. Planta Med. , 1992, 58:489.

[168] Monovich L G, Huerou Y L, Ronn M. J. Am. Chem. Soc. , 2000, 122:52.

[169] Uemura M, Daimon A, Hayashi Y. J. Chem. Soc.: Chem. Commun. , 1995, 1943.

[170] Carroll A R, Read R W, Taylor W C. Aust. J. Chem. 1994, 47:1579.

[171] Liu S Y, Hwang B D, Haruan M, et al. Mol. Pharmacol. , 1989, 36:78.

[172] Schroedor H C, Merz H, Steffen R, et al. Natureforsch. C: Biosci. , 1990, 45:1215.

[173] Liu J S, Li L. Phytochemistry, 1995, 35:241.

[174] Chen D F, Zhang S X, Xie L, et al. Bioorg. Med. Chem. , 1997, 8:1715.

[175] Lee K H, Xiao Z Y. Phytochemistry Rev. , 2003, 2: 341.

[176] Molander G A, George K M, Monvich L G. J. Org. Chem. , 2003, 68:9533.

[177] Anet F A L, Yavari I. Tetrahedron Lett. , 1975, 16: 1567.

[178] Kupchan S M, Britton R W, Ziegler M F, et al. J. Org. Chem. Soc. , 1973, 95: 1335.

[179] Tomioka K, Ishiguro T, Iitaka Y, et al. Tetrahedron, 1984, 40:1303.

[180] Damon R E, Schlessinger R H. J. Org. Chem. , 1976, 41: 3772.

[181] Xu C F. Chin. Sci. Bull. , 1980, 26: 1004.

[182] Robin J P, Gringore O, Brown E. Tetrahedron Lett. , 1980, 21:2709.

[183] Li L N, Qi X, Ge D L, et al. Planta. Med. , 1988, 54:45.

[184] Chen D F, Xu G J, Yang X W, et al. Phytochemistry 1992, 31: 629.

[185] Wichramaratne B D M, Pengsuparp T, Mar W. J. Nat. Prod. , 1993, 56:2083.

[186] Ge Y H, Guo R Y, Chang J B, et al. Spectral Anal. (Chin. Ed.), 2001,

21:180.

[187] Ikeya Y, Taguchi H, Yosioka I, et al. Chem. Pharm. Bull., 1980, 28:3357.

[188] Gorrlieb H E, Mervic M, Ghera E, et al. J. Chem. Soc., Perkin Trans., 1982, 28:3357.

[189] Ikeya Y, Taguchi H, Sasaki H, et al. Chem. Pharm. Bull., 1980, 28:2414.

[190] Chen Y. P, Liu R, Hsu H Y, et al. Tetrahedron Lett., 1973, 14:4257.

[191] Liu J S, Jing S, Huang M F, et al. Sci, China, 1978, 2:232.

[192] Zhai H B, Cong P Z. Acta Pharm. Sin., 1990, 25:110.

[193] Li L N, Xue H, Li X. Planta Med., 1991, 57:169.

[194] Ikeya Y, Kanatani H, Hakozaki M, et al. Chem. Pharm. Bull., 1988, 36:3974.

[195] Liu J S, Pan Y P. Acta Chim. Sin., 1991, 49:908.

[196] Petasis N A, Patane M A. Tetrahedron, 1992, 49:5858.

[197] Ohshima T, Tanaka M, Mitsuhashi H, et al. Tetrahedron: Asymmetry, 1995, 6:139.

[198] Ziegler F E, Fower K W, Sinha N D. Tetrahedron Lett., 1978, 19:2767.

[199] Stanforth S P. Tetrahedron 1998, 54:263.

[200] Negishi E, King A O, Okukado N. J. Org. Chem., 1977, 42:1821.

[201] Negishi E, King A O. Org. Synth., 1988, 66:67.

[202] Stille J K. Pure Appl. Chem., 1985, 57:1771.

[203] Stille J K, Echavarren A M, Willams R M, et al. Org. Synth., 1992, 71:97.

[204] Suzuki A. Pure Appl. Chem., 1994, 66:13.

[205] Larson E R, Raphael R A. J. Chem. Soc., Perkin Trans., 1982, 1:521.

[206] Zhang H, Xue F, Mak T C W. J. Org. Chem., 1996, 61:8002.

[207] Yamada S, Murawaki Y, Kawasaki H. Biochem. Pharmacol., 1996, 17:538.

[208] Shiota G, Yamada S, Kawasaki H. Res. Commun. Mol. Pathol. Pharmacol., 1996, 94:141.

[209] Ohtaki Y, Hida T, Hiramatsu K, er al. Anticancer Res., 1996, 16:751.

[210] Molander G A, Harris C R. Chem. Rev., 1996, 96:307.

[211] Molander G A, McKie J A. J. Org. Chem., 1994, 59:3186.

[212] Curran D P. Synlett, 1992:943.

[213] Kunishima M. Chem. Pharm. Bull., 1995, 43:2190.

[214] Ramos A C, Clairac R P, Medarde M. Heterocycles, 1999, 51:1443.

[215] Xie J X, Zhou J. Sci. China (Ser. B), 1983, 12:1291.

[216] Xie J X, Zhou J, Zhang C Z, et al. Sci. China (Ser. B), 1983, 9:823.

[217] Mervic M, Ghera E. J. Am. Chem. Soc., 1977, 99:7673.

[218] Chang J B, Xie J X. Chin .Chem. Lett., 1996, 7:801.

[219] Ghera E, Ben-David Y. J. Chem. Soc., Chem. Commun., 1978, 480.

[220] Ward R S, Pelter A, Abd-El-Ghani A. Tetrahedron, 1996, 52:1303.

[221] Robin J P, Dhal R. Tetrahedron, 1984, 40:3509.

[222] Robin J P, Landaise Y. J. Org. Chem., 1988, 53:224.

[223] Cambie R C, Clark G R, Craw P A, et al. Aust. J. Chem. 1984, 37:1755.

[224] Burden J K, Cambie R C, Craw P A, et al. Aust. J. Chem., 1988, 41:919.

[225] Pelter A, Ward R S, Venkateswarlu R, et al. Tetrahedron, 1991, 47:1275.

[226] Tanaka M, Ohshima T, Mirsuhashi H, et al. Tetrahedron, 1995, 51:11693.

[227] Biftu T, Hazra B G, Stevenson R. J. Chem. Soc.. Perkin Trans., 1979,1: 2276.

[228] McMurry J E. Chem. Rev., 1989, 89:1513.

[229] Qi X X, Chang J B, Guo R Y, et al. Chin. Chem. Lett., 2000, 11: 971.

[230] Robin J P, Gringore O, Brown E. Tetrahedron Lett., 1980, 21: 2709.

[231] Minato K, Tamao K, Suzuki K, et al. Tetrahedron Lett., 1980, 21:4017.

[232] Takeya T, Ohguchi A, Are Y. Chem. Pharm. Bull., 1994, 42: 430.

[233] Morimoto T, Chiba M, Achiwa K. Heterocycles, 1990, 30:363.

[234] Gilman H, Jones R G. Org. React. (NY), 1951, 6:339.

[235] Tanaka M, Mukaiyama C, Mitsuhashi H, et al. J. Org. Chem., 1995, 60:4339.

[236] Belletire J L, Fry D F, Fremont S L. J. Nat. Prod., 1992, 55:184.

[237] Mahalanbis K K, Mumtax M, Snieckus V. Tetrahedron Lett., 1992, 23:3975.

[238] Dahl R, Robin J P. Tetrahedron, 1994, 50:1153.

[239] Taylir E C, Andrade J G, Rall G J. J. Am. Chem. Soc., 1980, 102: 6513.

[240] Magnus P, Schultz J, Gallagher T. J. Chem. Soc. Chem. Commun., 1984, 1179.

[241] Magnus P, Schultz J, Gallagher T. J. Chem. Soc. Chem. Commun., 1985, 4984.

[242] Meyers A I, Flisak J K, Aitken R A. J. Am. Chem. Soc., 1987, 109:5446.

[243] Landais Y, Rambault D, Robin J P. Tetrahedron Lett., 1987, 28:543.

[244] Dahl R, Robin J P. Tetrahedron Lett., 1991, 47:3787.

[245] Planchenault D, Dhal R, Robin J P. Tetrahedron Lett., 1995, 51:1395.

[246] Chattopadhyay S K, Rao K V. Tetrahedron Lett., 1987, 48: 669.

[247] Chen L H, Xie J X. Acta. Pharm. Sin., 1991, 26:20.

[248] Chang J B, Xie L, Xie J X. Chin, Chem. Lett., 2001, 12:667.

[249] Chang J B, Xie J X. Sci.China (Ser. B), 2000, 43: 323.

[250] Chang J B, Xie J X. Chin. Chem. Lett., 1996, 7:691.

[251] Chang J B, Xie J X. Acta. Pharm. Sin., 1998, 33:424.

[252] Chang J B, Xie J X, Chen R F, et al. Acta. Pharm. Sin., 1999, 34:913.

[253] Chang J B, Xie J X. Chin. chem. Lett., 1996, 7:801.

[254] Pelter A, Ward R S, Jones D M. et al. Tetrahedron:Asymmetry, 1992, 3:239.

[255] IkeyaY, Taguchi H, Yosioka I. Chem. Pharm. Bull., 1975, 23:3296.

[256] Pelter A, Ward R S, Abd-El-Ghani A. J. Chem. Soc.. Perkin Trans., 1992, 1:2249.

[257] Chang J B, Chen R F, Guo R Y, et al. Helv. Chim. Acta., 2003, 86:2239.

[258] Chang J B, Guo X H, Cheng S X, et al. Bioorg. Med. Chem. Lett., 2004, 14: 2131.

[259] Tomioka K, Ishiguro T, Mizuguchi H. J. Med. Chem., 1991, 34:54.

[260] Kupchan S M, Britton R W, Ziegler M F, et al. J. Am. Chem. Soc., 1973, 95:1335.

[261] Hicrs R P, Sneden A T. Tetrahedron Lett., 1983, 24:2987.

[262] Wang R J, Rebnun L I, Kupchan S M. Cancer Res., 1977, 37:3071.

[263] Tomioka K, Mizuguchi H, Koga K. Chem. Pharm.Bull., 1982, 30:4304.

[264] Brown E, Daugan A. Tetrahedron Lett., 1985, 26: 3997.

[265] Brown E, Daugan A. Tetrahedron Lett., 1986, 27:3719.

[266] Brown E, Daugan A. Heterocycles, 1987, 26: 1169.

[267] Kosugi H, Tagami K, Takahashi A. J. Chem. Soc..Perkin Trans.,1989, 1: 935.

[268] Mnkaiyama T, Fujimoto K, Hirose T, et al. Chem. Lett., 1980, 635.

[269] Tomioka K, Mizuguchi H, Ishiguro T. Chem. Pharm. Bull., 1985, 33:121.

[270] Tomioka K, Ishiguro T, Koga K. Tetrahedron Lett., 1980, 21:2973.

[271] Tanaka M, Ohshima T, Mitxuhashi H, et al. Heterocycles, 1994, 37:739.

[272] Tanaka M, Mitsuhashi H, Maruno M, et al. Tetrahedron. Lett., 1994, 35:3733.

[273] Tanaka M, Ikeya Y, Mitsuhashi H, et al. Tetrahedron, 1995, 51:11703.

[274] Robin J P, Gringore O, Brown E. Tetrahedron Lett., 1980, 21: 2709.

[275] Cheng S X, Chang J B, Qu L B, et al. Bioorg. Med. Chem. Lett., 2004, 14:1665.

[276] Tomioka K, Ishiguro T, Koga K. Tetrohedron, 1984, 10:1303.

[277] Pelter A, Ward R S, Jones C M. J. Chem. Soc.. Perkin Trans., 1993, 1: 2631.

[278] Magnus P, Schultz J, Gallagher T. J. Am. Chem. Soc., 1986, 27: 5377.

[279] Uemura M, Kamikawa K S. J. Chem. Soc.;Chem. Commun., 1994, 2697.

[280] Schmaltz H G, Siegel S, Schwarz A. Tetrahedron Lett., 1986, 37: 2947.

[281] Taniguchi N, Hata T, Uemura M. Angew. Chem. Int. Ed., 1999, 38:1232.

[282] Xue J, Liu G, Wei H, et al. Free Radical Biol. Med., 1992, 12: 127.

[283] Xie J X, Zhou J, Zhang C Z, et al. Acta. Pharm. Sin. 1981, 16:306.

[284] Xie J X, Zhou J, Zhang C Z, et al. Chin. Sci. Bull., 1982, 27:383.
[285] Xie J X, Feng W S. Chin. J. Pharm. 1989, 20:331.
[286] Xie J X, Xie L, Lee K H. Bioorg. Med. Chem., 1997, 5:1715.
[287] Guo R Y, Chang J B, Chen R F, et al. Acta Pharm. Sin., 1999, 34:439.
[288] Guo R Y, He J, Chang J B, et al. Chem. Chin. Univ., 2001, 22:2018.
[289] Tong Q, Wang S Z, Xie J X. Acta. Acad. Med. Sin., 1990, 12:42.
[290] Xie J X, Ling D K, Yao Z P. Acta. Acad. Med. Sin., 1985, 7:425.
[291] Xie J X, Jin H Q, Xie L, et al. Chin. J. Pharm. Anal., 1984, 4:220.
[292] Wang X M, Xie J X. Chin. J. Pharm. Anal., 1995, 15:6.
[293] Xie J X, Song Z Y, Yang S D. Acta. Acad. Med. Sin., 1980, 2:88.
[294] Xie J X, Zhou J X, Zhang C Z, et al. Chin. Pharm. Bull., 1981, 16:56.
[295] Guo R Y, Chang J B, Chen R F, et al. Chin. Chem. Lett., 2001, 12:491.
[296] Guo R Y, Chang J B, Chen R F, et al. Chin. Chem. Lett., 1990, 10:341.
[297] Nagai M, Nagumo S, Lee S M, et al. Chem. Pharm. Bull., 1986, 34:1.
[298] Nagai M, Nagumo S. Heterocycles, 1986, 24:601.
[299] Tomioka K, Kubota Y, Koga K. Tetrahedron Lett., 1989, 30:2953.
[300] Tomioka K, Kubota Y, Koga K. Tetrahedron Lett., 1989, 30:2949.
[301] Kubota Y, Kawasaki H, Tomioka K. Tetrahedron, 1993, 49:3081.
[302] Wu W L, Chen S E, Chang W L. Eur. J. Med. Chem., 1992, 27:353.
[303] Liu Y Q, Ge Y H, Gai Q S, et al. Chem. J. Chin. Univ., 2000, 21:1823.
[304] Liu Y Q, Liu X, Jiang S X, et al. Acta Chem. Sin., 2000, 58:1424.
[305] Liu Y Q, Yu Z W, Jiang S X, et al. Chin. J. Anal. Chem., 2000, 28:307.
[306] Hou J G, Zhou Z Q, Chen L R, et al. Chin. J. Chromatogr, 1998, 16:337.
[307] Chang J B, Reiner J, Xie J. Chem. Rev., 2005, 105:4581.
[308] Wang L, Cheng S, Chen R, et al. Chirality, 2010, 22:744.
[309] Gezginci M H, Timmermann B N. Tetrahedron Lett., 2001, 42:6083.
[310] Kise N, Ueda T, Kumada K, et al. J. Org. Chem., 2000, 65:464.
[311] Sibi M P, Liu P, Johnson M D. Canadian J. Chem., 2000, 78:133.
[312] Yan B, Spilling C D. J. Org. Chem., 2004, 69:2859.
[313] Isemori Y, Kobayashi Y. Synlett, 2004, 69:2859.
[314] Ferrie L, Bouyssi D, Balme G. Org. Lett., 2005, 7:3143.
[315] Fischer J, Reynolds A J, Sharo L A, et al. Org. Lett., 2004, 6:1345.
[316] Sefkow M, Kellingb A, Schildeb U. Tetrahedron Lett., 2001, 42:5101.
[317] Yoda H, Mizutani M, Takabe K. Tetrahedron Lett., 1999, 40:4701.
[318] Yamauchi S, Okazaki M, Akiyama K, et al. Org. Bimol. Chem., 2005, 3:1670.

[319] Yamauchi S, Tanaka T, Kinoshita Y. J. Chem. Soc.. Perkin Trans., 2001, 1: 2158.

[320] Roy S C, Rana K K, Guin C. J. Org. Chem., 2002, 67: 3242.

[321] Miles S M, Marsden S P, Leatherbarrow R J, et al. J. Org. Chem. 2004, 69:6874.

[322] Yoda H, Kimura K, Takabe K. Synlett, 2001, 400.

[323] Cartwright N J, Haworth R D. J. Chem. Soc., 1944, 535.

[324] Pelteer A, Ward R S, Collins P, et al. J. Chem. Soc.. Perkin Trans., 1985, 1: 587.

[325] Pelteer A, Ward R S, Collins P, et al. Techahedron Lett., 1983, 24: 523.

[326] Hojo M, Ishibashi N, Hosomi A. Synlett, 1996, 234.

[327] Bradley H M, Jones R G, Knight D W. Synlett, 1992, 479.

[328] Bradley H M, Knight D W. J. Chem. Soc.;Chem. Commun., 1991, 1641.

[329] Hull H M, Bradley N, Knight D W. J. Chem. Soc., Perkin Trans., 1997, 857.

[330] Kraus G A, Chen L. J. Am. Chem. Soc., 1990, 112:3464.

[331] Takano S, Samizu K, Ogasawara K. J. Chem. Soc.; Chem. Commun., 1993, 1032.

[332] Brown R C D, Bataille C J R, Bruton G, et al. J. Org. Chem., 2001, 66: 6719.

[333] Swain N A, Brown R C D, Bruton G. J. Org. Chem., 2004, 69:122.

[334] Han X.; Corey E. J. Org. Lett. 1999, 1: 1871.

[335] Aldous D J, Dalencon A J, Steel P G. J. Org. Chem., 2003, 68: 9159.

[336] Berkowitz D B, Choi S, Maeng J H. J. Org. Chem., 2000, 65: 847.

[337] Engelhardt U, Sarkar A, Linker T. Angew. Chem. Int. Ed., 2003, 42:2487.

[338] Kolly-Kovac T, Renaud P. Synthesis, 2005, 1459.

[339] Garino F, Meou A, Brun P. J. Org. Chem., 2003, 1410.

[340] Assoumatine T, Datta P K, Hooper T S, et al. J. Org. Chem., 2004, 69: 4140.

[341] Yvon B L, Datta P K, Charton J L. Synthesis,2001, 1556.

[342] Cochran J E, Padwa A. J. Org. Chem., 1995, 60: 3938.

[343] Sato Y, Tamura T, Mori M. Angew. Chem. Int. Ed., 2004, 43: 2436.

[344] Mizufune H, Nakamura M, Mitsudera H. Tetrahedron lett., 2001, 42: 437.

[345] Boluda C J, Lopez H, Perez J A. Chem. Pharm. Bull., 2005, 53: 930.

[346] Song C, Zhao P, Hu Z, et al. Bioorg. Med. Chem. Lett., 2010, 20: 2297.

[347] Nelson T D, Meyers A I. J. Org. Chem., 1994, 59: 2655.

[348] Meyers A I, McKennon M J. Tetrahedron Lett., 1995, 36:5869.

[349] Hayashi T, Hayashizaki K, Kiyoi T, et al. J. Am. Chem. Soc. 1988, 110:8153.

[350] Larson E R, Raphael R A. J. Chem. Soc. Perkin Trans., 1982, 1: 521.

[351] Yamamoto Y, Seko T, Nemoto H. J. Org. Chem., 1989, 54: 4734.

[352] 谢晶曦,周瑾,张纯贞,等. 中国科学(B辑), 1983, 9:823.

[353] Landais Y, Lebrun A, Robin J P. Tetrahedron Lett., 1986, 27:5377.

[354] Miyano S, Fukushima H, Handa S, et al. Bull. Chem. Soc. Jpn., 1988, 61: 3249.

[355] Li X L, Hewgley J B, Mulrooney C A, et al. J. Org. Chem., 2003, 68: 5500.

[356] Li Y, Wang Q, Dong L, et al. Synthesis, 2009:3383.

[357] Carmignani M.; Volpe A R.; Monache F D.; et al. J. Med. Chem., 1999, 42: 3116.

"十一五"国家重点图书

中国科学技术大学校友文库
第一辑书目

◎ *Topological Theory on Graphs*(英文)　刘彦佩
◎ *Advances in Mathematics and Its Applications*(英文)　李岩岩、舒其望、沙际平、左康
◎ *Spectral Theory of Large Dimensional Random Matrices and Its Applications to Wireless Communications and Finance Statistics*(英文)　白志东、方兆本、梁应昶
◎ *Frontiers of Biostatistics and Bioinformatics*(英文)　马双鸽、王跃东
◎ *Spectroscopic Properties of Rare Earth Complex Doped in Various Artificial Polymer Structure*(英文)　张其锦
◎ *Functional Nanomaterials: A Chemistry and Engineering Perspective*(英文)　陈少伟、林文斌
◎ *One-Dimensional Nanostructres: Concepts, Applications and Perspectives*(英文)　周勇
◎ *Colloids, Drops and Cells*(英文)　成正东
◎ *Computational Intelligence and Its Applications*(英文)　姚新、李学龙、陶大程
◎ *Video Technology*(英文)　李卫平、李世鹏、王纯
◎ *Advances in Control Systems Theory and Applications*(英文)　陶钢、孙静
◎ *Artificial Kidney: Fundamentals, Research Approaches and Advances*(英文)　高大勇、黄忠平
◎ *Micro-Scale Plasticity Mechanics*(英文)　陈少华、王自强
◎ *Vision Science*(英文)　吕忠林、周逸峰、何生、何子江
◎ 非同余数和秩零椭圆曲线　冯克勤
◎ 代数无关性引论　朱尧辰
◎ 非传统区域 Fourier 变换与正交多项式　孙家昶
◎ 消息认证码　裴定一

- ◎完全映射及其密码学应用　吕述望、范修斌、王昭顺、徐结绿、张剑
- ◎摄动马尔可夫决策与哈密尔顿圈　刘克
- ◎近代微分几何：谱理论与等谱问题、曲率与拓扑不变量　徐森林、薛春华、胡自胜、金亚东
- ◎回旋加速器理论与设计　唐靖宇、魏宝文
- ◎北京谱仪Ⅱ·正负电子物理　郑志鹏、李卫国
- ◎从核弹到核电——核能中国　王喜元
- ◎核色动力学导论　何汉新
- ◎基于半导体量子点的量子计算与量子信息　王取泉、程木田、刘绍鼎、王霞、周慧君
- ◎高功率光纤激光器及应用　楼祺洪
- ◎二维状态下的聚合——单分子膜和LB膜的聚合　何平笙
- ◎现代科学中的化学键能及其广泛应用　罗渝然、郭庆祥、俞书勤、张先满
- ◎稀散金属　翟秀静、周亚光
- ◎SOI——纳米技术时代的高端硅基材料　林成鲁
- ◎稻田生态系统CH_4和N_2O排放　蔡祖聪、徐华、马静
- ◎松属松脂特征与化学分类　宋湛谦
- ◎计算电磁学要论　盛新庆
- ◎认知科学　史忠植
- ◎笔式用户界面　戴国忠、田丰
- ◎机器学习理论及应用　李凡长、钱旭培、谢琳、何书萍
- ◎自然语言处理的形式模型　冯志伟
- ◎计算机仿真　何江华
- ◎中国铅同位素考古　金正耀
- ◎辛数学·精细积分·随机振动及应用　林家浩、钟万勰
- ◎工程爆破安全　顾毅成、史雅语、金骥良
- ◎金属材料寿命的演变过程　吴犀甲
- ◎计算结构动力学　邱吉宝、向树红、张正平
- ◎太阳能热利用　何梓年
- ◎静力水准系统的最新发展及应用　何晓业
- ◎电子自旋共振技术在生物和医学中的应用　赵保路
- ◎地球电磁现象物理学　徐文耀
- ◎岩石物理学　陈颙、黄庭芳、刘恩儒
- ◎岩石断裂力学导论　李世愚、和泰名、尹祥础
- ◎大气科学若干前沿研究　李崇银、高登义、陈月娟、方宗义、陈嘉滨、雷孝恩